救急症例に学ぶ！

骨軟部画像診断テキスト

大橋健二郎［執筆］
Kenjireu Ohashi

稲岡 努［執筆協力］
Tsutomu Inaoka

松本 純一［構成協力］
Junichi Matsumoto

Musculo-
skeletal
Radiology:
ER
CASE
REVIEWS

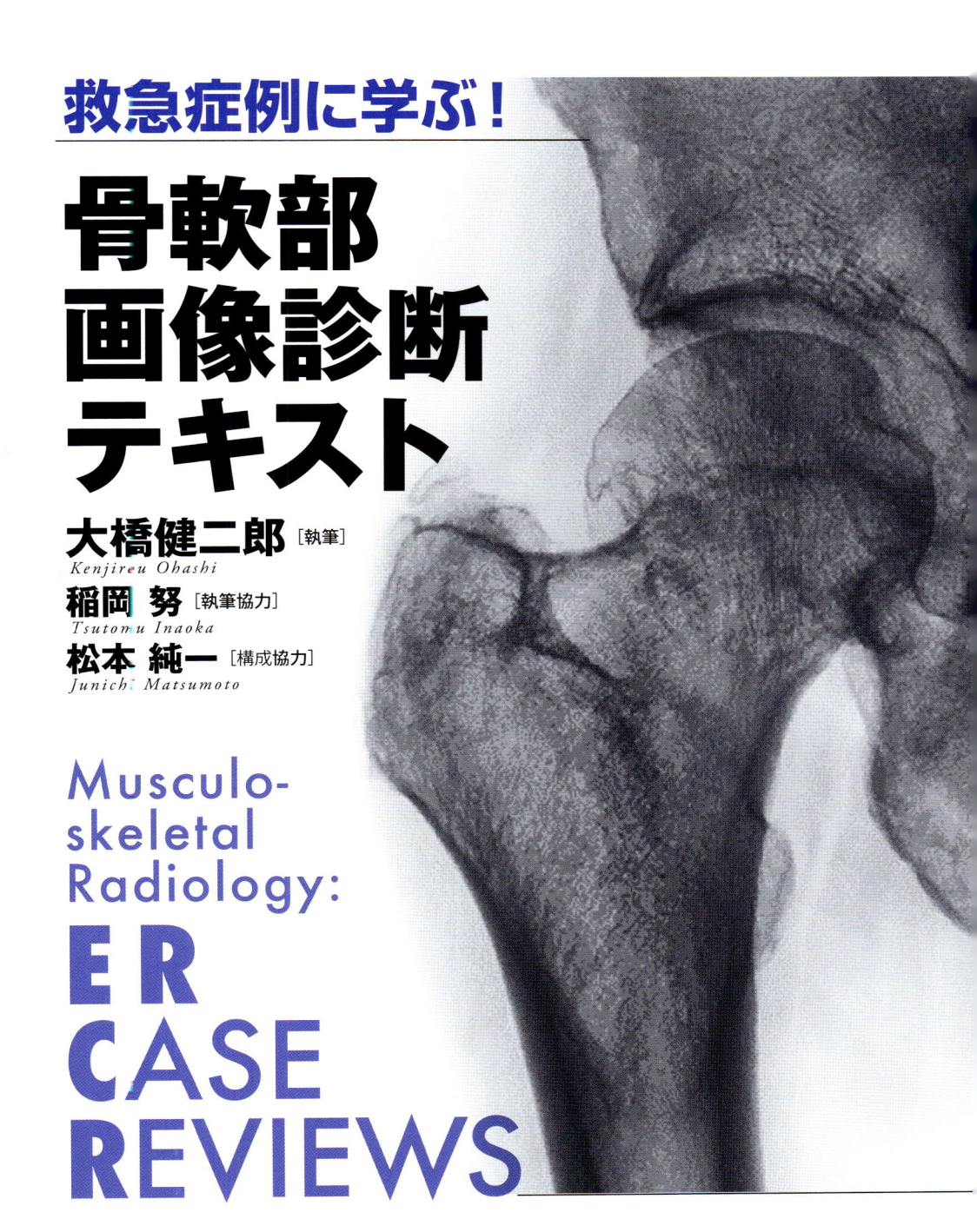

南江堂

To my parents, Kenzo and Yasuko, who gave me life.

To my wife Hiroko, and my children, Riko and Ryotaro, who light up my life.

まえがき

私は放射線科医としてアイオワ大学病院で，骨軟部の画像診断に長年携わってきました．画像診断技術の進歩，普及は著しく，特に CT，MRI 検査は，広く簡便に施行されるようになりましたが，従来の単純 X 線検査によって多くの診断がつくことが，骨軟部疾患の特徴のひとつです．特に骨腫瘍では，その 8 割が単純 X 線で診断されます．骨腫瘍，関節炎に加えて，骨折などの外傷ではまず単純 X 線検査が施行され，その診断や治療に占める割合は大きいといえます．

アイオワ大学の救急医療のプログラムは，私が赴任した翌年の 2003 年より始まりました．救急治療センターの外来では救急医がまず診療にあたり，必要があれば脳外科や整形外科などの専門医がコンサルテーションを受けます．午後 5 時以降の当直の時間帯でも同様の流れで，それぞれ各科の研修医が担当します．救急外来や病棟の画像検査は放射線科研修医が読影にあたり，翌朝に指導医がその画像および仮レポートを見直し，所見の見逃しがないかをチェックします．

単純 X 線検査はその感度・特異度に限度がありますが，読影のノウハウには長年の知見の積み重ねがあり，放射線科や整形外科の研修医が私どもの放射線科骨軟部セクションの研修で学ぶ基本であります．他の施設ではあまりないことですが，アイオワ大学の整形外科の研修医は，1 年目に 1 ヵ月間のローテーションで単純 X 線画像の読影にあたります．近年 CT，MRI 検査の普及によって，放射線科研修医のカリキュラムの比重もこれら CT，MRI 検査の読影に移りつつあります．同時に単純 X 線検査の所見の見逃しなどによって，本来なら必要のない CT，MRI 検査が施行されることも多く経験するようになりました．この傾向は，CT 装置数が人口あたり世界一の日本においても同様ではないかと危惧しています．

本書は，これまで救急外来で経験した症例（典型あるいは見逃し症例）をもとに，症例カンファレンスの形式で，救急の現場でもすぐ読めるように，関連する病態を簡潔に解説しました．骨折の分類や機序については，術前検査として施行される CT の 3 次元画像をできるだけ取り入れました．アイオワ大学ではサテライトの救急外来を含むすべての画像検査は遠隔読影システムにより本院で読影していますが，その読影室で研修医や医学生に説明するように，基本的な用語の定義を含めて，分かりやすい記述を心掛けました．救急診療，救急画像診断を学ぶ皆さんに少しでもお役に立てれば幸いです．

最後に，本の構想よりご協力いただきました松本純一先生，本の執筆，特に日本の専門用語の使用に関してご尽力いただきました稲岡 努先生，本テキストの書籍企画・編集により出版を実現していただいた南江堂の仲井丈人氏，千田麻由氏に感謝申し上げます．

2025 年 4 月

大橋 健二郎

目　次

Chapter 1　序　章

1 単純 X 線検査の適応 　2
2 CT 検査の適応 　5
3 MRI 検査の適応 　11
4 骨折の記述に関する用語 　13

Chapter 2　手と手関節

1 マレット指 　20
　　mallet finger
2 ジャージー指 　22
　　jersey finger
3 ボクサー骨折 　25
　　boxer's fracture
4 手根中手関節脱臼骨折 　27
　　carpometacarpal fracture-dislocation
5 ゲームキーパー母指 　29
　　gemekeeper's thumb
6 母指中手骨骨折 　32
　　（ベネット骨折，ローランド骨折）
7 舟状骨骨折 　35
　　scaphoid fracture
8 三角骨骨折 　38
　　triquetral fracture
9 月状骨周囲脱臼骨折 　41
　　peri-lunate fracture dislocation
10 橈骨遠位端骨折 　44
　　distal radius fracture
11 遠位橈尺関節脱臼 　48
　　（エセックス・ロプレスティ損傷）
12 橈骨膨隆骨折 　50
　　buckle fracture

Chapter 3　肘

1 肘関節単純 X 線の読影 　54
2 上腕骨顆上骨折 　58
　　supracondylar humerus fracture
3 上腕骨外顆骨折 　60
　　lateral condylar fracture
4 上腕骨内顆裂離骨折 　62
　　medial epicondyle avulsion fracture
5 尺骨縦走骨折 　64
　　longitudinal linear fracture
6 橈骨頭骨折 　66
　　radial head fracture
7 橈骨頭および尺骨鉤状突起骨折，
　　後方外側脱臼 　68
　　terrible triad injury
8 モンテジア（Monteggia）脱臼骨折
　　　71

Chapter 4　肩関節

1 肩関節（肩甲上腕関節）前方脱臼 　76
2 上腕骨大結節骨折 　79
　　greater tuberosity fracture
3 肩関節（肩甲上腕関節）後方脱臼 　81
4 上腕骨小結節骨折 　84
　　lesser tuberosity fracture
5 上腕骨近位部骨折 　86
　　proximal humerus fracture
6 肩鎖関節脱臼 　89
　　acromioclavicular joint injury
7 肩甲胸郭解離 　92
　　scapulothoracic dissociation
8 リトルリーガーズショルダー
　　（上腕骨近位骨端離開） 　95

Chapter 5　足関節と足

1　足関節に関する骨折の分類　98
（ローグ・ハンセン分類）
Lauge-Hansen classification

2　回外・内転損傷　100
supination-adduction injury

3　回外・外旋損傷　102
supination-external rotation injury

4　回内・外旋損傷　106
pronation-external rotation injury

5　メゾヌーヴ骨折　108
Maisonneuve fracture

6　ピロン骨折　110
pilon fracture

7　上腓骨筋支帯裂離骨折　112
superior peroneal retinaculum avulsion fracture

8　距骨骨軟骨損傷　114
talus osteochondral lesion

9　スノーボーダー骨折　116
snowboarder's fracture

10　距骨頚部骨折　118
talar neck fracture

11　踵骨骨折（距骨下関節内骨折）　121
intraarticular calcaneal fracture

12　踵骨前方突起骨折　125
（ショパール関節内反損傷）

13　舟状骨結節裂離骨折および　128
立方骨圧迫骨折
（ショパール関節外反損傷）

14　リスフラン関節脱臼骨折　130
Lisfranc fracture dislocation

15　中足骨ストレス骨折　134
metatarsal stress fracture

16　第5中足骨基部ジョーンズ骨折　136
Jones fracture

Chapter 6　膝関節

1　大腿骨外側顆圧迫骨折　142
（ディープサルカスサイン）
deep sulcus sign

2　膝窩筋腱裂離骨折　145
popliteus tendon avulsion fracture

3　脛骨高原骨折　148
tibial plateau fracture

4　後十字靱帯裂離骨折　152
PCL avulsion fracture

5　スゴン骨折　156
Segond fracture

6　前十字靱帯裂離骨折　159
ACL avulsion fracture

7　腓骨頭裂離骨折　162
（アーキュエイト骨折）
arcuate fracture

8　一過性外側膝蓋骨脱臼　165
transient lateral patellar dislocation

9　膝蓋骨スリーブ骨折　168
patellar sleeve fracture

Chapter 7　骨盤，股関節，大腿骨近位部

1　前後圧迫型骨盤損傷　172
anterior posterior compression injury

2　側方圧迫型骨盤損傷　174
lateral compression injury

3　垂直剪断型骨盤損傷　177
vertical shear injury

4　骨盤の脆弱性骨折　182
fragility fracture

5　寛骨臼骨折のルテオネール分類　185
Letournel classification

6　寛骨臼後壁骨折　188
posterior wall fracture

7　寛骨臼横断後壁骨折　192
transverse & posterior wall fracture

8 坐骨結節裂離骨折　　196
　　ischial tuberosity avulsion fracture

9 大腿骨小転子裂離骨折　　200
　　lesser trochanter avulsion fracture

10 大腿骨近位部骨折　　202
　　proximal femur fracture

11 大腿骨ストレス骨折　　206
　　proximal femur stress fracture

10 胸腰椎損傷　　238
　　thoracolumbar injury

11 脊椎すべり症　　243
　　spondylolisthesis

Chapter 8　脊　椎

1 頚椎外傷における画像診断　　212

2 環椎後頭関節脱臼　　215
　　atlantooccipital dislocation

3 環軸関節前方脱臼　　218
　　anterior atlantoaxial dislocation

4 環椎ジェファーソン骨折　　221
　　（C1 リング骨折）
　　Jefferson fracture

5 歯突起骨折　　224
　　odontoid process fracture

6 軸椎体部骨折　　227
　　C2 body fracture

7 ハングマン骨折　　229
　　hangman's fracture

8 屈曲涙滴骨折　　232
　　flexion teardrop fracture

9 片側性椎間関節脱臼　　235
　　unilateral facet dislocation

Chapter 9　感染症，その他

1 感染性関節炎　　248
　　septic arthritis

2 骨髄炎　　251
　　osteomyelitis

3 脊椎椎間板炎　　254
　　infectious spondylodiskitis

4 糖尿病性足病変　　259
　　diabetic foot

5 糖尿病性筋壊死　　263
　　diabetic myonecrosis

6 人工関節周囲感染症　　266
　　peri-prosthetic joint infection（PJI）

7 肥厚性骨関節症　　269
　　hypertrophic osteoarthropathy（HOA）

8 切迫骨折　　272
　　impending fracture

9 近親者間暴力　　275
　　intimate partner violence（IPV）

索　引 ……………………………279

Column

・画像検査の依頼理由，病歴との付き合い方　　18

・救急患者，転院患者を拒まない救急治療センター　　24

・研修医は画像サインが好き　　52

・骨軟部放射線診断フェローシッププログラム　　57

・昔ながらのデジタル画像診断レポートの作成　　83

・整形外科研修医のカンファレンス（indication conference）　　124

・神経病性骨関節症に関するよくある三つの思い違い　　250

略語一覧

略語	欧文名	和名（解説）
3D	three-dimensional	3次元
ACL	anterior cruciate ligament	（膝）前十字靱帯
ACR	American College of Radiology	米国放射線専門医会
AO	Arbeitsgemeinschaft für Osteosynthesefragen	（ヨーロッパで創設された骨折治療に関する研究機構，創始者頭文字）
BCVI	blunt cerebrovascular injury	鈍的脳血管損傷
CIA	calcaneal insufficiency avulsion	踵骨脆弱性裂離（骨折）
CMC	carpometacarpal	手根中手骨（関節）
CRITOL	capitellum, radial head, internal/medial epicondyle, trochlea, olecranon, and lateral epicondyle	（小児肘骨端核の骨化の順番の頭文字，クライトール）
CRP	C-reactive protein	C反応性蛋白
CT	computed tomography	コンピュータ断層撮影（装置）
CTA	computed tomography angiography	CT血管造影
DESS	double echo steady state	（MRI 3D撮像法，関節軟骨評価などに用いられる，デス）
DIP	distal interphalangeal	遠位指節間（関節）
GCS	Glasgow Coma Scale	グラスゴー・コーマ・スケール（意識レベルの評価指標）
HbA1c	hemoglobin A1c	（ヘモグロビン）エイワンシー（血糖値を示す指標）
HOA	hypertrophic osteoarthropathy	肥厚性骨関節症
IPV	intimate partner violence	近親者間暴力
IT	internal/medial epicondyle, trochlea	（肘）内側上顆，滑車（骨化の順，頭文字CRITOLの一部）
MCP	metacarpophalangeal	中手指節（関節）
MPR	multiplanar reformation	多断面再構成（画像）
MR	magnetic resonance	磁気共鳴
MRI	magnetic resonance image/imaging	磁気共鳴画像（装置）
NAT	non-accidental trauma	非偶発的外傷
NEXUS	National emergency x-radiography utilization study	（頸椎画像検査のガイドラインとなる報告，ネキサス）
PCL	posterior cruciate ligament	（膝）後十字靱帯
PCR	polymerase chain reaction	ポリメラーゼ連鎖反応（検査法）
PIP	proximal interphalangeal	近位指節間（関節）
PJI	peri-prosthetic joint infection	人工関節周囲感染（症）
PLC	posterior ligamentous complex	（脊椎）後方靱帯複合体

略語	欧文名	和名（解説）
RAGBRAI	Register's Annual Great Bicycle Ride Across Iowa	（米国アイオワ州を横断する世界最長の自転車ツーリング，ラグブライ）
RV	recreational vehicle	レクリエーショナルビークル
SCIWORA	spinal cord injury without radiographic abnormality	（X線上異常所見のない脊髄損傷，スキヲラ）
SCIWORET	spinal cord injury without radiographic evidence of trauma	（外傷を示唆するX線所見のない脊髄損傷）
SCIWOCTET	spinal cord injury without CT evidence of trauma	（外傷を示唆するCT所見のない脊髄損傷）
SPC	scaphopisocapitate	（手）舟状骨，豆状骨，有頭骨（頭文字，適切な側面像の評価に使われるクライテリア）
STIR	short tau inversion recovery	（MRI撮像法，均一な脂肪抑制効果が得られる，スター）
TLICS	thoracolumbar injury classification and severity score	胸腰椎損傷の分類，重症度スコア（トリックス）
VEGF	vascular endothelial growth factor	血管内皮増殖因子
VR	volume-rendered, volume-rendering	（画像データを3次元表示する手法）

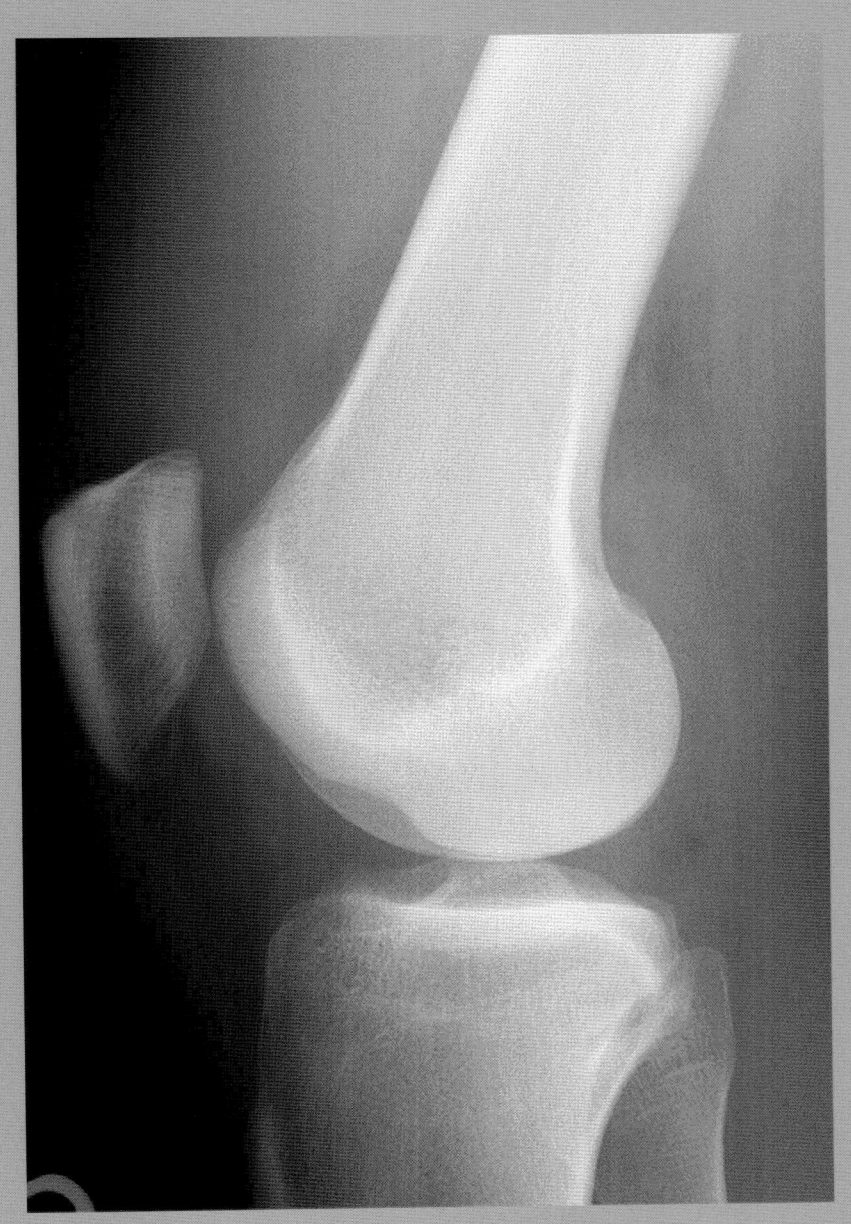

Quiz

19歳男性
3日前にフットボール
中, 着地時に右膝を受傷.
診断は？

➡ Chapter 6 - **1**

1 単純 X 線検査の適応

　骨折の診断・除外においては，ほとんどの部位・症例で，単純 X 線検査が最初の画像検査となる．どの患者にどのような単純 X 線検査を依頼するか，部位ごとにガイドラインがあることが理想的であるが，足部・足関節，膝関節，頸椎などの単純 X 線検査には臨床的な適応基準が使われている．

足部・足関節，膝関節の単純 X 線検査の適応基準

　足関節の鈍的外傷は，救急外来では最も頻度が高いが，単純 X 線検査で有意な骨折が診断されるのは 15 % 未満である．オタワ・アンクルルールは足部・足関節の単純 X 線検査を依頼する際のガイドラインで，臨床的に有意な骨折を見逃すことなく，不要な単純 X 線検査，患者の待ち時間や医療コストを減らすことが報告されている．

オタワ・アンクルルール（Ottawa Ankle Rules）：足部・足関節の単純 X 線検査を施行するか否かのガイドライン．

　足関節周囲（malleolar zone）に痛みがあり，外果あるいは内果の後縁 6 cm あるいは遠位端に骨圧痛があるか，受傷時および受診時に荷重できない場合には，足関節単純 X 線検査を施行する（**図 1–A**）．

　中足部（midfoot zone）に痛みがあり，第 5 中足骨基部あるいは舟状骨部に骨圧痛を認めるか，受傷時および受診時に荷重できない場合には足部単純 X 線検査を施行する（**図 1–B**）．

低リスク・アンクルルール（Low Risk Ankle Rule）：小児の足関節損傷を高リスク損

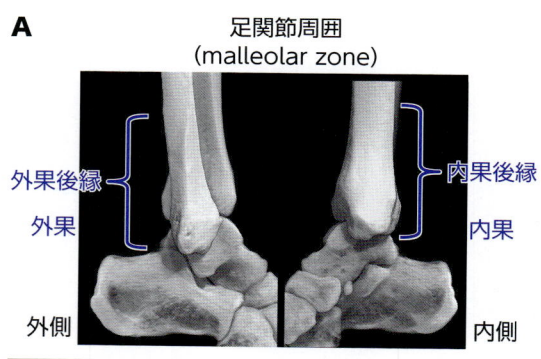

A 足関節周囲（malleolar zone）

外果後縁　内果後縁　外果　内果　外側　内側

足関節単純 X 線検査の適応：足関節周囲（malleolar zone）に痛み	かつ
外果後縁 6 cm，遠位端に骨圧痛	または
内果後縁 6 cm，遠位端に骨圧痛	または
受傷時および受診時に荷重できず，歩けない（4 歩）	

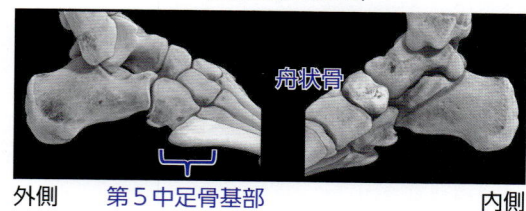

B 中足部（midfoot zone）

舟状骨　外側　第 5 中足骨基部　内側

足部単純 X 線検査の適応：中足部（midfoot zone）に痛み	かつ
第 5 中足骨基部に骨圧痛	または
舟状骨部に骨圧痛	または
受傷時および受診時に荷重できず，歩けない（4 歩）	

図 1　オタワ・アンクルルール（Ottawa Ankle Rules）
足関節単純 X 線検査の適応（**A**）．足部単純 X 線検査の適応（**B**）．

［文献 1 を著者が和訳して引用］

A

高リスク損傷	低リスク損傷
・足部，遠位脛骨，骨端線より近位の遠位腓骨骨折 ・遠位脛腓靱帯損傷 ・骨軟骨損傷 ・足関節脱臼	・遠位腓骨の転位のないS-H*分類ⅠおよびⅡ骨折 ・遠位腓骨のトーラス（torus）骨折 ・遠位腓骨，距骨外側の裂離骨折

* S-H：Salter-Harris（ソルター・ハリス）

C

低リスク・アンクルルール適応除外項目
・3 歳未満 ・72 時間より以前の受傷 ・発語のない子供，発育遅延 ・病的骨折の危険因子 ・最近の足関節手術あるいは外傷

B

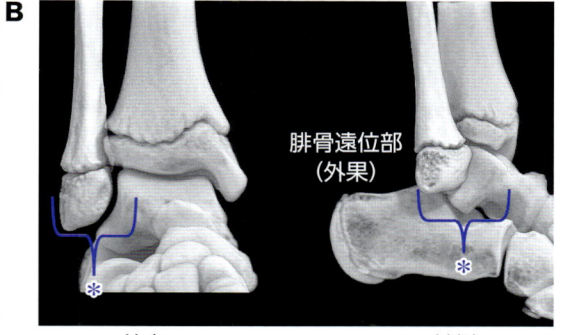

腓骨遠位部（外果）

前方　　　　　　外側

圧痛・腫脹が腓骨遠位部（外果）のみか，足関節（脛骨）前方関節線より遠位の外側側副靱帯領域（＊）に限定される場合には，単純 X 線検査は必ずしも必要ではない（低リスク・アンクルルール）．

図2 低リスク・アンクルルール（Low Risk Ankle Rule）

小児足関節の高リスク損傷，低リスク損傷の定義（**A**）．身体所見（**B**）．適応除外項目（**C**）．

［文献 3 を著者が和訳して引用］

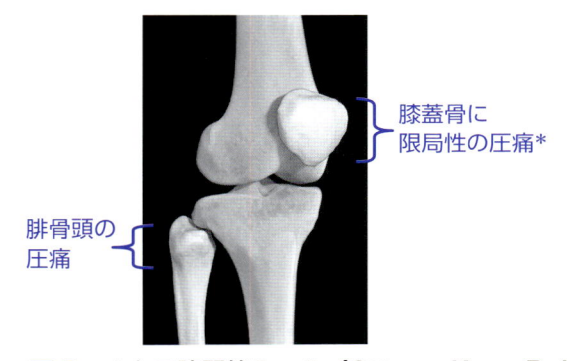

膝蓋骨に限局性の圧痛*

腓骨頭の圧痛

膝を受傷した患者に以下の所見がある場合にのみ，膝関節の単純 X 線検査が適応となる	
年齢が 55 歳以上	または
膝蓋骨に限局性の圧痛*	または
腓骨頭の圧痛	または
膝関節を 90°屈曲できない	または
受傷時および受診時に荷重，歩行（4 歩）できない**	

* 膝蓋骨以外には圧痛を認めない
** 跛行の有無に関わらず，荷重を左右の下肢に2 回ずつ移動できない

図3 オタワ膝関節ルール（Ottawa Knee Rules）

［文献 4 を著者が和訳して引用］

傷と低リスク損傷（**図2-A**）に分類し，低リスク損傷では単純 X 線写真は必ずしも必要ないとするもの．

　身体所見で圧痛・腫脹が腓骨遠位部（外果）のみか，外側側副靱帯領域（足関節前方の関節線より遠位）に限定される場合（低リスク・アンクルルール：**図2-B**）には，単純 X 線検査は必ずしも必要なく，高リスク損傷を除外することができる．

　ただし，3 歳未満の患者や受傷後 72 時間以上の損傷例には適応しないことなど，5 つの除外項目（**図2-C**）がある．オタワ・アンクルルールも小児足関節損傷に関する感度は高いが，特異度が比較的低く，不必要な単純 X 線検査を減らす効果は低リスク・アンクルルールに比べてオタワ・アンクルルールが低いとされる（低リスク・アンクルルール 50〜60％減 v.s. オタワ・アンクルルール 10〜15％減）．

オ タ ワ 膝 関 節 ル ー ル（Ottawa Knee Rules：図3）：膝関節も外傷の頻度は高く，

その 60〜80％ の患者で単純 X 線検査が施行されるが，骨折がみられるのは 6〜12％ という報告がある.

オタワ膝関節ルールでは，膝を受傷した患者に以下の5つの所見が1つでもある場合にのみ，膝関節の単純 X 線検査が適応となる. すなわち，①年齢が 55 歳以上，②膝蓋骨に限局性の圧痛がある，③腓骨頭に圧痛がある，④膝関節を 90°屈曲できない，⑤受傷時および受診時に荷重できない，の5つである.

その他，膝関節の単純 X 線検査のガイドラインにはピッツバーグディシジョンルール（Pittsburgh Decision Rule）がある.

頸椎の単純 X 線検査の適応基準

打撲・転倒・衝突などの鈍的外傷後に頸椎損傷の疑いで救急外来を受診する患者では，神経学的に異常を認めない場合，脊椎骨折・損傷の頻度は 1％ 未満である. しかし，脊髄損傷をきたしかねない頸椎損傷を見逃したくないという懸念から，本来は不必要な画像検査を依頼する事例は多い. また，経験を積んだ救急医の中でも，画像診断の依頼頻度の差は大きく，頸椎単純 X 線検査の過去の報告では 6 倍近い差がみられた.

ネキサス（NEXUS）とカナダ頸椎ルール：
頸椎画像検査のガイドラインではネキサス（NEXUS：National Emergency X-Radiography Utilization Study）とカナダ頸椎ルールがよく知られているが，単純 X 線検査の適応の

ガイドラインとして提唱され，検証されてきた. 現在，これらのガイドラインで頸椎損傷に対して画像検査の適応があれば CT 検査が第一選択となっている（➡ Chapter 1 – **2**）.

これらのガイドラインは，あくまでも検査依頼を妨げるものではなく，臨床医のそれぞれの経験に応じて，より広く使われることが望まれる. 単純 X 線検査自体は比較的安価な検査であるが，検査数が多く，医療費を有意に増加させる. どの施設においても同じように検査が進められることにより，有意な骨折を見逃すことなく，不必要な検査を大きく減らすことができる. こうした標準的な単純 X 線検査の適応が定着することで，「普通はレントゲンくらい撮るでしょう」といった患者さんの不満や不安を取り除くこともできる.

参考文献
1) Stiell IG, et al：Implementation of the Ottawa Ankle Rules. JAMA **271**：827-832, 1994
2) Barelds I, et al：Diagnostic accuracy of clinical decision rules to exclude fractures in acute ankle injuries：systematic review and meta-analysis. J Emerg Med **53**：353-368, 2017
3) Boutis K, et al：Cost consequence analysis of implementing the Low Risk Ankle Rule in emergency departments. Ann Emerg Med **66**：455-463 e4, 2015
4) Sims JI, et al：Diagnostic accuracy of the Ottawa Knee Rule in adult acute knee injuries：a systematic review and meta-analysis. Eur Radiol **30**：4438-4446, 2020

2 CT 検査の適応

多検出器ヘリカル CT の技術の進歩やコンピュータ能力の向上により，近年，CT のデータ収集および画像処理能力は格段に進歩した．また，多くの救命施設内に CT 装置が導入されるようになり，救急患者に対してストレスなく CT 検査が施行できる環境が整ってきた．しかし，これは同時に，検査適応がチェックされることなく不必要な CT 検査が施行される環境にもなっている．増加する X 線被曝の問題，人的・非人的資源が限られていることなどを考慮し，個々の CT 検査が果たして治療方針に決める上で役立つのか，予後に影響を与えるのかを判断基準として適応を考えることが大切である．

骨折の診断・治療においては，"基本的に単純 X 線検査にて骨折が診断され，骨折をさらに評価する必要がある場合に CT が適応となる"．CT 検査では，転位のない骨折を除外できず，特に骨密度が低い高齢者などでは骨皮質の菲薄化を伴い，わずかな骨皮質断裂の所見を指摘するのが困難となる．また，速やかな診断あるいは除外が必要な大腿骨頸部骨折では，CT よりも MRI がより適切な検査である．

▎頚椎損傷の CT 検査

頚椎損傷の画像検査は，他の部位とは異なり単純 X 線検査をスキップして CT が第一選択となることがある．

スクリーニング頚椎 CT の背景：頚椎単純 X 線検査のガイドライン（ネキサスとカナダ頚椎ルール）と前後して，単純 X 線検査ではなく頚椎 CT をスクリーニング検査とする議論が浸透してきた．その背景には，単純 X 線検査における頚椎骨折の診断感度の低さ（～40％），単純 X 線検査の再撮像を含めた検査時間の長さ，CT 装置の普及，CT 検査時間の著明な短縮などがあった．

当初は頚椎損傷の頻度の高い患者（頭部 CT が適応となる患者，多発外傷，年齢 65 歳以上）に適応されたが，費用効果分析（cost effectiveness analysis）ではさらに中等度の頚椎損傷リスクグループにも適応が広げられ，CT と比べた場合に単純 X 線検査の頚椎骨折の診断感度の低さ（25％）が報告されることによって，CT による頚椎スクリーニングが推奨されるようになった．

2019 年の ACR ガイドライン（Appropriateness Criteria Suspected Spine Trauma）では，救急を受診する頚部鈍的外傷患者の頚椎損傷の頻度は 3～4％とされている．

ネキサス（NEXUS：National Emergency X-Radiography Utilization Study）による低リスク患者の定義（表 1）：米国の多施設でのすべての年齢層を対象とした調査報告

表 1 ネキサス（NEXUS）による低リスク患者の定義（low-risk criteria）

以下の基準をすべて満たすときには，頚椎単純 X 線検査なしでも低リスクとみなすことができる
①頚椎後方正中に圧痛を認めない
②酩酊状態ではない
③意識清明
④神経学的所見で巣症状を認めない
⑤身体所見がとれないほどの痛みを伴う他の損傷がない

［文献 3 を著者が和訳して引用］

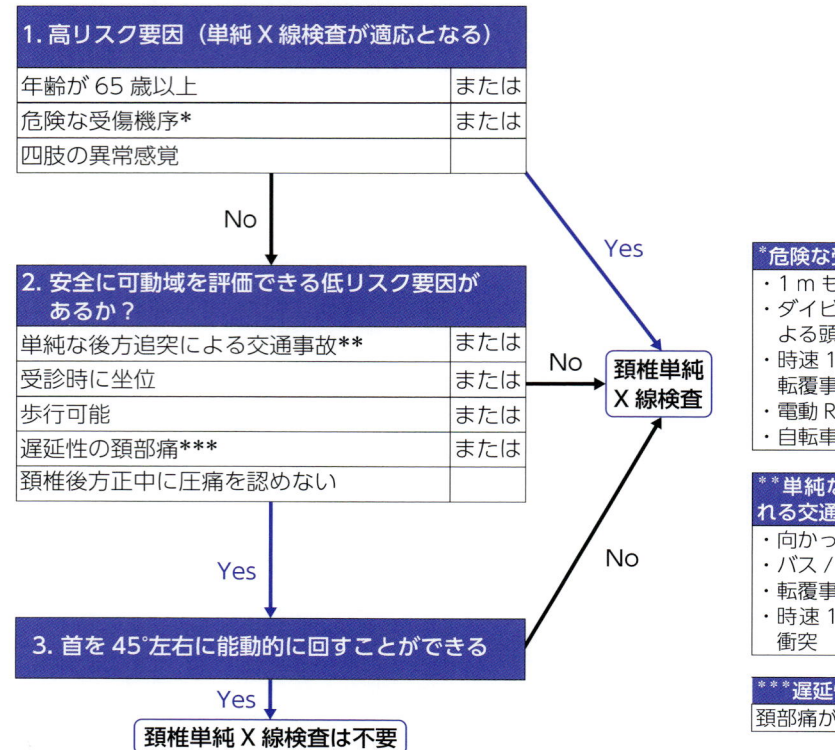

意識清明で安定した外傷患者において頚椎損傷が疑われる場合に適用する

1. 高リスク要因（単純 X 線検査が適応となる）

年齢が 65 歳以上	または
危険な受傷機序*	または
四肢の異常感覚	

No ↓ / Yes →

2. 安全に可動域を評価できる低リスク要因があるか？

単純な後方追突による交通事故**	または
受診時に坐位	または
歩行可能	または
遅延性の頚部痛***	または
頚椎後方正中に圧痛を認めない	

No → 頚椎単純 X 線検査

Yes ↓

3. 首を 45°左右に能動的に回すことができる

No →

Yes ↓

頚椎単純 X 線検査は不要

*危険な受傷機序
- 1 m もしくは 5 段差以上の転落
- ダイビングのような軸方向負荷による頭部外傷
- 時速 100 km を超える高速事故，転覆事故，車外放出
- 電動 RV による事故
- 自転車衝突事故

**単純な後方追突事故から除外される交通事故
- 向かってくる車との衝突
- バス / 大型トラックによる衝突
- 転覆事故
- 時速 100 km を超える車による衝突

***遅延性の頚部痛
頚部痛が受傷直後の発症ではない

図 1　カナダ頚椎ルール（Canadian C-Spine Rule）

［文献 2 を参考に作成］

に基づいた頚椎画像検査のガイドライン．以下の 5 つの臨床的基準：①頚椎後方正中に圧痛を認めない，②酩酊状態ではない，③意識清明，④神経学的所見で巣症状を認めない，⑤身体所見がとれないほどの痛みを伴う他の損傷がない，をすべて満たすときに低リスク患者とみなすことができ，頚椎画像検査が省略できるとしている．簡潔明瞭なガイドラインであり，診断感度は高いが，特異度が低いとされ，検査数を減らす効果は薄いという懸念もある．単純 X 線検査の適応のためのガイドラインとして提唱・検証されてきたが，現在では頚椎画像検査の適応があれば CT が第一選択であり，CT 適応のガイドラインとして用いられる．

カナダ頚椎ルール（Canadian C-Spine Rule：図 1）：カナダの多施設にて頭部あるいは頚部の急性鈍的外傷で救急受診した成人患者を対象に行った研究報告に基づいた頚椎画像検査のガイドライン．意識が清明で安定していることが前提で，①3 つの高リスク要因（頚椎画像検査が適応となる）を除外し，②安全に頚椎可動域を評価できる要因（5 項目のうち 1 つ）があることを確認し，③身体所見において頚部を能動的に左右に 45° 回すことができれば，頚椎画像検査は省略できる．3 つの高リスク要因には，❶年齢が 65 歳以上，❷危険な受傷機序，❸四肢の異常感覚，が含まれる．米国のネキサスに比べてやや複雑であるが，診断感度・特異

度ともに比較的高く（ほぼ 40％），検査を半分以上軽減できる可能性が示唆されている．ネキサスと同様に，単純 X 線検査の適応のためのガイドラインとして提唱・検証されてきたが，頚椎画像検査の適応があれば現在は CT が第一選択であり，CT 適応のガイドラインとして用いられる．

小児の急性鈍性外傷後の頚椎損傷：ネキサスのガイドラインは小児患者も含めて検討されたが，小児患者（特に 9 歳未満）では頚椎損傷の頻度は低く，同じガイドラインでは不必要な検査，X 線被曝が増加しかねない．ACR ガイドラインは 16 歳以上 65 歳未満に適応され，現行では小児のガイドラインとして広く確立されたものはない．画像検査についても明確な基準はないが，単純 X 線検査を含めて低被曝検査あるいは MRI 検査の適応を考慮することが推奨される．

頚部 CT 血管造影（CTA）の適応：脳血管損傷は頚部鈍性外傷の 1〜3％に起こると推測され，その 2/3 までの症例で受傷後 48〜72 時間まで脳血管損傷の症状が出現しないとされる．鈍的外傷後の脳血管損傷スクリーニングのガイドラインとして広く認められたものはないが，デンバーのスクリーニングの基準（**図 2**）では，脳血管損傷の徴候・症状と脳血管損傷をきたす高エネルギー損傷に伴うリスクファクターを挙げている．頚椎の画像診断に関しては，亜脱臼（靱帯損傷）と横突孔骨折に加えて，すべての C1〜C3 骨折と記載されているが，詳細な病歴，身体所見なくしては，適切に血管造影検査の適応を示唆することは困難である．脳血管損傷診断のための検査としては，CT 血管造影，MR 血管検査が適応となるが，ほとんどの施設では CT 血管造影が施行されている．

▎胸腰椎損傷の CT 検査

胸腰椎骨折は救急を受診する鈍的外傷患者の

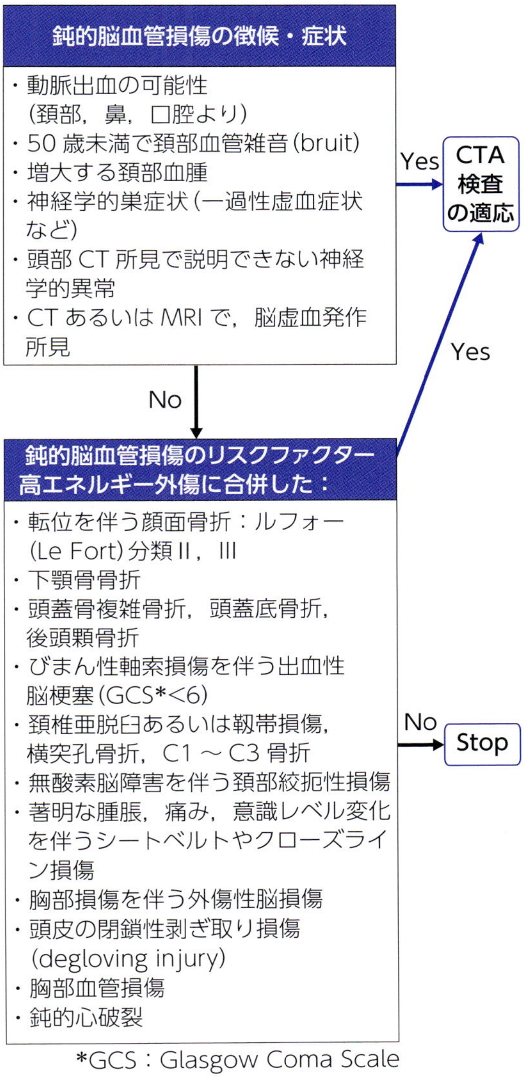

図 2　デンバー鈍的脳血管損傷スクリーニング基準（改定 2012 年）

［文献 5 を著者が和訳して引用］

4〜7％にみられ，頚椎損傷の頻度（3〜4％）よりも高く，近年，増加傾向にある．臨床的に有意な胸腰椎損傷を見逃さないためのガイドラインとして，スー（Hsu），ホルムス（Holmes），イナバ（Inaba）らの判定基準（decision rule）があるが，頚椎損傷診断のネキサスやカナダ頚椎ルールのように，追試による検証が必要である．

鈍的外傷後の胸腰椎評価の臨床的判定基準（Inabaら[6]：図3）：3,000人以上の成人の前向き調査によって，臨床的に有意な胸腰椎損傷に関する高い診断感度（98.9％）が報告されている（特異時は29％）．身体所見だけでは十分な感度が得られず，60歳以上の患者と危険な受傷機序（高リスク受傷機序）では画像検査の適応となっている．また，意識清明でない患者，薬物中毒や痛みなどで身体所見の評価ができない患者，受傷24時間以内に評価できない患者は除外されている．

　胸腰椎の画像検査が適応となった場合，CTが最初に施行すべき検査となっている（適正度7〜9：Usually appropriate，年齢16歳以上．ACRガイドライン2019年）．CTの胸腰椎骨折の診断感度は94〜100％であるのに対して，単純X線は胸椎では49〜62％，腰椎では67〜82％の感度で，胸腰椎単純X線検査の適応は以前より格下げされ，適正度4〜6（May be appropriate）となっている．しかし，単純X線検査で見逃された骨折には不安定な骨折はなかったという報告もあり，X線被曝も考慮すると，胸腰椎単純X線検査は最初の検査として十分考慮される．胸腰椎単純X線検査を施行する場合には，正面・側面像と上位胸椎側面をカバーするためにスイマー位を追加する．

　小児の鈍的外傷に伴う胸腰椎損傷の画像診断の進め方については，頸椎損傷と比べてさらに不確定な要素が多い．一般的に，小児では成人にみられる変形性脊椎症や軟部組織の石灰化などがないため，単純X線検査によりほとんどの症例で骨折の診断・除外が可能である．

胸部・腹部・骨盤CT検査からの胸腰椎CT再構成像：多発外傷や内臓損傷において，胸部・腹部・骨盤CT検査が適応となる場合は，これらのCT検査の軟部組織フィルターにより再構成された画像（横断，矢状断および冠状断像を含む）により胸腰椎骨折の診断は十分に可

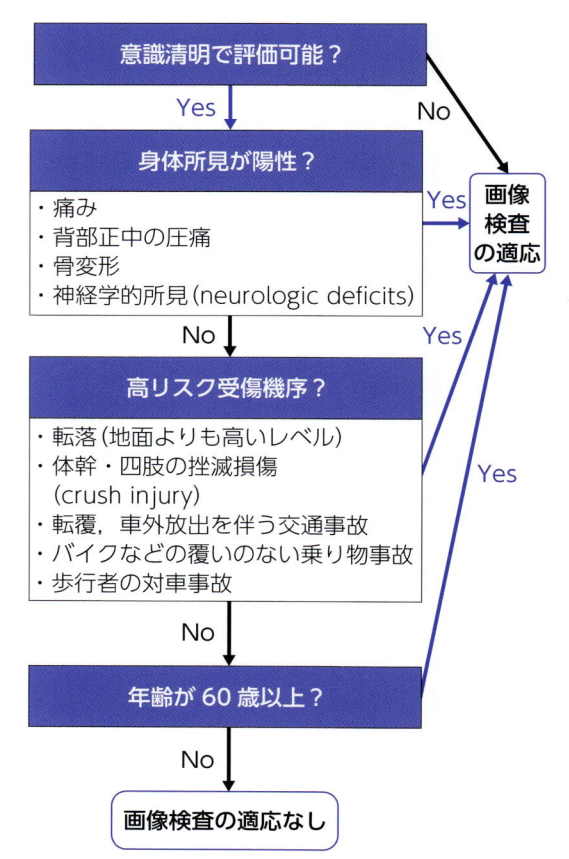

図3　鈍的外傷後の胸腰椎評価の臨床的判定基準（Clinical Decision Rule）（Inabaら）

［文献6を参考に作成］

能である．ごく稀に，骨フィルターを用いた再構成画像によって新たに骨折が診断されることがあるが，そのほとんどは転位のない横突起骨折か椎体のわずかな圧迫骨折である．

骨盤CT検査の適応：骨盤単純X線検査により，寛骨臼骨折（**図4**），仙骨骨折が診断あるいは疑われる場合，仙腸関節に至る骨折や仙腸関節開大を伴う不安定な骨盤輪の損傷において，骨盤CT検査が適応となる．単純X線検査が陰性で，潜在的な大腿骨頚部骨折が疑われる場合には，MRI検査が第一選択となる．骨盤・股関節CTも一般的には適応となっているが，CTでは転位のない骨折は完全には除外できない．

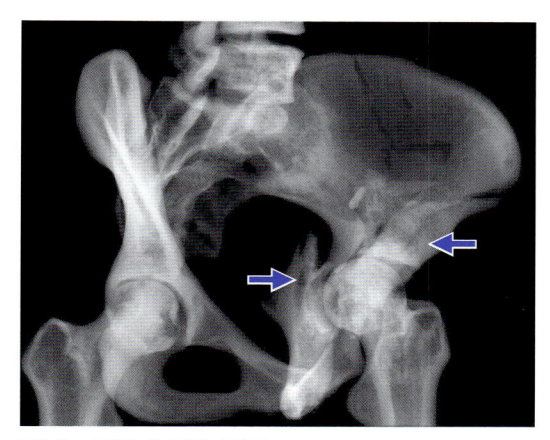

図 4　寛骨臼両柱骨折
骨盤 CT，右前斜めより見た 3 次元 VR 画像．左寛骨臼骨折はほぼ前後に分断され（矢印），左仙腸関節外側の骨の支柱（sciatic buttress）からも断裂している．両柱骨折の所見である（➡ Chapter 7 - **7**）．

その他の CT 検査

CT 検査が有用な四肢の骨折：大部分の骨折は単純 X 線検査で診断，評価，治療方針を決定され，CT や MRI 検査を必要としない．一般的に CT 検査が適応となっているものは，脛骨高原骨折（**図 5**），踵骨骨折，遠位脛骨腓骨のピロン骨折などで，筆者らの施設では，近年，複雑な肘関節脱臼骨折でも施行されている．CT では，主として関節内骨片の部位・大きさ・転位の程度を評価する．

肩関節外傷における CT 検査の適応：単純 X 線検査では，肩甲骨関節窩の骨折の診断・評価は困難で，CT 検査が適応となる．肩甲上腕関節脱臼後では，関節窩の骨折［骨性バンカート（Bankart）病変など］の評価に CT 検査が適応となるが，関節包，関節軟骨，関節唇の評価

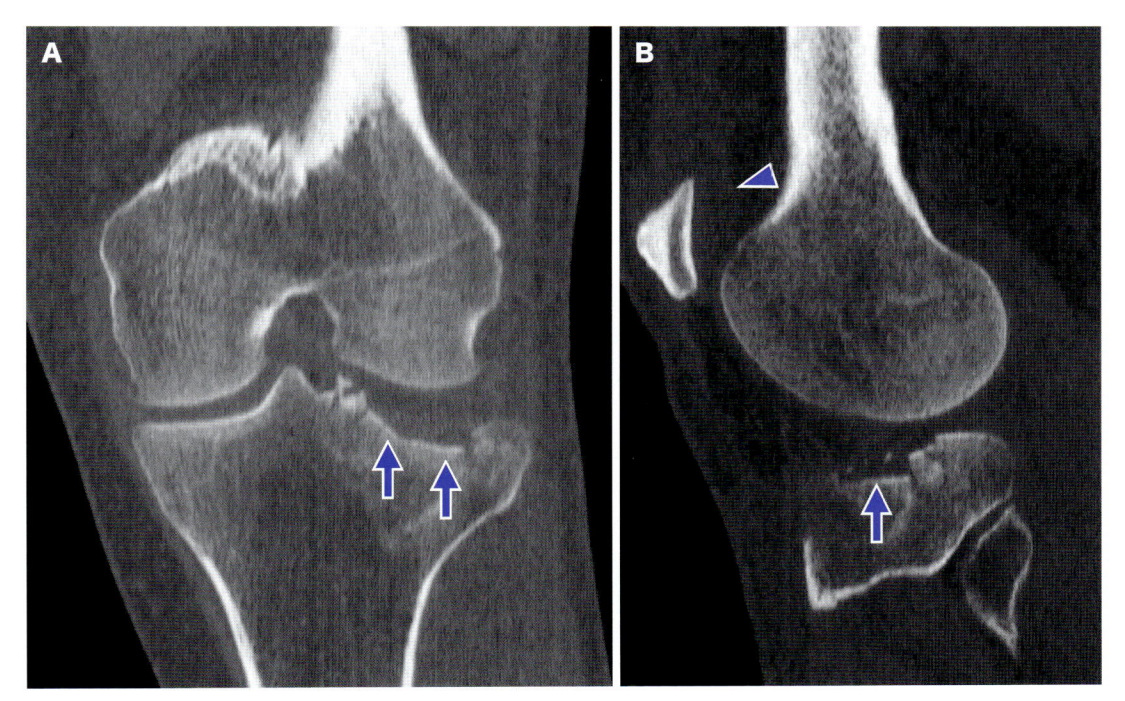

図 5　脛骨外側高原骨折
左膝関節 CT 冠状断像（**A**）および矢状断像（**B**）．陥凹する脛骨外側高原骨折（矢印）を認める．CT では骨折片の関節面よりの陥凹の程度を計測する．軽度の関節包腫脹所見を伴っている（矢頭）（➡ Chapter 6 - **3**）．

を含めて MR 関節造影，MRI が施行されることが多い．上腕骨頭の圧迫骨折［ヒル・サックス（Hill-Sachs）病変など］を含めた骨折の評価では，MRI でも CT とほぼ同等の診断精度が得られるとされる．胸鎖関節脱臼では，特に鎖骨の後方脱臼に伴う血管損傷が問題となるが，スライス厚の薄い CT 再構成画像による多平面による評価が有用である．肩鎖関節脱臼は肩関節正面像，腋窩位（axillary view）を含む単純 X 線検査により診断される．後方脱臼の診断に，3 次元 CT 再構成画像が有用な場合があるが，一般的には靱帯損傷の評価として MRI が適応となる．

参考文献

1）Expert Panel on Neurological Imaging and Musculoskeletal Imaging；Beckmann NM, et al：ACR Appropriateness Criteria Suspected Spine Trauma. J Am Coll Radiol **16**：S264-S285, 2019

2）Stiell IG, et al：The Canadian C-spine rule for radiography in alert and stable trauma patients. JAMA **286**：1841-1848, 2001

3）Hoffman JR, et al：Validity of a set of clinical criteria to rule out injury to the cervical spine in patients with blunt trauma. National Emergency X-Radiography Utilization Study Group. N Engl J Med **343**：94-99, 2000

4）Griffith B, et al：Screening cervical spine CT in the emergency department, Phase 2：a prospective assessment of use. Am J Neuroradiol **34**：899-903, 2013

5）Burlew CC, et al：Blunt cerebrovascular injuries：redefining screening criteria in the era of noninvasive diagnosis. J Trauma Acute Care Surg **72**：330-335；discussion 6-7, quiz 539, 2012

6）Inaba K, et al：Prospective derivation of a clinical decision rule for thoracolumbar spine evaluation after blunt trauma：An American Association for the Surgery of Trauma Multi-Institutional Trials Group Study. J Trauma Acute Care Surg **78**：459-465；discussion 65-67, 2015

7）Chew BG, et al：Cervical spine clearance in the traumatically injured patient：is multidetector CT scanning sufficient alone？ Clinical article. J Neurosurg Spine **19**：576-581, 2013

3　MRI 検査の適応

　外傷において緊急 MRI 検査の適応は限られている．一般的には，緊急手術の適応が考慮される進行性の神経学的異常を伴った脊椎脱臼骨折の症例や，診断が遅れることにより予後が著しく悪化する大腿骨頚部潜在骨折の診断あるいは除外のために，緊急の MRI が施行される．

鈍的脊椎損傷における MRI 検査の適応： 臨床的に画像検査の適応があれば CT 検査が第一選択となる．MRI は骨髄の浮腫所見を鋭敏に描出することにより，骨折診断に導くが，骨髄成分に乏しい椎体後方成分や横突起の骨折を診断するのは困難である．CT 検査の所見および身体所見により，骨折や外傷性椎間板ヘルニアなどによる脊髄圧迫が疑われ，除圧術の適応が考慮される場合には MRI が適応となる．一般的に，進行性で未完成の脊髄損傷の症例が対象となる．脱臼骨折の整復固定術前には，外傷性椎間板ヘルニアの有無によって術式が変わる可能性があり，MRI が有用である．

脊椎 CT 検査陰性．MRI 検査は必要か？： CT 検査で脱臼骨折などの所見を認めない場合の MRI 検査の適応に関しては，特に意識障害などにより神経学的異常が評価できない患者について議論されてきた．スクリーニング CT が提唱された後，CT 検査において頚椎の骨折が認められなかった場合，MRI において不安定な靱帯損傷が診断されることはほとんどなく，MRI 検査の適応は疑問視されたが，わずかな確率（1％以下）で外科的治療を要する症例が報告されている．メタアナリシスにおいては，その頻度はさらに低く，さらなる検討の必要性を示唆しているが，現状では CT 検査の結果に関わらず，適切な臨床的判断によって MRI が施行されている（ACR ガイドライン 2019 年）．靱帯を含む軟部組織損傷に関する MRI の診断感度は極めて高いが，その分，臨床的に有意な靱帯損傷を診断する特異度は低い．不安定な靱帯損傷に関しては，CT における亜脱臼，椎間板腔や関節裂隙の開大などによって評価されることが多い．

単純 X 線，CT 検査で異常所見を伴わない小児脊髄損傷（SCIWORA：spinal cord injury without radiographic abnormality）： 単純 X 線検査，CT 検査で異常をまったく認めない小児の脊髄損傷はスキヲラ（SCIWORA）症候群として提唱されてきた．MRI の普及により用語は多様化し，一般的には単純 X 線検査，CT で異常を認めない脊髄損傷と定義される（SCIWORET：SCI without radiographic evidence of trauma，SCIWOCTET：SCI without CT evidence of trauma）．臨床的に脊髄症（myelopathy）を伴う患者であり，精査としての MRI が適応となるが，MRI でも約 20％で異常所見を認めないとされる．臨床的には脊髄損傷の約 7 割が胸髄に起こり，8 歳未満の小児ではより重篤とされる．

大腿骨頚部潜在骨折： 高齢の骨粗鬆症患者での大腿骨頚部の潜在骨折は，診断の遅れにより患者の生命予後を有意に悪化させるため，すみやかな診断・除外が必要である．外科的治療が 2 日間遅れることで，死亡率が 2 倍となるという報告もある．単純 X 線検査が陰性の場合，CT では転位のない骨折を見逃す可能性があり，MRI がよい適応となる．

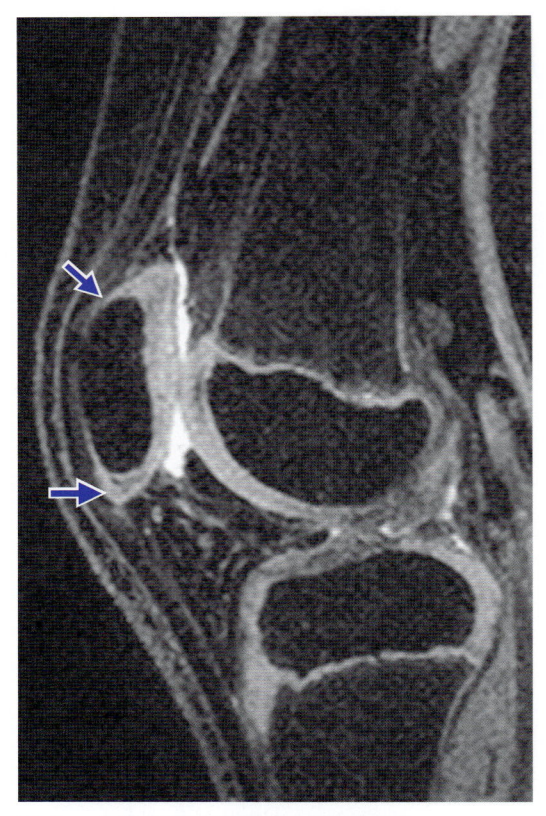

図1　小児の膝蓋骨骨化周囲の軟骨

8歳男児の正常膝蓋骨のMRI矢状断像（3D-DESS）．伸筋腱の膝蓋骨付着部には膝蓋骨骨化周囲の軟骨（矢印）が介在している（➡ Chapter 6 - **9**）．

小児股関節脱臼整復後：股関節脱臼では後方脱臼が最も頻度が高く，整復後の単純X線検査において寛骨臼の後壁を確認するとともに，股関節裂隙の開大がないかをチェックする（➡ Chapter 7 - **6**）．整復後の単純X線検査において，健側と比べて股関節裂隙の開大を認めた場合は，成人では後壁骨折由来の残存骨片を疑う所見であるが，小児では骨軟骨片の可能性があり，MRI検査が推奨される．

膝蓋骨スリーブ骨折：膝蓋骨が完全に骨化する前の小児では，骨化中心周囲の軟骨部に伸筋腱が付着し，軟骨部位で断裂が起こる（**図1**；

➡ Chapter 6 - **9**）．単純X線検査の側面像では，小さな骨片を伴うことが多いが，スリーブ状の軟骨片の大きさ，膝蓋軟骨の欠損は単純X線では評価困難であり，MRI検査が推奨されている．

骨端線損傷：小児の骨端線を含む骨折では，急性期にMRI検査が適応となることはほとんどない．骨折の治癒後に骨端線損傷に伴う骨癒合（physeal bar）によって変形・短縮をきたし，年齢により骨癒合切除，骨切り術などの手術適応が考慮される場合には，骨端線の骨癒合の部位・大きさの評価のためにMRI検査が適応となる．骨端線にほぼ平行な平面で，骨軟骨コントラストに優れた3次元グラジエントエコー法により画像収集し，骨端線を含む範囲を加算した画像を再構成して，骨癒合（physeal bar）の部位・大きさを評価する．

感染性関節炎，骨髄炎，膿瘍：細菌性の感染性関節炎では，画像診断の役割は限られており，関節液貯留を認めた後は，穿刺液による確定診断が，放射線科あるいは外科的洗浄を前提とした手術室ですみやかに施行される．関節包腫脹の診断には超音波検査が簡便で迅速であるが，特に年長小児では関節炎に合併する骨髄炎の頻度が高いため，迅速に施行できる場合（発症12時間以内）にはMRI検査が推奨されている．深部膿瘍，糖尿病性筋壊死症の診断にはMRI検査が適応となる．

参考文献

1）Dreizin D, et al：Will the real SCIWORA please stand up? Exploring clinicoradiologic mismatch in closed spinal cord injuries. Am J Roentgenol **205**：853-860, 2015

2）Brauge D, et al：Multicenter study of 37 pediatric patients with SCIWORA or other spinal cord injury without associated bone lesion. Orthop Traumatol Surg Res **106**：167-171, 2020

4 骨折の記述に関する用語

骨折線：長管骨などの長軸に対して骨折の方向を横断性（transverse），斜走する（oblique），縦走する（longitudinal）などと記述する．

横断性骨折：長管骨の骨幹，骨幹端の横断性の骨折は，歩行者対車のような強い外力によって起こる．例えば椅子からの転倒のような軽度の外力によって横断性骨折がみられた場合は，腫瘍や他の占拠性病変による病的骨折を疑って，その所見を探す．ストレス骨折から横断性の完全骨折をきたすこともある（**図1**）．

単純骨折，粉砕骨折：骨片が2つの骨折は単純骨折，3つ以上の骨片を伴う骨折は粉砕骨折（comminuted, multifragmentary fracture）と呼ぶ．

開放骨折：皮膚，軟部組織の開放性損傷を伴う骨折（open fracture）．単純X線検査においては，空気と同じ透亮像（気腫所見）を軟部組織に認める場合などに指摘できる（**図2**）．

四肢骨折の転位：遠位骨折片の転位方向（前方，外側，背側など）を，骨折近位を基準にして記述する（**図3**）．上肢（肘，手など）では，内側・外側よりも，尺側・橈側のような解剖学的な指

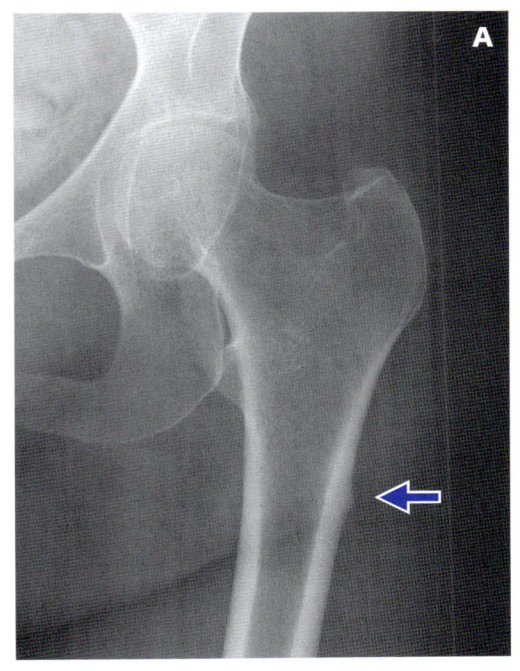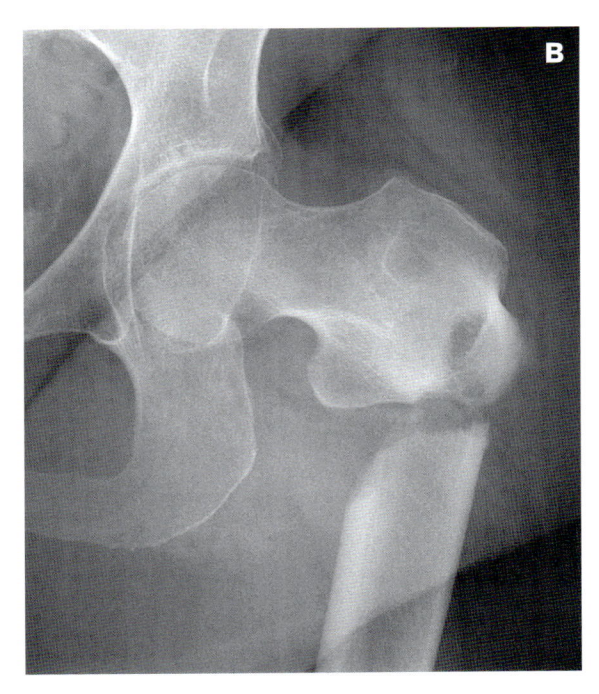

図1 非定型大腿骨転子下骨折
89歳女性．左股関節から膝の痛みで救急外来受診．受診時の左股関節X線正面像（**A**）では，大腿骨転子下の外側骨皮質の部分的な肥厚所見（矢印）を認める．院内搬送中に同部に痛みの増強がみられ，再度撮像された左股関節正面像（**B**）では，転子下に横断性の完全骨折を認めた（➡ Chapter 7 - **11**）．

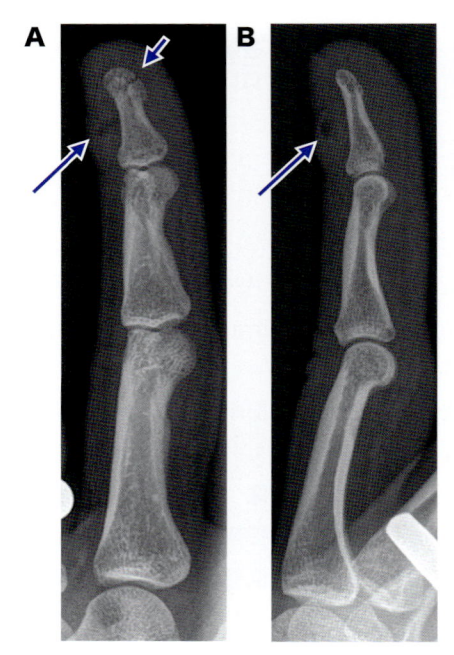

図2 開放骨折
27 歳女性，車のドアに挟まれて受傷．中指 X 線斜位像（**A**）にて末節骨遠位端に横断性の骨折（短い矢印）を認める．側面像（**B**）では，背側軟部組織に空気と同様の透亮像（長い矢印）を伴い，開放骨折の所見である．

標を用いる方が混乱は少ない．

脊椎骨折の転位：頭側の骨・骨片の転位の方向を，その尾側を基準にして記述する．例：C6 椎体の C7 椎体に対する前方脱臼（**図4**）．

角度を伴う変形：骨折による角度を伴う変形では，突出方向（凸側）を，例えば "前方に凸" のように記述する（**図3**）．冠状面に関する角度については，関節変形と同様に外反（valgus）・内反（varus）を用いることもある．角度や回転を伴う変形の評価は，単純 X 線検査では困難であり，身体所見による評価が容易であることを念頭に置いてレポートする．

外反（valgus）：遠位部が体幹中心線（midline）より離れる方向に転位するのが外反（valgus）である．

内反（varus）：遠位部が体幹中心線（midline）

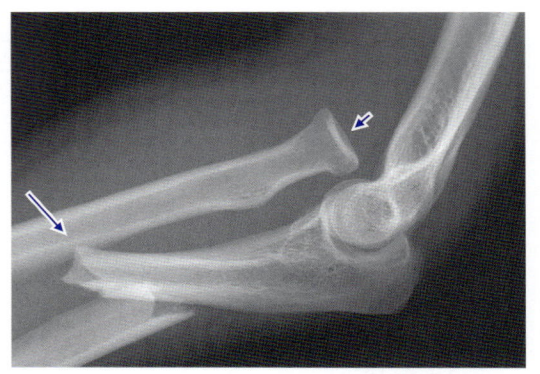

図3 モンテジア（Monteggia）脱臼骨折
成人肘関節 X 線側面像にて，尺骨骨幹部の横断性の骨折を認め（長い矢印），遠位骨片は背側に転位し，前方に凸の角状変形を伴っている．橈骨頭の前方脱臼（短い矢印）を認め，モンテジア（Monteggia）脱臼骨折の所見である（➡ Chapter 3 - **8**）．

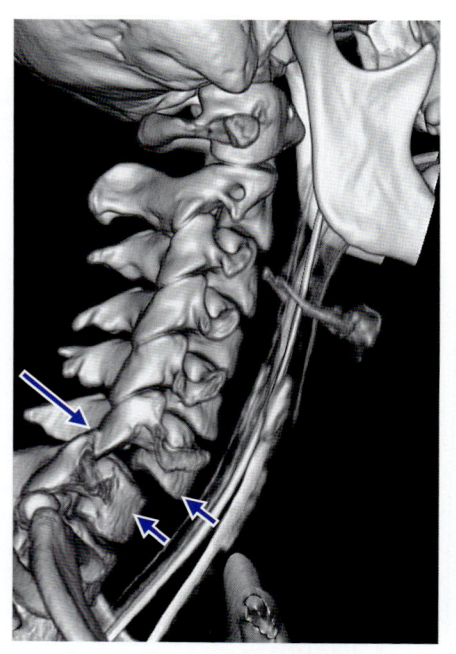

図4 両側性 C6-C7 椎間関節脱臼
24 歳女性，カートより転倒．頚椎 3D-CT 画像において，両側性の C6-C7 椎間関節脱臼（長い矢印）に伴って，C6 椎体は C7 椎体に対してほぼ 50% 前方に転位（短い矢印）している（➡ Chapter 8 - **9**）．

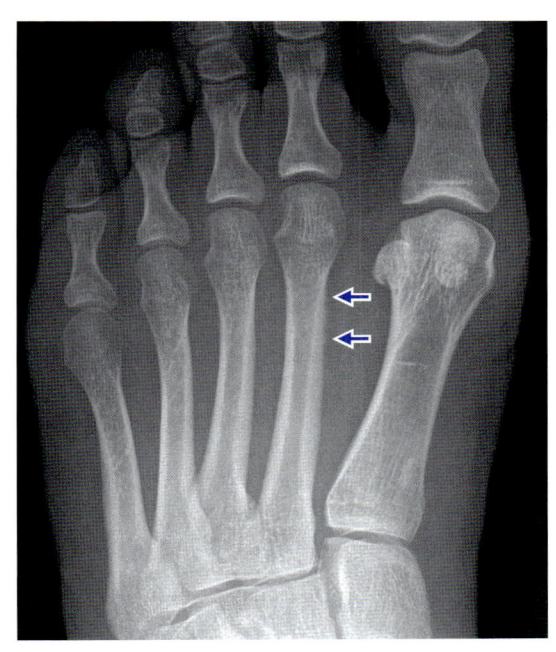 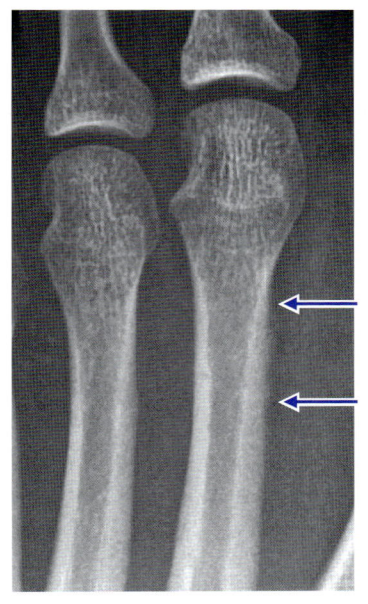

第 2, 3 中足骨拡大

図 5　第 2 中足骨ストレス骨折

22 歳女性，外傷歴はなく 2 週間前より左足痛．X 線にて第 2 中足骨遠位の内側骨皮質が不明瞭となり，わずかな骨膜反応（矢印）を認める．ストレス骨折の所見である．

に向かって転位するのが内反（varus）である．

切迫骨折（impending fracture）：骨占拠性病変によって病的骨折が差し迫っている病態であり，症状・部位などにより予防的な髄内固定の適応が考慮される．問題となるのは大腿骨の溶骨性病変であり，画像的には皮質の骨髄側の菲薄化（endosteal scalloping）の程度（長軸方向の長さ，周囲 360° からの比率）により評価される（➡ Chapter 9 − **8**）．

ストレス骨折：繰り返しの外力によって骨に局所的な破綻，微小骨折が起こり，その治癒過程の遅れ，不全による病態がストレス骨折と考えられている．健康な骨への繰り返しの過剰な運動によって起こる疲労骨折（fatigue fracture）と，骨粗鬆症などの不健康な骨に日常的な活動で起こる脆弱性骨折（insufficiency fracture）に分けられているが，その区別は明確ではない症例も多い．

　単純 X 線検査では，局所の骨膜反応，骨皮

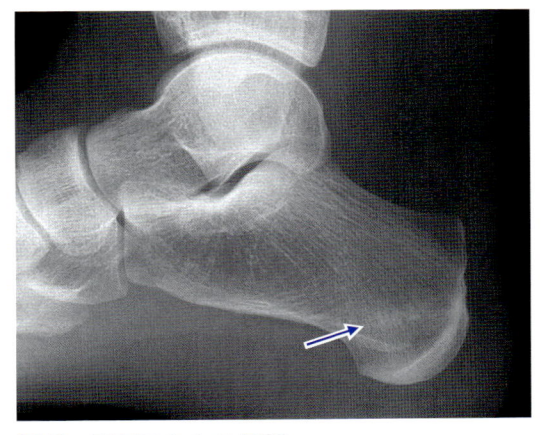

図 6　踵骨ストレス骨折

27 歳女性，マラソン練習開始 3 週後より，踵の痛みが荷重時に出現．踵骨 X 線側面像にて踵骨後側足底部に，後方骨皮質とほぼ直交する帯状の硬化像（矢印）を認める．ストレス骨折の所見である．

質肥厚，帯状の硬化像が典型的であるが，これらの所見による単純 X 線検査のストレス骨折の診断感度は低い（15〜50％：**図 5**，**図 6**）．

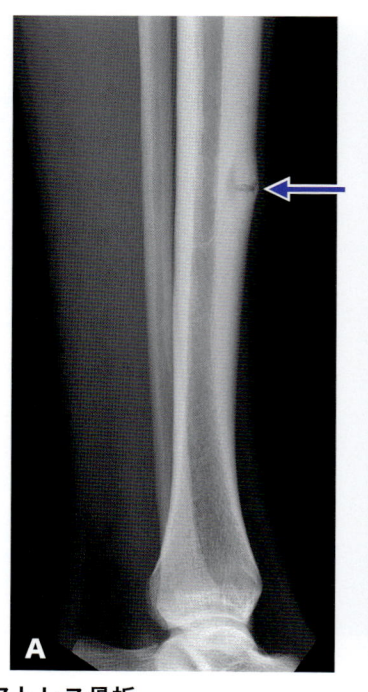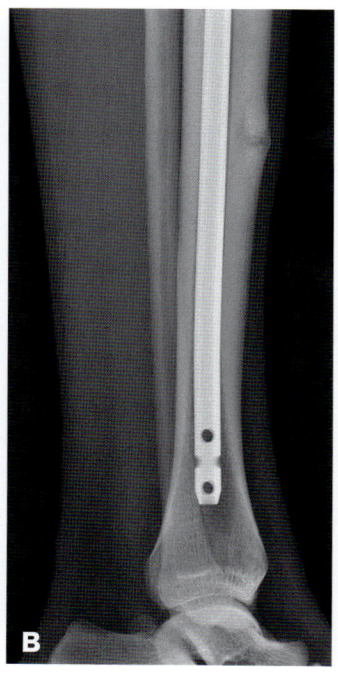

図7　脛骨骨幹ストレス骨折

21歳男性，ハイジャンプの選手．左脛部の痛みと腫脹で来院．脛骨腓骨のX線側面像（**A**）では，脛骨骨幹部に前方の骨皮質の局所的な肥厚がみられ，骨皮質にほぼ直交する線状の透亮像（矢印）を認める（黒線，black line）．後に髄内固定術が施行された（**B**）．

臨床的には，典型的な病歴があれば，単純X線検査により他の病因を除外することで，診断，治療，経過観察される．脛骨のストレス骨折（疲労骨折）に伴う皮質に直交する線状の透亮像（黒線，black line）は，治療に抵抗性で，予後の悪いストレス骨折の所見である（**図7**）．

潜在骨折（occult fracture）：単純X線検査で明確ではないが骨折を疑う所見がある症例から，画像検査で陰性で臨床的に骨折が疑われる症例などで用いられている．画像診断で陰性でも，スプリントなどで固定を考慮する場合，臨床的骨折と呼ばれる．

成長軟骨板損傷（physeal plate injuries）：成長軟骨板を含む損傷は，ソルターとハリスによる分類（Salter and Harris Classification）が広く用いられている．タイプ1損傷は成長軟骨板分離（epiphyseal separation）で，骨幹端骨折や骨端骨折を伴う成長軟骨板損傷はそれぞれタイプ2とタイプ3に分類され，タイプ4損傷は骨幹端，骨端線，骨端に連続する骨折で，骨端線の圧迫骨折はタイプ5とされている（**図8**）．

骨折の分類に関する助言：本書では骨折部位により，一般的な骨折分類を紹介したが，どの分類も必ずしも広く認められたものではない．分類に伴う手術適応に関しても，最終的には，担当医と患者の判断に基づくものである．画像検査においては，それらの分類に必要な所見，骨折片の転位の程度などを客観的に記述する．手術適応に関わる分類では，画像において明確な所見の記述に留めて，断定的に分類しないことが推奨される．

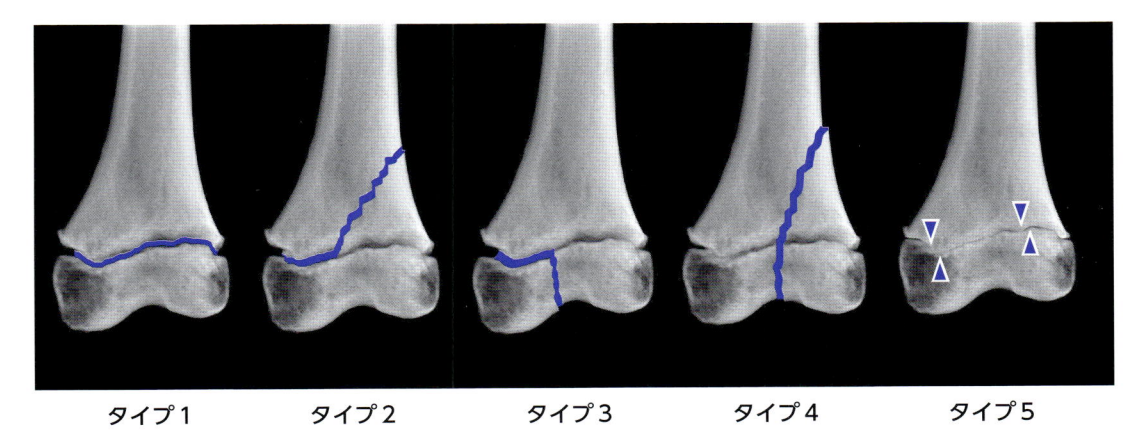

| タイプ1 | タイプ2 | タイプ3 | タイプ4 | タイプ5 |

図8 ソルターとハリスによる成長軟骨板損傷の分類（Salter and Harris Classification）

タイプ1損傷は成長軟骨板分離（epiphyseal separation）で，骨幹端骨折や骨端骨折を伴う成長軟骨板損傷はそれぞれタイプ2とタイプ3に分類され，タイプ4損傷は骨幹端，骨端線，骨端に連続する骨折で，骨端線の圧迫骨折はタイプ5とされている

［Cepela DJ, et al：Classifications in brief：Salter-Harris Classification of pediatric physeal fractures. Clin Orthop Relat Res **474**：2531-2537, 2016 より引用］

画像検査の依頼理由，病歴との付き合い方

レポートに記述すべき所見・診断の優先順位は，その病歴によって左右される．例えば，"転倒"の病歴では急性骨折の所見が優先され，変形性関節症の所見は二次的に扱われる．"骨髄炎疑い"でははじめに骨膜反応や溶骨所見の有無を記載し，疑わしい所見がなければ「骨髄炎所見を認めない」でレポートを結ぶことが多い．

しかしながら，意図的でないにしろ，誤った病歴や不適切な検査理由が与えられることは，救急外来に限らず稀ではなく，そのために患者さんに不利益をもたらす場合もある．施設によって状況は様々だと思うが，依頼する医師にも必ずしもすべての病歴が伝わっているとも限らない．通称イエロージャーナル（American Journal of Roentgenology）の編集長であったリー・ロジャー先生（Lee Rogers）は，はじめは病歴をみないで画像を読影し，その後で病歴をみて画像を見直すことを推奨している．

また情報が正しくても，いわば病歴にだまされる病態もある．先天性の橈骨頭脱臼では，ときに外傷を契機にはじめて肘の変形がみつかることがあるが，単純X線検査では脱臼に伴って，橈骨骨頭変形などの特徴的な所見が認められて診断がつくこともある（図）．検査のレポートでは，与えられた疑問に答えることはもちろんであるが，与えられた"病歴"を信じないことも必要である．

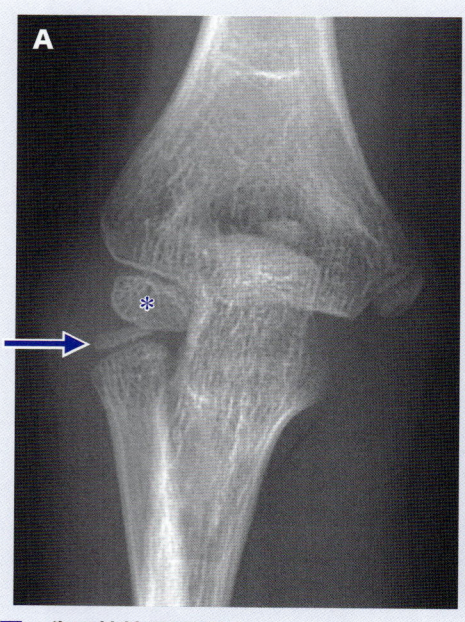 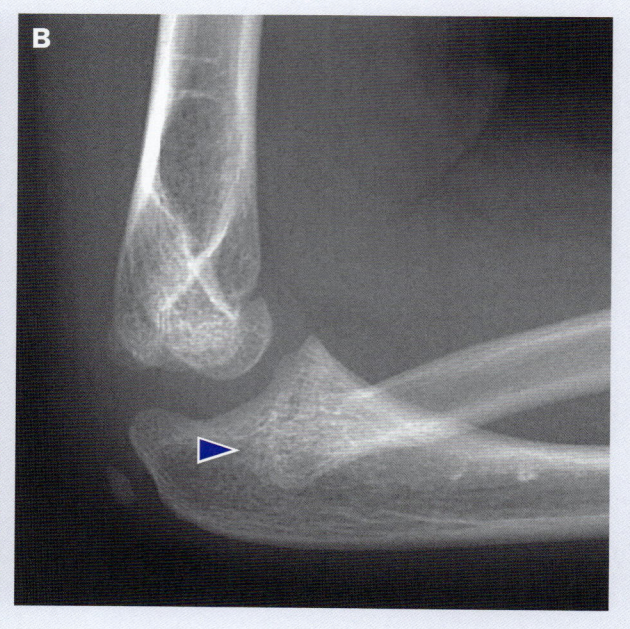

図　先天性橈骨頭脱臼

6歳女児，ジャングルジムから落ち，他院で単純X線が撮像され，脱臼と言われた．右肘正面像（**A**）および側面像（**B**）で，橈骨頭の後方脱臼（矢頭）を認める．骨頭骨化中心は小さく，陥凹を認めない（矢印）．上腕骨小頭（＊）も比較的低形成で，先天性橈骨頭脱臼の所見である．

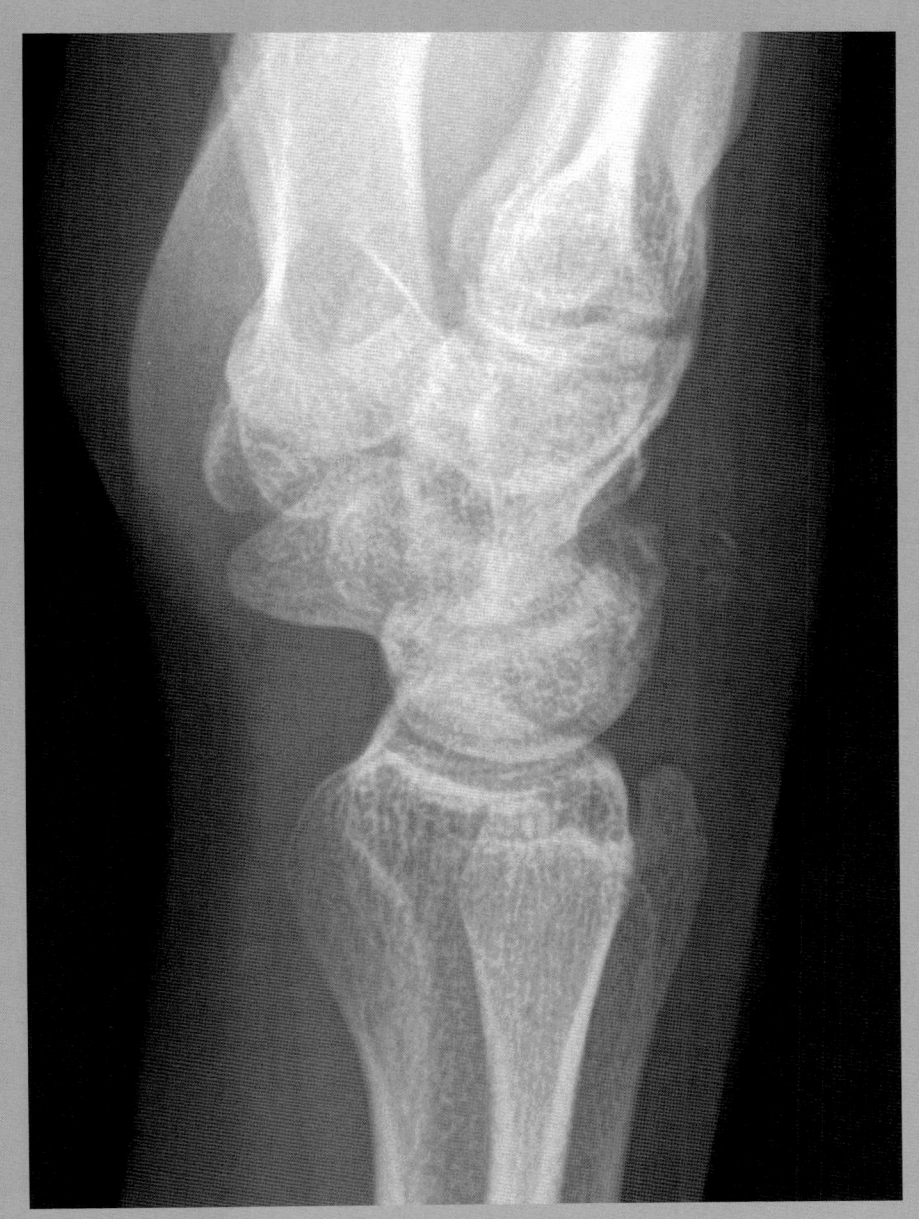

Quiz

24 歳男性
2 週間前にバイクより転倒.
診断は？

➡ Chapter 2 - **8**

1 マレット指　　　　　　　　　　**mallet finger**

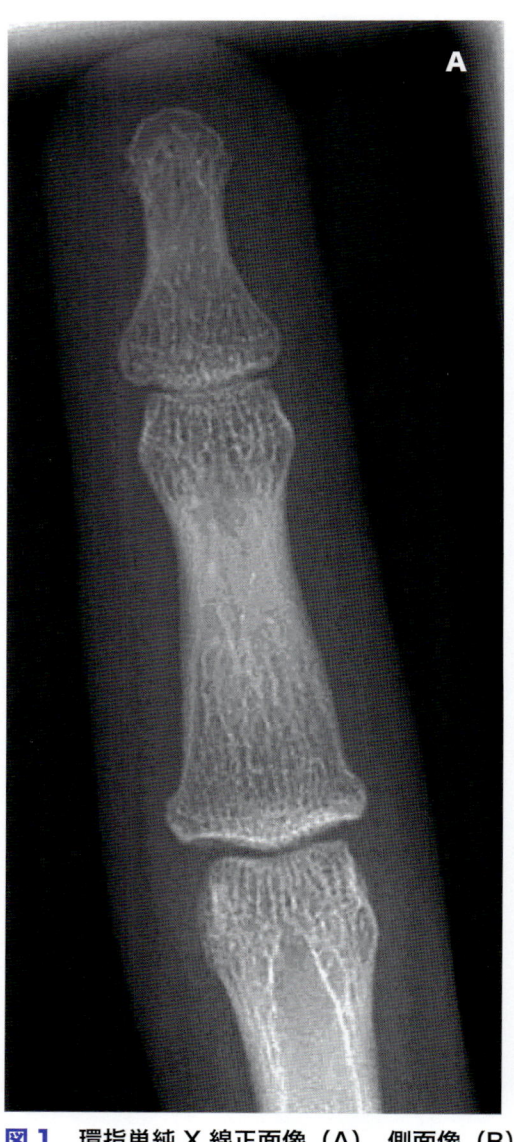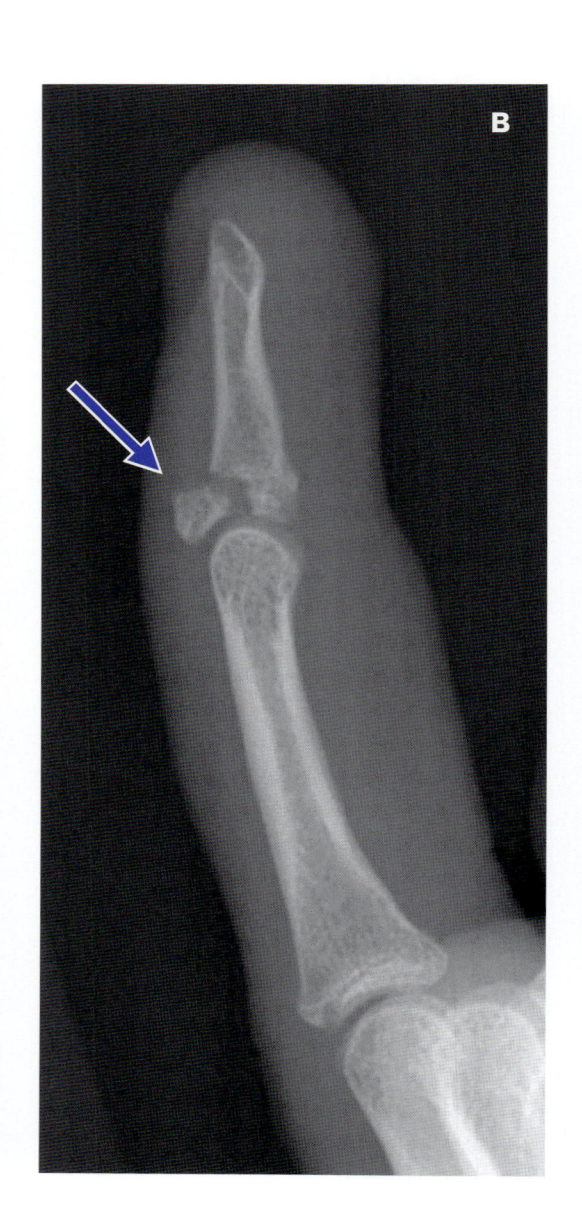

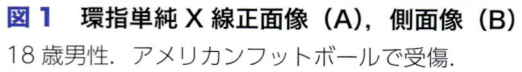

図 1　環指単純 X 線正面像（A），側面像（B）
18 歳男性．アメリカンフットボールで受傷．

■ 画像所見

環指単純 X 線側面像（**図1-B**）にて，末節骨基部背側に小さな骨折（矢印）を認める．骨折片は関節面のほぼ1/2に及ぶが，遠位指節間関節（DIP 関節，distal interphalangeal joint）の掌側への亜脱臼は認めない．末節骨基部背側の伸筋腱付着部の裂離骨折である．

■ 臨床的考察

ボールを捕ろうとして構えた手（伸筋腱緊張時）の指先に，飛んできたボールが当たり，DIP 関節の急激な屈曲をきたすことが古典的な損傷機序とされる．変形した指の形態からハンマーを意味するマレット指（mallet finger）と呼ばれ，野球での受傷も多いことから野球指（baseball finger）とも言う．

DIP 関節の急激な屈曲による長指伸筋腱の断裂，長指伸筋腱付着部である末節骨基部背側の裂離骨折と，2つのタイプがある（**図2**）．

大部分（90％）は中指，環指，小指に生じ，中指が最も多い．単純 X 線写真側面像のみで観察されることが多く，骨折の診断・除外には，直交する最低2方向の撮像が必要とされるよい例である．

症例により経皮的にピン固定，ブロックピン固定されるが，保存的治療（スプリント固定）でも予後は良好である．亜脱臼のない関節面の1/3～1/2以下の骨折では保存的治療が多い．

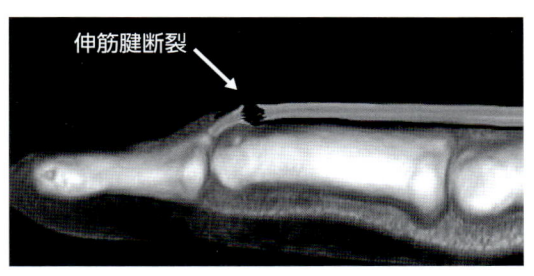
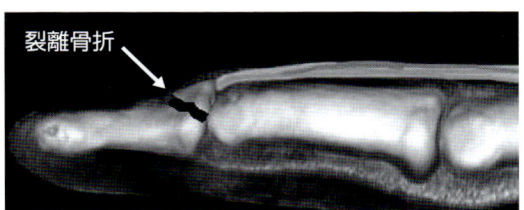

図2　マレット指の2つのタイプ

ポイント

DIP 関節の急激な屈曲による長指伸筋腱の断裂，末節骨基部背側の裂離骨折である．裂離骨折は，側面像のみで観察されることが多い．単純 X 線写真では正面と直交する側面像が撮られていることを確認する．

参考文献

1）Wada T, Oda T：Mallet fingers with bone avulsion and DIP joint subluxation. J Hand Surg Eur **40**：8-15, 2015
2）Lin JS, Samora JB：Surgical and nonsurgical management of Mallet finger：a systematic review. J Hand Surg Am **43**：146-163 e2, 2018
3）Moradi A, et al：Factors associated with subluxation in mallet fracture. J Hand Surg Eur **42**：176-181, 2017

2 ジャージー指 **jersey finger**

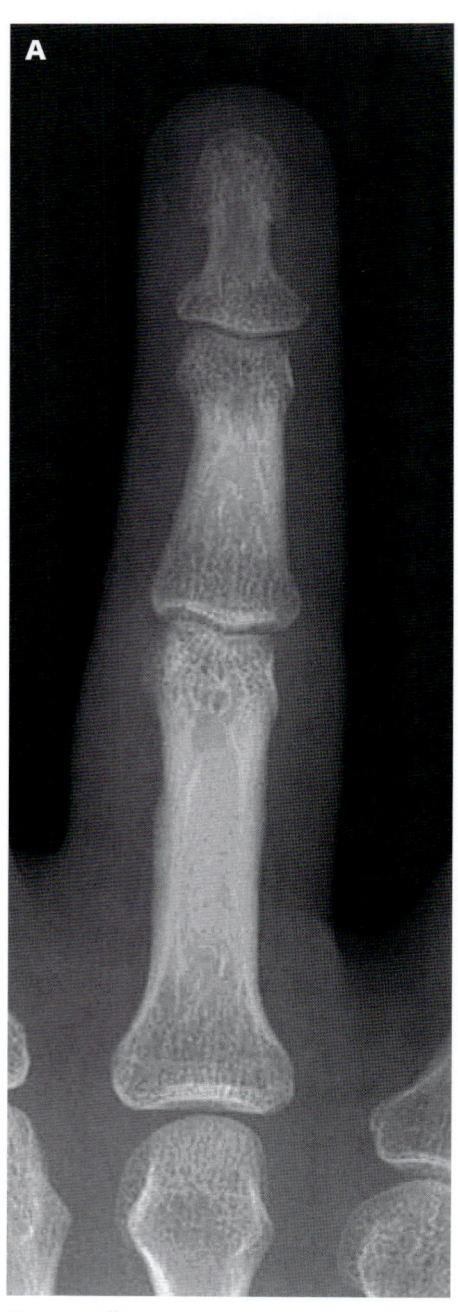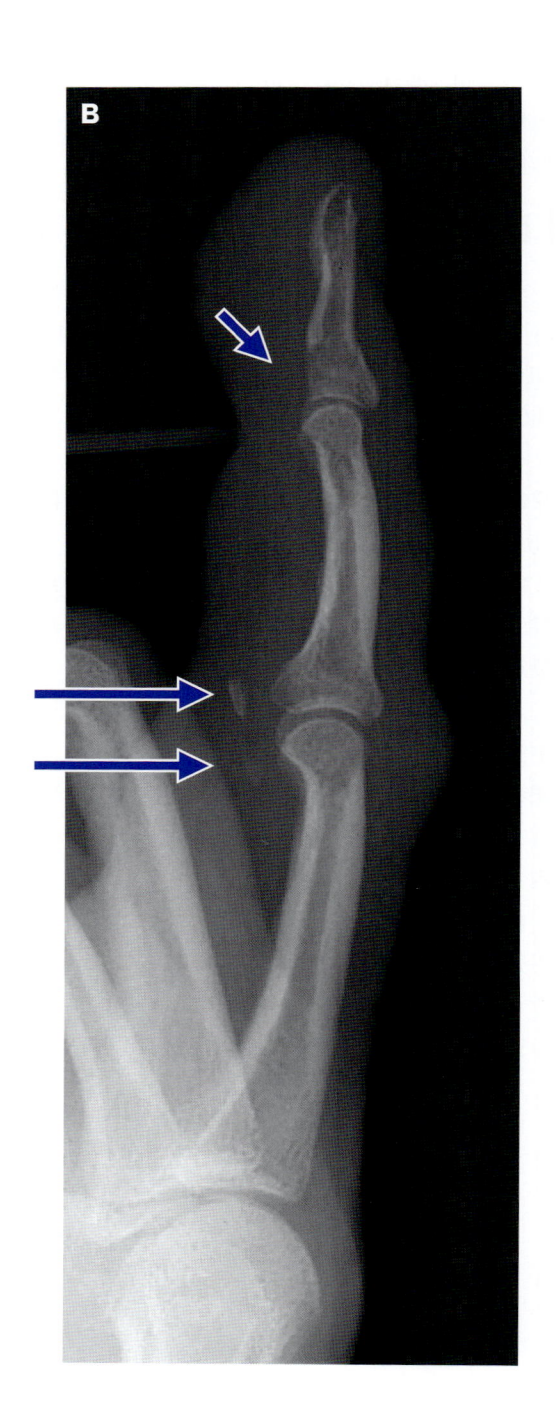

図 1　環指単純 X 線正面像（A），側面像（B）
26 歳男性，アメリカンフットボールで受傷.

画像所見

環指単純 X 線側面像（**図1-B**）にて，近位指節間関節（PIP 関節）の掌側に小さな骨片（長い矢印）を認める．遠位指節間関節（DIP 関節）では末節骨基部掌側に骨皮質欠損（短い矢印）がみられ，末節骨基部掌側の屈筋腱付着部の裂離骨折および転位の所見である．

臨床的考察

指で何かを強くつかもうとして屈曲させた DIP 関節が，外力により強制的に伸展され，深指屈筋腱付着部である末節骨基部掌側に裂離骨折をきたす．

スポーツ外傷の機序として，捕まえようとした相手の運動着にかけた指が急激に伸展されて起こることより命名された．ラガージャージー指（rugger jersey finger）とも呼ばれる．ほとんどは環指に起こる．指を伸ばした状態では中指が最も長いが，屈曲位では環指が最も遠位に位置する．

レディー（Leddy）の分類：深指屈筋腱の断裂，裂離骨折には，骨折の有無・転位の程度により 3 つに分類されるレディーの分類（**表1**）がある．タイプに関わらず，手術的治療が考慮される．骨折片を認めない深指屈筋腱の断裂は単純 X 線検査では診断できない．断裂した腱の先端部位の診断には超音波検査，MRI が有用である．

表1 レディー（Leddy）の深指屈筋腱の裂離骨折の分類

タイプ1	深指屈筋腱の断端が手掌まで転位
タイプ2	深指屈筋腱の断端が近位指節間関節レベルまで転位．ときに小さな裂離骨折が同レベルにみられる
タイプ3	大きな裂離骨折．遠位プーリー（pully）（A4）により中節骨近位より近位側には転位をきたさない

［文献1を著者が和訳して引用］

本症例のように DIP 関節掌側の骨折片が PIP 関節の掌側まで転位する場合（タイプ2）は，転位した部位での症状が強いため，中節骨骨折（**図2**）との鑑別が必要となる．

ポイント

指関節の屈曲時に急激に DIP 関節が強制伸展されることにより末節骨基部掌側の裂離骨折をきたす．マレット指と同様，単純 X 線写真側面像で観察される．骨折片を認めない深指屈筋腱の断裂は単純 X 線検査では診断できない．マレット指とは異なり，タイプに関わらず手術的治療が考慮される．

参考文献

1）Leddy JP, Packer JW：Avulsion of the pro-

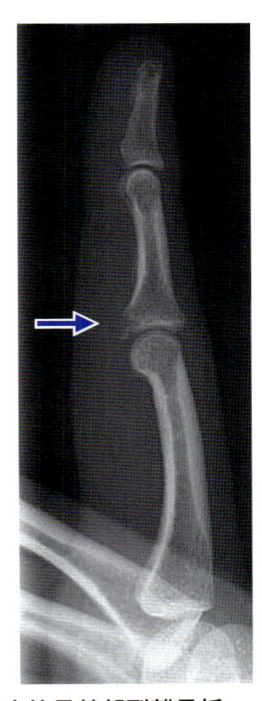

図2 示指中節骨基部裂離骨折
29 歳女性，転倒にて受傷．中節骨基部掌側に小さな骨折片（矢印）を認める．

fundus tendon insertion in athletes. J Hand Surg Am **2**：66-69, 1977

2 ）Yoong P, et al：Phalangeal fractures of the hand. Clin Radiol **65**：773-780, 2010

3 ）Goodson A, et al：Current management of Jersey finger in rugby players：case series and literature review. Hand Surg **15**：103-107, 2010

救急患者，転院患者を拒まない救急治療センター

放射線科，救急医学などの診療科（プログラム）は，5 年ごとにアイオワ大学学部長による査定（review）を受ける．査定は，10 名ほどからなる査定委員会が，前回（5 年前）の報告をもとに当該診療科の研修医を含む各レベルの医師，看護師，その他のメンバーと面談を行い，そのまとめを学部長，病院長に報告するという形式をとる．

筆者は 2019 年 4 月に救急医学の査定に委員として参加した．アイオワ大学の救急医学の教育プログラムは 2003 年に始まり，3 回目の査定であった．委員は救急医学に比較的多く関連する部署から選ばれたようで，放射線科のほか，小児科，整形外科，精神科，麻酔科などからなり，外部から 2 人の救急医学医（センター長）が招待されていた．

朝から夕方まで 2 日間の日程で，救急医学のセンター長から，小児や精神疾患専門のチーム，エアケア（AirCare）スタッフ，研修医，フェローに至るまで，面談・質疑が行われる．救急治療センターには CT が 2 台あり，当直帯に十数件の脊椎 CT 検査が施行されることも稀でなく，普段より過剰な検査ではないかと思っていたが，アイオワ州唯一の大学病院として，救急患者をすべて受け入れていることなどを知り，納得することもあった．

委員は面談のまとめを文章にして提出するのではないかと心配していたが，夕方には委員内で話し合いがもたれ，その意見をまとめて記述する専門のスタッフがつき，2 日目の夕方には報告書としてまとめられていた．委員はそれぞれ自分の科の立場から面談に集中でき，また外部の救急治療センター長の意見を聞くことができ，査定を通して自分の病院の救急治療センターをよく理解できる機会であったように思う．

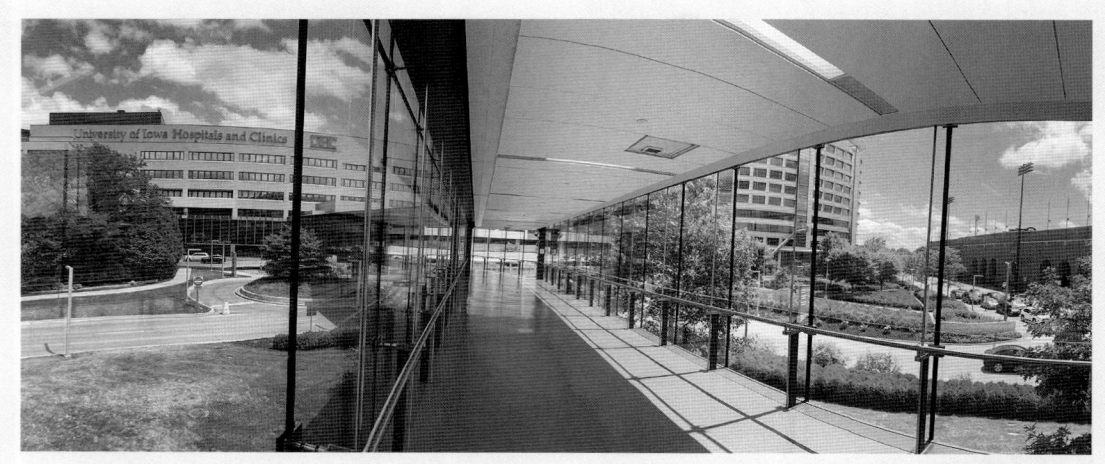

アイオワ大学正面玄関（左），小児病院（中）およびフットボールスタジアム（右）を渡り廊下より望む．救急治療センターの入口は正面玄関建物の裏側にある．

3 ボクサー骨折 **boxer's fracture**

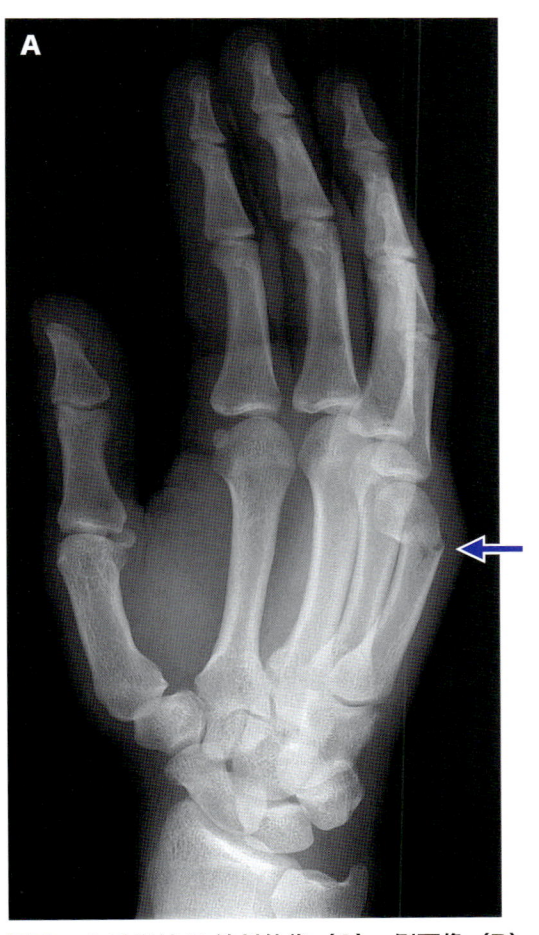

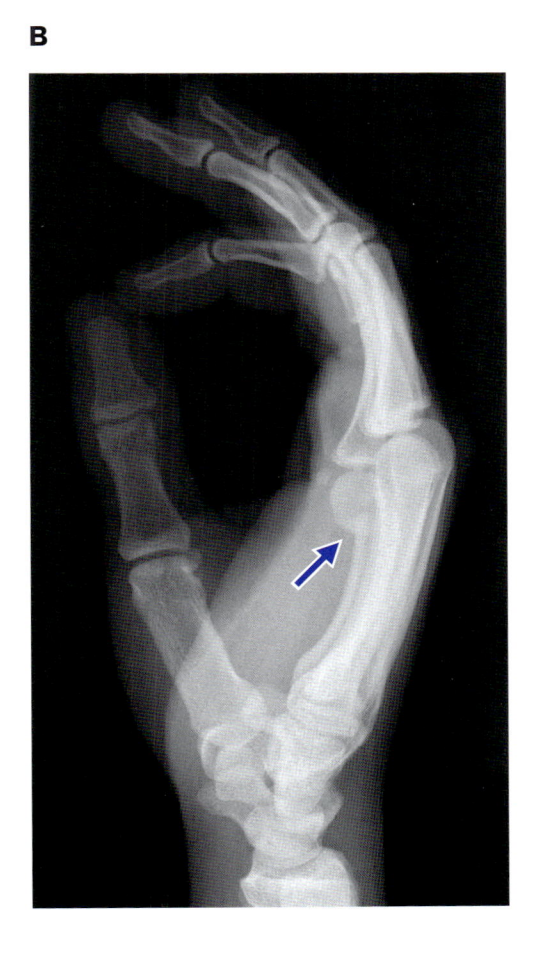

図 1　右手単純 X 線斜位像（A），側面像（B）
23 歳男性，拳で壁を強打して受傷．

画像所見

　右手単純 X 線斜位像（**図 1-A**）にて，小指中手骨遠位骨幹端（頚部）に横断性の骨折（矢印）を認め，中手骨には背側に凸の角度を伴った変形を認める．側面像（**図 1-B**）では中手骨の平行な並びに対して小指中手骨遠位骨折の角状変形（矢印）を認める．

臨床的考察

　中手指節間関節（metacarpophalangeal joint, MCP 関節）屈曲位にて（手に拳をつくり），

硬い物体を強く突く・殴るなどの動作により，中手骨長軸方向にかかる力によって第5・第4中手骨遠位骨幹端（頚部）に骨折が生じる．背側に突出する角状変形が特徴的である．怒りにより壁などを殴って受傷することが多く，訓練されたボクサーには起こらない骨折といわれる．

　正常の側面像では，すべての中手骨はほぼ平行に並ぶ．斜めの中手骨を認めた場合，骨折による角度を伴う変形，あるいは手根中手関節（carpometacarpal joint, CMC 関節）での骨折・脱臼を疑う（次項参照）．

　小指中手骨の可動域は広く，一般的には頚部では 40°，骨幹部では 30° までの角状変形は整復しなくても代償可能とされ，手術の適応は著明な変形で整復不能な症例に限られる．スプリント固定なしでも予後はよいとする報告もある．

ポイント

　典型的な受傷機序（手拳での殴打）による中手骨骨折で，背側に突出する角状変形をきたす．

参考文献

1）Diaz-Garcia R, Waljee JF：Current management of metacarpal fractures. Hand Clin **29**：507-518, 2013
2）Meals C, Meals R：Hand fractures：a review of current treatment strategies. J Hand Surg Am **38**：1021-1031；quiz 31, 2013
3）Statius Muller MG, et al：Immediate mobilization gives good results in boxer's fractures with volar angulation up to 70 degrees：a prospective randomized trial comparing immediate mobilization with cast immobilization. Arch Orthop Trauma Surg **123**：534-537, 2003

4 手根中手関節脱臼骨折

carpometacarpal fracture-dislocation

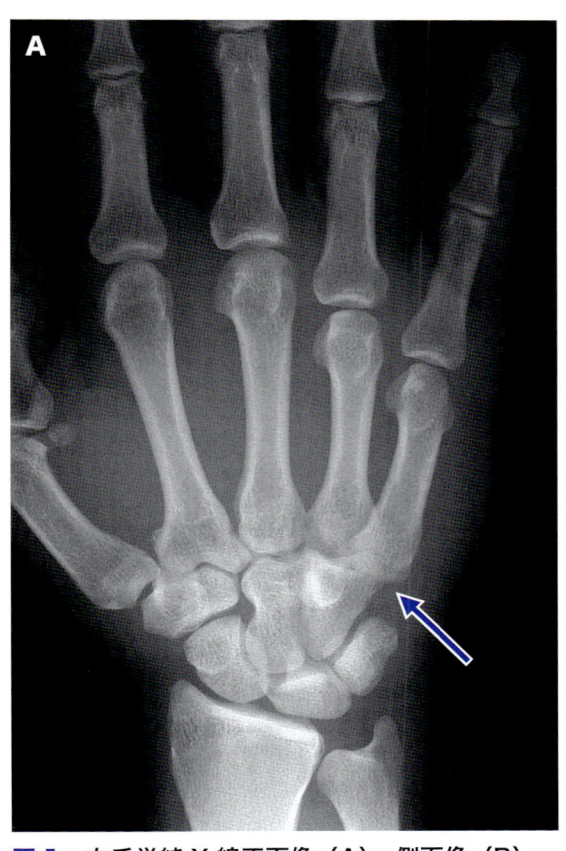
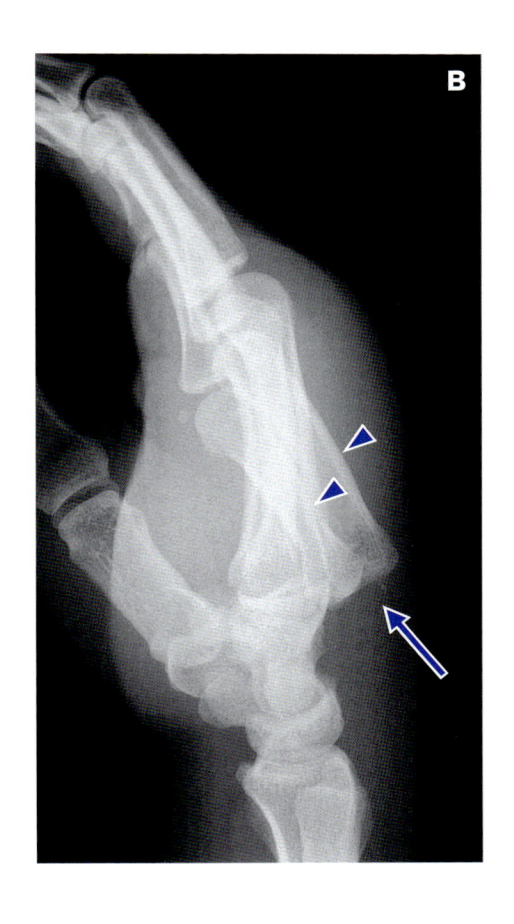

図1 右手単純X線正面像（A），側面像（B）
29歳男性，車のボンネットを強く殴打して受傷．

画像所見

　右手単純X線正面像（**図1-A**）にて，小指中手骨基部は尺側に偏位し（矢印），小指および環指中手骨基部と有鈎骨が重なってみえる．側面像（**図1-B**）では，2つの中手骨が他と比べて角度を成し（矢頭），中手骨基部が背側に偏位（矢印）している．小さな骨片を伴い，環指・小指の手根中手関節脱臼骨折の所見である．

臨床的考察

　手根中手関節脱臼骨折の機序は一様ではないが，ほぼ半数は前項（ボクサー骨折）と同様，手拳による直接殴打により起こる．単発例ではほぼ半数が小指に起こり，ほとんどは中手骨基部が背側に脱臼する．

　本症例においても，ボクサー骨折と同様の機序で起こり，環指・小指中手骨基部の背側への

脱臼を伴っている．保存的に整復された．

　ボクサー骨折に合併するわずかな手根中手関節の亜脱臼は見逃されることも多い．有鉤骨の骨折や変形を伴うこともあり，治療前の評価としてCTが適応になることもある．

　整復後も再脱臼する不安定な損傷が多いため，手術的に治療されることが多いが，保存的治療が選択されることもある．

ポイント

　正面像，側面像で手根中手関節の整合性をチェックするとともに，側面像で中手骨の並びを確認する．健常な側面像では中手骨はすべて平行に並んでいることを念頭に置く．

参考文献

1) Jebson PJ, et al：Dislocation and fracture-dislocation of the carpometacarpal joints. Orthop Rev, Suppl：19-28, 1994
2) Buren C, et al：Management algorithm for index through small finger carpometacarpal fracture dislocations. Eur J Trauma Emerg Surg **42**：37-42, 2016
3) Cobb WA, et al：Management of fracture-dislocations of the little finger carpometacarpal joint：a systematic review. J Hand Surg Eur **43**：530-538, 2018

5 ゲームキーパー母指

gamekeeper's thumb

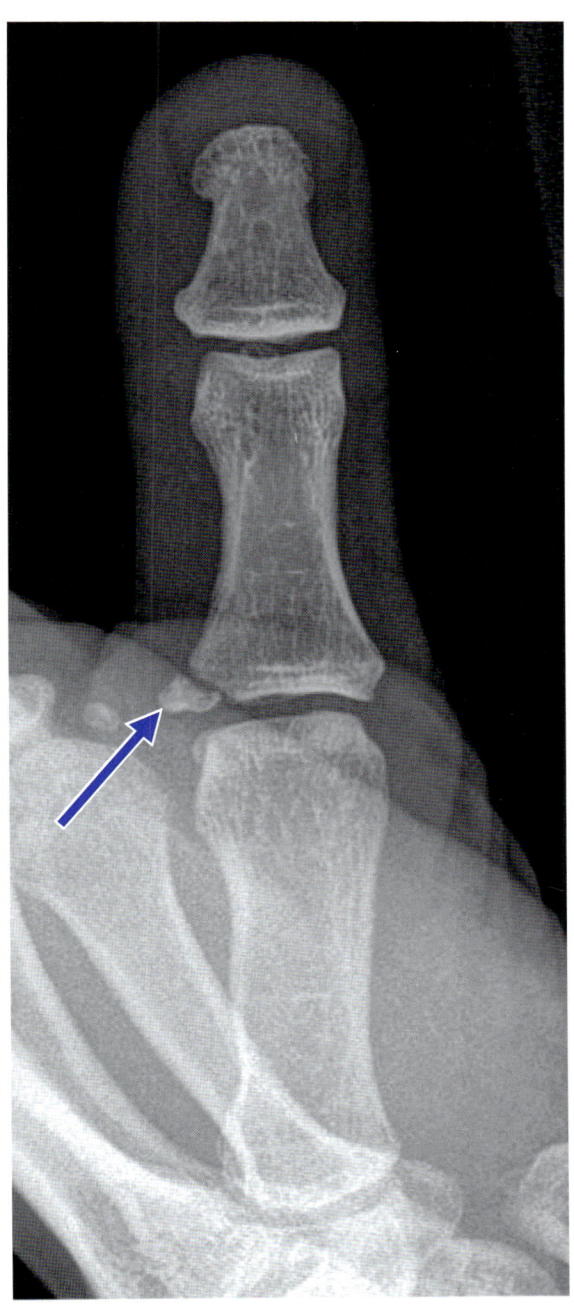

図1　母指 X 線正面像
52 歳男性，子供とレスリングして受傷，母指屈曲にて痛み．

画像所見

母指 X 線正面像（**図 1**）にて，母指基節骨尺側基部での小さな骨片（矢印）を認め，尺側側副靱帯による裂離骨折の所見と考えられる．

臨床的考察

ゲームキーパー母指は，元来は母指の中手指節間関節（MCP 関節）の尺側側副靱帯の慢性損傷に命名されたが，尺側側副靱帯に関わる損傷，裂離骨折に対して広く使われるようになった．

各種のスポーツや事故でみられるが，特にスキーでの受傷が多く，スキーヤー母指（skier's thumb）ともいわれる．転倒時に母指がストックのグリップで急激かつ過剰に外転され，

MCP 関節での尺側側副靱帯の断裂あるいは基節骨基部付着部での裂離骨折を生じる．裂離骨折があっても尺側側副靱帯の損傷は除外できない．骨片を伴わない尺側側副靱帯損傷を含め，急性期では外転ストレス下の単純 X 線撮像により尺側側副靱帯の不安定性を評価する．

ステナー病変（Stener lesion）：母指内転筋腱膜（adductor aponeurosis）が尺側側副靱帯の断裂部に介在して，断裂部が近位側に偏位し，靱帯の癒合治癒が期待できない病態である（**図 2-C**）．尺側側副靱帯断裂の 80％でみられる．母指内転筋腱膜と尺側側副靱帯による 2 つの小骨片（two fleck sign）により単純 X 線で診断されることも稀にあるが，超音波検査あるいは MRI により診断され外科的に治療される．断裂した尺側側副靱帯が近位および母指内転筋

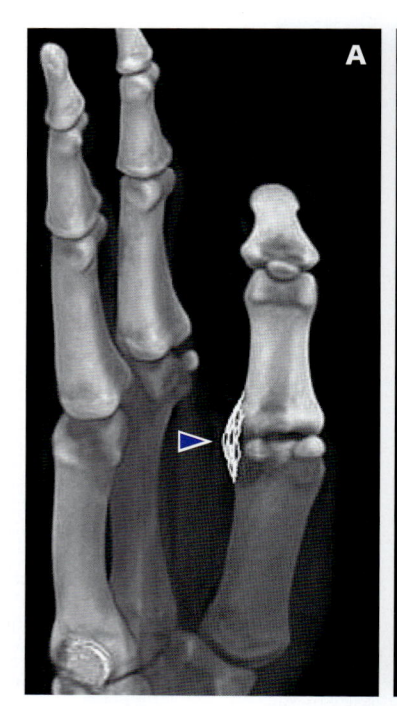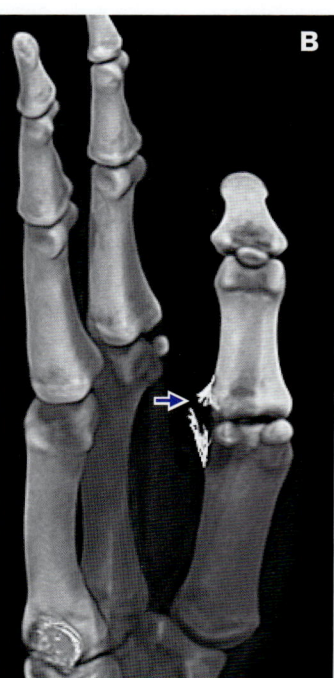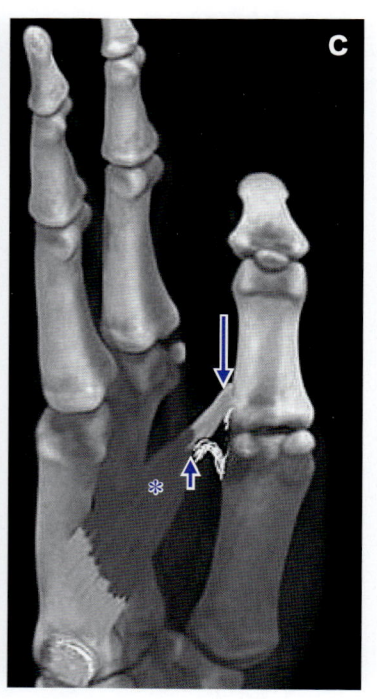

図 2 母指の外転強制による MCP 関節尺側側副靱帯断裂（B）とステナー病変（C）
右母指の 3D 画像（掌側より望む）．**A** は正常像．
矢頭：MCP 関節尺側側副靱帯，短い矢印：尺側側副靱帯断裂，長い矢印：母指内転筋腱膜，＊：母指内転筋（斜頭）

腱膜の尺側に偏位し，MRIではヨーヨーサイン（yo-yo on a string sign）と呼ばれる．

　急性期の靱帯の完全断裂は，通常，外科的に修復される．転位のわずかな裂離骨折をきたした患者では，外科的・保存的治療ともに予後はよいとされる．一般的には，著明な転位のある症例，身体所見（ストレステスト）における不安定症，関節面の20％以上の裂離骨折の症例，ステナー病変では外科的治療が適応となる．

ポイント

　母指の外転強制によるMCP関節尺側側副靱帯の損傷，基節骨基部での裂離骨折である．裂離骨折があっても側副靱帯の損傷は除外できない．ステナー病変の評価には，超音波検査あるいはMRIが適応になる．

参考文献

1 ）Kadow TR, Fowler JR：Thumb injuries in athletes. Hand Clin **33**：161-173, 2017
2 ）Tresley J, et al：Multimodality approach to a Stener lesion：radiographic, ultrasound, magnetic resonance imaging, and surgical correlation. Am J Orthop（Belle Mead NJ）**46**：E195-E199, 2017
3 ）Thirkannad S, Wolff TW：The "two fleck sign" for an occult Stener lesion. J Hand Surg Eur **33**：208-211, 2008
4 ）Spaeth HJ, et al：Gamekeeper thumb：differentiation of nondisplaced and displaced tears of the ulnar collateral ligament with MR imaging. Work in progress. Radiology **188**：553-556, 1993

6 母指中手骨骨折 （ベネット骨折，ローランド骨折）

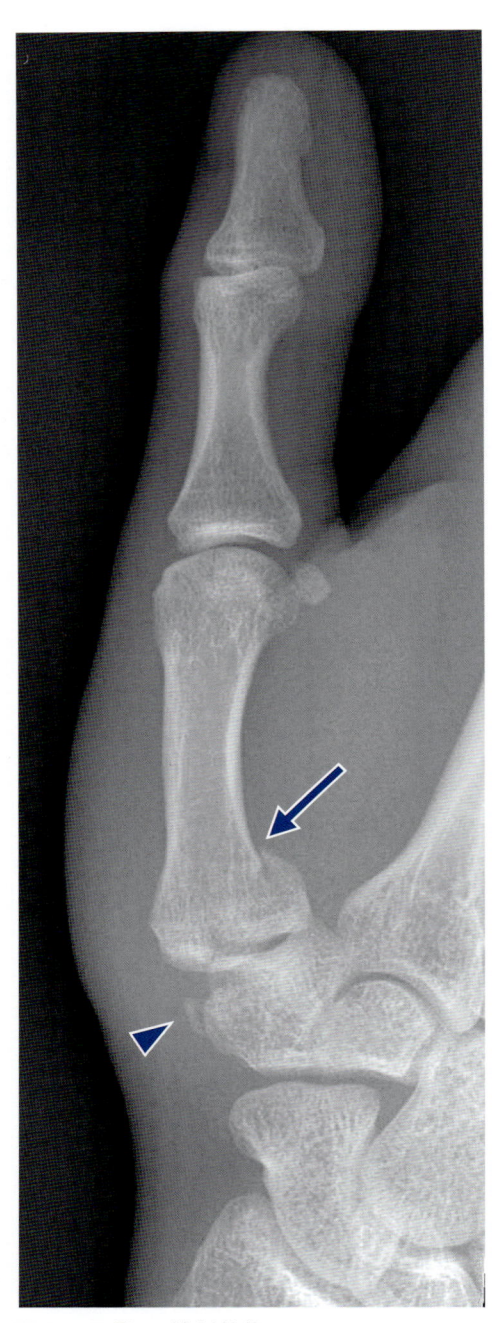

図 1　母指 X 線斜位像
24 歳男性，ガスタンクが右手に落下して受傷．

画像所見

母指 X 線斜位像（**図 1**）にて，母指中手骨基部の関節面に至る斜めの骨折線（矢印）を認める．尺側（掌側）の小さな骨片に対して，遠位中手骨片は橈側（背側）に偏位（亜脱臼）している．関節内，単純骨折（2 骨片，two-part fracture）のベネット骨折の所見である．大菱形骨の小さな骨折（矢頭）を伴っている．

臨床的考察

母指中手骨近位部での骨折のほぼ半数は関節内骨折で，その多くは単純骨折（2 骨片，two-part fracture）であり，ベネット骨折（Bennett fracture）と呼ばれる．一方，同部の粉砕骨折はローランド骨折（Rolando fracture）と呼ばれるが，狭義にはベネット骨折に橈側・背側の関節内骨折を合併した T あるいは Y 字型タイプの骨折を指す（**図 2**，**図 3**）．受傷機序は多様であるが，屈曲位の第 1 中手骨に長軸方向の外力が働いて起こるとされる．尺側近位の骨片は前斜靱帯（anterior oblique ligament/beak ligament）によって大菱形骨に固定され，遠位骨片は橈側および背側，そして近位側に転位・亜脱臼する．

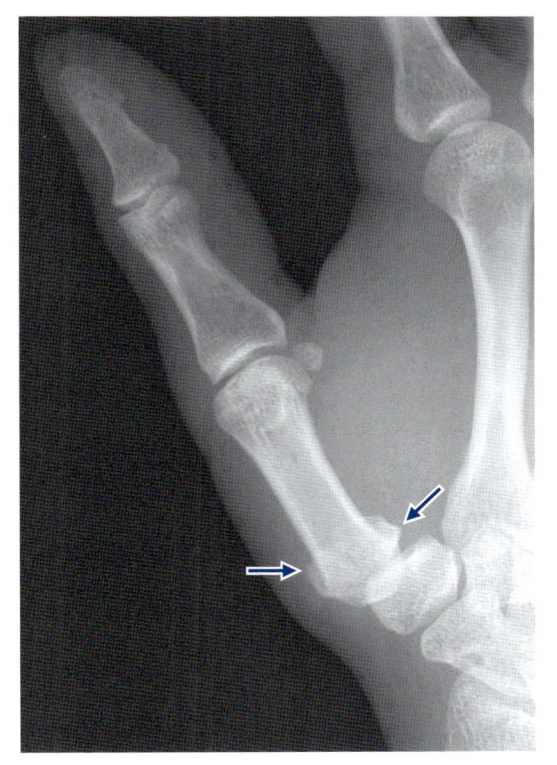

図 3　母指 X 線斜位像
40 歳女性，転倒して母指を受傷．母指中手骨基部の骨折を認める．関節内骨折は，一見明らかではないが，基部骨折は尺側・橈側に転位し，T あるいは Y 字型タイプのローランド骨折の所見である．

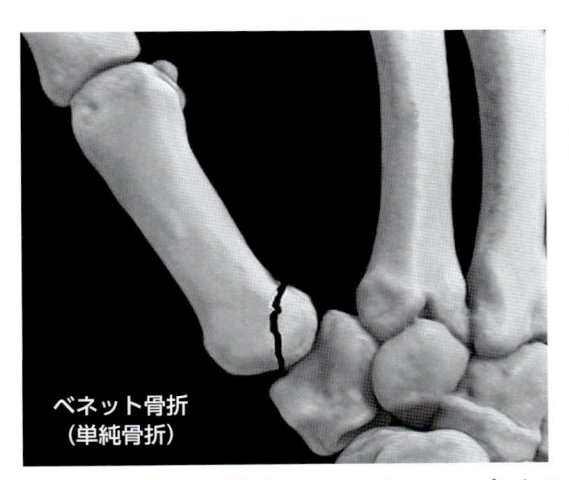

ベネット骨折
（単純骨折）

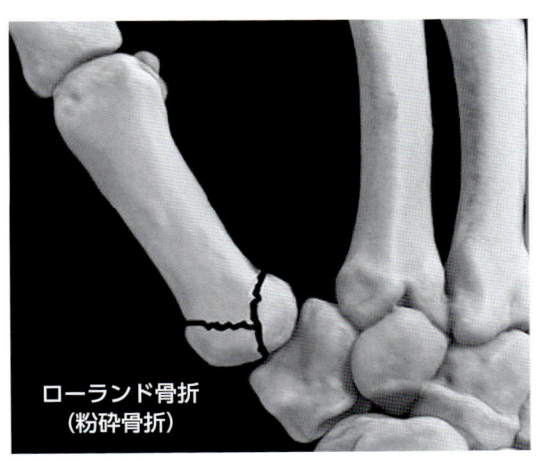

ローランド骨折
（粉砕骨折）

図 2　ベネット骨折（Bennett fracture）とローランド骨折（Rolando fracture）

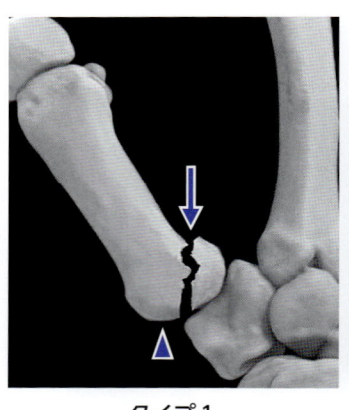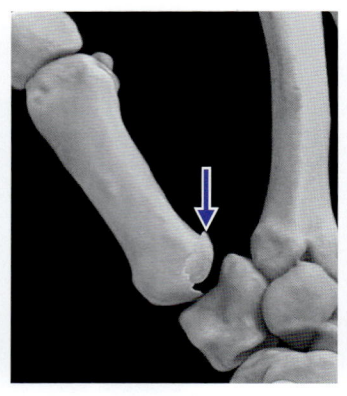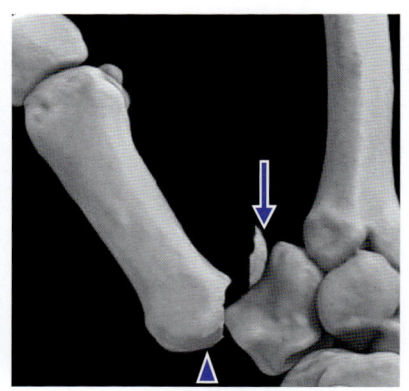

タイプ1
中手骨亜脱臼

タイプ2
圧迫骨折

タイプ3
中手骨脱臼

図4 ゲッダ（Gedda）によるベネット骨折の分類

［文献3を参考に作成］

ゲッダ（Gedda）のベネット骨折分類：本症例のような大きな尺側骨片に伴う中手骨亜脱臼（タイプ1），亜脱臼を伴わない圧迫骨折（impaction）（タイプ2），および脱臼と尺側の小さな骨片を伴う裂離骨折（タイプ3）の3つに分類される（**図4**）．

　ベネット骨折は古典的には保存的治療が推奨されたが，現在では手術的治療が主流となり，整復後も2mmを超える関節内転位症例では開放整復内固定が考慮される．また，ローランド骨折は手術的治療がより困難で，ベネット骨折に比べて予後も不良である．ともに広く認められた治療方針はないが，一般的にはどちらも手術的治療が考慮される．

ポイント

　母指中手骨近位部の関節内骨折の多くは単純骨折でベネット骨折と呼ばれる．手術的治療が一般的には考慮される．

参考文献

1）Fufa DT, Goldfarb CA：Fractures of the thumb and finger metacarpals in athletes. Hand Clin **28**：379-388, 2012
2）Carlsen BT, Moran SL：Thumb trauma：Bennett fractures, Rolando fractures, and ulnar collateral ligament injuries. J Hand Surg Am **34**：945-952, 2009
3）Kadow TR, Fowler JR：Thumb injuries in athletes. Hand Clin **33**：161-173, 2017

7 舟状骨骨折 **scaphoid fracture**

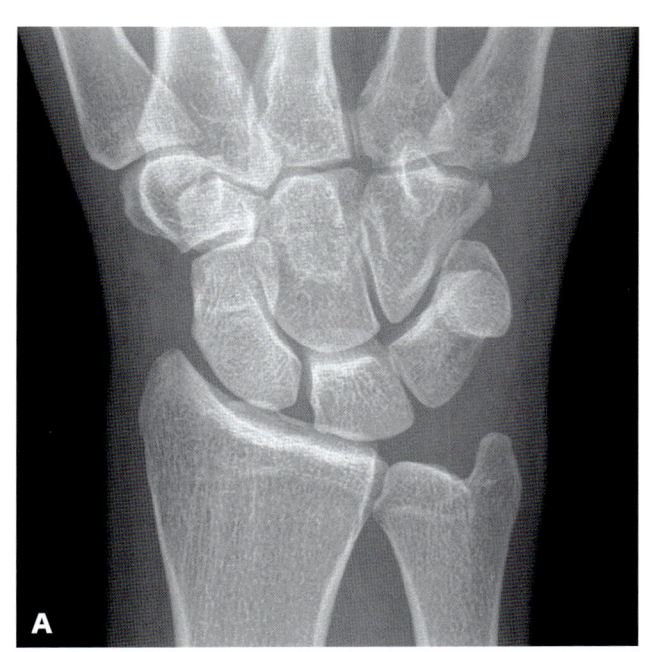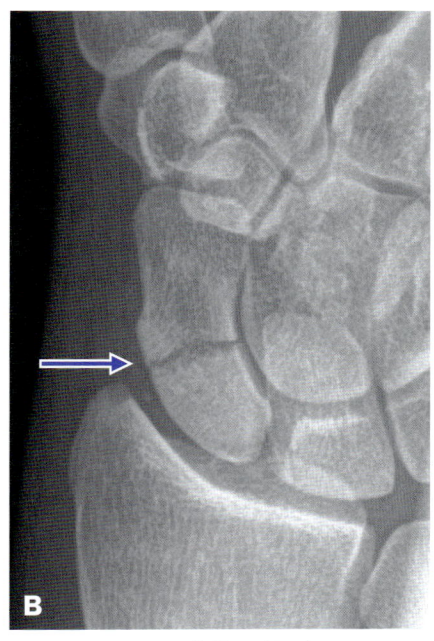

図 1 手関節 X 線正面像（後前像，PA 像：A），手関節を尺側屈曲させた舟状骨位（scaphoid view：B）

22 歳男性，転倒時に手をついて受傷.

画像所見

手関節 X 線正面像（**図 1-A**）では骨折線は明らかでない. 舟状骨位（scaphoid view，手関節尺側屈曲による正面像，PA 像；**図 1-B**）では舟状骨は伸展し，全長がよく描出されている. 舟状骨の中央 1/3（腰部，waist）に横断性の骨折線（矢印）を認める.

臨床的考察

舟状骨は手根骨の中で最も骨折の頻度が高く，その 65％は腰部（waist）に生じる. 転倒により，回内位で尺側・背側に伸びた手関節をついての受傷が多い. 正面（PA），斜位，側面および上記の舟状骨位の 4 方向による単純 X 線検査が標準であるが，受傷時の単純 X 線検査の舟状骨骨折に関する感度は低く，65％までが潜在骨折とされる. そのため，単純 X 線検査で陰性であっても，臨床的に舟状骨骨折が疑われる場合は固定（キャスト）され，骨折が除外されるまで単純 X 線検査で経過観察される. 受傷 6 週で単純 X 線写真が陰性で，症状がなければ骨折は除外される.

MRI による舟状骨骨折の早期診断あるいは

診断の除外は，固定，経過観察や非就労による
コストを考慮すると費用対効果に優れているた
め，順当な適応とされている（ACR ガイドラ
インより）．また，CT が陰性であっても潜在
骨折を除外できないことに注意が必要である．

　舟状骨骨折は，骨折部位（遠位，腰部，近位）
や骨折線の向きなどによって分類される．遠位
1/3 の骨折は，掌側の舟状骨結節（scaphoid
tubercle）の関節外，裂離骨折のことが多く，
予後は良好である（**図2**）．一方，舟状骨近位
1/3 の骨折では，舟状骨の近位 70〜80% を栄
養する橈骨動脈からの血管が背側・橈側より舟
状骨に伴行し腰部より入るため（**図3**），血流
障害による癒合不全，骨壊死の頻度が高い（**図
4**）．

ラッセ（Russe）の舟状骨骨折の分類：ラッ
セの分類では舟状骨骨折を，骨折線の舟状骨に
対するオリエンテーションによって 3 つに分け
た（**図5**）．横断性より舟状骨長軸に傾いたタ
イプ，垂直斜め（vertical oblique）の舟状骨骨
折は，剪断性の外力によるもので最も不安定な
ものと考えた．

ハーバート（Herbert）の舟状骨骨折の分類：
ハーバートの分類では，骨折の安定性とともに

癒合不全などの要因を取り入れて，タイプ A
〜D に分類された．

・タイプ A：安定な骨折で舟状骨結節の骨折
（A1）と舟状骨腰部の不完全骨折（A2）
・タイプ B：急性かつ不安定な骨折として，遠
位舟状骨の斜走する骨折（B1），腰部完全骨
折（B2），近位舟状骨骨折（B3），および経舟
状骨・月状骨周囲脱臼骨折（B4）（➡ Chap-

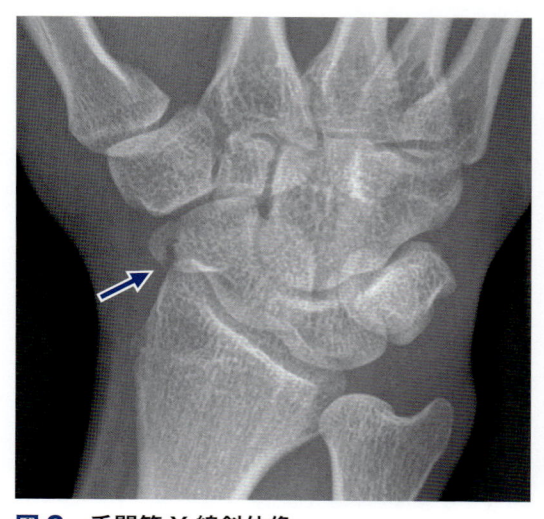

図2　手関節 X 線斜位像
20 歳男性，バイクで転倒．舟状骨の遠位掌側の舟
状骨結節に小さな骨折片（矢印）を認める．

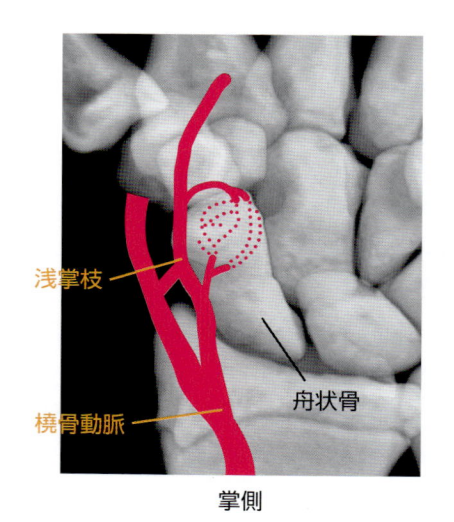

掌側

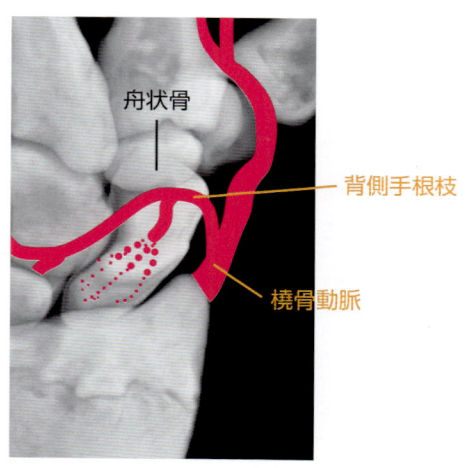

背側

図3　舟状骨の橈骨動脈支配（左手関節）

ter 2 - **9**）が含まれる．

・タイプ C：癒合遅延（delayed union）

・タイプ D は癒合不全（nonunion）

　舟状骨骨折の身体所見として，手関節橈側の長母指伸筋腱，短母指伸筋腱によってできるくぼみ（anatomical snuff box，嗅ぎタバコ箱）に圧痛を認めるが，同様の身体所見があっても近隣の他の骨折，特に橈骨茎状突起骨折，母指中手骨基部骨折に注意する．舟状骨骨折の診断のもとに，転位，角状変形（背側に突出，humpback deformity），癒合不全の評価には CT が適応となる．早期の骨折の診断・除外のためには前述したように MRI が適応となる．

ポイント

　舟状骨骨折は手根骨骨折の中で最も頻度が高く，臨床的にも単純 X 線検査においても，診断が困難な骨折である．臨床的に骨折が疑われる場合は，単純 X 線検査で陰性でも，舟状骨骨折として固定される．単純 X 線検査の限界を理解し，非専門領域の依頼医には潜在骨折の可能性，検査手順についてもレポートする．

参考文献

1）Goldfarb CA, et al：Wrist fractures：what the clinician wants to know. Radiology **219**：11-28, 2001

2）Memarsadeghi M, et al：Occult scaphoid fractures：comparison of multidetector CT and MR imaging--initial experience. Radiology **240**：169-176, 2006

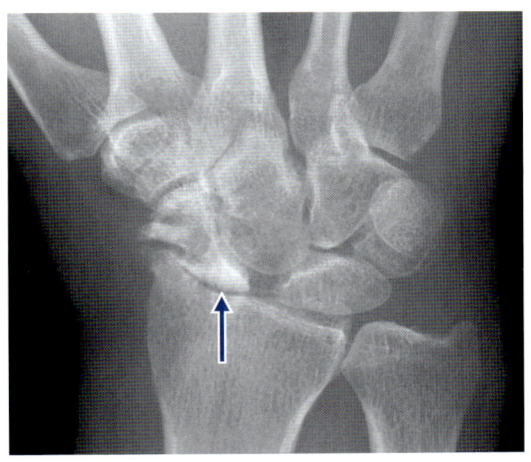

図4　手関節 X 線正面像（PA 像）

61 歳男性，数年前に舟状骨を骨折．舟状骨骨折，囊胞状変化を認め，近位骨片の硬化像，扁平化（矢印）を伴っている．骨壊死の所見である．舟状骨月状骨間隙の軽度開大，橈骨舟状骨間隙の狭小化を認める．

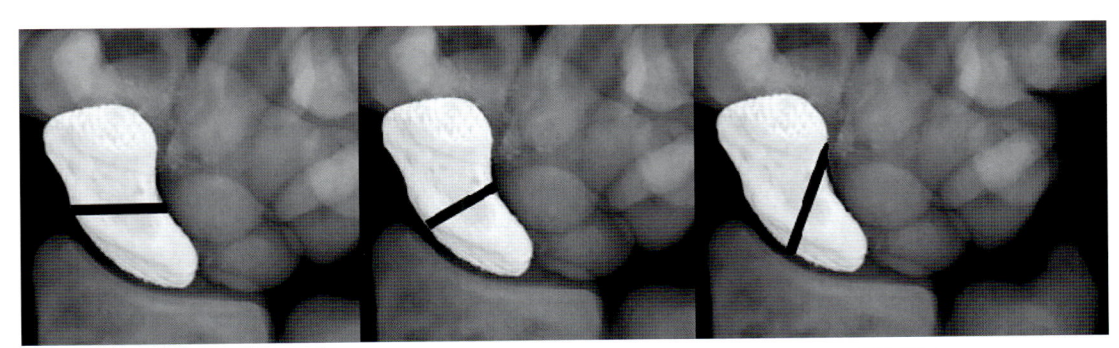

水平斜め
Horizontal Oblique

横断性
Transverse

垂直斜め
Vertical Oblique

図5　ラッセ（Russe）の舟状骨骨折の分類

［文献 1 を参考に作成］

8　三角骨骨折　triquetral fracture

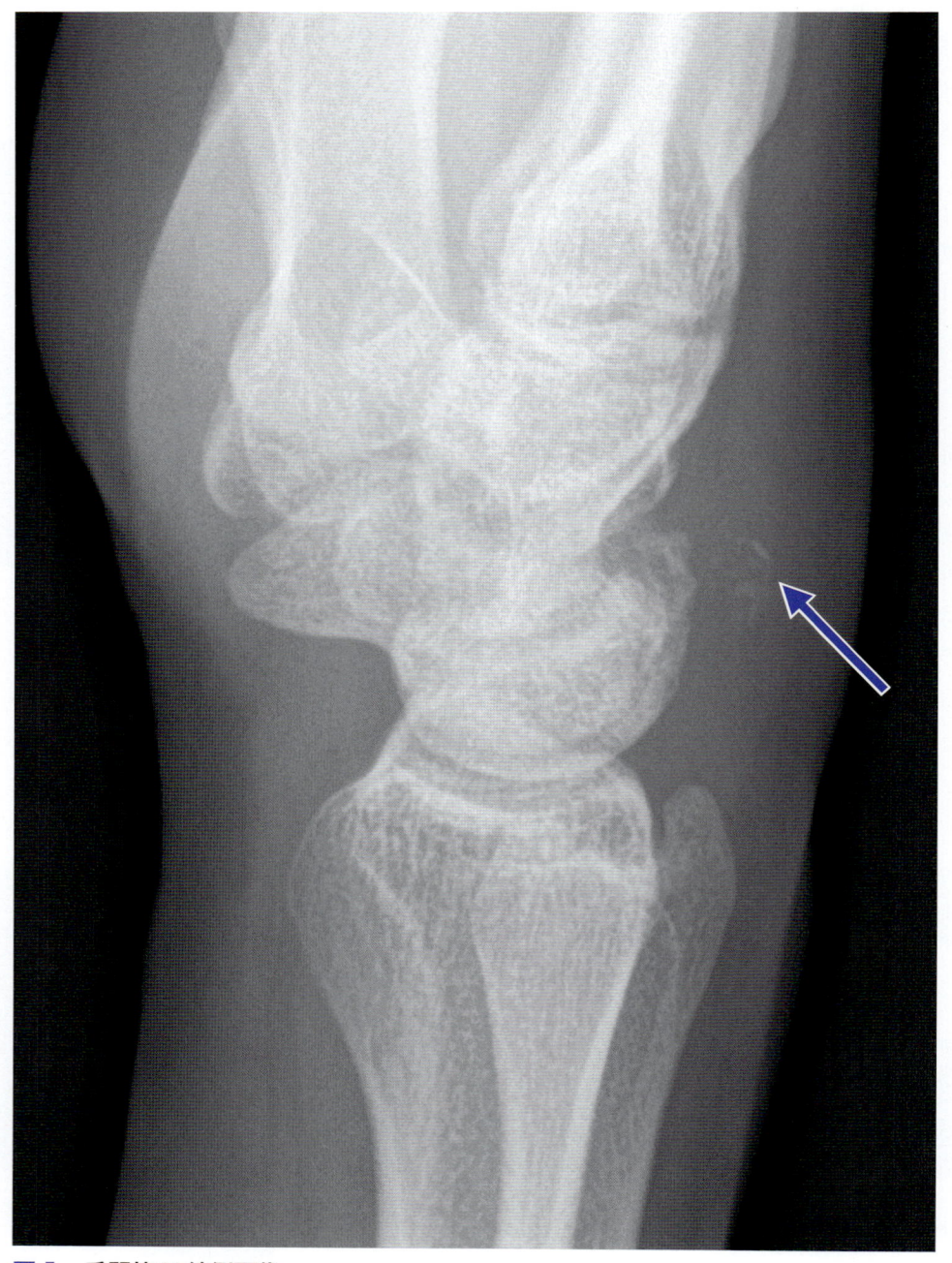

図 1　手関節 X 線側面像
24 歳男性，2 週間前にバイクより転倒.

画像所見

手関節 X 線側面像（**図 1**）にて手根骨の背側に小さな細長い骨片（矢印）を認め，三角骨骨折の所見である．正面像，斜位像では骨折所見はみられなかった．

臨床的考察

三角骨は舟状骨に次いで手根骨では 2 番目に骨折の頻度が高い．大部分は背側骨皮質の骨折で，尺骨茎状突起による衝突，剪断力，あるいは背側外靱帯による付着部の裂離により，多くは側面像でのみ描出される．

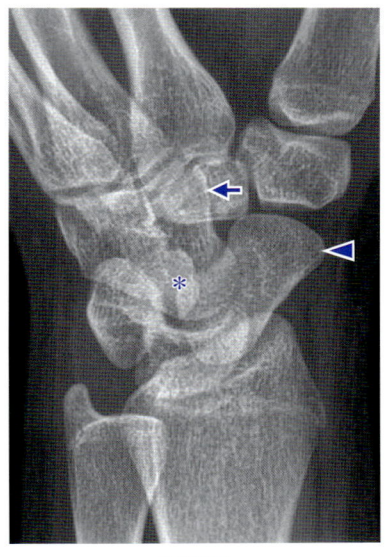
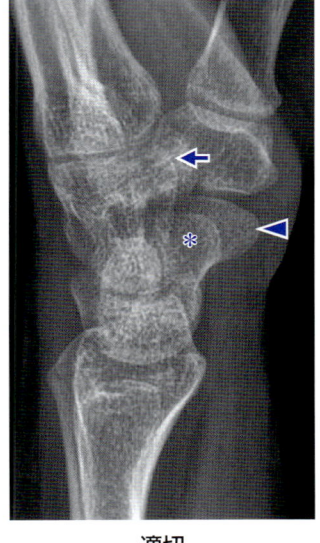
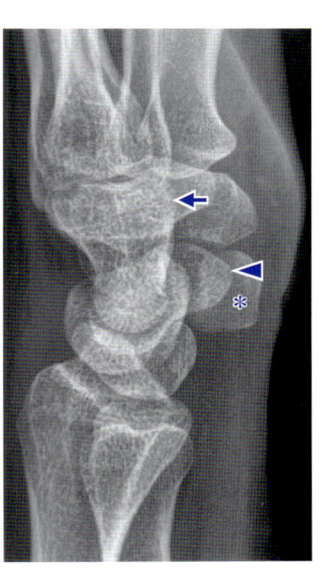

不適切　　　　　　　　適切　　　　　　　　不適切

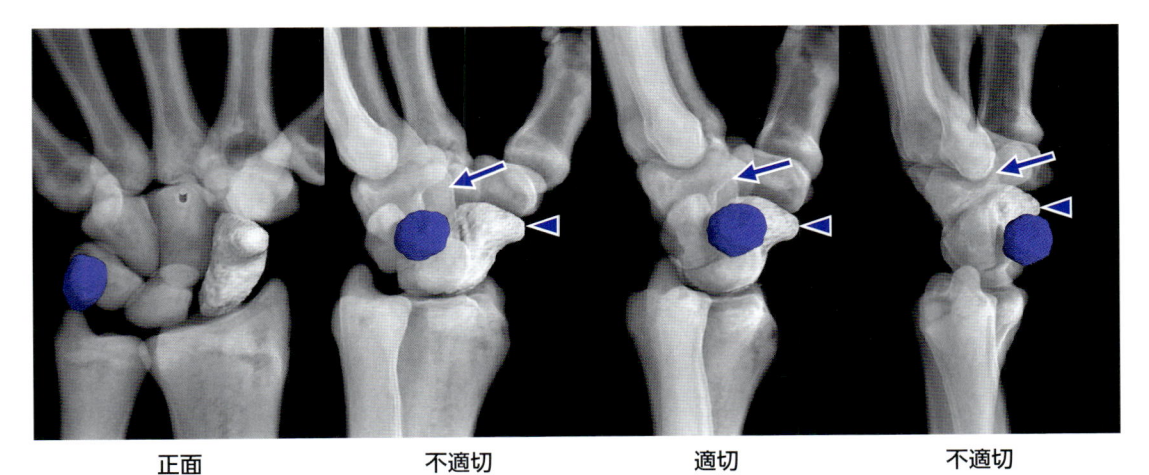

正面　　　　　不適切　　　　　適切　　　　　不適切

図 2　手関節側面像の舟状骨 - 豆状骨 - 有頭骨クライテリア（SPC クライテリア）
豆状骨（上図＊，下図青色）の掌側皮質が，舟状骨遠位結節の掌側皮質（矢頭）と有頭骨の掌側皮質（矢印）の間にあれば，適切な側面像とされる．
舟状骨（scaphoid：S），豆状骨（pisiform：P），有頭骨（capitate：C）

　三角骨体部の骨折は稀であるが，典型的には正面像で横断性の骨折を認める．三角骨近位・橈側の小さな骨折は月状骨周囲脱臼骨折（peri-lunate fracture dislocation）に伴う裂離骨折の可能性がある（次項参照）．

　これらの三角骨単独の骨折に関しては，手術的治療となることはほとんどないが，継続的に痛みを伴う場合，骨折片の切除が考慮されることもある．

手関節単純 X 線検査の評価：正面像（PA 像）および側面像が適切に撮像されているかの指標として，正面像（PA 像）では尺骨の手根尺側伸筋腱溝が尺骨茎状突起あるいはその橈側に投影されていることを確認する（➡ Chapter 2 - **7** の図 1-A）．側面像では，舟状骨 - 豆状骨 - 有頭骨の位置関係（SPC クライテリア，scaphopisocapitate criterion）より判断する（**図2**）．豆状骨の掌側皮質が，舟状骨遠位結節および有頭骨それぞれの掌側皮質の間にあれば，適切な側面像とされる．

ポイント

　三角骨は舟状骨に次いで骨折の頻度が高い．ほとんどは，背側骨皮質の裂離骨折で側面像でのみ描出される．

参考文献

1 ）Goldfarb CA, et al：Wrist fractures：what the clinician wants to know. Radiology **219**：11-28, 2001

9 月状骨周囲脱臼骨折

peri-lunate fracture dislocation

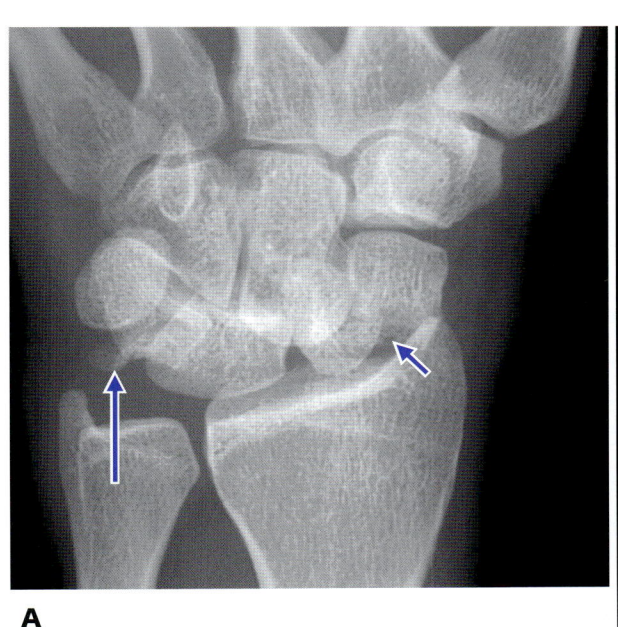
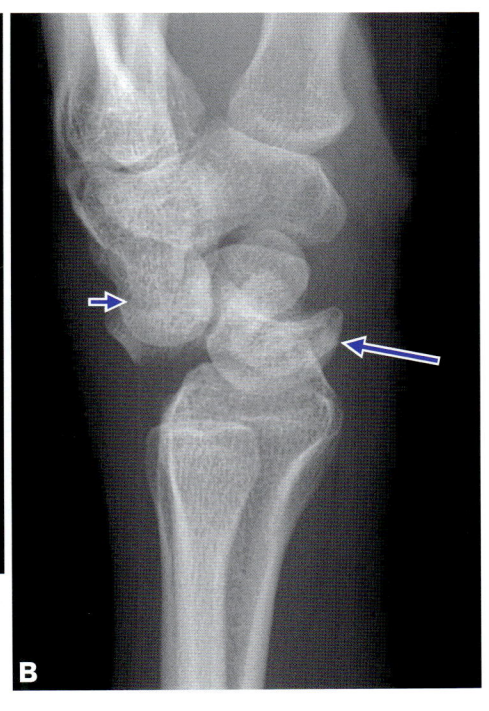

A

B

図1　手関節 X 線正面像（PA 像：A），側面像（B）
33 歳男性，バイクより転倒して受傷．

▌画像所見

　手関節 X 線側面像（**図1-B**）にて，有頭骨（短い矢印）が月状骨（長い矢印）の背側に偏位している．正面像（**図1-A**）では，月状骨はパイ状で有頭骨・三角骨と重複している．舟状骨腰部（短い矢印）および三角骨近位橈側（長い矢印）の骨折を伴い，近位手根骨の近位の並びが，舟状骨骨折および月状骨三角骨間で断裂している．経舟状骨・経三角骨・月状骨周囲脱臼骨折の所見である．

▌臨床的考察

　月状骨周囲脱臼骨折（peri-lunate fracture dislocation）は，前腕の長軸方向の強い外力により起こる．外力は背屈・尺側偏位・回外した手関節に伝わり，橈側から順に骨折・靱帯損傷をきたす．

　同じ機序によって起こる月状骨周囲脱臼（peri-lunate dislocation）は，月状骨周囲のいわゆる小アーク（lesser arc, zone of vulnerability：**図2**）を侵す靱帯損傷で，やはり橈側

より靱帯断裂が起こる（scapholunate ligament, palmar radioscaphocapitate ligament：**図3**）.

手関節損傷の大アークと小アーク：月状骨周囲脱臼骨折に伴う骨折はいわゆる大アークと呼ばれる脆弱性を示す領域に起こる（**図2**）．これらの合併骨折は，経舟状骨・経三角骨・月状骨周囲脱臼骨折（trans-scaphoid, trans-triquetral perilunate fracture dislocation）と，合併骨折を先頭につけて呼ばれる．前述したように橈側より損傷が起こり，95％が経舟状骨・月状骨周囲脱臼骨折（trans-scaphoid perilunate fracture dislocation）である．

月状骨脱臼，手根中央関節脱臼（lunate dislocation, midcarpal dislocation）：月状骨のみが橈骨・有頭骨のラインより偏位する場合，あるいはその中間の場合には，それぞれ月状骨脱臼，手根中央関節脱臼と呼ばれる（**図4**）．月状骨周囲脱臼骨折の整復の過程にみられるとされる.

　単純X線検査にて診断された場合，速やかに静脈麻酔下にて整復が試みられる．著明な靱帯損傷を伴う病態であり，通常は外科的治療が考慮される.

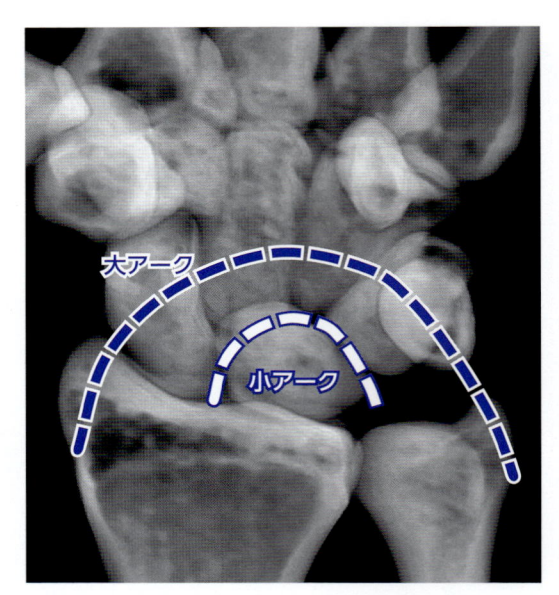

図2　手関節損傷の大アークと小アーク
橈側より順に損傷が生じる.

参考文献

1）Scalcione LR, et al：Spectrum of carpal dislocations and fracture-dislocations：imaging and management. Am J Roentgenol **203**：541-550, 2014
2）Mayfield JK：Mechanism of carpal injuries. Clin Orthop Relat Res **149**：45-54, 1980
3）Johnson RP：The acutely injured wrist and its residuals. Clin Orthop Relat Res **149**：33-44, 1980.

ポイント

　手根骨の骨折，靱帯損傷は月状骨周囲の脆弱性のアークに沿う領域（zone of vulnerability）で起こる．月状骨周囲脱臼骨折では側面像にて脱臼を確認し，橈側より順に骨折・靱帯損傷の所見を指摘する.

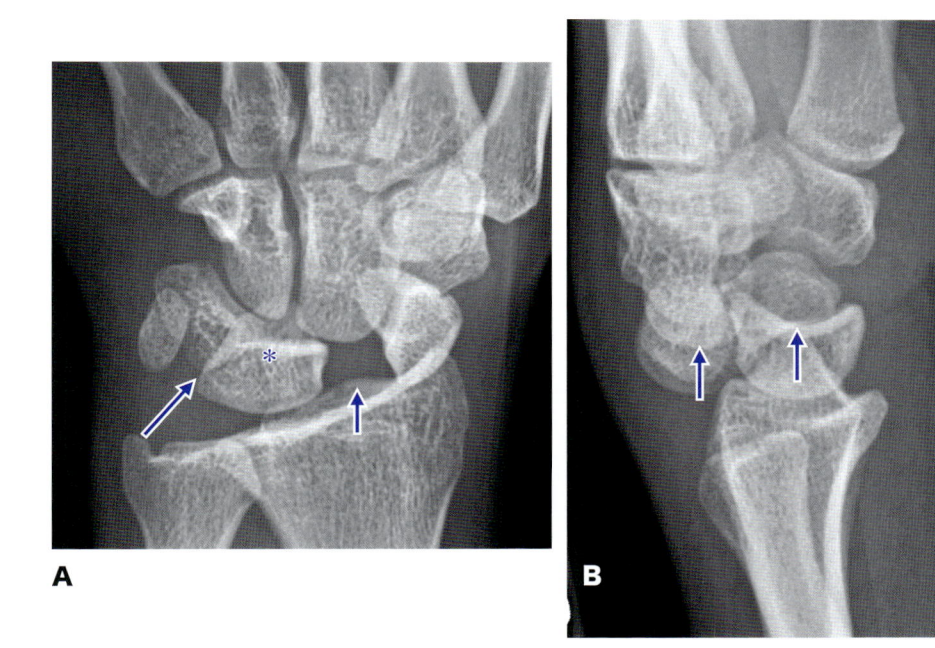

図 3　月状骨周囲脱臼（小アーク靭帯損傷）

15 歳男性，自転車対車の事故にて受傷．X 線正面像（PA 像：**A**）にて，舟状骨と月状骨の間隙は著明に開大し（短い矢印），手根骨近位列の並びの不整に伴う月状骨と三角骨の重なり（長い矢印）を認め，月状骨（＊）はパイ状に描出されている．側面像（**B**）では有頭骨が月状骨の背側に偏位している（矢印）．

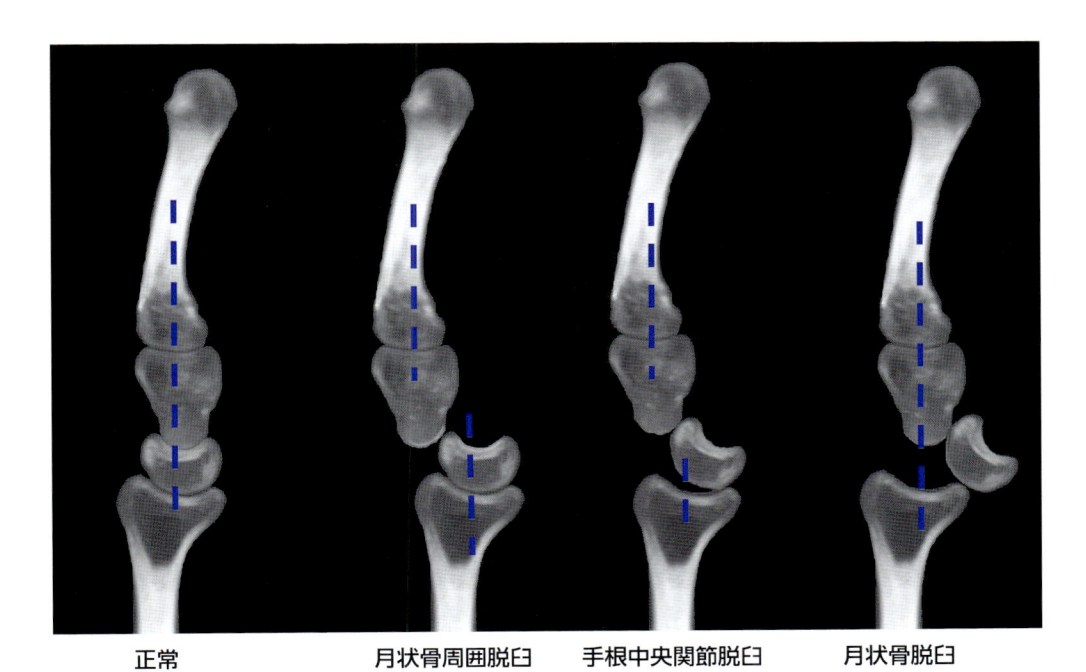

正常　　　　　　月状骨周囲脱臼　　　手根中央関節脱臼　　　月状骨脱臼

図 4　月状骨周囲脱臼，手根中央関節脱臼，月状骨脱臼

10 橈骨遠位端骨折 distal radius fracture

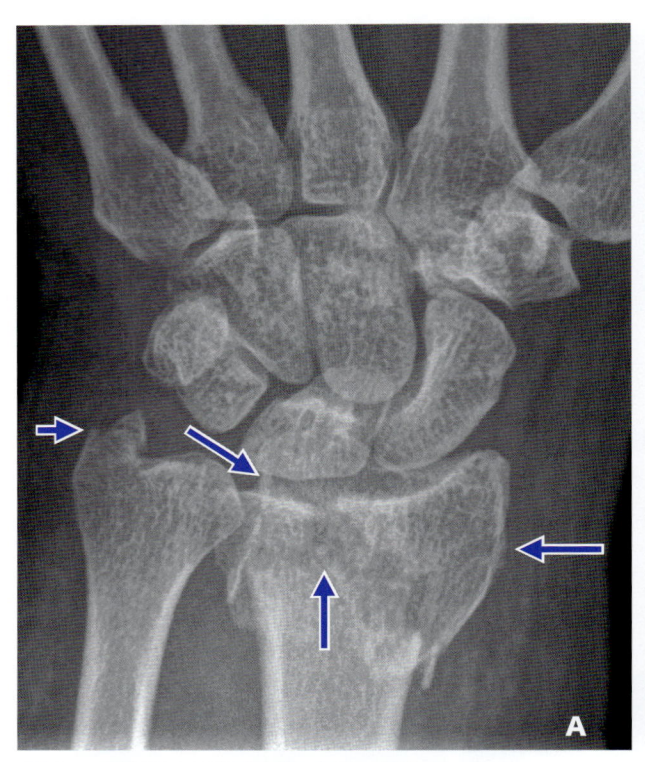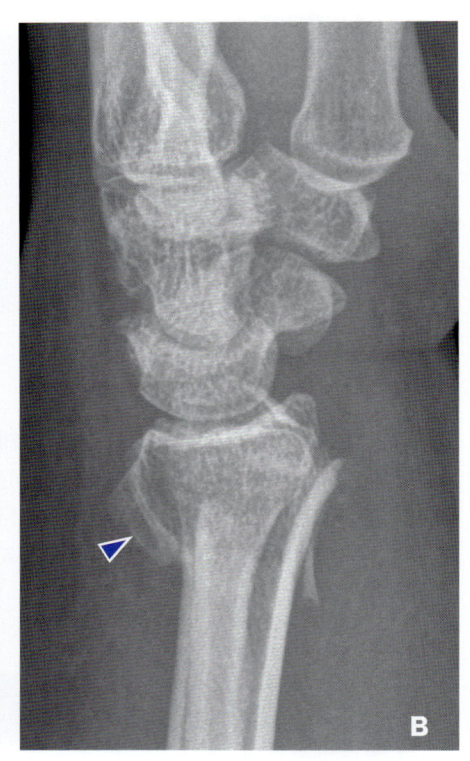

図1　手関節 X 線正面像（A），側面像（B）
55 歳女性，転倒して手をついて受傷.

画像所見

　手関節 X 線正面像（PA 像）および側面像（図1）にて，橈骨遠位端の圧迫性の骨折を認める．より背側に圧迫が強く（**図1-B の矢頭**），橈骨遠位端の関節面は平坦化し，尺骨と比較して短縮している．正面像においては橈骨遠位端に，典型的な横断，矢状断および冠状断に走る骨折線（**図1-A の長い矢印**）を認める（**図5 参照**）．尺骨茎状突起の骨折・橈側転位（短い矢印）を伴っている．

臨床的考察

　橈骨遠位端の骨折は，救急外来で診断される急性骨折の約2割を占めるとされ，骨粗鬆症の高齢女性の転倒に伴う頻度が高い．どの年齢層においても近年増加傾向にあり，肥満や骨粗鬆症の増加による影響と考えられている．

橈骨遠位端の関節面の評価：単純 X 線検査は，正面（PA），斜位，側面および舟状骨位の4方向により評価する．正面（PA）像では，橈骨遠位部の関節面は正常で約23°（13〜30°）尺

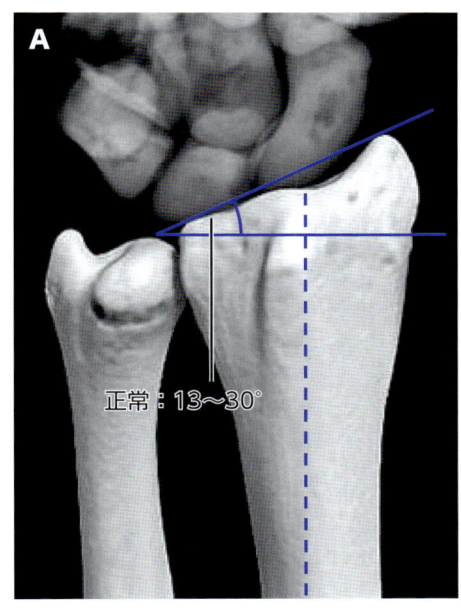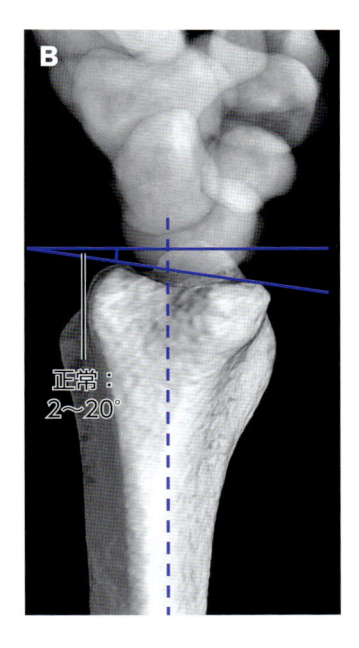

図2　橈骨遠位端の関節面の評価

A：手関節X線正面像（PA像）において，橈骨遠位端の関節面は正常で約23°（13〜30°）尺側に傾いている（ulnar slant, ulnar inclination）．

B：側面像では，橈骨遠位端は正常で11°（2〜20°）掌側に傾いている（volar tilt, palmar inclination）．

側に傾いている（**図2-A**）．英語表記は文献，テキストにより異なるが，筆者らは傾斜の方向より ulnar slant, ulnar inclination と呼んでいる．標準的な側面像が撮像されているかは，舟状骨–豆状骨–有頭骨の位置関係（SPC クライテリア）より判断する（➡ Chapter 2 - **8** の図2）．橈骨遠位端は，側面像では正常で11°（2〜20°）掌側に傾いている（volar tilt, palmar inclination；**図2-B**）．

アルナーバリアンス（ulnar variance）：遠位尺骨の橈骨と比較した長さは，アルナーバリアンスの指標で記述される．尺骨遠位端（橈骨側）と橈骨遠位端（尺骨側）とが橈骨長軸に対して同じ垂線上にあれば，ニュートラルバリアンス（neutral variance）と呼ぶ．尺骨遠位端がより遠位であればポジティブバリアンス（positive variance），近位であればネガティブ

バリアンス（negative variance）と呼ぶ（**図3**）．前腕の回内および，拳を強く握ることにより，尺骨遠位端は橈骨に比べて遠位に偏位するが，通常は1〜2 mm の範囲である．アルナーバリアンスの評価には，肩を90°外転し（abduction），肘関節を90°屈曲し，上肢をテーブルに置いた状態で手関節を中心に撮像する．橈骨遠位の圧迫性骨折によって橈骨が短縮し，ポジティブバリアンスとなりうる．

名前のついた橈骨遠位端骨折：橈骨遠位部の骨折には，骨折部位や転位の方向などにより，コレス（Colles）骨折，スミス（Smith）骨折，バートン（Barton）骨折などの歴史的な名称がある（**図4**）．ハッチンソン骨折（Hutchinson fracture）は，橈骨茎状突起を斜走する関節内骨折で，歴史的に自動車のエンジン始動（クランク手回し）に伴って起こったため，「運転手」

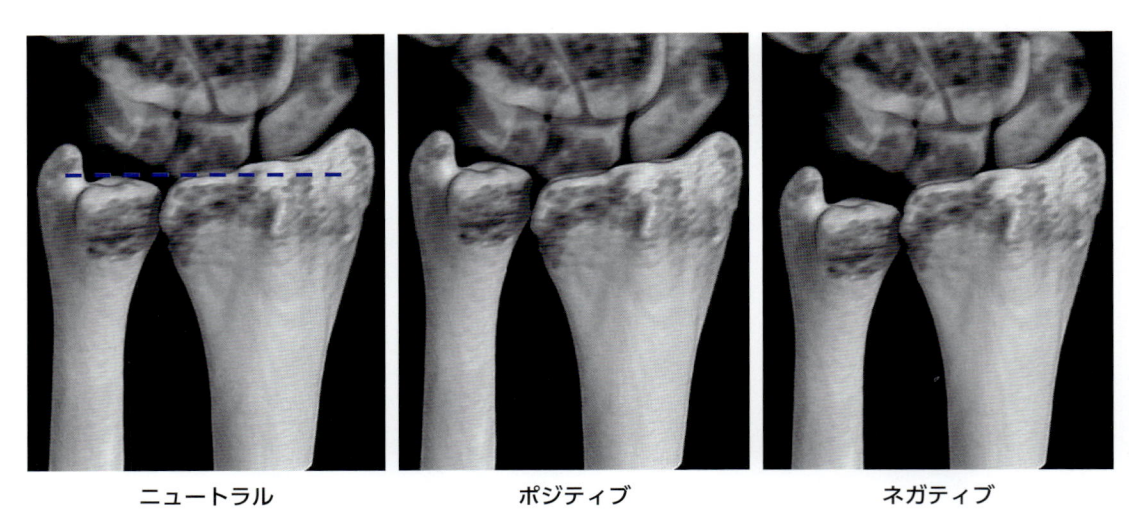

ニュートラル　　　　　　　　ポジティブ　　　　　　　　ネガティブ

図3　アルナーバリアンス（ulnar variance）
尺骨遠位端（橈骨側）と橈骨遠位端（尺骨側）とが橈骨長軸に対して同じ垂線上にあればニュートラルバリアンス，尺骨遠位端がより遠位であればポジティブバリアンス，近位であればネガティブバリアンスと呼ぶ．

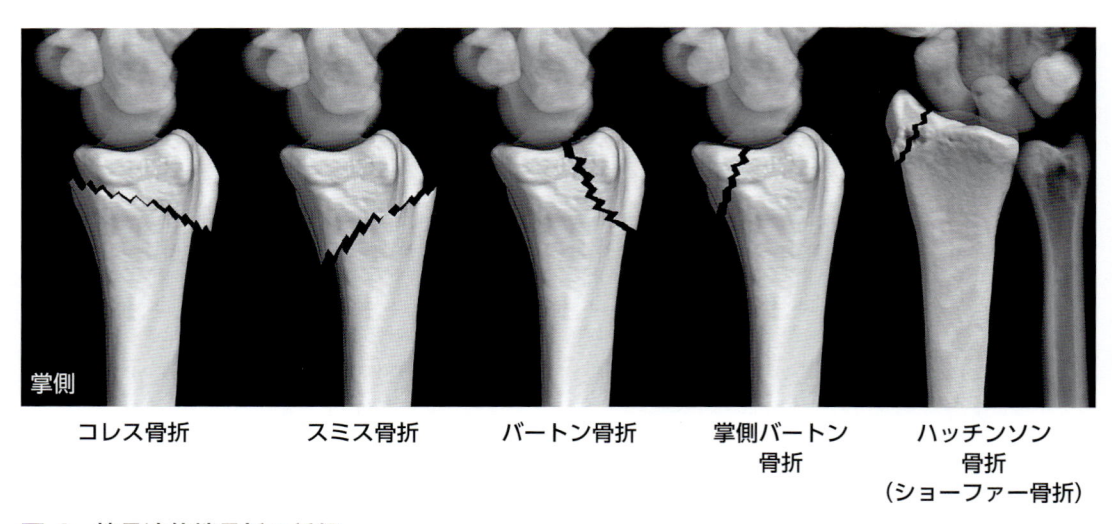

掌側

コレス骨折　　　　スミス骨折　　　　バートン骨折　　　掌側バートン　　　ハッチンソン
　　　　　　　　　　　　　　　　　　　　　　　　　骨折　　　　　　　骨折
　　　　　　　　　　　　　　　　　　　　　　　　　　　　　　（ショーファー骨折）

図4　橈骨遠位端骨折の種類

を意味するショーファー骨折（chauffeur/lorry driver/backfire fracture）などとも呼ばれる．

橈骨遠位端骨折の分類：橈骨遠位部の骨折には，AO分類，フェルナンデス（Fernandez）分類，フライクマン（Frykman）分類，メロン（Melone）分類などのいくつかの分類が知られている．どの分類も高い再現性はなく，標準的な分類とはみなされていない．しかしながら，分類に用いられている典型的な骨折パターンに習熟することは，骨折の診断に有用である（**図5**）．読影では，骨折の手関節・遠位橈尺関節への進展・転位・圧排の有無，前述した橈骨遠位端の正常な傾きの消失，尺骨茎状突起骨折の有無などを記述する．

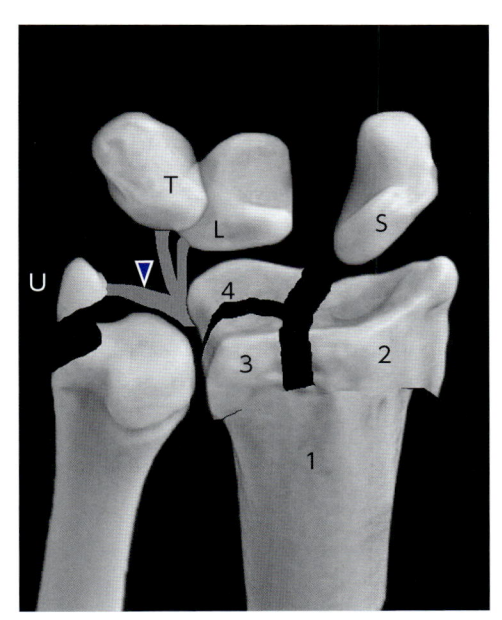

メロン分類の４パート関節内骨折
1．骨幹
2．橈骨茎状突起
3．背内側
4．掌内側

S：舟状骨
L：月状骨
T：三角骨
U：尺骨茎状突起骨折
矢頭：三角線維軟骨

図5 橈骨遠位端の典型的な骨折パターン（左手首を背側からのぞむ）

　明確な手術適応の統一された基準はないが，骨折が整復された後も骨折の転位を防ぐことができないと考えられる場合に不安定な骨折とされ，手術適応が考慮される．

参考文献

1）Goldfarb CA, et al：Wrist fractures：what the clinician wants to know. Radiology **219**：11-28, 2001
2）Porrino JA Jr., et al：Fracture of the distal radius：epidemiology and premanagement radiographic characterization. Am J Roentgenol **203**：551-559, 2014

ポイント

　どの年齢においても頻度が高い骨折．橈骨遠位端の正常な形態（ulnar slant, volar tilt），アルナーバリアンスおよび典型的な骨折パターンを理解する．

11 遠位橈尺関節脱臼
（エセックス・ロプレスティ損傷）

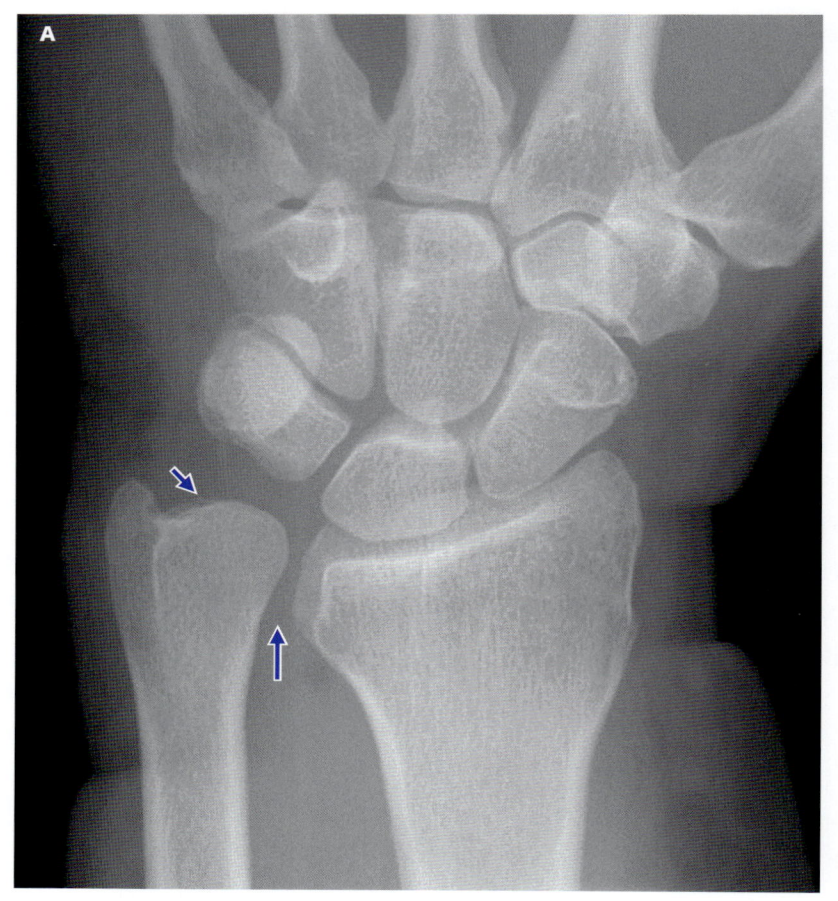

図 1-A　手関節 X 線正面（PA）像
53 歳男性，階段より転落して受傷．

画像所見

手関節単純 X 線正面（PA）像（**図 1-A**）にて遠位橈尺関節の開大（長い矢印）を認め，尺骨遠位端は橈骨尺側縁よりも遠位（ポジティブアルナーバリアンス，positive ulnar variance）である（短い矢印）．手関節では橈骨および尺骨に骨折はみられない．肘関節橈骨頭位像（**図 1-B**）で，近位では橈骨頭の著明な圧迫骨折（矢印）を認め，橈骨尺骨間膜（靱帯）損傷を伴う遠位橈尺関節脱臼（エセックス・ロプレスティ損傷）の所見である．

臨床的考察

遠位橈尺関節脱臼は，通常，橈骨あるいは尺骨遠位端骨折に伴って起こる．橈骨および尺骨

遠位部に骨折を伴わない遠位橈尺関節脱臼を認めた場合，近位では橈骨頭の骨折（あるいは脱臼）に伴うエセックス・ロプレスティ損傷の可能性を考慮する．遠位橈尺関節脱臼では，通常は尺骨の偏位方向を記載する．尺骨が橈骨に対して背側に脱臼する頻度が高い．

エセックス・ロプレスティ損傷（Essex-Lopresti injury）：1951 年に Peter Essex-Lopresti が報告したことにちなんで名づけられた．長軸方向の外力により橈骨頭骨折・短縮，さらに長軸方向の転位が起こり，骨間膜・靱帯の損傷を伴う稀な病態で，急性にも遅発性にも起こりうる．臨床的には手関節の症状は軽度なことがあり，しばしば痛みや腫脹に乏しく，遠位橈尺関節の脱臼が見落とされることがある．

遠位橈尺関節不安定症：遠位橈尺関節は，その不安定なバランスを周囲の静的・動的な安定化組織によって安定させ，150° の回内・回外可動域を保っている．関節包，靱帯，三角線維軟骨（TFC），遠位の橈骨尺骨骨間膜が静的な安定化因子とされ，動的安定化因子には，方形回内筋（pronator quadratus）と尺側手根伸筋腱（extensor carpi ulnaris tendon）が含まれ，回外・回内時にはこれらが拮抗して働く．これらの支持組織の損傷などに伴って起こる手関節の痛み，可動域制限が遠位橈尺関節の不整合によって起こると考えられる場合に不安定症と呼ばれる．

　一般的に単純 X 線検査の遠位橈尺関節脱臼の診断感度は低く，適切な手関節像が撮られているかを確認し（➡ Chapter 2 – **8** の図 2），関節裂隙・配列から脱臼が疑われる場合には CT が適応となる．

　拳を作り手関節を撮影するストレス撮影（clenched-fist view）は健側と比べることにより手根間靱帯損傷の診断に用いられるが，遠位橈尺関節不安定症の診断に有効であるという報告もある．CT においても両側の手関節横断像

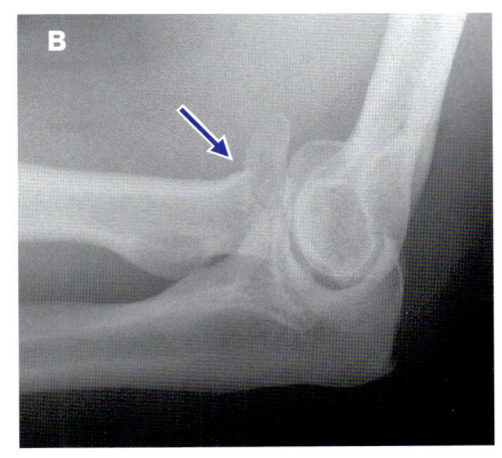

図 1-B 同症例．肘関節橈骨頭位像

を回内・回外位にて撮像し，左右を比較する．

ポイント

　骨折を伴わない遠位橈尺関節の脱臼はごく稀である．近位の橈骨頭・頚部の圧迫骨折が，骨間膜損傷，遠位橈尺関節脱臼を伴うことがある（エセックス・ロプレスティ損傷）．一般的に，遠位橈尺関節の整合性の評価には CT が適応となる．

参考文献

1）Malik AK, et al：Distal radioulnar joint dislocation in association with elbow injuries. Injury **36**：324-329, 2005

2）Wijffels M, et al：Computed tomography for the detection of distal radioulnar joint instability：normal variation and reliability of four CT scoring systems in 46 patients. Skeletal Radiol **45**：1487-1493, 2016

3）Essex-Lopresti P：Fractures of the radial head with distal radio-ulnar dislocation；report of two cases. J bone Joint Surg Br **33**：244-247, 1951

12 橈骨膨隆骨折　　　buckle fracture

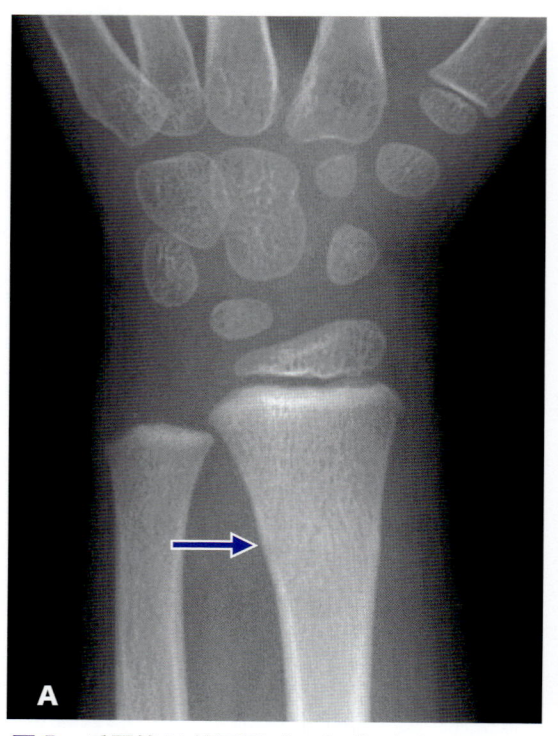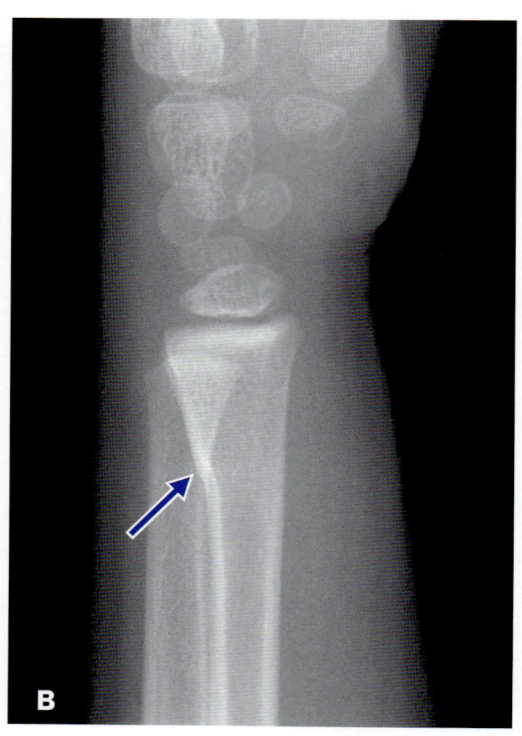

図1　手関節X線正面（PA）像（A），側面像（B）
5歳女児，転落して受傷.

画像所見

　手関節X線正面像および側面像（**図1**）にて，橈骨遠位骨幹部の骨皮質のわずかな膨隆（buckling）を認める（矢印）. 側面像では，橈骨背側骨皮質に膨隆がより著明である（矢印）. 橈骨膨隆骨折の所見である.

臨床的考察

　膨隆骨折は小児の不完全骨折の中で最も頻度が高い. 長軸方向の外力により，骨皮質の部分的な膨隆をきたし，柱状の形態よりトーラス骨折（torus fracture）あるいはバックル骨折（buckle fracture）とも呼ばれる.

　橈骨遠位部に最も多く，正常な骨幹部骨皮質はスムーズに広がるが，単純X線でわずかな骨皮質の突出を見逃さないことが診断に繋がる. 側面像で骨皮質の突出は背側骨皮質に著明であることが多い. 身体所見上は，通常，著明な腫脹や変形はみられず，圧痛により診断が示唆される. 膨隆骨折は骨密度が低い高齢者でもみられる. 不完全な骨折であり，変形が著明な症例以外，保存的に治療される.

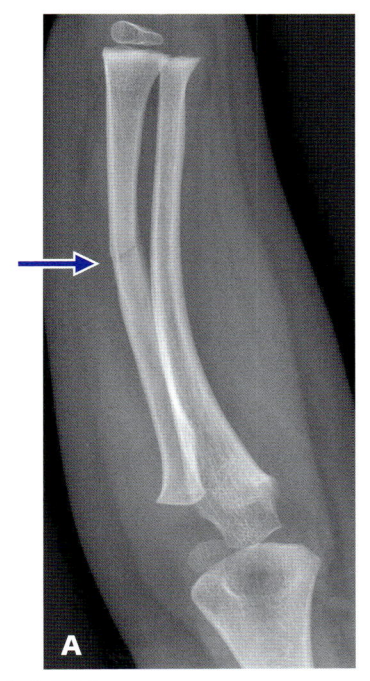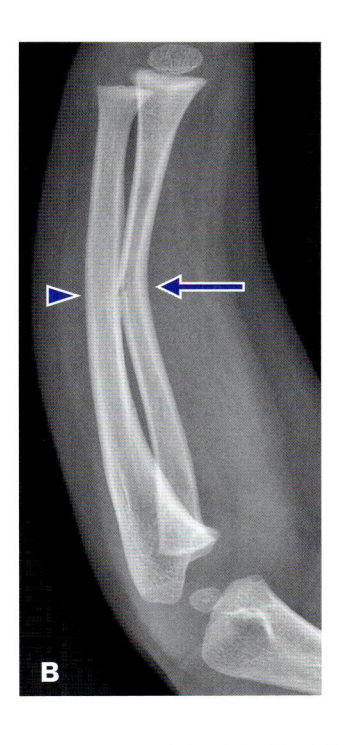

図2 小児の不完全骨折
2歳6ヵ月男児，テーブルより落ちて左前腕受傷．左前腕X線正面像（**A**），側面像（**B**）にて，橈骨骨幹の若木骨折（矢印）および尺骨塑性変形（矢頭）を認める．

小児の不完全骨折：若木骨折と呼ばれる小児の骨折は，古典的な若木骨折（classic greenstick fracture），膨隆骨折および急性塑性変形（plastic bowing）を含む（**図2**）．骨折線が明らかでないことが特徴的で，経過観察による単純X線検査において硬化像が観察され，診断が確定されることも少なくない．

参考文献
1）Pannu GS, Herman M：Distal radius-ulna fractures in children. Orthop Clin North Am **46**：235-248, 2015
2）Rogers LF, et al：Plastic bowing, torus and greenstick supracondylar fractures of the humerus：radiographic clues to obscure fractures of the elbow in children. Radiology **128**：145-150, 1978

ポイント

　膨隆骨折は小児の不完全骨折の中で最も頻度が高く，橈骨遠位部に多い．骨折線が明らかでなく，橈骨など骨幹端の骨皮質は正常ではスムーズに広がることを念頭に置き，わずかな骨皮質の突出を見逃さないことが診断に繋がる．

研修医は画像サインが好き

アイオワ大学に勤務した当初，神経放射線科のチーフが「不満を言うことが研修医の仕事だ」と言っていた．はじめは意味がよく分からなかったが，納得するまでそれほど時間はかからなかった．毎朝の教育症例カンファレンスや昼の教育講義など，恵まれた環境でありながら，いろいろ要望があるようであった．

研修医がテキストや講義で得た知識を実践・習得できるのは，日々の読影，およびスタッフィングと呼ばれる指導医（ファカルティ）との実際の症例画像のレビューである．研修医があらかじめ閲覧し，仮レポートを作成した症例を2人でレビューし，指導医は通常，質疑応答の形式で研修医を教育し，研修医は後でレポートを修正する．

こういった日常診療での教育では，（検査数が多いときほど）必要最低限の知識をできるだけ簡潔に説明することになるが，教科書や文献に出てくる画像診断のサインについては，できるだけ取り上げて説明することが研修医の満足度を上げるようである（**図**）．骨軟部画像診断には多くのサインがあり，中には特異度が高く，診断に結びつくサインも多い．

覚えたばかりのサイン名はレポートに記述したくなるようで，研修医のレポートをチェックする際にサイン名は消去・修正することになる．レポートを読む依頼医や患者さんはサインを知る必要もなく，レポートには使わないように注意することも忘れてはならない．

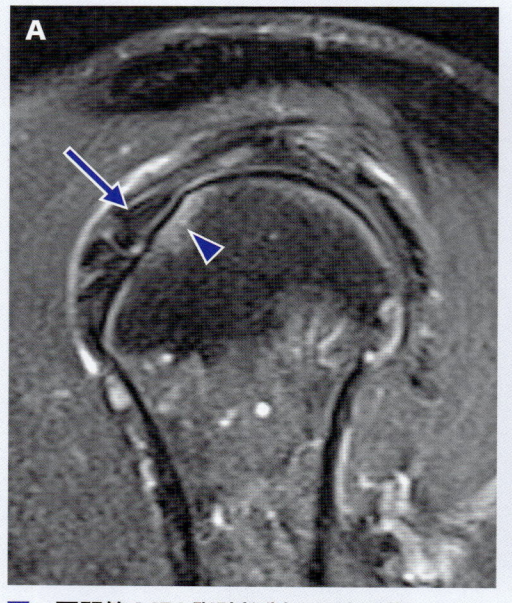
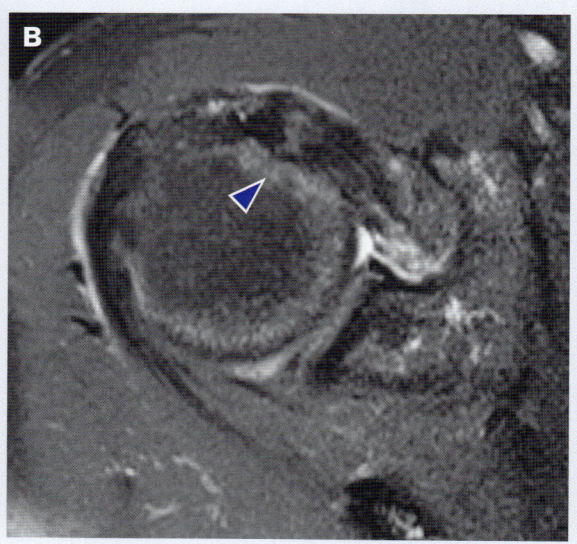

図　肩関節 MRI 脂肪抑制 T2 強調像
斜矢状断像（**A**）において，小結節にみられる低信号（矢印）は二頭筋腱で小結節下に軽度の骨髄浮腫信号（矢頭）を伴っている．横断像（**B**）では二頭筋腱の同定は困難であるが，上記所見は肩甲下筋腱付着部の関節側部分断裂（hidden lesion）を示唆する．読影室では斜矢状断像での所見を"biceps tendon sitting on the lesser tuberosity sign"と呼んでいる．

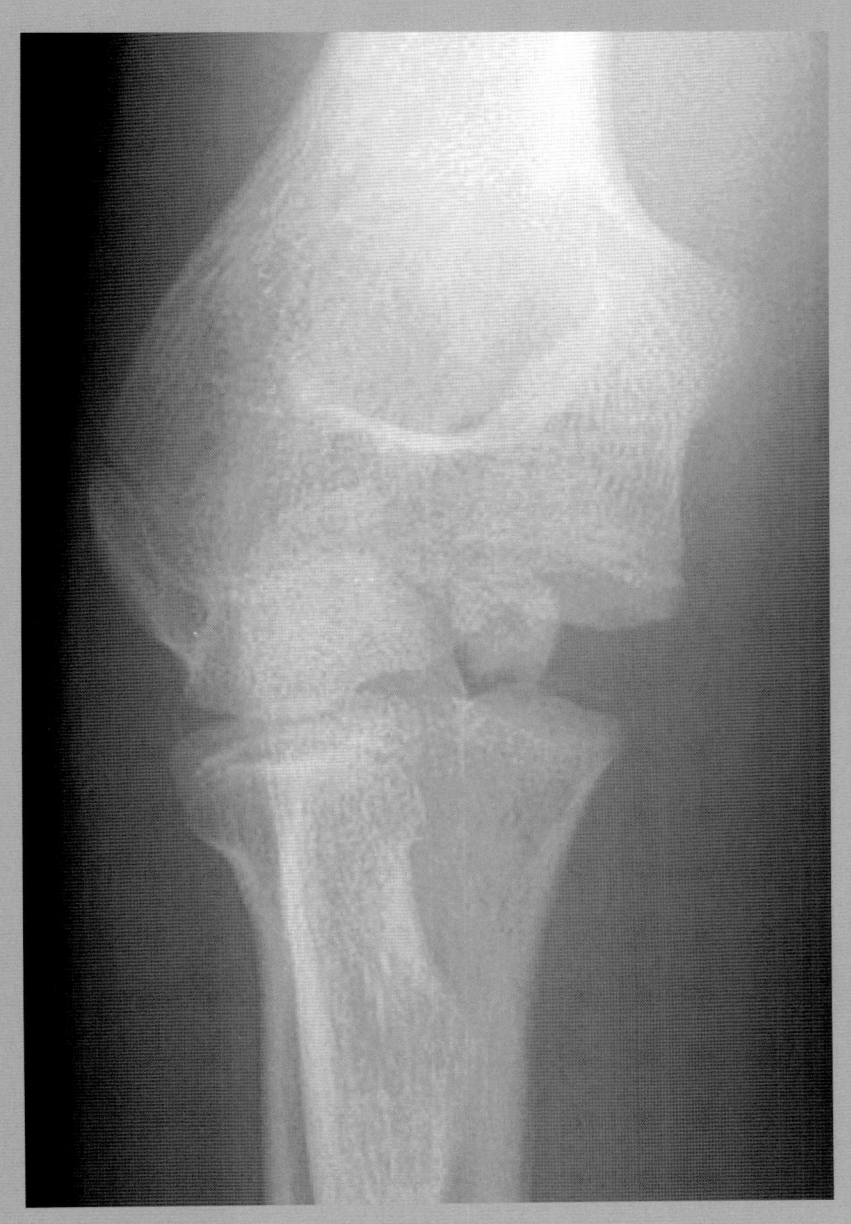

Quiz

12 歳女児
転倒し両手をついて右肘
を受傷．診断は？
➜ Chapter 3 - **4**

1 肘関節単純 X 線の読影

▌肘関節単純 X 線

　小児では正面像および側面像の 2 方向，成人では正面像・側面像に橈骨頭小頭位像（X 線管球を 45° 橈骨方向に傾けた側面像；➡ Chapter 3 – **6**）を加えた 3 方向が基本となる．必要により両斜位を追加する．側面像は，前腕中間位にて肘関節を 90° 屈曲し撮像する．遠位上腕骨の正確な側面像が得られていることを，鉤突窩（coronoid fossa）および肘頭窩（olecranon fossa）により形成される砂時計（hourglass）構造や顆上部後皮質（posterior supracondylar ridges）の重なりによって判断し，軟部脂肪組織が描出されていることを確認する（**図 1**）.

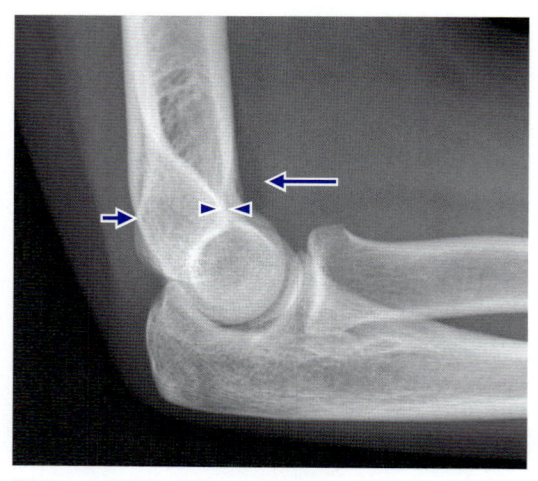

図 1　肘関節側面像（正常）
上腕骨の肘頭窩，鉤突窩が砂時計様（矢頭）に描出され，顆上部後皮質はほぼ重なっている（短い矢印）．前脂肪層が鉤突窩までスムーズに下行している（長い矢印）.

▌小児，成人の単純 X 線読影

　成長過程の骨では骨端核の骨化が年代を追って進む．上腕骨小頭（Capitellum）が最も早く，2 歳までに骨化がみられ，間もなく橈骨頭（Radial head）の骨化が認められる．続いて起こる骨化は，上腕骨内顆（Internal/medial epicondyle），滑車（Trochlea），肘頭（Olecranon），上腕骨外顆（Lateral epicondyle）で，これらの頭文字をとって，CRITOL と覚える（**図 2**）.
IT：上記の骨化中心の骨化がみられる順番（CRITOL）のうち，外傷で問題となるのは，上腕骨内顆（Internal/medial epicondyle）が 4 〜 7 歳で滑車（Trochlea）よりも先に骨化をきたすこと（IT）である．外反損傷などにより，内顆の裂離骨折が関節内に取り込まれ，裂離骨片が滑車骨端核の骨化と間違われる可能性があり，内顆の骨化を認めない場合には，滑車の骨化はみられないことを理解することで誤診を避けることができる（➡ Chapter 3 – **4**）.

　骨化中心の癒合の時期は個人差が多い．遠位上腕骨の骨化中心は，内顆を除いて 13 歳頃に 1 つの骨端を形成し，14 〜 16 歳で骨幹端と癒合し，ほぼ 2 年遅れで内顆の癒合が起こる.
前上腕骨線（anterior humeral line）：側面像で上腕骨の前縁に沿って引いた線は，上腕骨小頭骨化の中 1/3 を通る（**図 3**）．顆上骨折では骨折遠位が後方に転位するため，前 1/3 あるいはその前方を通過する．2 歳半未満の小児では，正常でも前 1/3 を通ることもある.

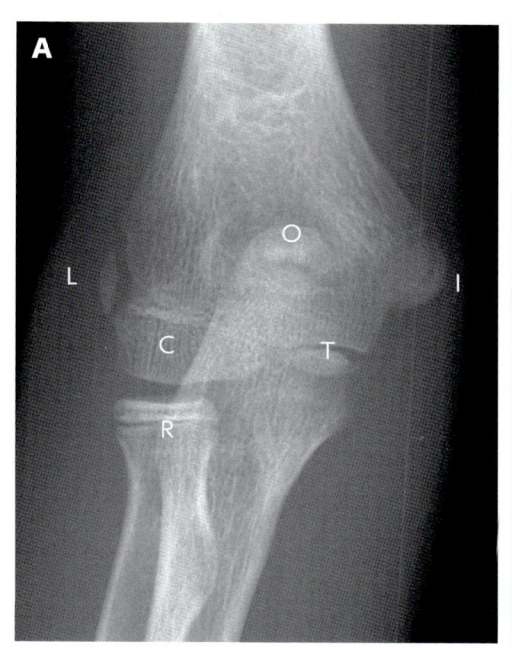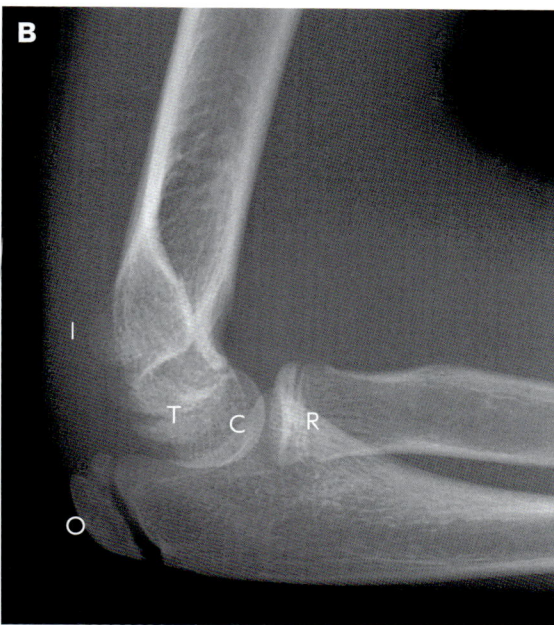

図2　小児肘骨化中心（正常）

10歳女児，肘関節 X 線斜位像（**A**）および側面像（**B**）.

CRITOL：Capitellum（上腕骨小頭），Radial head（橈骨頭），Internal/medial epicondyle（上腕骨内顆），Trochlea（滑車），Olecranon（肘頭），Lateral epicondyle（上腕骨外顆）

橈骨頭上腕骨小頭線（radial head capitellar line）：肘関節の整合性を評価するもので，近位橈骨の長軸を近位に延長すると，正常ではどの投影位でも上腕骨小頭を通り（**図4**），脱臼の診断に有用である.

関節包腫脹：年代に関わらず，関節内骨折・出血により関節包の腫脹をきたすと，関節包内で滑膜外にある脂肪層が圧排され，側面像において，前方で頭側に押し上げられ三角形となる（セールサイン：sail sign）. 後方の脂肪層は正常では上腕骨と重なるため観察されず，上腕骨後方に認められる場合は，関節包腫脹（capsular distension）を意味する（**図5**）.

　成人の外傷症例では，関節包腫脹所見は，ほぼ関節内骨折を意味し，橈骨頭骨折が最も多い. 小児の外傷歴においては，関節包腫脹所見があっても，かならずしも画像において骨折が認

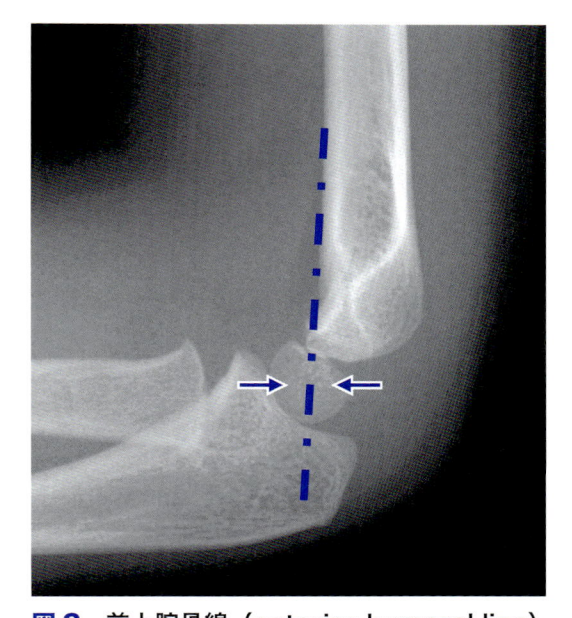

図3　前上腕骨線（anterior humeral line）

4歳男児，肘関節 X 線側面像（正常）. 側面像で上腕骨の前縁に沿って引いた前上腕骨線は，上腕骨小頭骨化の中 1/3（矢印）を通る.

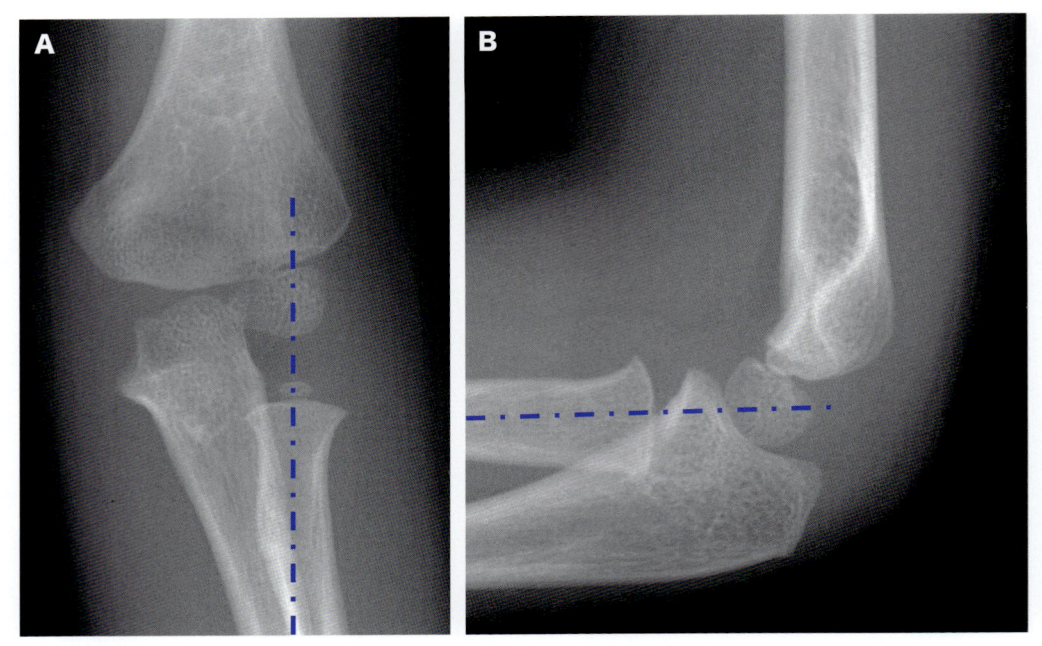

図4　橈骨頭上腕骨小頭線（radial head capitellar line）

4歳男児，肘関節X線正面像（**A**），側面像（**B**）（正常）．近位橈骨の長軸中央を近位に延長すると，正常ではどの肢位でも上腕骨小頭を通る．

められないとされるが，骨折所見がなくても臨床的には，潜在骨折として扱われる．小児では上腕骨骨折（顆上骨折，外顆骨折）の頻度が高い．

　肘関節周囲の骨折は単純X線により診断，治療され，CTが適応となることはほとんどない．脱臼を伴う複雑な骨折においては，橈骨頭や尺骨鉤状突起の骨折評価のためにCTが有用である．

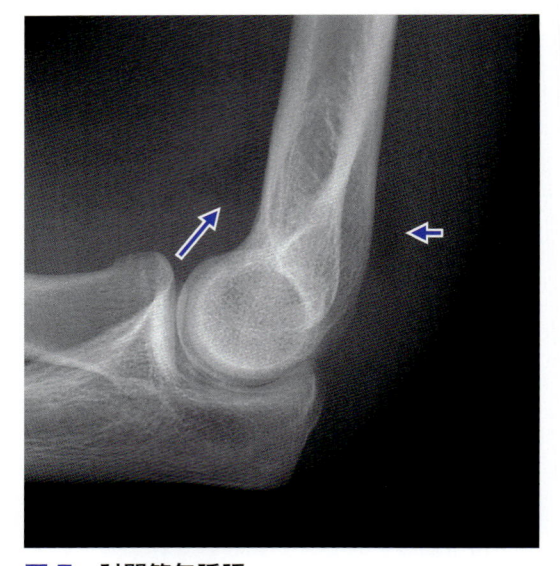

図5　肘関節包腫脹

26歳男性，スケートボードで転倒．肘関節X線側面像．前脂肪層は上方に持ち上げられ（長い矢印），三角形となっている（セールサイン）．後脂肪層は上腕骨の後方に偏位している（短い矢印）．ともに肘関節包腫脹の所見である．橈骨頭の骨折症例であるが，骨折は側面像では明らかではない．

ポイント

　肘関節外傷では，単純X線検査による評価が骨折診断，治療の鍵となる．適切な単純X線撮像，正常解剖所見（前上腕骨線，橈骨頭上腕骨小頭線），および関節包腫脹所見に精通することが大切である．

参考文献

1 ）Rogers LF, et al：Plastic bowing, torus and greenstick supracondylar fractures of the humerus：radiographic clues to obscure fractures of the elbow in children. Radiology 128：145-150, 1978

2 ）Iyer RS, et al：Pediatric bone imaging：imaging elbow trauma in children--a review of acute and chronic injuries. Am J Roentgenol 198：1053-1068, 2012

骨軟部放射線診断フェローシッププログラム

　アイオワ大学骨軟部放射線科のフェローシップは 1 年間で，レジデント（研修医）と同様に 7 月に始まる．アイオワ大学のプログラムの特徴は，州唯一の大学病院であることを反映して，外傷，スポーツ傷害，腫瘍，リウマチ疾患から小児の脊椎，腫瘍疾患まで，あらゆる疾患が集まってくることである．他のプログラム，特に都市部では，近隣の病院と競合して症例が偏ることも多いようである．

　整形外科患者の画像ガイド下の手技は基本的にすべて施行し，神経根ブロックや硬膜外ステロイド投与などの脊椎の疼痛緩和目的の手技も習熟できることも特徴の 1 つである．関節造影を含め年間ほぼ 2,000 例の手技のうち，約 300 例の骨軟部腫瘍性疾患の画像下生検を施行し，週一で開かれる肉腫カンファレンスでは外科医，放射線治療医，腫瘍医，病理医，放射線科医が集まり，診断・治療方針が議論される．

　私がフェローをしていた 1990 年代より，整形外科との診療体制は良好で，これは初代セクションチーフのジョージ先生（Georges Y. El-Khoury）が長年にわたって築いたものである．放射線科骨軟部セクションの読影室，スタッフルームは整形外科クリニックにあり，患者さんの外来受診中に読影室でコンサルテーションが行われ，適応があればその日のうちに画像下生検を施行することも日常的に行われている．また，1 年目の整形外科レジデントが骨軟部放射線科を 1 ヵ月間ローテートし単純 X 線読影をすることも，その後のコンサルティングをスムーズにしている．

　基本的には読影室でのコンサルテーションはフェローが受け，生検などの患者管理に関わる場合は指導医（ファカルティ）が確認する．こうしたコンサルテーションは，実際に放射線科医が臨床の場で機能していない施設では経験することは困難である．テキストや論文を読むことは当然必要であるが，実際の症例の画像所見がそれらに反していたとしても，生きた症例はいつも正しい事実であり，次の診断に役立てることが求められる．短期間に，多くの症例を経験できることがフェローの特権である．

（筆者は，骨軟部放射線診断フェローシッププログラムのディレクターを 2011 年より 2019 年まで務めた）

2 上腕骨顆上骨折

supracondylar humerus fracture

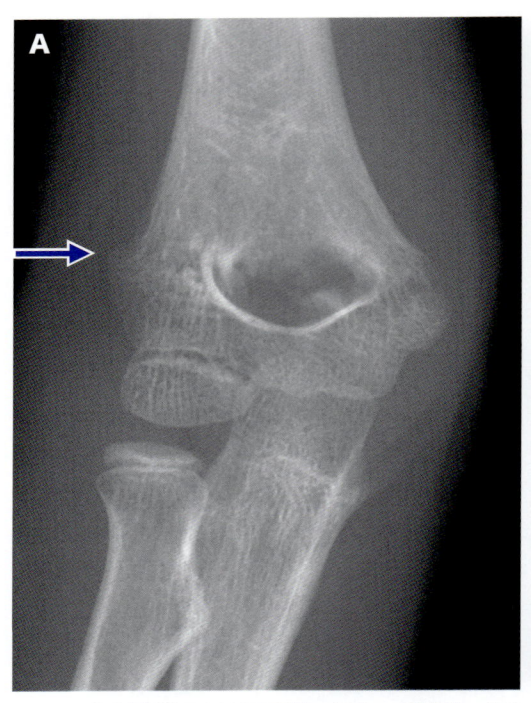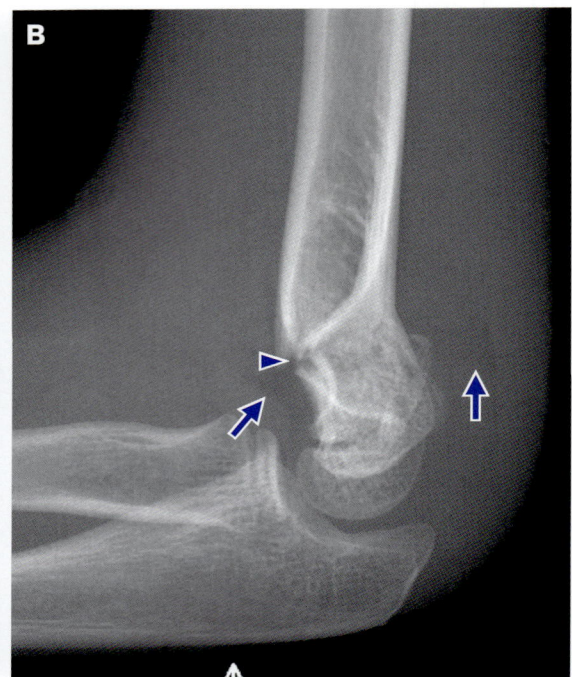

図 1　右肘関節 X 線正面像（A），側面像（B）
8 歳女児，転倒して右肘を受傷.

┃画像所見

　小児の肘関節 X 線正面像（**図 1-A**）では，上腕骨外顆の骨皮質の断裂（矢印）および顆上部に横走する透亮像を認める．側面像（**図 1-B**）において，前上腕骨線は，上腕骨小頭（capitellum）の前方を通過し，関節包腫脹所見（変形したセールサイン，後方脂肪層：矢印）を認める．上腕骨の肘頭窩，鉤突窩の骨皮質の断裂（矢頭）を認め，前方に凸の角状変形を呈している．骨折部での後方の骨皮質の並びは保たれている．

┃臨床的考察

　小児肘関節周囲の骨折ではほぼ 70％が上腕骨に起こり，顆上骨折がほぼ 50％，外顆骨折がほぼ 20％である．他の上肢の骨折と同様，伸ばした手をついての転倒（fall on out-stretched hand：FOOSH）という病歴が典型的である．

　上腕骨顆上骨折の多くは 3〜10 歳の小児に起こり，大部分（95％）は過伸展により，肘頭が支点となって上腕骨遠位部の肘頭窩・鉤突窩を横断する骨折をきたす．骨折遠位は後方に転位するため，側面像では，上腕骨前縁を延長する

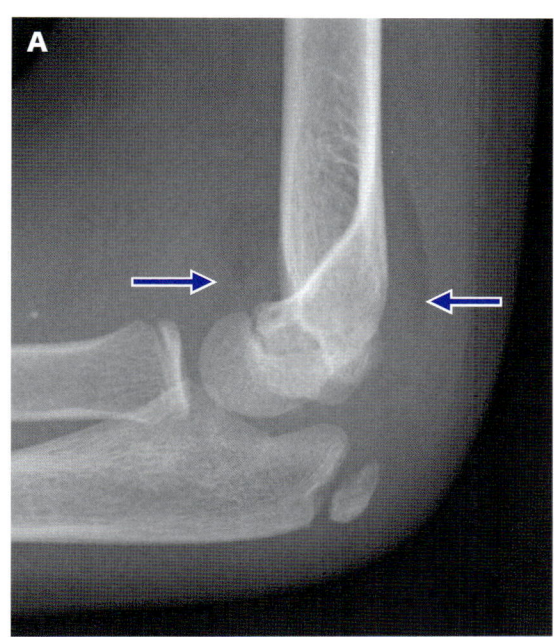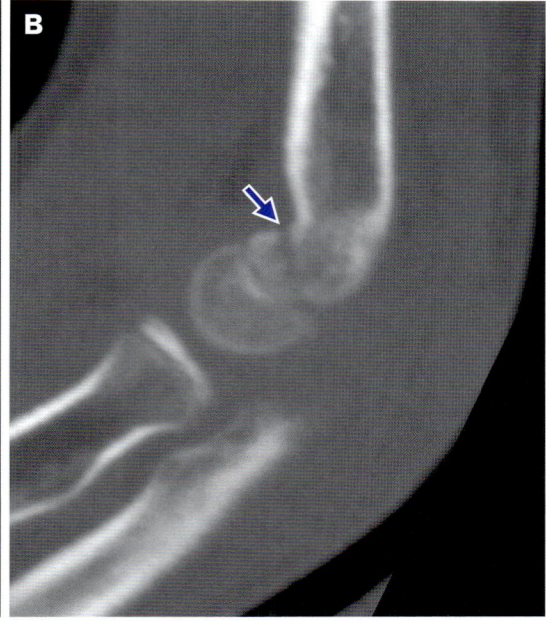

図2　屈曲型顆上骨折
11歳女児，転倒して右肘を受傷．肘関節X線側面像（**A**）では著明な関節包腫脹所見（矢印）を認める．前上腕骨線は上腕骨小頭の後方を通る．固定後のCT矢状断像（**B**）において骨折線（矢印）が描出されている．屈曲型の顆上骨折の所見である．

線（前上腕骨線）は上腕骨小頭の前1/3あるいはその前方を通過する．

ガートランド（Gartland）分類：過伸展による上腕骨顆上骨折は，側面像に基づいたガートランド分類が用いられることが多い．側面像において転位のない骨折（タイプ1），骨折部後方の骨皮質を軸とした前方に凸の角状変形（タイプ2；**図1**），および骨皮質断裂による後方転位（タイプ3）に分けられる．タイプ1では肘屈曲位でのギプス固定，タイプ2および3では経皮的ピン固定が一般的である．

屈曲型顆上骨折：稀に，屈曲位の肘に直接外力が働いて顆上骨折をきたす．骨折遠位部の前方転位を生じ，後方に凸の角状変形（**図2**）を伴う．前述の過伸展型と比べて高い年齢層に多く，神経損傷の合併，手術適応となる頻度が高いとされる．

ポイント

　小児の肘部の骨折では，上腕骨顆上骨折の頻度が最も高い．大部分は，転倒，肘の過伸展に伴って起こり，単純X線側面像にて関節包腫脹所見，前上腕骨線の異常（上腕骨小頭の中1/3を通過しない）により診断される．

参考文献
1）Shrader MW：Pediatric supracondylar fractures and pediatric physeal elbow fractures. Orthop Clin North Am **39**：163-171, 2008
2）Turgut A, et al：Flexion type supracondylar humerus fractures：12 year experience of a pediatric orthopedics clinic. Eklem Hastalik Cerrahisi **26**：151-157, 2015

3 上腕骨外顆骨折 lateral condylar fracture

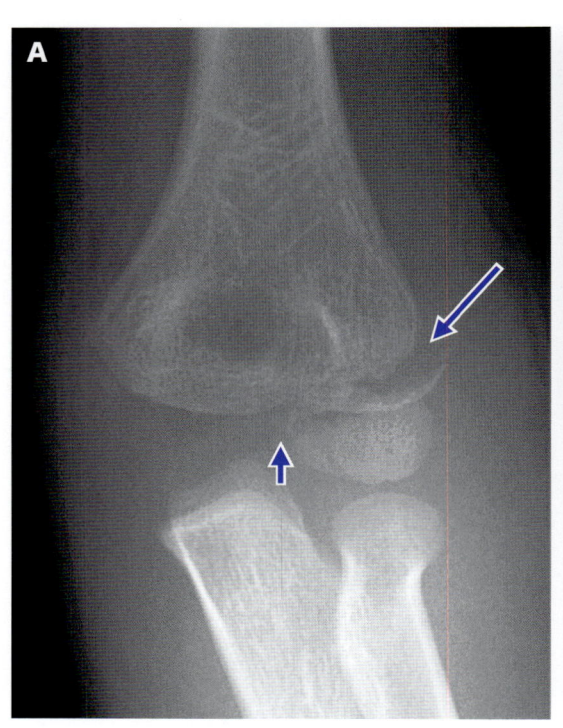 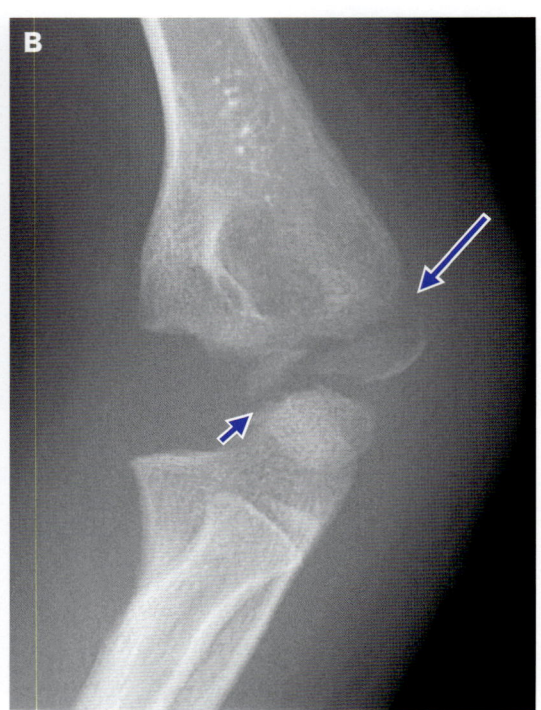

図1 左肘関節X線正面像（A），斜位像（B）
5歳男児，転倒して左肘を受傷.

画像所見

　小児の肘関節単純X線正面像（**図1-A**）では上腕骨骨幹端の外側骨皮質の断裂（長い矢印）を認める. 上腕骨小頭（capitellum）骨化中心にわずかな線状の透亮像（短い矢印）がみられる. 斜位像（**図1-B**）では，軟骨部をまたがるこれらの骨折線が明瞭に描出されている（矢印）. 小頭の骨化中心を通る上腕骨外顆骨折の所見である.

臨床的考察

　小児の上腕骨外顆骨折は顆上骨折に続いて多く，回外伸展した上肢・肘に内反外力が働いて骨折をきたすとされる. 骨折は上腕骨遠位骨幹端の外側より斜め内側に起こる. 6〜10歳の小児に多い.

上腕骨外顆骨折のミルチ（Milch）分類（図2）：
上腕骨外顆骨折は，上腕骨遠位骨幹端の外側骨皮質より斜め内側に走る. 骨折の内側が上腕骨小頭骨化中心を通るタイプ1と，滑車（trochlea）を通るタイプ2に分類されている. タイプ1の

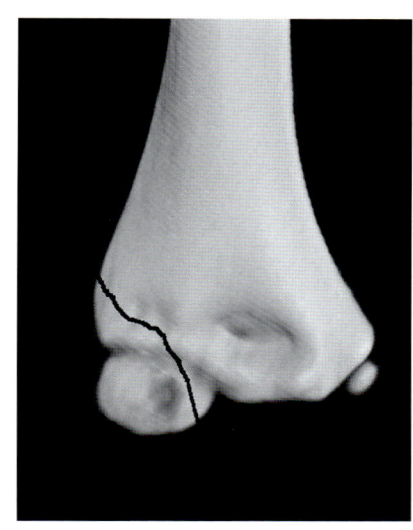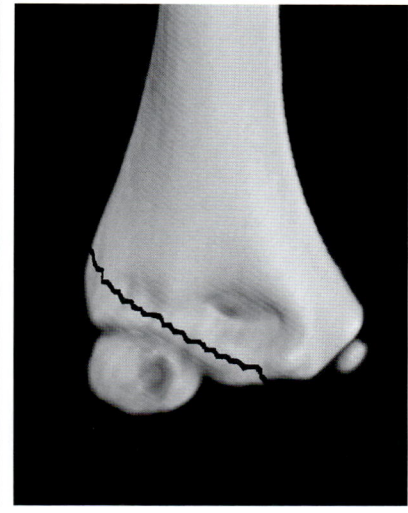

タイプ 1
上腕骨遠位骨幹端外側より
小頭骨化中心を通る骨折

タイプ 2
上腕骨遠位骨幹端外側より
滑車を通る骨折

図 2 ミルチ（Milch）分類：上腕骨外顆骨折の分類

［文献 2 を参考に作成］

多くは上腕骨小頭骨化中心の軟骨部を通り，本症例のような骨化部の骨折は稀である．タイプ 1 よりもタイプ 2 の骨折がより多く，骨折が滑車に及ぶため，腕尺関節の不安定性の可能性がより高い．

　治療上，最も重要な所見は，骨折の転位の程度であるが，軟骨内骨化が不完全な小児では評価が困難なことが多い．通常 2 mm 以上の骨折転位例では手術的に治療される．

参考文献

1）Iyer RS, et al：Pediatric bone imaging：imaging elbow trauma in children--a review of acute and chronic injuries. Am J Roentgenol **198**：1053-1068, 2012

2）Shrader MW：Pediatric supracondylar fractures and pediatric physeal elbow fractures. Orthop Clin North Am **39**：163-171, 2008

3）Ganeshalingam R, et al：Lateral condylar fractures of the humerus in children. Bone Joint J **100-B**：387-395, 2018

ポイント

　小児の転倒症例において，単純 X 線側面像にて肘関節包腫脹所見を認めた場合は，上腕骨顆上骨折・外顆骨折を疑って読影する．外顆骨折では，通常 2 mm 以上の骨折の転位が手術適応とされる．

4 上腕骨内顆裂離骨折

medial epicondyle avulsion fracture

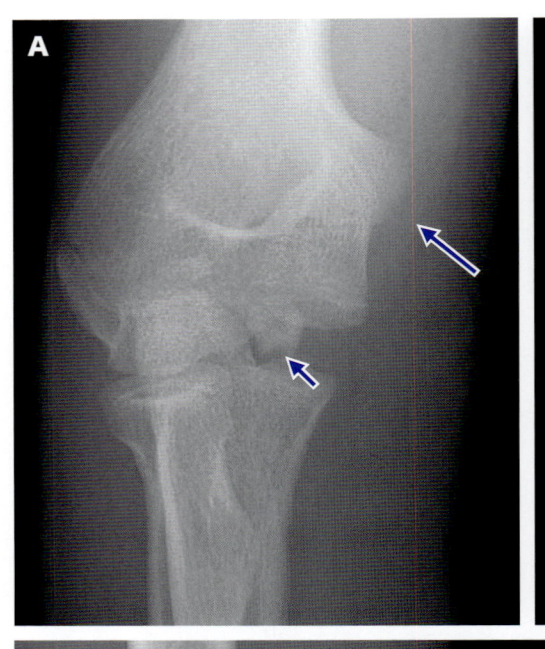
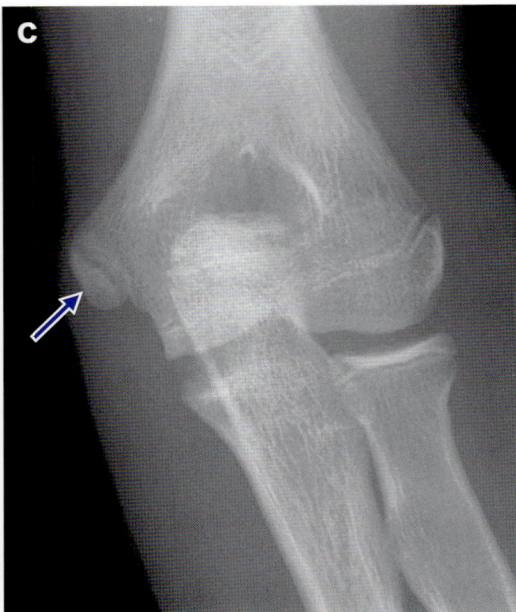
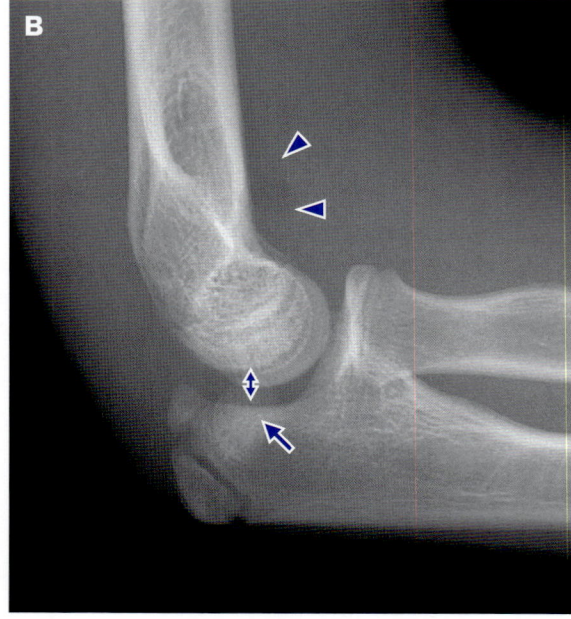

図 1 右肘関節 X 線患側斜位像（A）と
側面像（B），健側の正面像（C）
12 歳女児，転倒し両手をついて右肘を受傷.

画像所見

小児の右肘関節単純 X 線斜位像，側面像（**図1-AB**）では腕尺関節に滑車（trochlea）の骨化中心に重なって骨片（短い矢印）を認める．斜位像（**図1-A**）において，上腕骨内顆に骨化中心は認められない（長い矢印）．上腕骨内顆の裂離骨折および関節内骨片の所見である．側面像（**図1-B**）では，関節包腫脹（セールサイン：矢頭）および腕尺関節裂隙の開大（＞3 mm，ドロップサイン：両矢印）を認める．健側左肘関節正面像（**図1-C**）では正常の上腕骨内顆（矢印）を認める．

臨床的考察

上腕骨内顆骨折の頻度は小児の肘周囲の骨折の10％程度といわれ，他の上腕骨骨折よりも好発年齢のピークはやや高い（7〜15歳）．外反性の外力・ストレスにより，屈筋・回内筋腱起始部である内顆骨化中心の裂離をきたす．肘関節脱臼の約30〜50％に合併するといわれる．

上腕骨内顆裂離骨片の関節内取り込み：外反外力により上腕骨内顆の裂離骨折をきたし，開大した腕尺関節裂隙に裂離骨片が取り込まれることがある（脱臼，内顆裂離骨折の18％）．4〜8歳くらいの小児においては，取り込まれた上腕骨内顆を滑車骨化と見誤る可能性がある．本症例のように滑車骨化中心が認められる場合は上腕骨内顆（internal/medial epicondyle）の骨化中心があることを確認する（IT の順；➡ Chapter 3 – **1**）．また脱臼整復後は，ギプス固定前に単純 X 線検査にて本合併症がないことを確認する．

上腕骨内顆の裂離骨折および関節内骨片の症例では，筆者らの施設では鎮痛下に整復を試みるが，骨癒合不全や靱帯損傷に伴って外反外力による不安定症をきたすことから，一期的に手術的治療が行われることもある．野球投手や尺骨神経障害の合併症例でも手術的治療が考慮される．

上腕骨内顆の単純な裂離骨折では，上腕骨内側の骨皮質と内顆骨化とのわずかな裂隙の開大のみのこともあり，健常側との比較が有用となる．内顆は関節滑膜外であり，関節包腫脹は認めないとされるが，関節包腫脹所見をみることは稀ではない．

ポイント

小児の肘関節脱臼や外反損傷により，上腕骨内顆の裂離骨折をきたす．特に脱臼後には，裂離骨片が腕尺関節内に取り込まれる場合があり，整復後はギプス固定前に，単純 X 線検査にて関節内骨片を診断・除外する．

参考文献
1）Iyer RS, et al：Pediatric bone imaging：imaging elbow trauma in children--a review of acute and chronic injuries. Am J Roentgenol **198**：1053-1068, 2012
2）Shrader MW：Pediatric supracondylar fractures and pediatric physeal elbow fractures. Orthop Clin North Am **39**：163-171, 2008

5 尺骨縦走骨折 longitudinal linear fracture

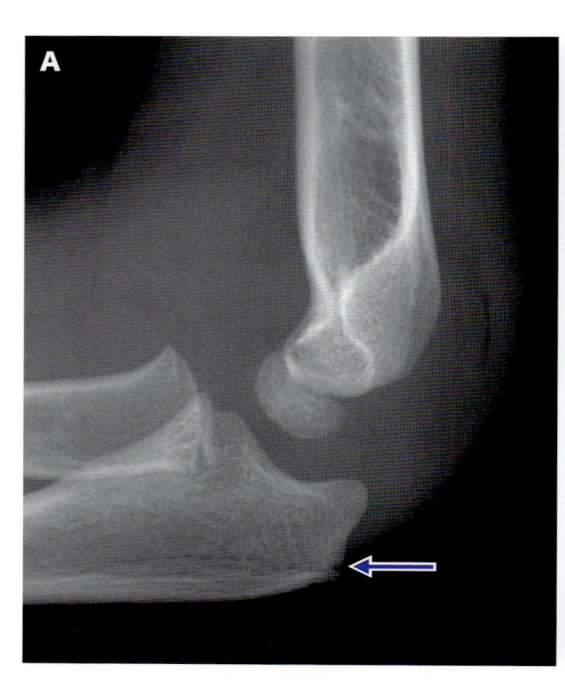 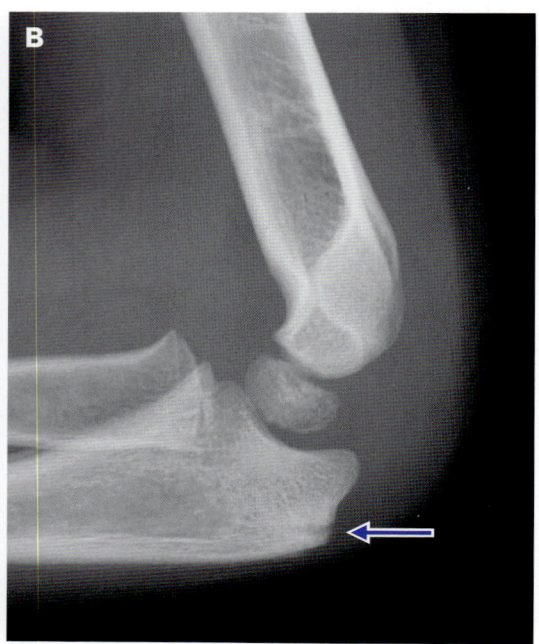

図 1 左肘関節 X 線側面像（A），受傷・ギブス固定 1 ヵ月後の左肘関節側面像（B）
6 歳男児，ジャングルジムより転倒して左肘を受傷．

画像所見

　小児肘関節 X 線側面像（**図 1-A**）にて，著明な関節包腫脹所見を認める．前上腕骨線は小頭骨化中心の中 1/3 を通過し，正常．尺骨肘頭のわずかな骨皮質の突出（矢印）と線状の透亮像がみられ，尺骨縦走骨折の所見である．ギブス固定 1 ヵ月後の側面像（**図 1-B**）で，同部位に骨硬化像を認める．

臨床的考察

　小児では尺骨骨折の頻度は低く（10%），比較的幅広い年齢層（2〜14 歳）に起こるとされ

る．尺骨骨折の多くは肘頭（olecranon）から近位骨幹部に起こるが，鉤状突起（coronoid process）の骨折もみられる．

尺骨縦走骨折の受傷機序：肘が伸展された状態では腕尺関節は固定され，回転外力が尺骨の近位部にかかって起こる．橈骨頭は，小頭に対して回転できるため，回転性の外力を逃がすことができる．

　小児尺骨縦走骨折では，骨皮質の突出を伴うことがあるが突出所見がみられない場合，線状の透亮像のみで骨折が見逃される頻度が高い．転位のない骨折として保存的に治療され，経過観察の単純 X 線検査で硬化像を認めて診断が

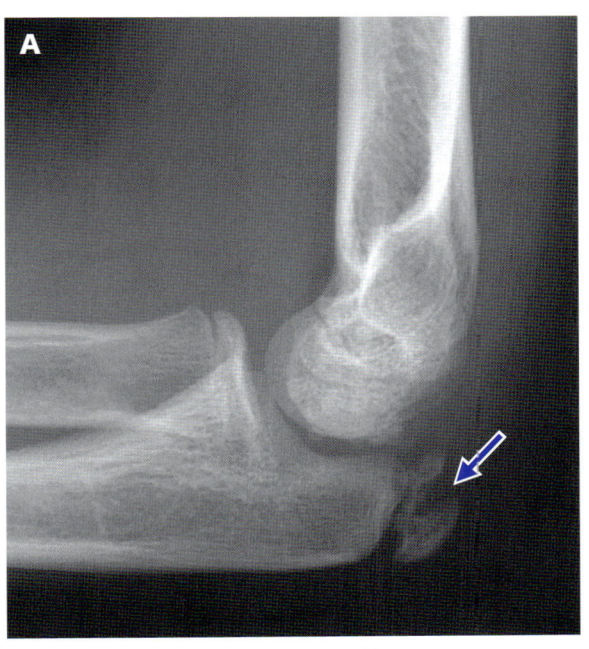 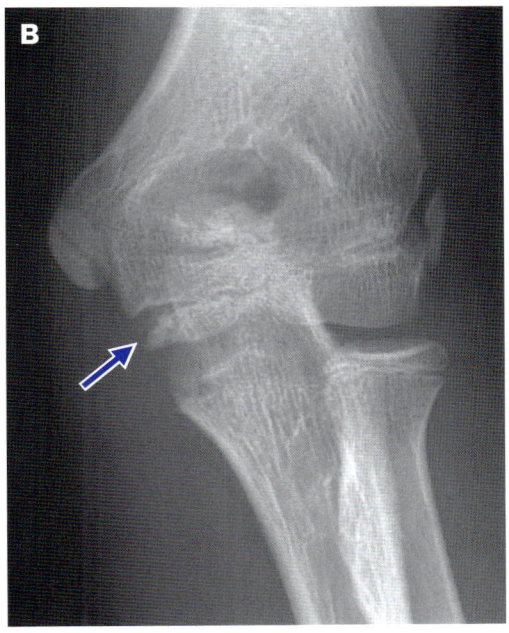

図2 小児肘頭の多様な骨化形態

9歳女児の左肘関節X線側面像（**A**）では複数の不揃いな骨化中心（矢印）が認められる．正面像（**B**）では滑車の骨化中心（矢印）にも同様の所見が認められる．

確定されることも多い.

多様な骨化形態による骨折診断のピットホール：小児の肘頭［および滑車（trochlea）］の骨化形態は多様で，複数の不整，偏在性の骨化や硬化像が認められる（**図2**）．骨成熟に伴い横断性の軟骨部が傾斜する．骨折と紛らわしい例では健側との比較が有用である.

参考文献

1）Iyer RS, et al：Pediatric bone imaging：imaging elbow trauma in children--a review of acute and chronic injuries. Am J Roentgenol **198**：1053-1068, 2012

2）John SD, et al：Improving detection of pediatric elbow fractures by understanding their mechanics. Radiographics **16**：1443-1460；quiz 63-64, 1996

ポイント

肘伸展位に回転性外力が働いて起こる小児の尺骨縦走骨折は，見逃されやすい骨折の1つ．尺骨長軸に平行なわずかな透亮像や，骨皮質の突出により診断される．肘頭骨化中心の骨化形態は多様であることに注意する.

6 橈骨頭骨折 radial head fracture

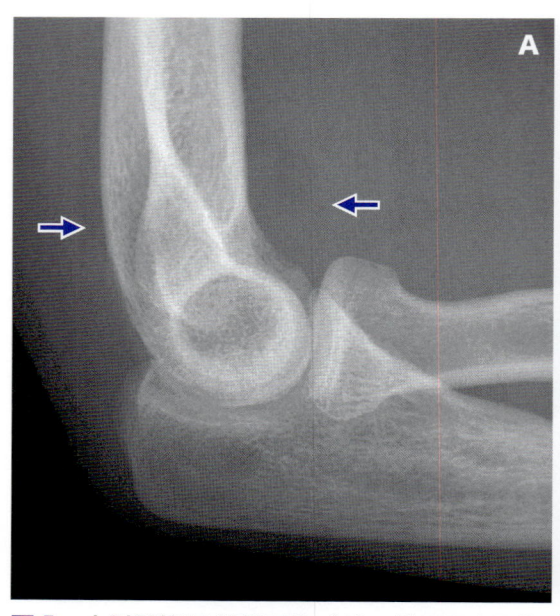 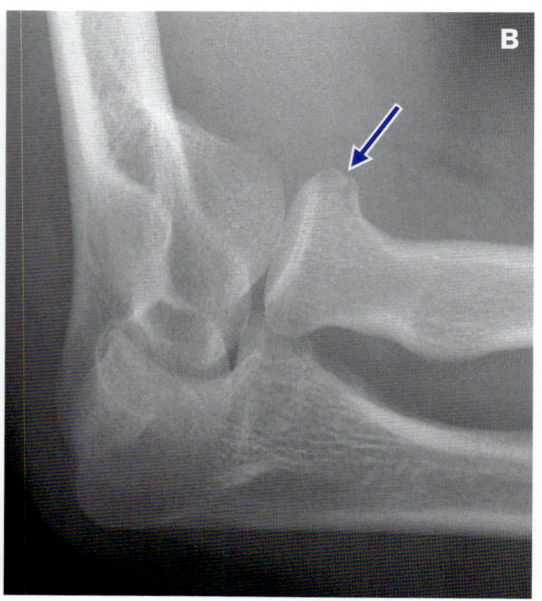

図 1 右肘関節 X 線側面像（A），橈骨頭小頭位（radial head-capitellum view：B）
23 歳女性，手をついて転倒し右肘を受傷．

画像所見

成人右肘関節 X 線側面像（**図 1-A**）にて著明な関節包腫脹所見（短い矢印）を認めるが，明らかな骨折所見はみられない．側面より 45°橈側に X 線を傾けた橈骨頭小頭位（radial head-capitellum view：**図 1-B**）において，橈骨頭にわずかな骨皮質の突出（長い矢印）と線状の透亮像を認め，橈骨頭骨折の所見である．

臨床的考察

橈骨頭骨折は，成人の肘では最も頻度が高い（約 1/3）．受傷年齢ピークは，男性は 30 代，女性では 50 代である．50 代では女性に多く，

軽度の外傷に伴って起こり，その背景として骨粗鬆症が挙げられる．橈骨頸部の骨折の頻度はそのほぼ半数とされるが，年齢に伴って増加する．

橈骨頭にかかる長軸方向の外力によって骨折が起こる．肘関節の負荷の約 60％が腕橈関節を伝わり，伸展回内位では橈骨近位部に最も強い負荷がかかるとされる．肘関節伸展位での外反性の外力によって橈骨頭に圧迫骨折をきたす．

橈骨頭骨折のメイソン（Mason）分類：メイソンのオリジナルの分類では，転位のない骨折（タイプ 1），転位のある部分的な骨折（タイプ 2），および骨頭全体にわたる転位を伴った骨折

（タイプ3）に分類された．タイプ2は，関節面の30％以上の大きさで，2 mm 以上の転位とする，数値を加えた指標が示され（Broberg and Morrey），新たに脱臼に合併した骨折，タイプ4が提案された（Johnston's modification）．治療医による身体所見（前腕の回転障害の有無）や，手術的整復が可能かどうかの見解を加えた分類（Hotchkiss modification）もある．

単純X線検査では，上記分類の指標に従って，橈骨頭関節面に占める骨片の割合（30％を超えるか否か），単純性か粉砕性（comminution）の骨折か，骨片転位の程度（2 mm 以上か否か），合併する骨折・脱臼の有無を含めて記述する．

大部分の橈骨頭の骨折は，本例のように他に合併症がない安定的な骨折で，保存的治療により良好な転帰が期待される．

ポイント

成人の外傷後の肘関節包腫脹では，橈骨頭骨折を疑う．橈骨頭小頭位（radial head-capitellum view）を含む肘関節3方向において，橈骨頭骨皮質のわずかな変形・透亮像を見逃さない．

参考文献

1）Greenspan A, Norman A：Radial head-capitellum view：an expanded imaging approach to elbow injury. Radiology **164**：272-274, 1987
2）Ruchelsman DE, et al：Fractures of the radial head and neck. J Bone Joint Surg Am **95**：469-478, 2013
3）Kodde IF, et al：Current concepts in the management of radial head fractures. World J Orthop **6**：954-960, 1987

7 橈骨頭および尺骨鈎状突起骨折，後方外側脱臼

terrible triad injury

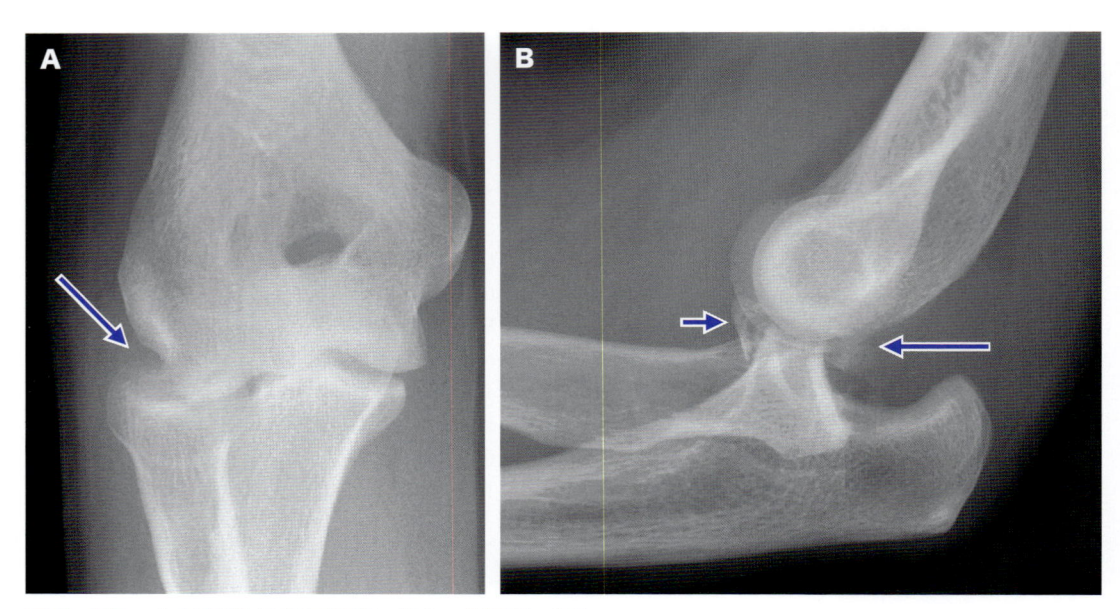

図 1-AB　右肘関節 X 線正面像（A），側面像（B）
48 歳男性，スケートボードで前に転倒して手をついて右肘を受傷.

▌画像所見

　成人肘関節 X 線正面像および側面像（**図 1-A，B**）にて，橈骨頭および近位尺骨は後方橈側に脱臼し，橈骨頭皮質の欠損・骨折片（長い矢印），尺骨鈎状突起の小さな骨折（短い矢印）を認める．これらの所見は，脱臼整復後の CT 矢状断像および 3 次元再構成画像（**図 1-C〜E**）により詳細に描出された．単純 X 線正面像にて，橈骨頭上腕骨間隙の開大，橈骨頭橈側転位を認め，橈側側副靱帯損傷が疑われる．

▌臨床的考察

　肘関節脱臼に伴う橈骨頭骨折，鈎状突起骨折および橈側側副靱帯の断裂は，極めて不安定な損傷で，肘損傷のテリブルトライアッド（terrible triad）と呼ばれる．手を伸ばして転倒し，軸方向・外反および後方外側回転性の外力によってはじめに外側側副靱帯が損傷し，前方関節包損傷，外力によってはさらに内側側副靱帯損傷をきたすと考えられる．後方外側回転性の不安定症（posterolateral rotatory instability）のタイプとして扱われる．

リーガン・モーレイ（Regan-Morrey）の尺骨鈎状突起骨折の分類：肘関節脱臼では尺骨鈎状突起単独の骨折は稀で，多くは橈骨頭骨折を合併する．肘関節脱臼の 10〜15％の症例に尺骨鈎状突起骨折を認める．リーガン・モーレイの分類は，骨折の大きさに基づくもので（**図 2**），鈎状突起先端の骨折（タイプ 1），50％あ

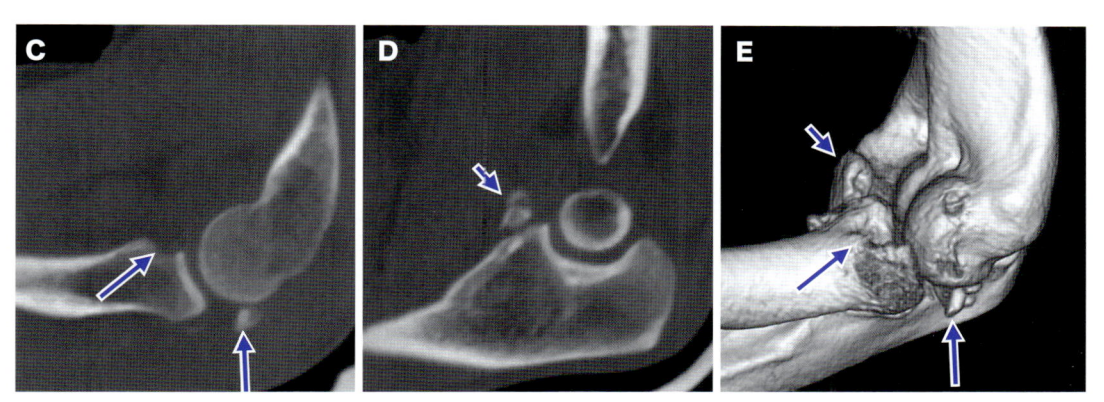

図1-CDE 同症例．脱臼整復後のCT矢状断像（C：橈骨頭骨折レベル，D：鉤状突起骨折レベル），外側前方よりみた3次元再構成画像（E）

橈骨頭骨折の骨片（長い矢印）は上腕骨小頭後方に転位している．

リーガン・モーレイ分類

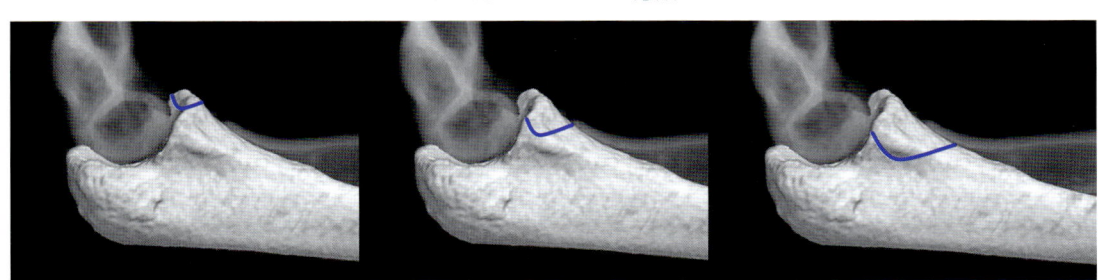

タイプ1：鉤状突起先端　　　タイプ2：≦50％の高さ　　　タイプ3：＞50％の高さ

オドリスコール分類

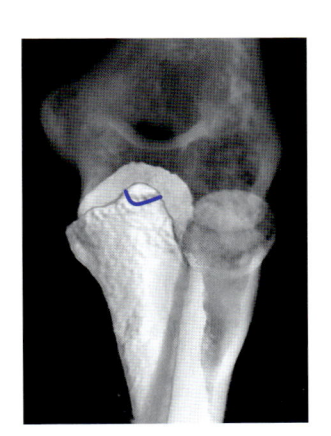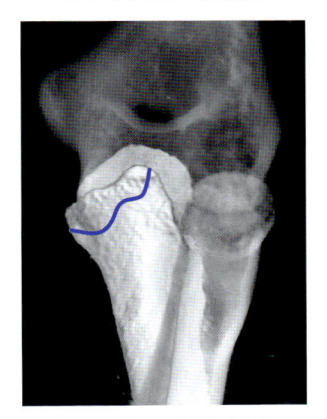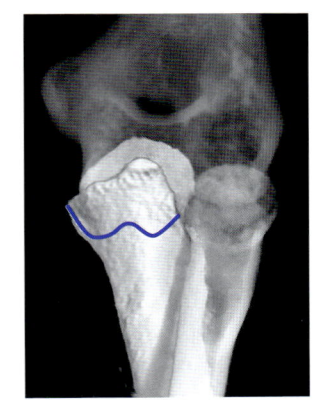

タイプ1：鉤状突起先端　　　タイプ2：前方内側　　　タイプ3：底部

図2 尺骨鉤状突起骨折の分類（リーガン・モーレイ分類およびオドリスコール分類）

［文献3を参考に作成］

るいはそれ未満の骨折（タイプ2），50％を超える骨折（タイプ3）に分類される．腕尺関節の前方関節包は鉤状突起先端から約6〜7mm遠位に付着し，先端の骨折（タイプ1）は，裂離ではなく剪断力による関節内骨折とされる．

オドリスコール（O'Driscoll）らの尺骨鉤状突起骨折の分類： 稀に内反・後方内側回転性外力では，鉤状突起の前方内側面（anteromedial facet）の骨折をきたすことがある（**図3**）．オドリスコールらの尺骨鉤状突起骨折の分類（**図2**）では，これをタイプ2として分類し，タイプ3は鉤状突起底部の骨折と分類した．オドリスコールらの分類は，受傷機序および治療方針を反映した分類としてよく使われている．

　肘関節脱臼骨折の多くは，単純X線検査で診断・治療方針が検討される．複雑な脱臼骨折，上腕骨小頭（capitellum）や滑車（trochlea）の剪断性・裂離性の骨折が疑われる場合には，整復後のCT検査の多断面再構成画像を利用することにより，骨折の評価が容易となる．

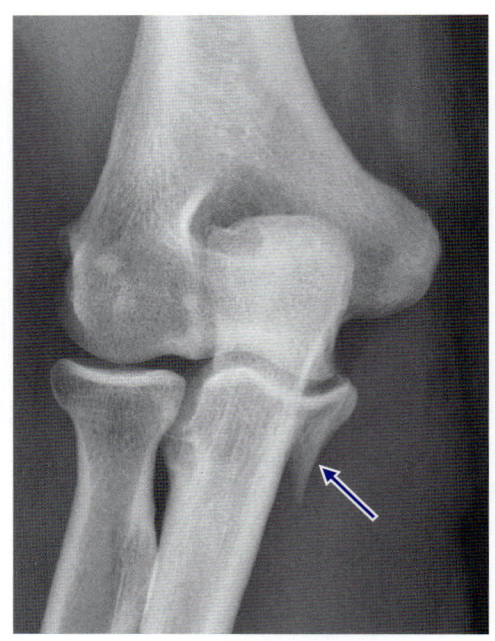

図3　鉤状突起の前方内側面の骨折
45歳男性，交通事故にて右肘を受傷．右肘関節X線正面像にて，鉤状突起の前方内側面の骨折（矢印）を認める．

ポイント

　肘関節脱臼に伴う橈骨頭骨折，鉤状突起骨折，および橈側側副靱帯の断裂は，肘損傷のテリブルトライアッド（terrible triad）と呼ばれる．外傷後の不安定症，拘縮，関節症などにより予後が悪い損傷である．

参考文献
1）Ring D, et al：Posterior dislocation of the elbow with fractures of the radial head and coronoid. J Bone Joint Surg Am **84**：547-551, 2002
2）Schaeffeler C, et al：Traumatic instability of the elbow-anatomy, pathomechanisms and presentation on imaging. Eur Radiol **23**：2582-2593, 2013
3）Doornberg JN, Ring D：Coronoid fracture patterns. J Hand Surg Am **31**：45-52, 2006

8 モンテジア（Monteggia）脱臼骨折

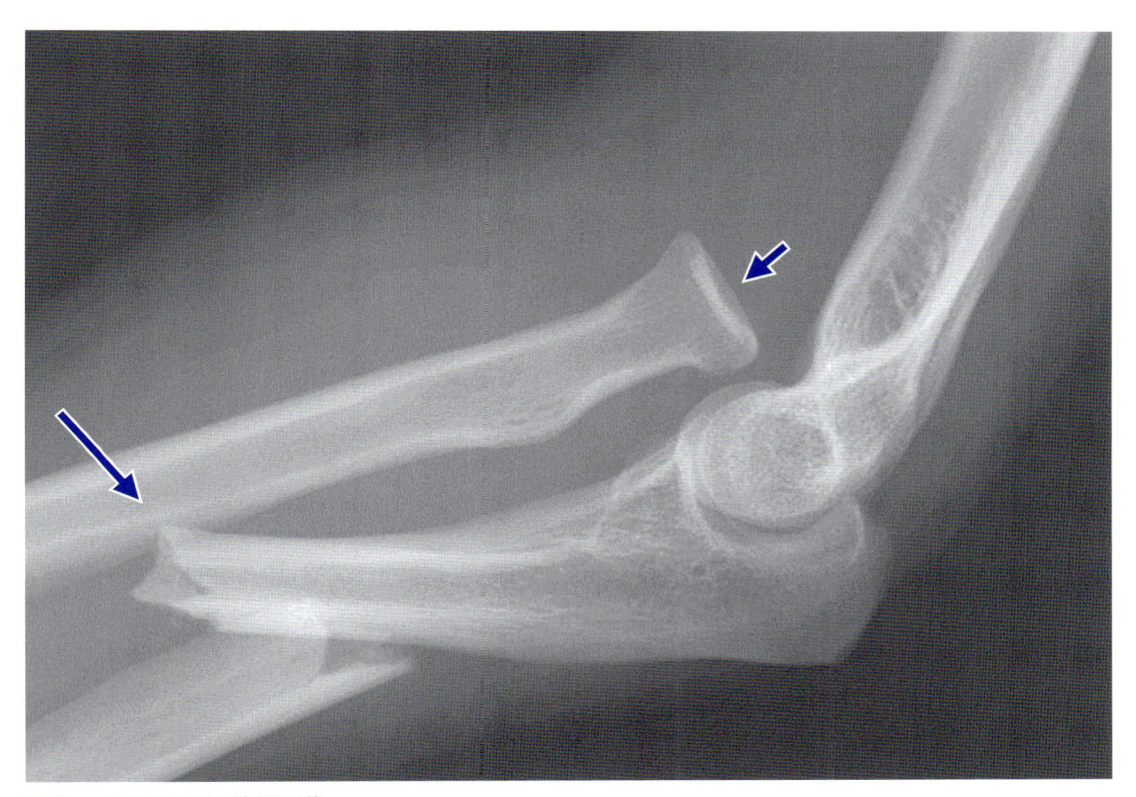

図 1　左肘関節 X 線側面像
21 歳男性，60 cm ほどの高さのベンチから転倒して左肘をついて受傷.

画像所見

　成人肘関節 X 線側面像（**図 1**）にて尺骨骨幹部の骨折を認め（長い矢印），腹側に凸の角状変形を伴っている．腕橈関節で橈骨頭の前方脱臼（短い矢印）を認め，モンテジア脱臼骨折の所見である．

臨床的考察

　尺骨骨幹部の骨折に伴う橈骨頭の脱臼は，モンテジア損傷と呼ばれる．1814 年にモンテジア（Monteggia）により診断が 1 ヵ月遅延した症例が報告され，尺骨骨折は容易に診断されるが橈骨頭の脱臼が見逃されやすいことが示唆された．稀な損傷であるが，尺骨と橈骨は骨のリング構造を作っているので，尺骨骨折をみたら，

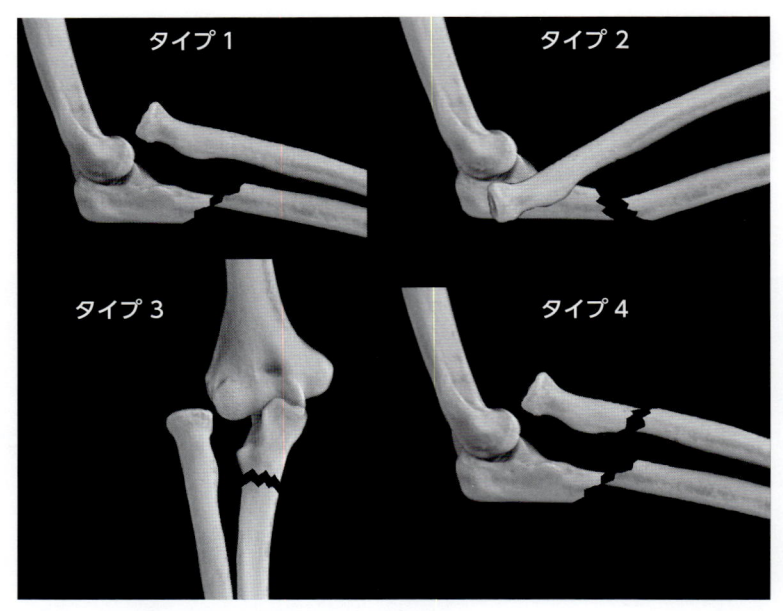

図 2　バドによるモンテジア損傷の分類

［文献1を参考に作成］

もう1ヵ所でのリングの破綻（骨折あるいは靱帯損傷）を疑って，橈骨頭と上腕骨小頭の並びを評価する．

バド（Bado）によるモンテジア損傷の分類：
モンテジアの報告にみられた尺骨骨折に伴い橈骨頭が前方に脱臼するものをタイプ1と分類し，バド（Bado）はさらに3つのタイプを加えた．背側に凸となる尺骨骨折に伴って橈骨頭が後方に脱臼するタイプ2，尺骨骨折に伴って橈骨頭が橈側あるいは前方橈側に脱臼するタイプ3，および尺骨骨折と同じレベルの近位橈骨の骨折を合併し橈骨頭の前方脱臼を伴うタイプ4である（**図2**）．

　報告により頻度は異なるが，タイプ1損傷の頻度が最も高く（70%），直接あるいは間接外力により，広い年齢層に起こる．棒などによる直接外力が尺骨後方に及んで尺骨骨折をきたした場合（nightstick injury），尺骨骨折は腹側に凸の変形をきたし，さらなる外力により橈骨頭は前方に脱臼する．間接外力による機序では，

過伸展あるいは過回内により，橈骨頭の脱臼に続いて尺骨骨折が起こると考えられる．タイプ2損傷は高齢女性に多く，タイプ3損傷の多くは小児の尺骨の不完全骨折に伴って起こる．タイプ4損傷の機序は明らかでなく，成人に起こるごく稀な損傷とされる．

　モンテジア脱臼骨折は，かつては予後の悪い病態であったが，現在では，手術的な整復，固定および早期のリハビリテーションによって，ほとんどは満足のいく転帰が得られている．

経肘頭脱臼骨折（transolecranon fracture dislocation）：肘関節屈曲位において，後方よりの強い直接外力による損傷では，横断性の肘頭骨折をきたし，尺骨遠位骨片の腹側（前方）への転位に伴って，腕橈関節で橈骨頭が前方脱臼をきたすことがある（**図3**）．尺骨骨折の遠位骨片および近位橈骨はともに前方に転位するため，モンテジア脱臼骨折とは異なり，近位橈尺関節は保たれている．

ポイント

尺骨骨折をみたら，腕橈関節の整合性を評価する．尺骨骨折に合併する橈骨頭の脱臼，モンテジア脱臼骨折は稀な病態であるが，早期の診断，手術的治療により予後はほぼ良好である．

参考文献

1）Rehim SA, et al：Monteggia fracture dislocations：a historical review. J Hand Surg Am **39**：1384-1394, 2014

2）Eathiraju S, et al：Monteggia fracture-dislocations. Hand Clin **23**：165-177, 2007

3）Delpont M, et al：Monteggia injuries. Crthop Traumatol Surg Res **104**：S113-S120, 2C18

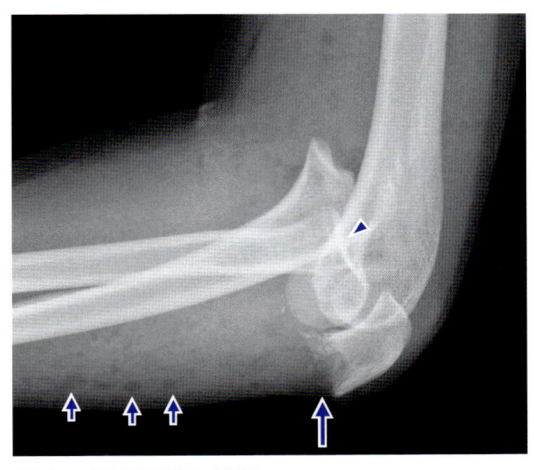

図3　経肘頭脱臼骨折

21歳女性，高速道路での交通事故で左肘を受傷．左肘関節X線側面像では，肘頭に横断性の骨折（長い矢印）を認め，遠位尺骨は腹側（前方）に転位している．腕橈関節では，橈骨頭（矢頭）は前方脱臼し，近位橈骨尺骨の関係はほぼ保たれている．皮下気腫（短い矢印），開放骨折の所見を認める．

Chapter 4
肩関節

Quiz

61歳女性　交通外傷.
診断は？

➡ Chapter 4 - 3

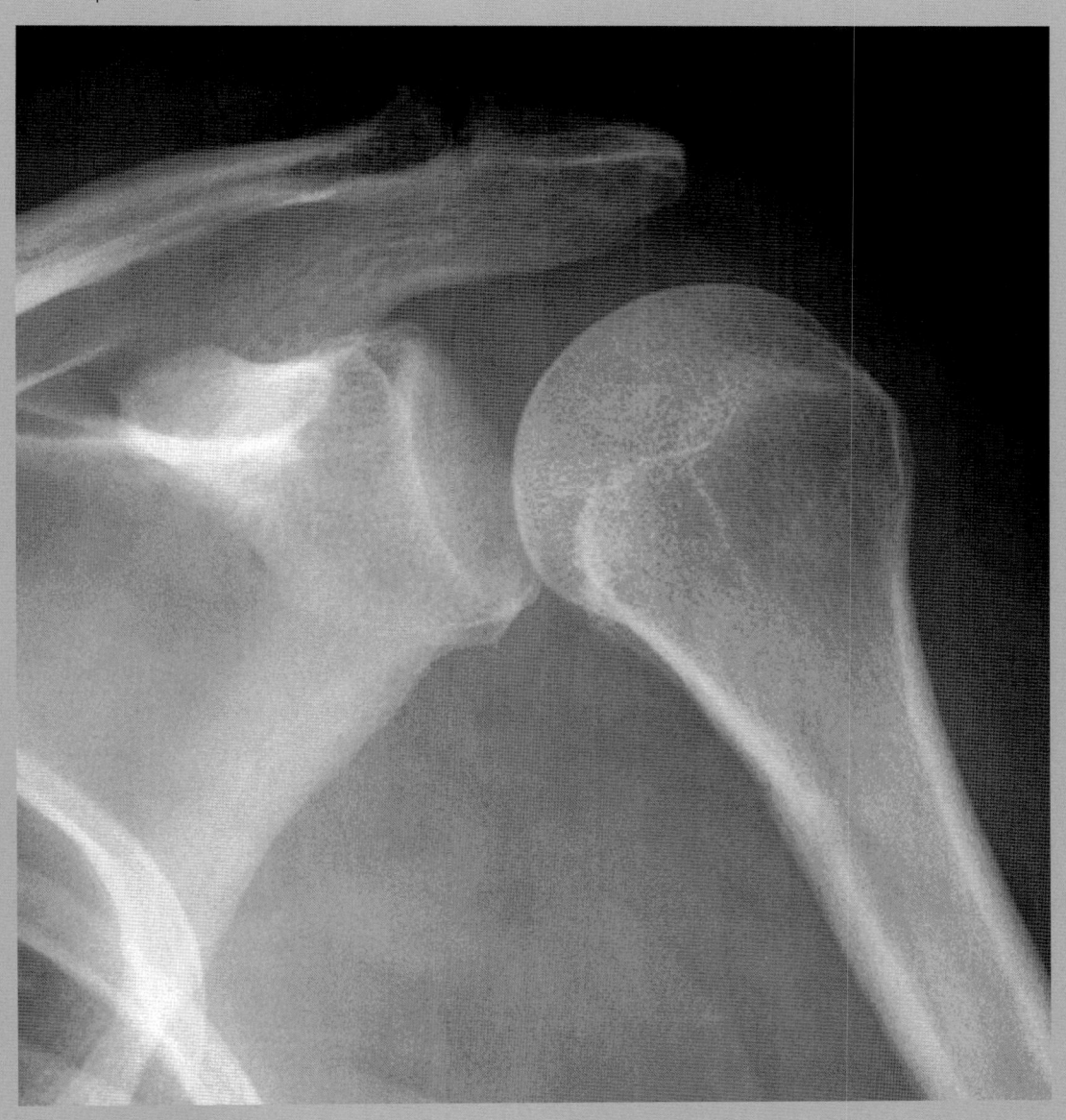

1 肩関節（肩甲上腕関節）前方脱臼

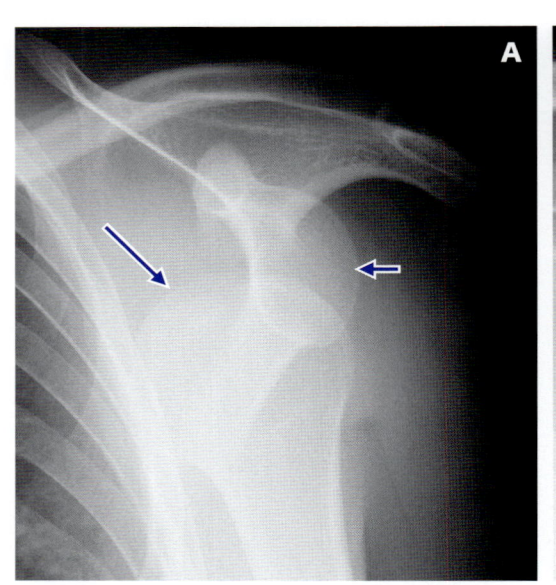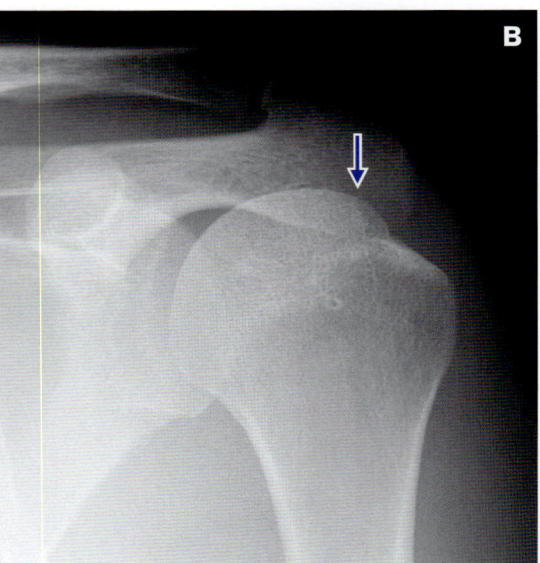

図1　左肩関節 X 線正面像（A：受傷時，B：整復後）
28 歳男性，転倒して受傷.

▌画像所見

　左肩関節 X 線正面像（**図1-A**）にて，上腕骨頭（長い矢印）は関節窩（短い矢印）に対して下方内側へ転位している．肩関節（肩甲上腕関節）の前方脱臼の所見である．整復後（**図1-B**），上腕骨頭上部外側に縦走する線状の硬化像（矢印）を認め，ヒル・サックス（Hill-Sachs）変形の所見である．上腕骨近位の正常の大結節・小結節は曲線として投影され，線状の硬化像は圧迫骨折の所見である．また整復後，上腕骨頭と関節窩のクレッセント様の正常の重なりが保たれている．

▌臨床的考察

　肩関節（肩甲上腕関節）は最も脱臼の頻度が高く，ほとんどは前方脱臼（95%）である．脱臼した上腕骨頭の位置により，烏口突起下型（最も頻度が高い），鎖骨下型などと分類される．

　多くの患者は 10〜20 代で，典型的には，後方に伸展した上腕で手をつくことにより間接的な外力が肩甲上腕関節に加わって脱臼をきたす．

前方脱臼患者の最も多い合併症は再脱臼：初回の脱臼の年齢が若いほど再発の頻度は高い．20 歳未満では 80%，20〜40 歳では 60%，40 歳以上では 15% 未満に再脱臼が起こる．全体では

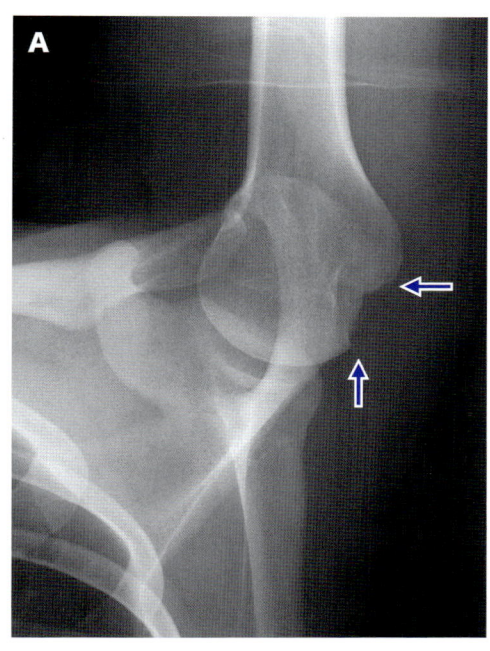
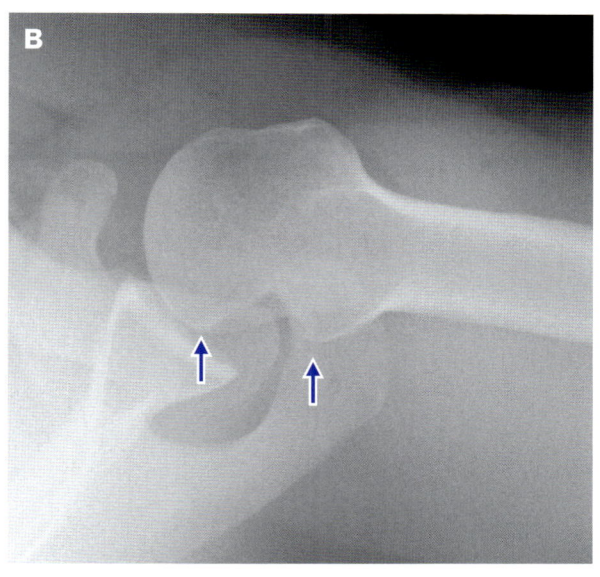

図2　脱臼再発後の左肩関節 X 線ストライカー位（A），腋窩位（B）
20 歳男性．上腕骨頭外側後方の圧迫骨折，ヒル・サックス（Hill-Sachs）変形（矢印）を認める．ストライカー位（**A**）は，背臥位で肘を前方に伸ばし，手掌を耳に当てるようにして，管球を 45°頭側に傾けて撮像する．腋窩位（**B**）は，背臥位で上腕を外転し，腋窩に向かって，クロステーブルで撮像した．

再脱臼の頻度は約 7 割で，ほぼ 2 年以内に再発する．前方脱臼には大結節の骨折が約 10〜40％の割合で合併するが，その場合には再脱臼の頻度は下がることが知られている．

ヒル・サックス（Hill-Sachs）変形（病変）：
前方脱臼に伴う上腕骨頭の上部・後方外側の圧迫骨折・変形をヒル・サックス変形と呼ぶ．初回の脱臼で 80％，再脱臼ではほぼ 100％に認められる．ストライカー位（**図2-A**）はヒル・サックス病変の描出に最も感度が高いとされるが，腋窩位（**図2-B**）や正面回内位（**図3**）などで，より明瞭に描出されることも稀ではない．関節面の 20％を超えるヒル・サックス変形では手術的治療が考慮されるが，病変の評価には MRI あるいは CT が適応となる．

バンカート（Bankart）病変：前方脱臼に伴う関節窩の前下方関節唇および関節包の断裂を

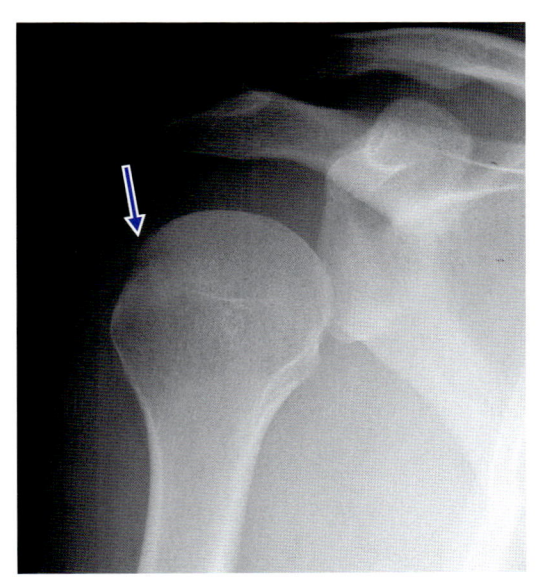

図3　前方脱臼整復後の右肩関節 X 線正面像（回内位）
29 歳男性．上腕骨頭外側にわずかな線状硬化像（ヒル・サックス変形）を認める．上腕骨頭は関節窩に対して下方に偏位しており，関節包腫脹の所見である（偽脱臼）．

軟部組織のバンカート病変，関節窩の骨折を伴った場合は骨性バンカート病変と呼ぶ．関節窩の骨折診断にはCTが適応となる．CTでは，初回脱臼の約40％に，再脱臼例では約80％に骨性バンカート病変が認められる．

　前方脱臼の多くは身体所見によって診断され，単純X線検査は診断を確定するために施行される．迅速な整復が肝要であり，整復後に単純X線検査にて整復，骨折の有無を診断することが重要である．整復前の単純X線検査を省略することの是非については議論がある．

ポイント

　肩関節（肩甲上腕関節）脱臼の大部分は前方脱臼であり，10〜20歳の若い患者に起こる．肩関節正面像では，脱臼した上腕骨頭は内側下方に偏位する．関節包の腫脹（偽脱臼）では上腕骨は下方に偏位する（**図3**）．

参考文献
1) Sheehan SE, et al：Traumatic shoulder injuries：a force mechanism analysis-glenohumeral dislocation and instability. Am J Roentgenol **201**：378-393, 2013
2) Sandstrom CK, et al：Acute shoulder trauma：what the surgeon wants to know. Radiographics **35**：475-492, 2015
3) Atef A, et al：Prevalence of associated injuries after anterior shoulder dislocation：a prospective study. Int Orthop **40**：519-524, 2016

2 上腕骨大結節骨折

greater tuberosity fracture

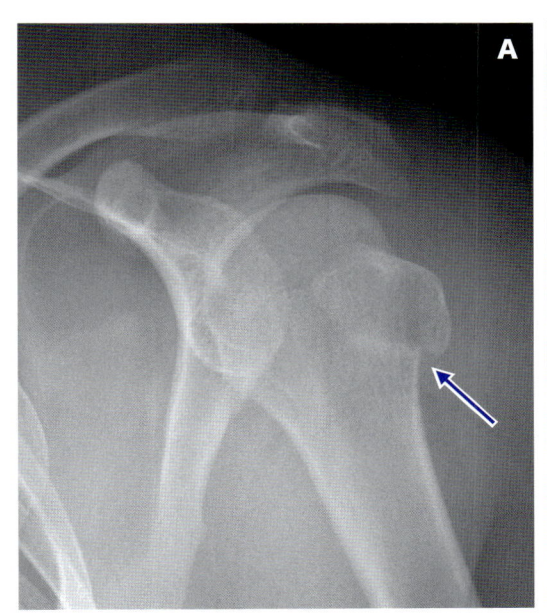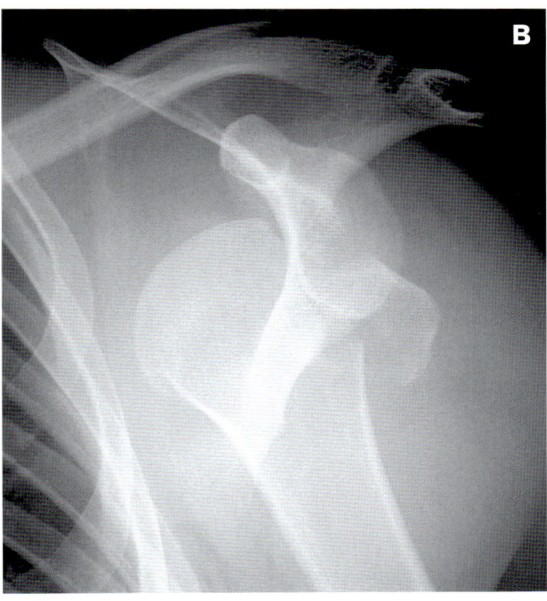

図1 左肩関節 X 線正面像，整復後（A），整復前（B）
28 歳男性，転倒による左肩甲上腕関節脱臼．

画像所見

整復後の左肩関節 X 線正面像（**図1-A**）にて，上腕骨頭の大結節の骨折，下方転位（＞5 mm）を認める．整復前の正面像（**図1-B**）では，上腕骨頭は内側下方に転位し，肩甲上腕関節の前方脱臼の所見である．

臨床的考察

上腕骨大結節の骨折は前方脱臼の 10〜40％に合併する．上腕骨大結節は回外位において外側後方に位置し，肩関節腱板を構成する 4 つの腱のうち，肩甲骨後面より起始する 3 つの腱（棘上筋，棘下筋，小円筋）が停止する．上腕骨が前方に脱臼すると，これらの腱付着部の裂離により，あるいは関節窩での剪断性外力により，上腕骨大結節の骨折をきたすと考えられる．

一般的に腱付着部の裂離骨折ではその腱の連続性は保たれているが，著明な転位例では腱断裂を合併することもある．前項（➡ Chapter 4 - **1**）で述べたように，大結節の骨折を伴う前方脱臼例では，骨癒合に伴い再脱臼の頻度は低下する．

前方脱臼に伴う上腕骨大結節の骨折の大部分は，脱臼の整復後に大結節の骨折も適度に整復され，骨折治癒が期待される．著明な転位（＞5 mm），粉砕骨折，肩腱板断裂合併例では早期の手術的治療が考慮される．

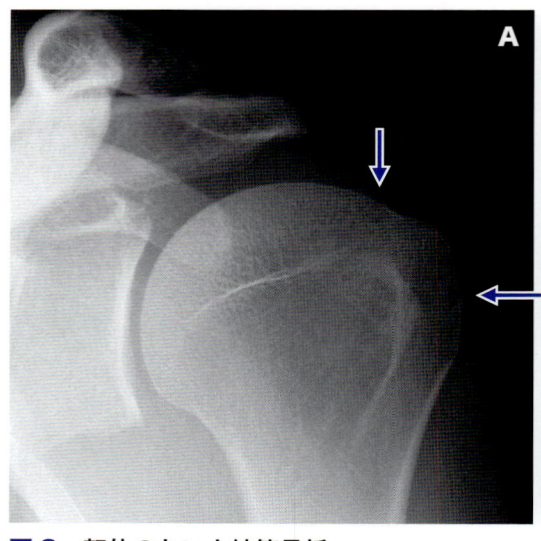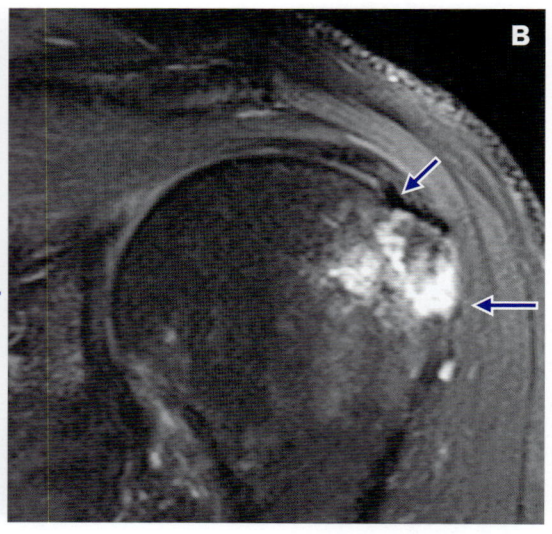

図2　転位のない大結節骨折

36 歳男性，交通外傷．手指基節骨骨折で治療，リハビリテーション中に左肩の痛みを訴えた．左肩関節左後斜位像（グラシェイ位，Grashey view：**A**）では，大結節にわずかな透亮像（矢印）を認めるのみである．MRI 脂肪抑制 T2 強調斜冠状断像（**B**）では，骨折線に沿って低信号（矢印）および骨髄浮腫所見（高信号）を認め，転位のない大結節骨折の所見である．

潜在性上腕骨大結節骨折：上腕骨大結節骨折は，単純 X 線検査で所見がないか，あるいはわずかな透亮像のみで，潜在骨折として診断されることがある．上肢が挙上できず肩関節腱板断裂が疑われて，MRI 検査で診断されることも稀ではない（**図2**）．

参考文献

1）Sheehan SE, et al：Traumatic shoulder injuries：a force mechanism analysis-glenohumeral dislocation and instability. Am J Roentgenol **201**：378-393, 2013
2）Atef A, et al：Prevalence of associated injuries after anterior shoulder dislocation：a prospective study. Int Orthop **40**：519-524, 2016

ポイント

　上腕骨大結節の骨折は，肩関節（肩甲上腕関節）の前方脱臼のぼぼ 10〜40％に合併する．大結節は上腕骨近位部の後方外側に位置し，肩甲骨後面より起始する 3 つの筋（棘上筋，棘下筋，小円筋）が停止する．転位のない大結節単独の骨折症例は，肩関節腱板断裂の症状にて MRI 検査が施行され，診断されることもある．

3 肩関節（肩甲上腕関節）後方脱臼

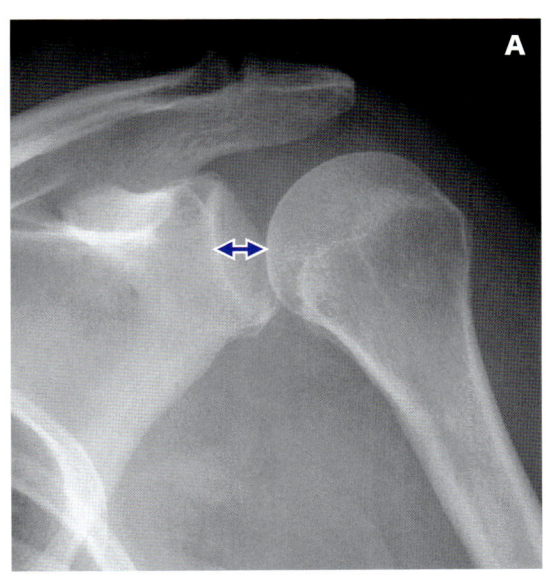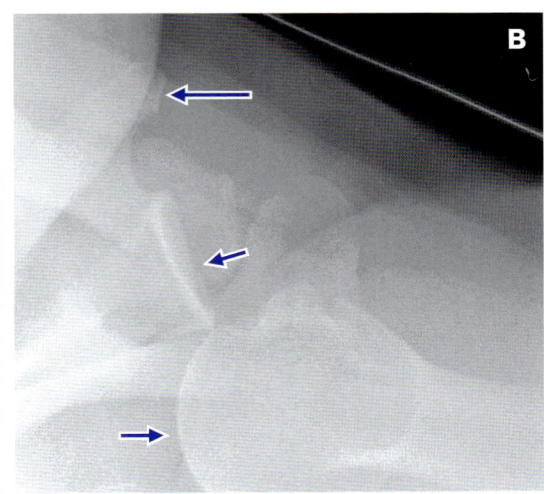

図 1　**左肩関節 X 線正面像（A），腋窩位（B）**
61 歳女性，交通外傷.

画像所見

　左肩関節 X 線正面像（**図 1-A**）では，正常の上腕骨頭と関節窩の重なりがほぼ消失し（クレッセントサイン，crescent sign），関節裂隙は開大している（リムサイン，rim sign；＞6 mm）．後方脱臼の所見である．腋窩位（**図 1-B**）においては，上腕骨頭は関節窩より後方に脱臼している（短い矢印）．烏口突起（長い矢印）は前方を示す解剖学的指標である．

臨床的考察

　肩関節（肩甲上腕関節）の脱臼の 2〜4％が後方脱臼とされる．後方脱臼後の上腕骨頭のほとんどは肩峰下に偏位するため，単純 X 線正面像では所見の変化に乏しく，約半数で見逃されているといわれる．腋窩位で上腕骨頭の後方偏位がよく描出される（**図 1-B**）．平均年齢はほぼ 50 歳で，持続する痛みと可動域制限を伴うが，臨床的に五十肩（癒着性関節包炎）と誤診されることも多い．発症後 3 週間以上を過ぎて診断された場合には慢性脱臼とされる．後方脱臼は小児にはごく稀な病態である．

　肩関節（肩甲上腕関節）の後方脱臼は，てんかんや電気ショックなどによる強い不随意性の筋収縮に伴って起こることが多い．内旋性の筋群（広背筋，大胸筋，肩甲下筋）が外旋性の筋群（棘下筋，小円筋）よりも強く，収縮力に勝るため，両側性の後方脱臼をきたす．手をついての転倒では，内転・屈曲・内側回旋した上肢

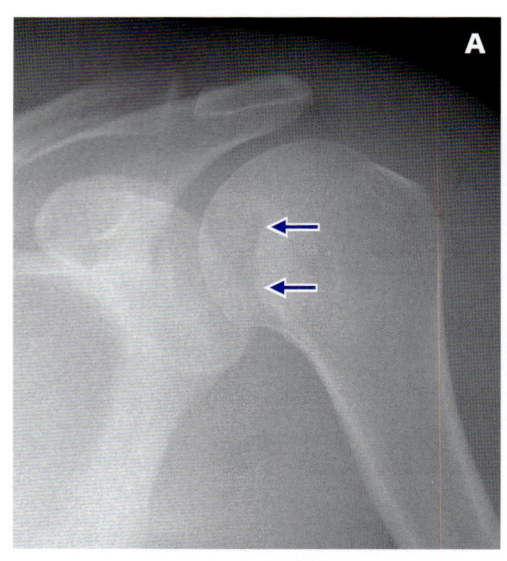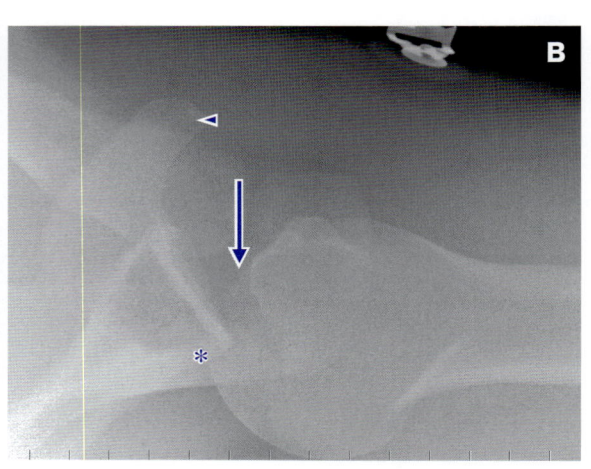

図2　肩関節（肩甲上腕関節）後方脱臼のトローフサイン

34歳男性，部分てんかんの初回発作．左肩関節正面像（**A**）にて上腕骨頭の内側に縦走する硬化像（トローフサイン：矢印）を認める．腋窩位（**B**）では，上腕骨頭前面は関節窩の後縁（＊）に転位し，線状の硬化縁（矢印）は逆ヒル・サックス変形の所見である．烏口突起（矢頭）は前方を示す解剖学的指標である．

に軸方向の外力が加わって後方脱臼するとされる．

逆ヒル・サックス変形（reverse Hill-Sachs deformity）：外傷性の後方脱臼では上腕骨頭の前内側の圧迫骨折・楔状変形を伴うことが多く（86％），前方脱臼に伴う変形とは逆の，逆ヒル・サックス変形と呼ばれる．単純X線検査では，上腕骨頭の内側に縦走する硬化像（トローフサイン，trough sign）を認め，後方脱臼の所見の1つである（**図2-A**）．逆ヒル・サックス変形は，関節面に対する欠損の大きさにより，小（≦25％），中（＞25〜50％），大（＞50％）と分類される．変形の大きさは，CT横断像により，上腕骨頭の関節面に対する比率で評価される．前方脱臼に比べて再脱臼の頻度は低いが（18％），再発例では逆ヒル・サックス変形が主たる責任病変とされる．

逆バンカート病変（reverse Bankart lesion）：後方脱臼に伴う関節窩後方の関節唇や関節包の損傷を軟部組織の逆バンカート病変（reverse soft tissue Bankart lesion；約60％），関節窩の骨折を伴った場合には骨性の逆バンカート病変（reverse bony Bankart lesion；約30％）と呼ばれる．後方脱臼に伴うMRIの報告は少ないが，約20％で腱板全層断裂を認めるという報告もある．

上腕骨小結節の骨折は，後方脱臼を疑う所見である（次項参照）．小結節は回外位において上腕骨近位部の前方に位置し，肩甲骨前面より起始する肩甲下筋の腱が停止する．上腕骨の後方脱臼によって，腱付着部の裂離性骨折あるいは関節窩前方において剪断性の骨折をきたすと考えられる．

後方脱臼に伴う損傷では，患者の機能的要求に基づいて治療が考慮される．高齢者で機能的要求が低い場合は，保存的治療が選択されることが多い．腱板断裂や転位のみられる小結節骨折では手術的治療が考慮されることもある．

ポイント

肩関節（肩甲上腕関節）の後方脱臼は，肩関節正面像において所見が見逃されやすい損傷である．上腕骨頭は回内位で固定され，わずかな関節裂隙の開大（＞6mm，リムサイン）や上腕骨頭と関節窩の重なりの消失（クレッセントサイン）をきたし，腋窩位において診断が確定される．両側性の後方脱臼では，てんかんや電気ショックの合併症を考える．

参考文献

1）Sheehan SE, et al：Traumatic shoulder injuries：a force mechanism analysis-glenohumeral dislocation and instability. Am J Roentgenol 201：378-393, 2013

2）Sandstrom CK, et al：Acute shoulder trauma：what the surgeon wants to know. Radiographics 35：475-492, 2015

3）Saupe N, et al：Acute traumatic posterior shoulder dislocation：MR findings. Radiology 248：185-193, 2008

昔ながらのデジタル画像診断レポートの作成

画像診断レポートはどの施設でも，コンピューターモニターのデジタル画像を見ながら，マイクを使った音声認識により作成することが多くなった．すべてがデジタル化されていても，画像の左右のマークの間違いや，足りない画像（撮像されていないか，データ転送されていない）などの不具合は日常的にみられ，まず画像と患者情報，検査部位，撮像方法との整合性を確認することが大切である．GIGOと略されるIT用語（garbage in, garbage out "ゴミを入れればゴミが出てくる"）は画像診断システムのアーカイブにおいても当てはまり，不適切な画像情報を保存しないことが医療の質向上の実践の1つである．

明らかな骨折のレポートでは，"骨皮質の断裂"などの直接所見を省略して，例えば「斜走する骨折を認める」などと記載されることが多い．しかしながらレポートの原則は，はじめに所見を客観的に記述し，それに続いてその解釈・鑑別を記載することである．例えば，「中足骨の骨皮質の肥厚所見を認め，慢性骨折あるいはストレス骨折が考えられる」のように，所見の記述に続いて考えられる診断を記載する．

画像上の所見は，それ自体は1つの診断には結びつかないことが多く，通常はいくつかの所見に続いて，その鑑別診断を挙げる．明確な診断に結びつかない画像検査においては，客観的な所見を拾い上げることでいくつかの鑑別疾患が導かれることも稀ではなく，所見を客観的な言葉で記述することは診断医の大切な習慣である．

前述したように画像所見の大部分は非特異的であり，いくつかの所見に基づく結語は，Impressionとしてまとめられる．アイオワ大学の骨軟部放射線科では，1日平均200件以上の単純X線検査レポートを作成しており，所見が数行の場合，それらを繰り返すことなく，Findings/Impressionとして短く記載している．

4 上腕骨小結節骨折

lesser tuberosity fracture

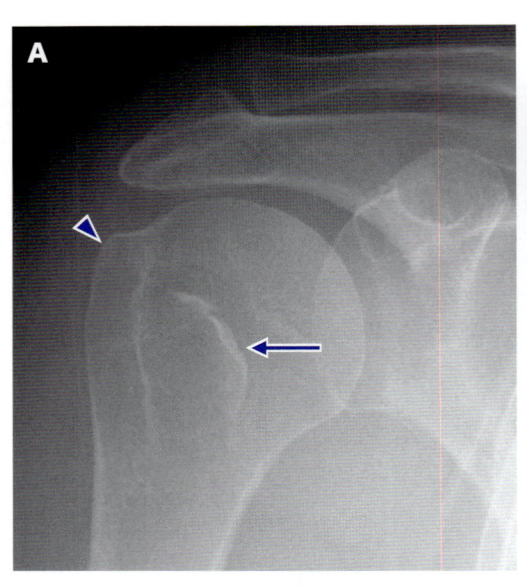 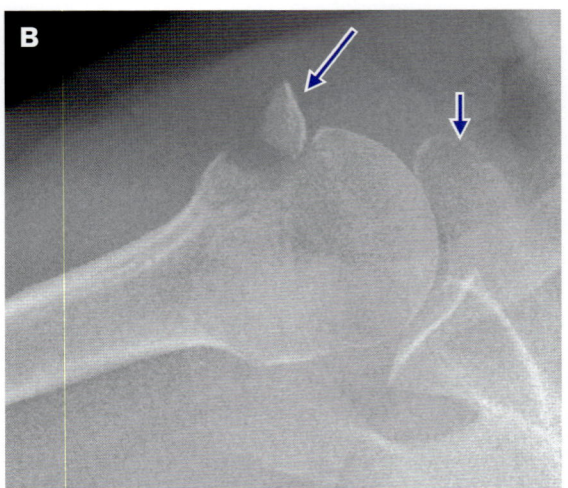

図1 右肩関節 X 線正面像（A），腋窩位（B）
58 歳女性，プールで転倒して右肩を受傷．

画像所見

右肩関節 X 線正面像（**図1-A**）では，上腕骨大結節が外側に突出しており（矢頭），上腕骨は回外していることが分かる．その内側下方に上腕骨と重なって，弯曲した骨皮質像（矢印）を認める．腋窩位（**図1-B**）において，上腕骨頭前方に内側に約90°回転した骨折片（長い矢印）が描出され，上腕骨小結節の骨折所見である．烏口突起（短い矢印）は前方を示す解剖学的指標である．

臨床的考察

上腕骨小結節の骨折の大部分は，上腕骨近位部の他の部位（解剖学的頚部，大結節，外科的頚部）の骨折に伴って起こる．小結節単独の骨折はごく稀であり，上肢が強制的に外転・外旋位となり，肩甲下筋の急激な収縮によって起こると考えられる．20～60代までの広い年齢層に，通常は比較的強い外力によって起こる．

小結節は解剖学的正位において上腕骨頚部の前方に位置し，肩甲骨前面より起始する肩甲下筋の腱が停止する．肩甲下筋は，4つの腱板筋群の中では最も大きな筋であり，その頭側 2/3 が肩甲下筋腱となって小結節に付着する．

上腕骨小結節骨折と後方脱臼：小結節の骨折では，他に説明できる理由がない限り，肩甲上関節の後方脱臼を疑う．後方脱臼は臨床的にも

診断が見逃されることもあり，てんかんによる後方脱臼の可能性も常に考慮する．肩峰の骨折を伴うこともある．

　上腕骨小結節骨折の確立された治療指針はないが，転位のある（＞5mm〜1cm）急性骨折では，手術的治療が考慮されることが多い．

ポイント

　上腕骨小結節単独の骨折は稀であり，正面像や後斜位像（グラシェイ位，Grashey view）では上腕骨との重なりにより見逃されやすい．後方脱臼，てんかんとの関連を考慮する．

参考文献

1）Robinson CM, et al：Fractures of the lesser tuberosity of the humerus. J Bone Joint Surg Am **91**：512-520, 2009
2）Cregar WM, et al：Lesser tuberosity avulsion fracture repair using knotless arthroscopic fixation. Arthrosc Tech **7**：e899-e905, 2018
3）Hayes PR, et al：Posterior shoulder dislocation with lesser tuberosity and scapular spine fractures. J Shoulder Elbow Surg **12**：524-527, 2003

5 上腕骨近位部骨折

proximal humerus fracture

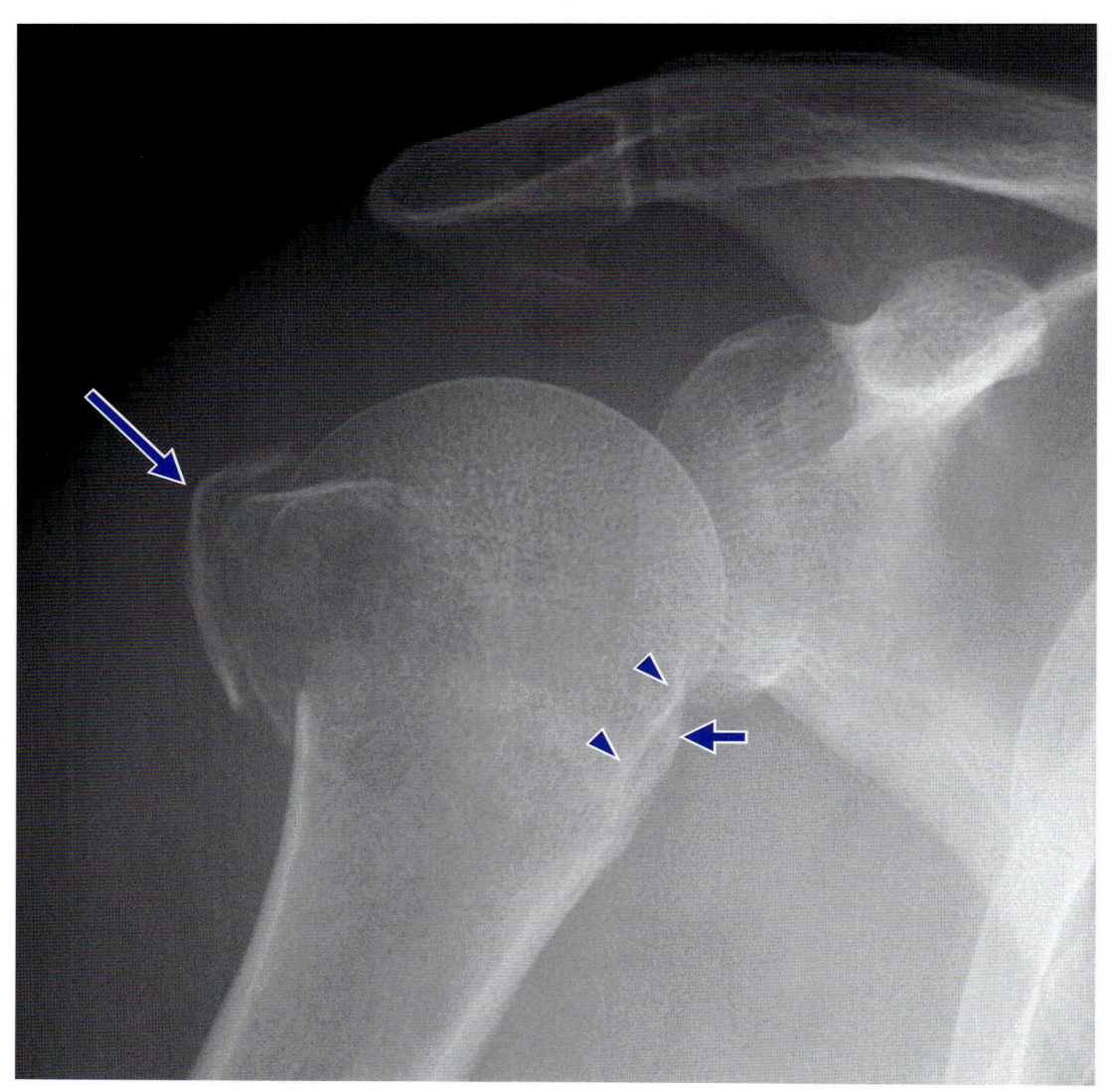

図1　右肩関節 X 線正面像

63 歳女性，絨毯でつまづいて右上肢から転倒した．

画像所見

　右肩関節 X 線正面像（**図 1**）では，上腕骨近位部に骨折を認め，大結節（長い矢印）および近位骨幹端（短い矢印）に及んでいる．大結節骨片は 1 cm ほど外側に転位し，近位骨幹端の骨折は外側の圧迫（短縮）が優位で，内側皮質でも 1 cm ほどの重なりを伴っている．3 パートの外反を伴う骨折を認める．上腕骨頭骨片の骨幹端内側骨皮質は約 8 mm（矢頭）であった．肩峰下の上腕骨頭までの間隙は開き，関節包腫脹の所見である．

臨床的考察

　上腕骨近位部の骨折は四肢の骨折の中でも頻度が高く（約 6 %），様々な状況で起こりうるが，典型的には高齢女性の骨粗鬆症に伴って，転倒などの軽度の外傷により起こる．

ニーア（Neer）の上腕骨近位部骨折の分類（図2）：上腕骨近位部を 4 つのパート（解剖学的頭部，大結節を含む骨幹端，小結節を含む骨幹端および近位骨幹）に分けたニーアの分類では，少なくとも 1 cm の転位あるいは 45° 以上の回転を伴った場合にそれぞれのパートの骨折とカウントされる．すなわち，前項の小結節単独の骨折では 45° 以上の内側への回転がみられ，2 パートの骨折と分類される．すべてのパートの有意な転位があれば，4 パートの骨折と分類される．

　単純 X 線検査において，上腕骨近位部骨折の転位評価は困難な場合が多く，ニーア分類の再現性は低い．また，ニーア分類にない所見として，骨折の関節面への波及の有無，圧迫性の骨折による角状変形，脱臼の有無などが治療方針や予後に関わるものとして指摘されている．

　ニーア分類では大部分（85 %）が 1 パートの骨折で，保存的に治療される．2 パート骨折では外科的固定，3 パート以上の骨折では固定あ

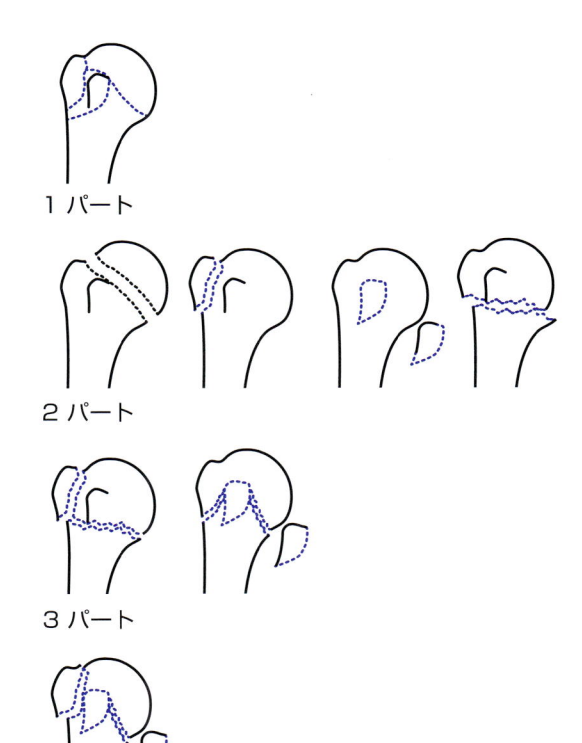

1 パート

2 パート

3 パート

4 パート

図 2　ニーア（Neer）の上腕骨近位部骨折の分類

上腕骨近位部の骨折を 4 つのパート（解剖学的頭部，大結節を含む骨幹端，小結節を含む骨幹端および近位骨幹）に分け，そのパートの数（1 〜 4 パート）で分類した．各パートは，少なくとも 1 cm，あるいは 45° 以上の回転を伴った転位の場合にカウントされる．それ以上の転位がない場合は，骨折片の数に関わらず，1 パートと分類される．

［文献 1 より作成］

るいは関節置換というガイドラインが示されたが，広く標準化された指針ではないとされる．例えば，上腕骨頭と骨幹端の外反を伴う圧迫骨折（< 30°）では，保存的治療において予後がよいことが報告されている（2〜4 パート骨折）．

上腕骨近位部骨折の上腕骨頭骨壊死のリスク：

肩甲上腕関節の関節包は上腕骨近位部の解剖学的頚部に停止するため，解剖学的頚部骨折およ

び上腕骨頭骨折（head split）は関節包内骨折とみなされ，その血流の低下により骨頭の骨壊死のリスクが高くなる．解剖学的頚部の骨折では，骨片に付着する内側骨幹端の骨皮質の長さが短いほど（＜8 mm），またその転位が大きいほど（＞2 mm）骨壊死のリスクが高くなるため，これらの定量的な所見を記載する（**図3**）.

読影レポートでは，上腕骨近位部骨折の4つの解剖学的部位（解剖学的頭部，大結節を含む骨幹端，小結節を含む骨幹端および近位骨幹）への波及，骨片転位の程度，骨頭と骨幹の角度変形，および上述した上腕骨頭壊死のリスクに関わる所見について記述する．他の分類と同様に，自らの判断に基づいた分類を記載するのではなく，上記所見についてできる限り客観的に記述することが推奨される.

ポイント

　上腕骨近位部骨折は頻度が高く，高齢者の骨粗鬆症に伴い軽度の外傷によって起こることが多い．大部分は，転位のわずかなニーア分類1パート骨折で，保存的に治療される．解剖学的頚部骨折および上腕骨頭に及ぶ骨折では，上腕骨頭の骨壊死のリスクが高くなる.

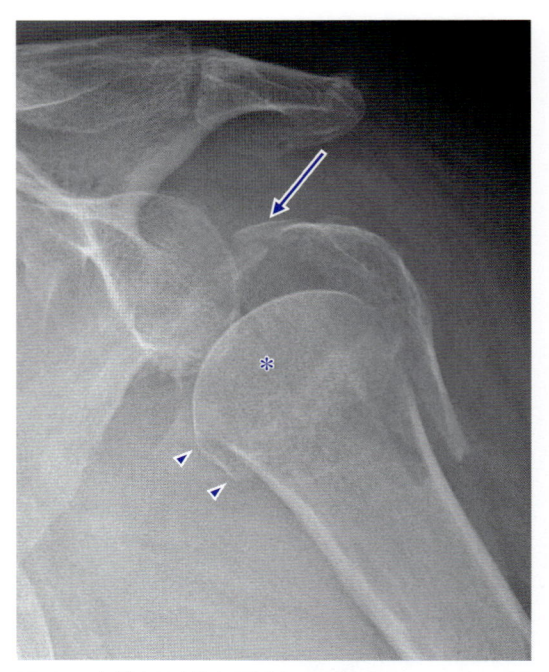

図3　上腕骨近位部骨折の骨壊死のリスクの評価

67歳女性，転倒して左肩を打った．左肩関節X線正面像において，上腕骨近位部骨折の大結節を含む骨片は，上腕骨頭に及び（矢印），2 cmほど頭側に転位している．上腕骨頭を含む骨片（＊）は10 mmほどの上腕骨骨幹端の内側骨皮質（矢頭）を残し，骨幹端の骨片より4 mm内側に転位し，頭尾側に重複・短縮を認める．上腕骨頭の著明な下方転位は，著明な関節包腫脹の所見である（➡本文「上腕骨近位部骨折の上腕骨頭骨壊死のリスク」参照）.

参考文献
1）Sandstrom CK, et al：Acute shoulder trauma：what the surgeon wants to know. Radiographics **35**：475-492, 2015
2）Murray IR, et al：Proximal humeral fractures：current concepts in classification, treatment and outcomes. J Bone Joint Surg Br **93**：1-11, 2011

6 肩鎖関節脱臼

acromioclavicular joint injury

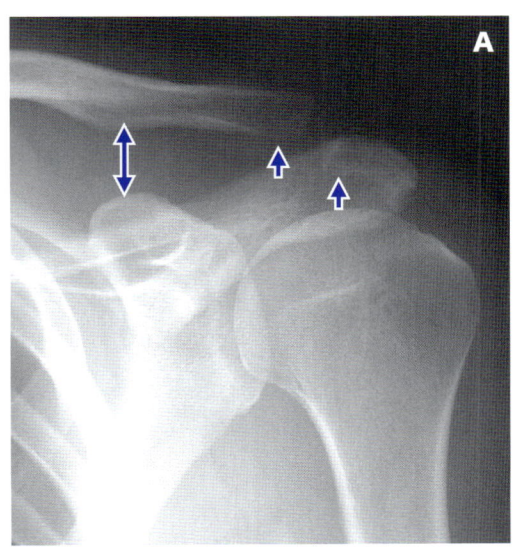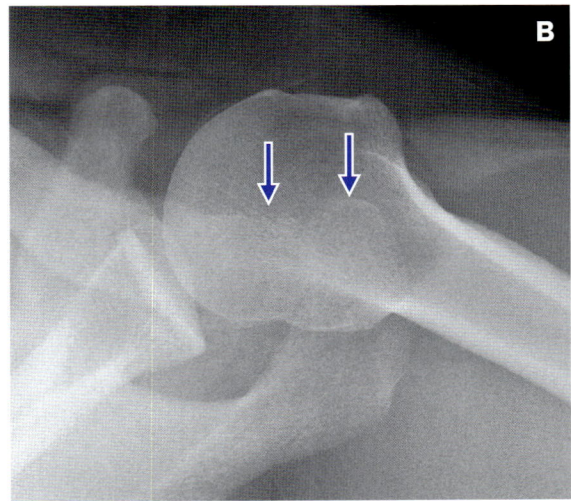

図1　左肩関節X線正面像（A），腋窩位（B）
30歳男性，交通事故後，左肩の痛みと突出が出現した．

画像所見

　肩関節X線正面像（**図1-A**）では，鎖骨遠位と肩峰の骨皮質下縁の不整（短い矢印）と肩鎖関節の開大（＞6〜7 mm）を認め，肩鎖靱帯断裂を示唆する所見である．さらに烏口突起と鎖骨の間隔が開大しており（＞14 mm；両矢印），烏口鎖骨靱帯（内側の円錐靱帯および外側の菱形靱帯）の断裂を示唆する所見である．腋窩位（**図1-B**）では，鎖骨遠位と肩峰の前縁の整合性（長い矢印）は保たれている．

臨床的考察

　肩の急性外傷における肩鎖関節損傷の頻度は高く，特にコンタクトスポーツでは30〜50％とされる．多くは肩鎖靱帯の捻挫で，20代男性に起こる頻度が最も高い．

正常肩鎖関節：肩関節正面像において，鎖骨遠位と肩峰の骨皮質下縁のわずかな並びの不整（ずれ；**図1-A**）は正常変異のこともあるが，肩鎖靱帯損傷の可能性を指摘すべき所見である．肩鎖関節裂隙は6〜7 mmまでが正常範囲とされるが，通常は数 mmである．烏口突起鎖骨間の距離は，肩関節正面像において14 mmまでが正常とされる．鎖骨と肩峰からなる可動関節の水平方向の安定性は，関節包と肩鎖靱帯（上，下，前，後），特に後方および上方の肩鎖靱帯により保たれている．垂直方向には，烏口鎖骨靱帯（内側の円錐靱帯および外側の菱形靱帯）が安定性を保っている．

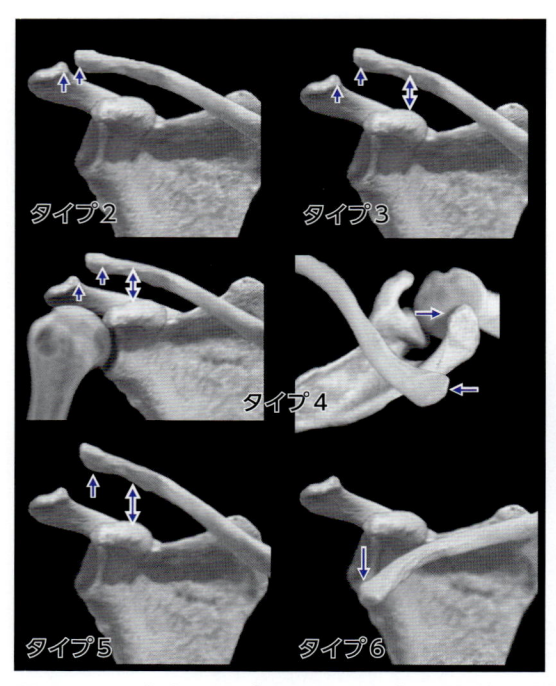

タイプ1	単純X線検査正常の肩鎖靱帯捻挫
タイプ2	肩鎖靱帯断裂による肩鎖関節の軽度の開大・不整
タイプ3	さらに烏口鎖骨靱帯の断裂を伴い，鎖骨の頭側偏位および烏口突起鎖骨間距離の開大を認める
タイプ4	鎖骨遠位の後方偏位（僧帽筋膜断裂）
タイプ5	鎖骨遠位の著明な頭側偏位
タイプ6	鎖骨遠位の尾側・肩峰下・烏口突起下への偏位

図2 ロックウッド（Rockwood）の肩鎖関節損傷の分類　　　　[文献4を参考に作成]

ロックウッド（Rockwood）の肩鎖関節損傷の分類（図2）：肩鎖関節の水平方向の安定性に関わる肩鎖靱帯と垂直方向の安定性に関わる烏口鎖骨靱帯の断裂の有無，さらに鎖骨の転位の方向によるロックウッドの分類が広く用いられている．タイプ1は単純X線検査では正常の肩鎖靱帯捻挫，タイプ2では肩鎖靱帯断裂による肩鎖関節の軽度の開大・不整を認め，タイプ3ではさらに烏口鎖骨靱帯の断裂を伴い，鎖骨の頭側偏位および烏口突起鎖骨間距離の開大を認める．タイプ4以降は鎖骨遠位の偏位の方向・位置によって，後方（タイプ4），頭側の皮下（タイプ5），および尾側の肩峰下・烏口突起下（タイプ6）に分類される．分類は健側と比較した偏位の程度に基づいているが，通常は患側の肩関節単純X線検査による診断となる．

　一般的にタイプ1および2の肩鎖関節損傷は軽度損傷と考えられ，保存的に治療される．タイプ4～6は高度の損傷とされ，受傷後2～3週以内に手術的治療が推奨されるが，術式や予後については不確定な要素が強い．タイプ3についてはケースバイケースとされるが，保存的治療の機能的予後は手術的治療に比べて劣らないとされる．

小児の鎖骨遠位骨端線（成長軟骨板）損傷（図3）：成長過程の鎖骨の遠位端には，球形のわずかな成長軟骨が残っており，20～30％の成長（長さ）に貢献するとされる．15歳未満の小児では，鎖骨遠位の骨端線（成長軟骨板）損傷（epiphyseal separation）により靱帯断裂をきたすことなく，鎖骨が骨膜を破って，あたかもバナナの中身が皮から飛び出すように，頭側に転位することがある（骨膜スリーブ損傷，periosteal sleeve injury；図3，図4）．画像では肩鎖関節脱臼と同様の所見を示す（偽脱臼，pseudodislocation）．断裂した骨膜，成長軟骨による骨形成により，鎖骨が二重（reduplication）にみえる骨形成をきたすこともあり，切除が必要なこともある．

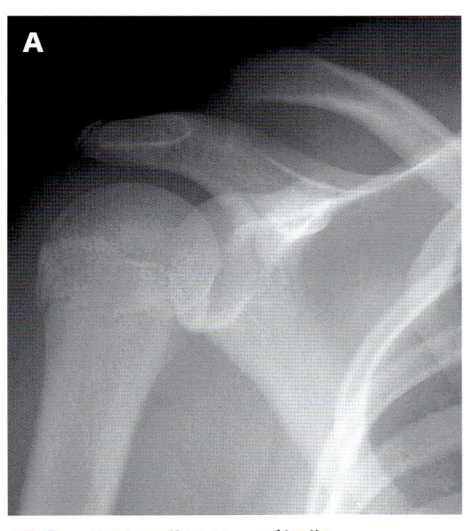
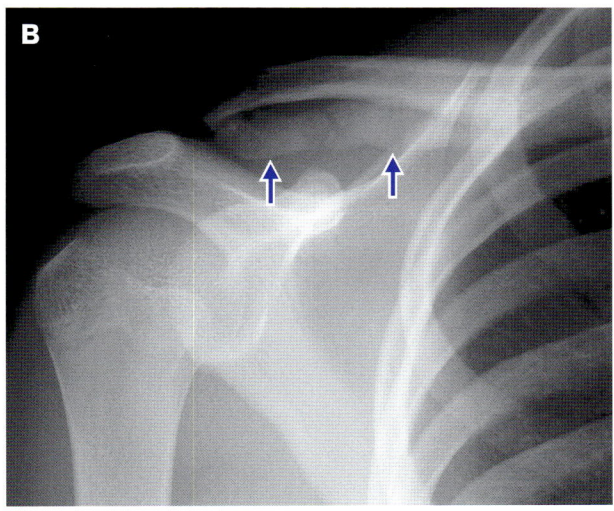

図3　鎖骨骨膜スリーブ損傷
13歳男児，自転車で転倒し右肩の痛みを訴えて単純X線正面像（**A**）が撮像された．鎖骨遠位は肩峰に対して頭側に偏位し，烏口突起鎖骨間距離の開大を認める．4ヵ月後の正面像（**B**）では，鎖骨様の骨化（矢印）を元の鎖骨領域に認めた（reduplication）．骨端線（成長軟骨板）損傷（偽脱臼）に伴う骨膜スリーブ損傷の所見である．

ポイント

　肩の急性外傷，特にスポーツ外傷では肩鎖関節損傷の頻度が高い．受傷時の肩関節正面像では，鎖骨遠位と肩峰の骨皮質下縁の並び，肩鎖関節裂隙（≦6〜7mm），烏口突起鎖骨間距離（≦14mm）をチェックする．

参考文献
1）Tauber M：Management of acute acromioclavicular joint dislocations：current concepts. Arch Orthop Trauma Surg **133**：985-995, 2013
2）Stucken C, Cohen SB：Management of acromioclavicular joint injuries. Orthop Clin North Am **46**：57-66, 2015
3）Ogden JA：Distal clavicular physeal injury. Clin Orthop Relat Res **188**：68-73, 1984
4）Ringenberg JD, et al：Interobserver and intraobserver reliability of radiographic classification of acromioclavicular joint dislocations. J Shoulder Elbow Surg **27**：538-544, 2018

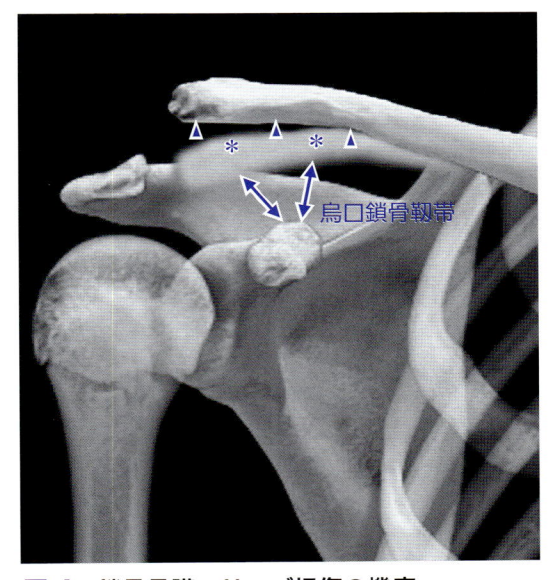

図4　鎖骨骨膜スリーブ損傷の機序
鎖骨が骨膜を破って，あたかもバナナの中身が皮から飛び出すように，頭側に転位することがある．鎖骨骨幹部が頭側に転位（矢頭）．鎖骨を覆っている骨膜（＊）は烏口鎖骨靱帯に付着したままである．

7　肩甲胸郭解離

scapulothoracic dissociation

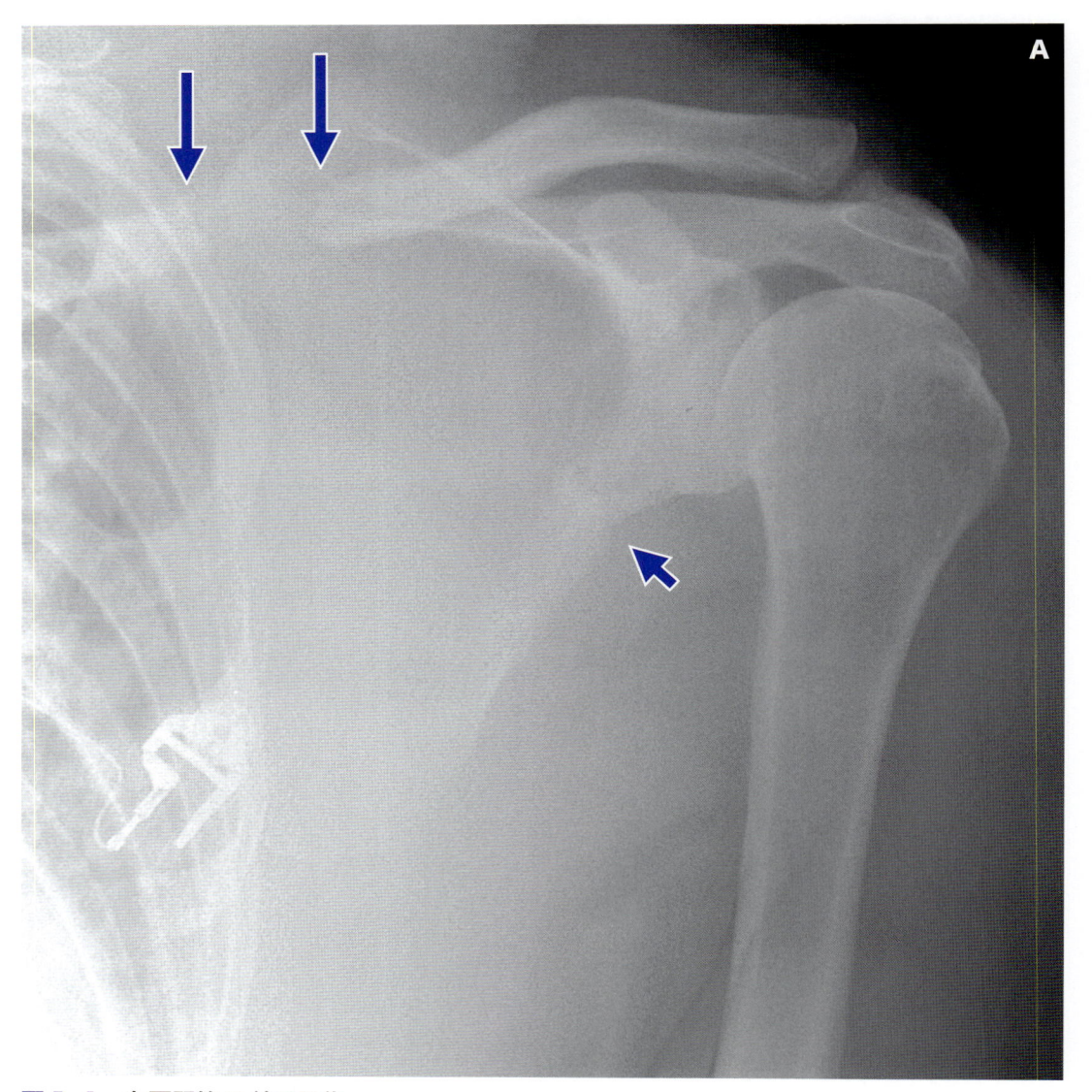

図 1-A　左肩関節 X 線正面像
57 歳男性，交通外傷.

画像所見

左肩関節 X 線正面像（**図 1–A**）では，左鎖骨内側の骨折・骨折線の開大（長い矢印）を認める．肩甲骨と胸郭の重なりは消失している．肩甲骨関節窩下方の肩甲骨体部の骨折（短い矢印）を伴っている．胸部正面像（**図 1–B**）では，左肩周囲の軟部組織腫脹を認め，対側の肩甲骨内側縁と比べて左肩甲骨内側縁の外側転位が著明である（白矢印）．左肩甲胸郭解離を疑う所見である．

臨床的考察

肩甲胸郭解離は稀で重篤な損傷で，1984 年にオレック（Oreck）により，肩甲骨と胸郭の外傷性の断裂（解離）によって，皮膚は保たれているが肩甲骨が外側に転位した病態と定義された．典型的には，上肢を介する牽引性の大きな外力によって起こる．程度により骨・筋肉・血管・神経の損傷をきたし，閉鎖性の上肢の切断（closed internal forequarter amputation）と考えられる．

多くは交通事故（自動車の事故およびバイク事故がそれぞれ 35％，44％）に合併し，胸鎖関節脱臼あるいは肩鎖関節脱臼よりも鎖骨の骨折を伴うことが多い．鎖骨下動脈損傷による生命あるいは上肢保存に関わる出血を合併している可能性もあり，上記の肩甲胸郭解離を疑う所見は速やかに認識する必要がある．閉鎖性の損傷であり，他の明らかな外傷を合併していることが多いため，特に気管挿管後や鎮静薬投与後の患者では臨床的に診断が遅れる可能性もある．

肩甲骨インデックス：単純 X 線検査では，まっすぐに撮像された胸部正面像において，肩甲骨内側から胸椎正中の棘突起までの距離が健側に比べて 1 cm を超えている場合，あるいは同距離の比（患側÷健側：肩甲骨インデックス，scapular index）が 1.29 を超える場合では，本損傷の可能性を示唆する．

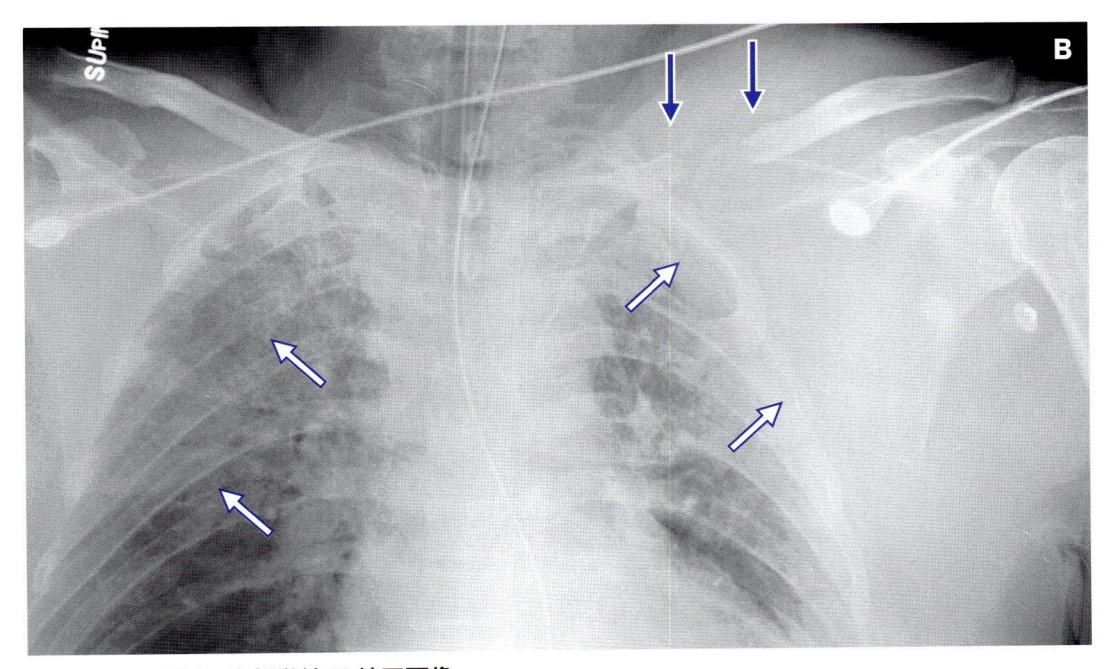

図 1–B　同症例，胸部単純 X 線正面像
意識喪失がみられ，気管挿管され，胃管チューブが留置された．

表1　ゼル（Zelle）の肩甲胸郭解離の分類

タイプ	臨床的所見
1	骨軟部損傷のみ
2A	骨軟部損傷および血管損傷
2B	骨軟部損傷および不完全神経損傷
3	骨軟部損傷および血管損傷および不完全神経損傷
4	骨軟部損傷および完全神経損傷

［文献3を著者が和訳して引用］

ゼル（Zelle）の肩甲胸郭解離の分類：ダムシェン（Damschen）の分類をもとに，神経損傷患者を不完全神経損傷と完全神経損傷（引き抜き損傷）に分類した（**表1**）．血管神経損傷を伴わない骨軟部組織のみの損傷であるタイプ1，血管損傷あるいは不完全神経損傷がそれぞれ加わったタイプ2Aおよびタイプ2B，血管損傷と不完全神経損傷をともに伴ったタイプ3，および完全神経損傷（引き抜き損傷）を伴ったタイプ4に分類される．

　肩甲胸郭解離が疑われた症例では，鎖骨下・腋窩あるいは上腕血管損傷を診断・除外することが重要で，CT血管造影を含む緊急の血管造影が有用である．神経損傷に関しては待機的に評価されるが，上腕神経損傷例では神経根断裂の評価にMRIあるいはCTミエログラフィが考慮される．

　肩甲胸郭解離での致命率は約10％とされる．致命的な血管損傷は比較的稀で，肩関節周囲の発達した側副血行のため，血管損傷に関わる予後は比較的良好であると推測されている．上腕神経の完全損傷（タイプ4）の臨床的予後が最も悪く，生存者のうち，約半分がフレイル四肢（frail extremity）を合併し，約20％が早期の肘上切断術を受けるとされる．

ポイント

　肩関節周囲の軟部組織腫脹，著明な肩甲骨の外側転位を伴う鎖骨骨折では，肩甲胸郭解離（閉鎖性上肢切断）を疑う．まっすぐに撮像された胸部正面像で，肩甲骨内側縁と胸椎棘突起の距離の開大（健側と比べて＞1cm）がないかを評価する．

参考文献
1）Flanagin BA, Leslie MP：Scapulothoracic dissociation. Orthop Clin North Am **44**：1-7, 2013
2）Choo AM, et al：Scapulothoracic dissociation：evaluation and management. J Am Acad Orthop Surg **25**：339-347, 2017
3）Zelle BA, et al：Functional outcome following scapulothoracic dissociation. J Bone Joint Surg Am **86**：2-8, 2004

8 リトルリーガーズショルダー（上腕骨近位骨端離開）

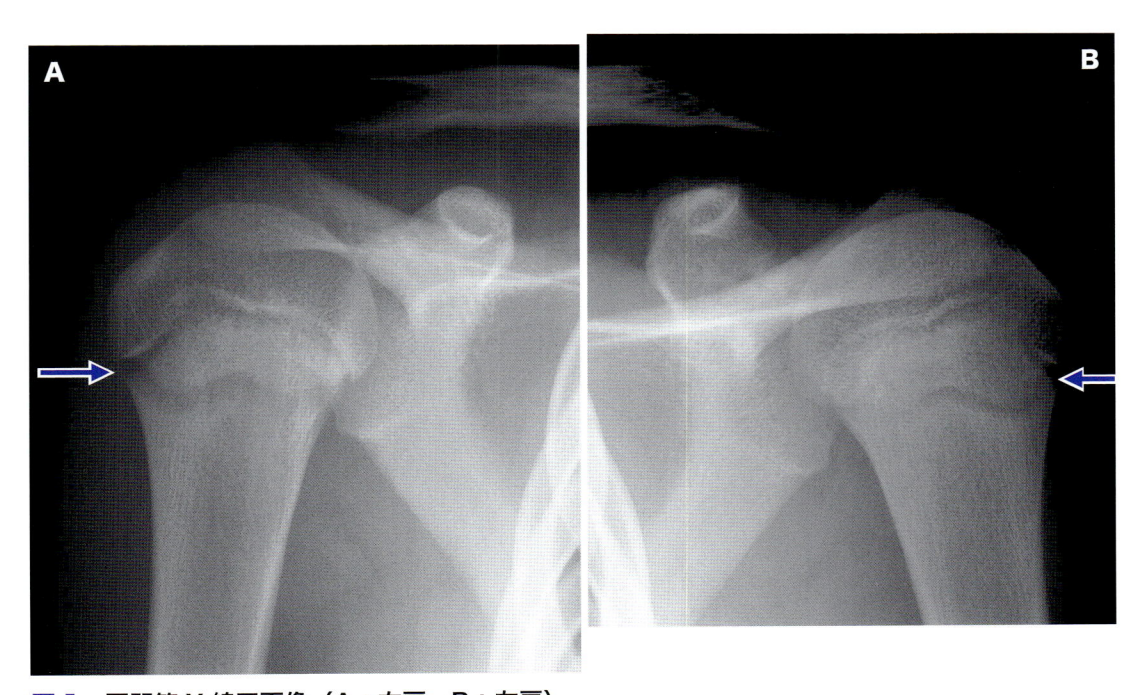

図1 　肩関節 X 線正面像（A：右肩，B：左肩）
13 歳男児，野球投手．右肩の痛みを訴えて，単純 X 線画像（**A**）が撮像された．**B** は比較の左肩関節正面像．

▎**画像所見**

　右肩関節 X 線正面像（**図 1-A**）では上腕骨近位骨端線（成長軟骨板）のわずかな開大を認め，骨幹端の境界は不明瞭となっている（矢印）．左肩健常側（**図 1-B**）と比較すると左右差を認め，病歴より骨端線のストレス損傷（リトルリーガーズショルダー）が疑われた．上腕骨近位の骨端線（成長軟骨板）は弯曲しており二重に投影されるが，内側および外側縁では一致する．転位のある骨端線骨折との鑑別点となる．

▎**臨床的考察**

　上腕骨近位骨端線（成長軟骨板）のストレス損傷（ストレス骨折）は，小児のスポーツ損傷の 1 つで，反復性の投球動作（overhead activities）により，典型的には 14 歳前後（11～16 歳）の野球の投手に起こり，リトルリーガーズショルダー（上腕骨近位骨端離開），野球肩とも呼ばれる．投球動作の加速期（acceleration phase）に大きな回転性外力が上腕骨近位骨端線にかかり，骨端線（成長軟骨板）のストレス

骨折をきたすと考えられる．典型的には，投球動作で悪化する上腕骨近位の外側の痛みが徐々に出現し，同部位に圧痛を認めることが多い．

米国スポーツ医学会の統計では，野球の1シーズンを通して全体の約30％の選手が肩の痛みを訴え，約10％は投球動作によるものとされる．

画像検査の限界：単純X線検査において，上腕骨近位骨端線（成長軟骨板）の開大所見が臨床的診断を決定づけることも多いが，無症状の野球投手でも同様の所見をきたすことが知られている．投球動作を繰り返す運動選手の無症候性の上腕骨近位骨端線（成長軟骨板）の開大は，繰り返しの投球動作に対する成長軟骨板の適応性の変化として説明されている．MRI検査が施行されることも多いが，10～12歳の無症状のリトルリーグ選手では，骨髄浮腫所見の他に，関節唇や腱板の病変を高頻度（約50％）に認めたという報告もある．

リトルリーガーズショルダー患者の保存的治療の予後は良好で，ほとんどの選手（95％）は，平均2.8ヵ月で野球に復帰できると報告されている．発症直後より完全に痛みが消失するまで投球動作を避けることが推奨されている．

ポイント

リトルリーガーズショルダーは，繰り返しの投球動作による上腕骨近位骨端線（成長軟骨板）のストレス骨折と考えられる．単純X線検査にて上腕骨近位骨端線の開大所見はリトルリーガーズショルダーの診断を示唆するが，症状を伴わない適応性変化である可能性も考慮する．

参考文献
1 ）Moyer JE, Brey JM：Shoulder injuries in pediatric athletes. Orthop Clin North Am **47**：749-762, 2016
2 ）Pennock AT, et al：Shoulder MRI abnormalities in asymptomatic little league baseball players. Orthop J Sports Med **6**：2325967118756825, 2018
3 ）Harada M, et al：Outcome of conservative treatment for Little League shoulder in young baseball players：factors related to incomplete return to baseball and recurrence of pain. J Shoulder Elbow Surg **27**：1-9, 2018

Chapter 5
足関節と足

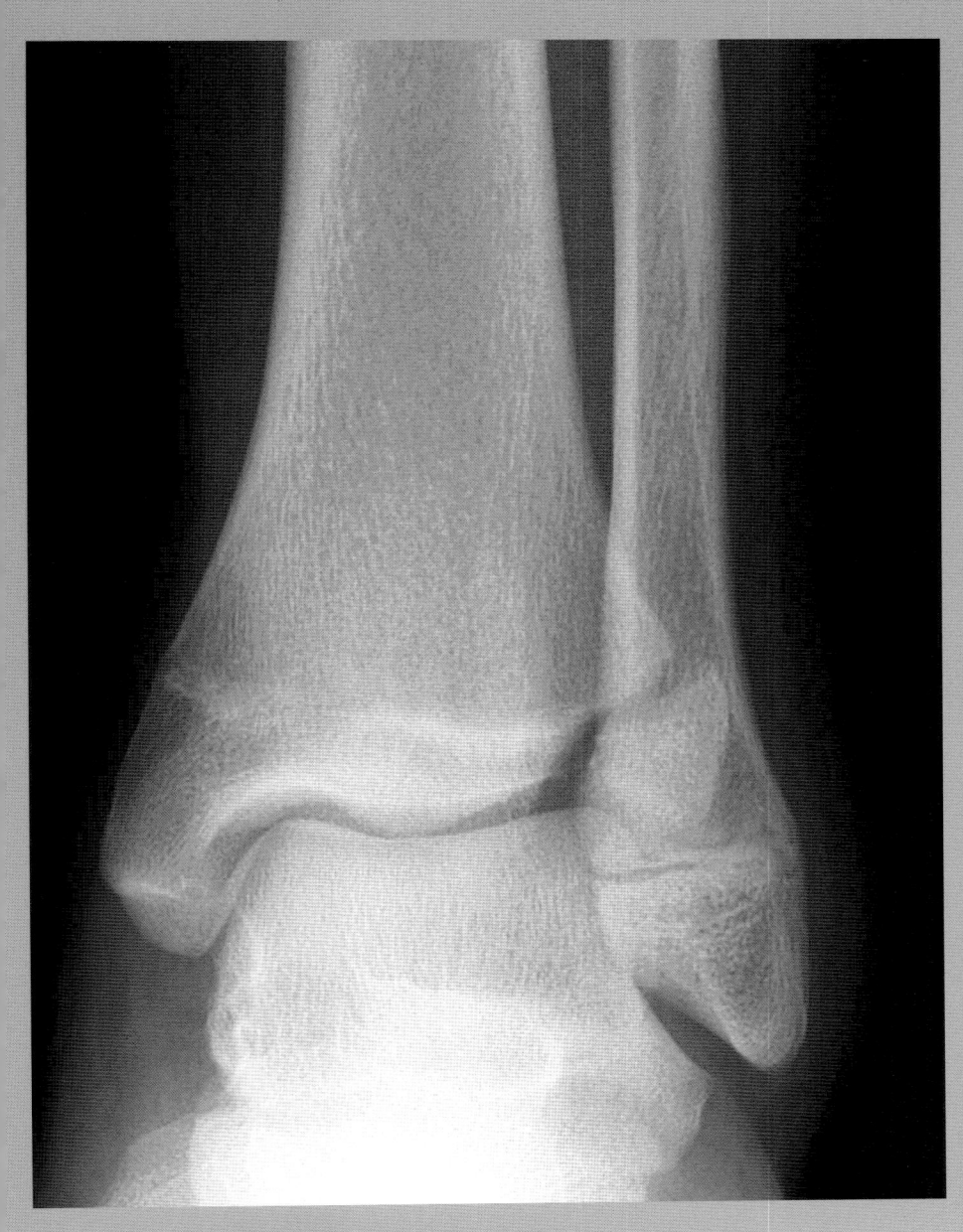

Quiz

13歳男児
レスリングで足首を
ひねって受傷.
診断は？

➡ Chapter 5 - **3**

1 足関節に関する骨折の分類（ローグ・ハンセン分類）

Lauge-Hansen classification

　外傷後の足関節の単純X線検査は，前後像，モーティズ位（mortise view；内旋位，外側前斜位）および側面像の3方向が基本となる．足関節に関する骨折の分類では，腓骨の骨折部位に基づくデニス・ウェーバー分類が簡便であるが，受傷機序により損傷パターンを順を追って説明したローグ・ハンセン分類があり，受傷機序を探る上でも臨床的によく用いられている．

デニス・ウェーバ（Danis-Weber）の分類（図1）：腓骨骨折の足関節との位置関係によって3つに分類される．タイプAは足関節より遠位の外果骨折．タイプBは足関節レベルの腓骨骨折で，骨折線はそれより近位に延びる．タイプCは足関節より近位の腓骨骨折である．タイプAは保存的治療，タイプCは脛腓靱帯

結合の損傷を伴うと考えられ手術的治療，タイプBは症例により治療方針が考慮される．

ローグ・ハンセン（Lauge-Hansen）分類（表1）：受傷時の足関節の状態［回外（supination），回内（pronation）］と距骨に働く外力の方向［外転（abduction），内転（adduction），外旋（external rotation）］の2つの組み合わせから，回外・外旋（supination-external rotation）のように分類される．

■ ローグ・ハンセン分類のポイント

①分類のはじめの項目である受傷時の足関節の状態は，回外あるいは回内のどちらかで，回外位では足関節の外側の靱帯が緊張しており，骨

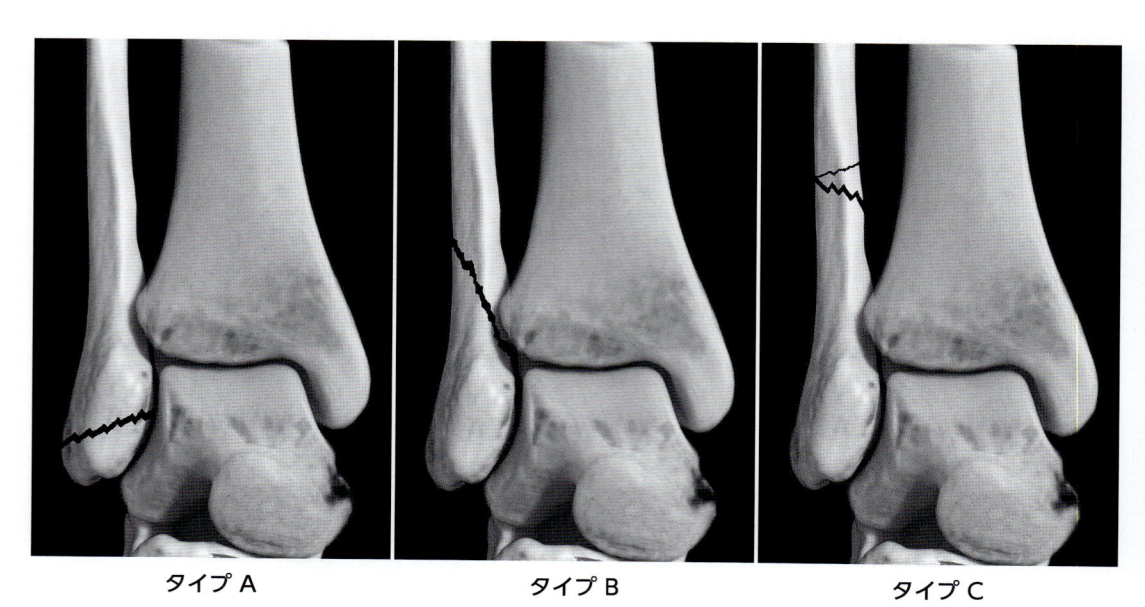

| タイプ A | タイプ B | タイプ C |

図1 デニス・ウェーバ（Danis-Weber）分類

［文献1を参考に作成］

表1 ローグ・ハンセン（Lauge-Hansen）分類

・回外・内転（supination-adduction） ・回内・外転（pronation-abduction） ・回外・外旋（supination-external rotation） ・回内・外旋（pronation-external rotation） ①受傷時の足関節の状態（回外，回内） × ②距骨に加わる外力の方向（内転，外転，外旋）

［文献1を著者が和訳して引用］

折，靱帯損傷は外側（外果）より起こる．回内位では足関節の内側の靱帯が緊張した状態であり，骨折，靱帯損傷は内側（内果）より起こる．②分類の2つめの項目である距骨に働く外力の方向は，回外時は内転あるいは外旋のどちらか，回内時は外転あるいは外旋のどちらかである．外力の大きさにより，それぞれのベクトルに従って骨折，靱帯損傷が一定の順番で起こる．例えば最も頻度の高い回外・外旋（supination-external rotation）損傷では，外果より損傷（骨折，靱帯断裂）が起こり，外旋により外回りに後果，内果の順に損傷（骨折，靱帯損傷）が起こる．

ピロン（pilon）骨折： 上記の4分類に加えて，回内，背屈（pronation-dorsiflexion）によるピロン骨折が，ローグ・ハンセン分類の5番目に加わった．距骨に働く背屈性の外力は，高所より飛び降りて足から着地するような脛骨長軸方向の外力によるものである．前述したように回内位においては内側（内果）より損傷が起こり，背屈性の外力により，脛骨内果および脛骨遠位部の前縁に骨折が起こることが特徴である．脛骨遠位部前縁の関節内骨片は，頭側に転位する．さらに強い外力によって，腓骨骨幹部，脛骨遠位部背側（後果）の骨折が起こる．

単純X線所見から受傷機序を探る： 一般的に回外位損傷では外側の，回内位損傷では内側の軟部組織腫脹が著明である．距骨に外転性あるいは内転性の外力が働くと，それぞれ内果・外

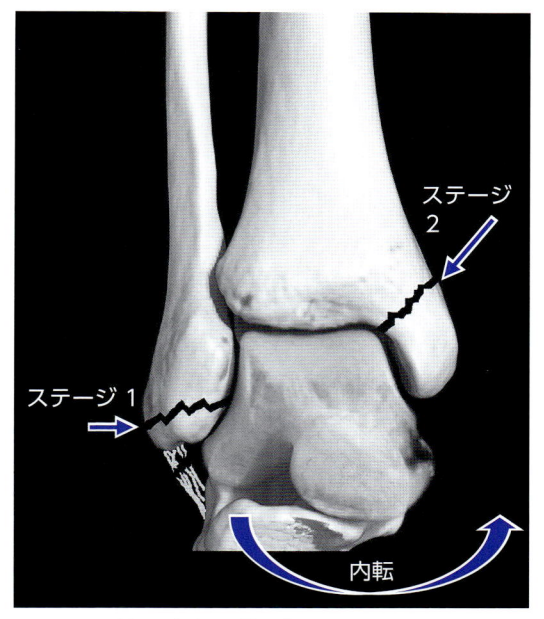

図2 回外・内転損傷（supination-adduction injury）
回外位において距骨に内転外力が働くと，外果には靱帯を介して牽引性の外力が働き，関節面より遠位側に横断性の骨折（あるいは靱帯損傷；短い矢印）を生じる．内果には，反対に距骨から圧迫性の外力が働き，関節面からその頭側に斜走する骨折（長い矢印）を生じる．

果には靱帯を介して牽引性の外力が働き，関節面より遠位に横断性の骨折を生じる．その反対側では，距骨から圧迫性の外力が働き，関節面からさらに頭側に斜走する骨折を生じる（**図2**）．

　腓骨骨折の部位に注目してみると，足関節から離れて近位に起こる腓骨骨折はすべて回内位によるものである（回内−外転，回内−外旋あるいは回内−背屈）．

参考文献

1）Wilson AJ：Chapter 22. The ankle. Radiology of Skeletal Trauma, Rogers LE（ed）, 3rd ed, Volume 2, p1222-1318, Churchill Livingstone, 2002

2 回外・内転損傷

supination-adduction injury

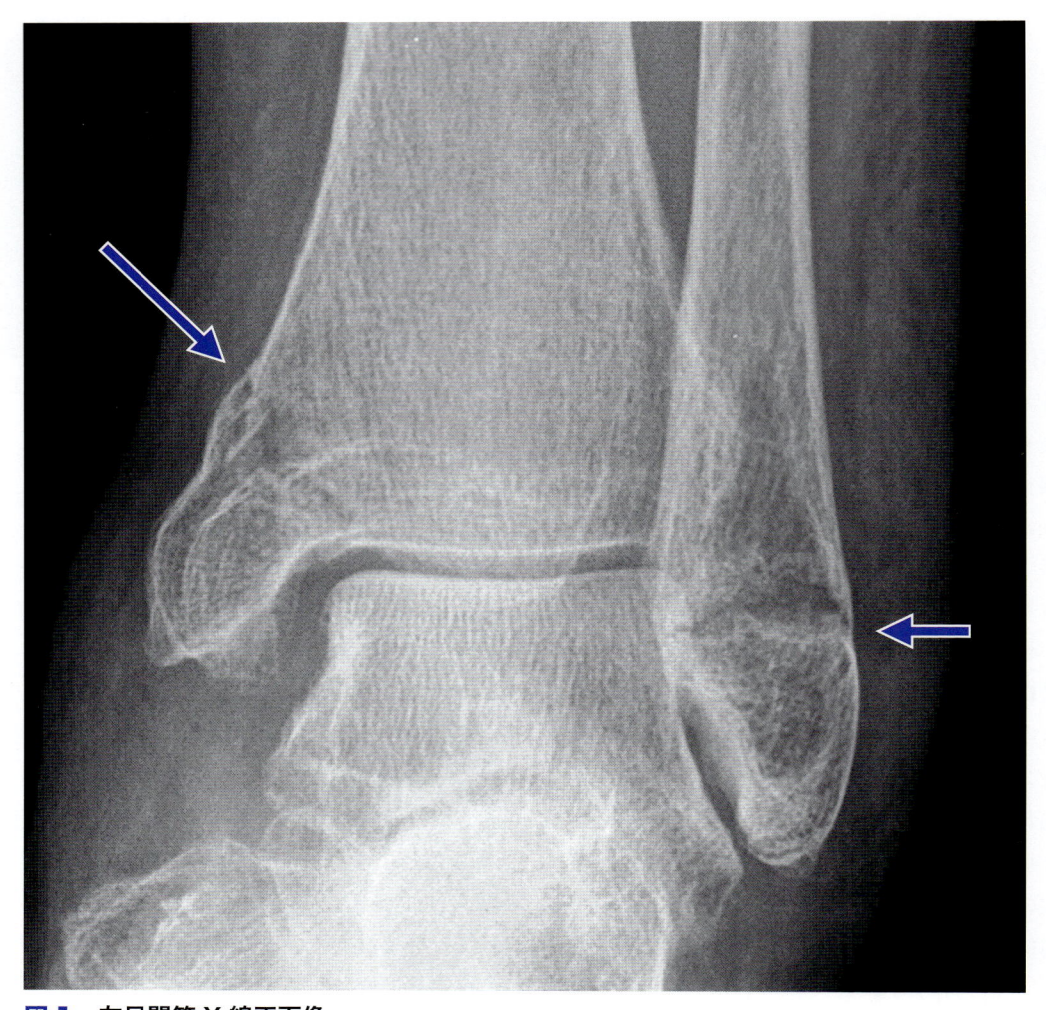

図1 左足関節 X 線正面像
71 歳女性，車に乗ろうとして縁石につまずいて受傷.

画像所見

左足関節 X 線正面像（**図1**）では，外果周囲の軟部組織の軽度腫脹を認める．関節面より

やや遠位で横断性の腓骨骨折（短い矢印）を認める．脛骨内果と天蓋（plafond）の交点近くから内側近位に斜走する内果骨折（長い矢印）を認める．内返しによる回外・内転損傷である．

▌臨床的考察

　回外・内転損傷は足関節にかかる内反ストレスによる損傷で，回外位では外側の靱帯にテンションがかかり，外側より損傷する．距骨を内転させる外力により，外果は靱帯（踵腓靱帯）により牽引され，関節面より遠位で横断性の骨折（あるいは靱帯断裂）をきたす．距骨を内転させる外力が強いと，距骨は内側にて内果を圧迫し，内側近位に斜走する内果骨折をきたす．

ローグ・ハンセン（Lauge-Hansen）分類におけるステージ： 分類ごとに，損傷の程度により，2つから4つのステージに分けられている．回外・内転損傷では，外果の骨折あるいは外側靱帯断裂のステージ1から，内果骨折を伴うステージ2（本症例）がある．

回内・外転（pronation-abduction）損傷： 回外・内転損傷とは反対（鏡像関係）の機序によるものが回内・外転損傷である（**図2**）．回内位では足関節の内側の靱帯にテンションがかかっており，内側より損傷する．距骨を外転させる外力により，内果は靱帯（内側側副靱帯）により牽引され，関節面より遠位で横断性の骨折（あるいは靱帯損傷：ステージ1）をきたす．距骨を外転させる外力がさらに継続すると，距骨外側にて遠位脛腓靱帯損傷（ステージ2），さらに腓骨遠位部を圧迫し，外側近位に斜走する腓骨骨折（ステージ3）をきたす．

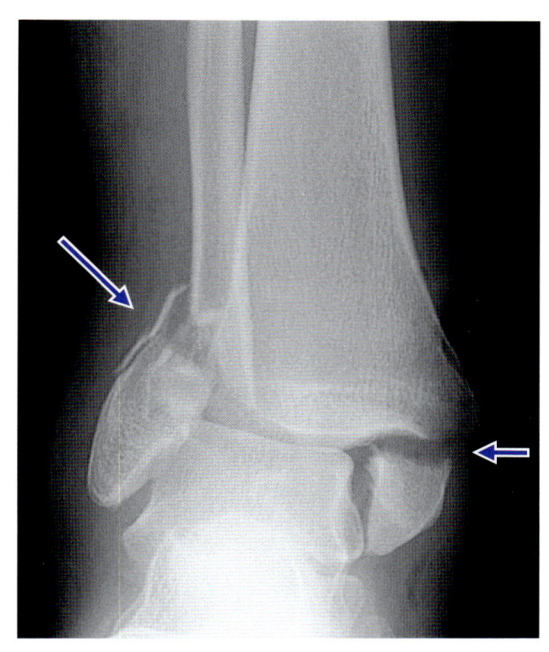

図2　回内・外転損傷

37歳女性，落馬して受傷．右足関節X線正面像．内果周囲に軟部組織欠損，皮下気腫を認める．内果の関節レベルでの横断性の骨折（短い矢印）を認め，外果の関節面からの斜走する骨折（長い矢印）は内側に突出する角状変形を伴っている．

参考文献

1）Wilson AJ：Chapter 22. The ankle. Radiology of Skeletal Trauma, Rogers LE（ed）, 3rd ed, Volume 2, p1222-1318, Churchill Livingstone, 2002
2）Russo A, et al：Ankle fracture：radiographic approach according to the Lauge-Hansen classification. Musculoskelet Surg **97**（Suppl 2）：S155-S160, 2013

ポイント

　内返しによる回外・内転損傷では，腓骨遠位部の骨折は，関節面より遠位で横断性，内果では関節面より近位に斜走する骨折が特徴的である．外力の大きさあるいは靱帯の断裂により，骨折を伴わないこともある．

3 回外・外旋損傷

supination-external rotation injury

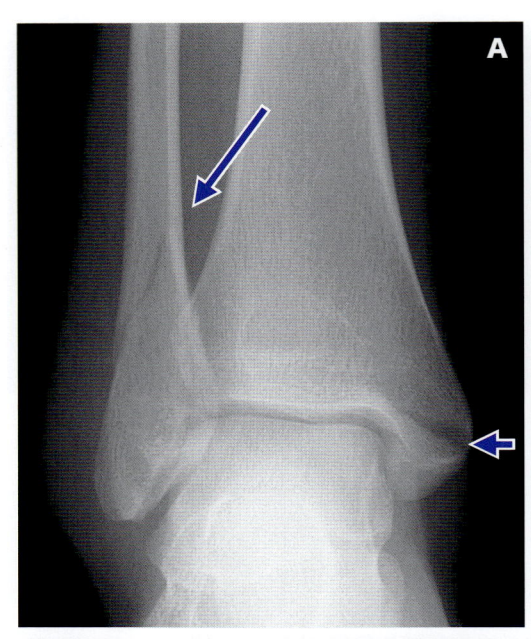

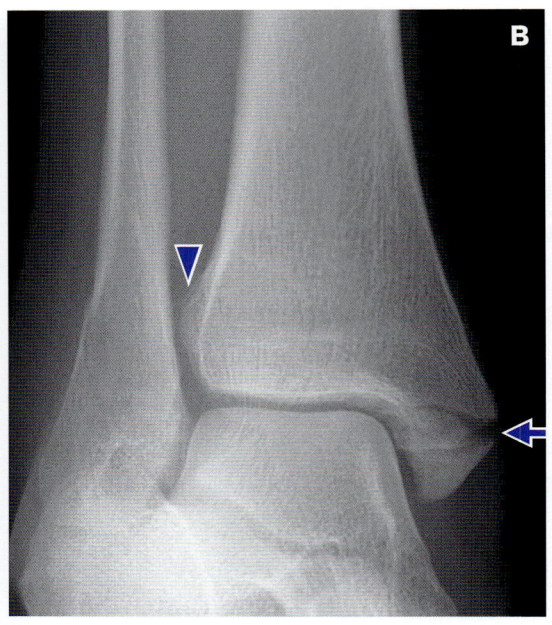

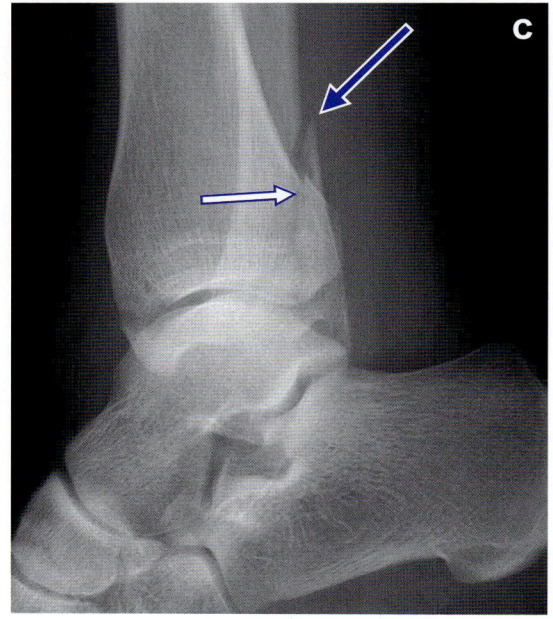

図1 右足関節X線正面像（A），モーティズ位（B）および側面像（C）
20歳女性，水たまりをよけてジャンプし，着地時に受傷.

画像所見

　右足関節 X 線正面像（**図1-A**）では外果周囲の軟部組織の腫脹を認める．腓骨遠位部の骨折（長い矢印）を認め，側面像（**図1-C**）にて骨折線は後上方から前下方に斜走している．同側面像では脛骨遠位部後縁（後果）の骨折（白矢印）が描出されている．正面像およびモーティズ位（mortise view；**図1-B**）において，足関節レベルではほぼ水平に走る内果骨折（短い矢印）を認める．これらは回外・外旋損傷の所見である．モーティズ位では脛骨遠位部と腓骨の正常の重なりが消失しており（矢頭），遠位脛腓靱帯損傷を疑う所見である．

臨床的考察

　回外・外旋損傷は，ローグ・ハンセン分類の中で最も頻度の高い損傷である．回外位では足関節の外側の靱帯にテンションがかかり，距骨

を外旋させる外力により，まず前脛腓靱帯が断裂する（ステージ1；**図2**）．外旋外力はさらに，上記のような特徴的な腓骨骨折をきたし（ステージ2），次に脛骨遠位部後縁（後果）の骨折（あるいは後脛腓靱帯損傷；ステージ3），さらには，横断性の内果骨折（あるいは内側側副靱帯損傷；ステージ4）をきたす．このような腓骨遠位部骨折・内果骨折を単純 X 線正面像，モーティズ位で認めた場合は，ステージ4の回外・外旋損傷と考えて，側面像にて後果の骨折の有無をチェックする．

遠位脛腓靱帯結合損傷（syndesmotic injury）の評価： 遠位脛腓靱帯結合は前方および後方の遠位脛腓靱帯および骨間靱帯より構成される．足関節単純 X 線正面像あるいはモーティズ位において，外側クリアスペース（lateral clear space；**図3**）の開大は，遠位脛腓靱帯結合の損傷を疑う所見である．診断感度は低いが，脛骨遠位部の天蓋（plafond）より 1 cm 頭側で

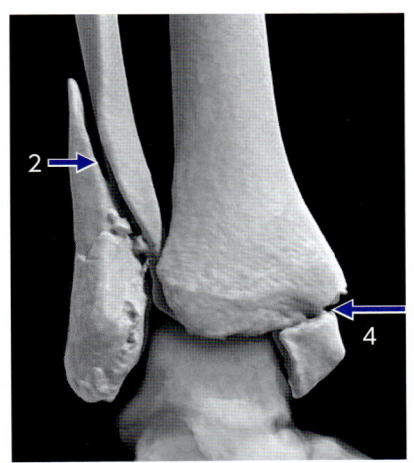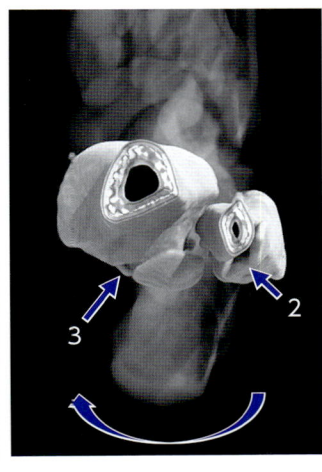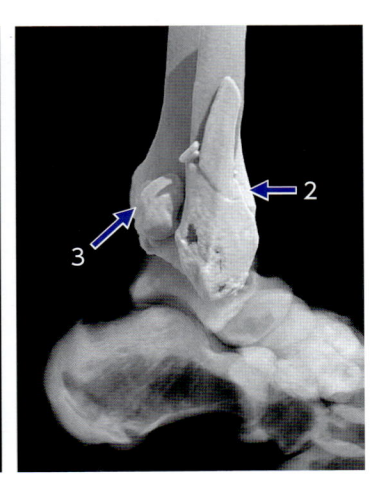

図2　回外・外旋損傷のステージ
ステージ1．前脛腓靱帯断裂（図なし）
ステージ2．腓骨遠位部骨折（足関節レベル，前下方から後上方）
ステージ3．脛骨遠位部後縁（後果）骨折あるいは後脛腓靱帯損傷
ステージ4．内果骨折（横断性）あるいは内側側副靱帯損傷

［文献1を参考に作成］

の脛腓骨間距離の計測（正常＜4 mm）が診断の助けとなる．また，本症例のように，撮影肢位によらず脛骨と腓骨の遠位部が重ならない場合には正常変異である可能性もあるが，外傷では靱帯結合損傷を疑う．

小児ティロー骨折（juvenile Tillaux fracture；図4）： 回外・外旋損傷のステージ1（上記）では，前脛腓靱帯断裂の代わりに裂離骨折が起こることがある．脛骨の裂離骨折はティロー骨折，腓骨ではワグスタッフ・ルフォー（Wagstaffe-LeFort）骨折と呼ばれる．特に骨端線閉鎖前の脛骨骨端および骨端線を含む裂離骨折は小児ティロー骨折と呼ばれる．

ポイント

回外・外旋損傷は，ローグ・ハンセン分類の中で最も頻度が高い損傷である．回外位で受傷するため，外側より損傷がはじまり，外旋性の外力により後果・内果へと損傷が進む．典型的な外果・内果骨折を確認したら，後果の損傷があるものと考えて評価を進める．

参考文献

1）Wilson AJ：Chapter 22. The ankle. Radiology of Skeletal Trauma, Rogers LE（ed）, 3rd ed, Volume 2, p1222-1318, Churchill Livingstone, 2002

2）Russo A, et al：Ankle fracture：radiographic approach according to the Lauge-Hansen classification. Musculoskelet Surg **97**（Suppl 2）：S155-S160, 2013

3）Wuerz TH, Gurd DP：Pediatric physeal ankle fracture. J Am Acad Orthop Surg **21**：234-244, 2013

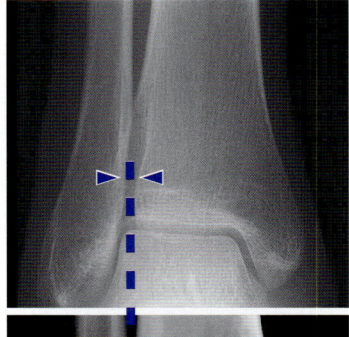

モーティズ位

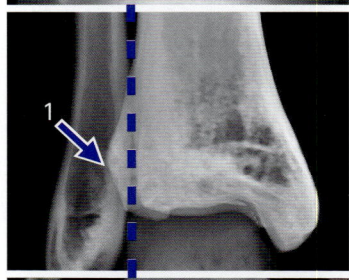

3D-CT

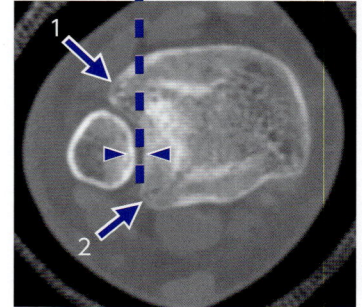

CT横断像

図3　遠位脛腓靱帯結合損傷の評価

足関節正面像（あるいはモーティズ位）に投影された脛骨遠位部の腓骨関節面（peroneal groove）と腓骨内側との間隔（破線）を外側クリアスペースと呼び，その開大は遠位脛腓靱帯結合損傷を示唆する所見である．脛骨遠位部の天蓋より1 cm頭側で，正常＜4 mmとされる．

1：脛骨遠位部前結節，2：脛骨遠位部後結節

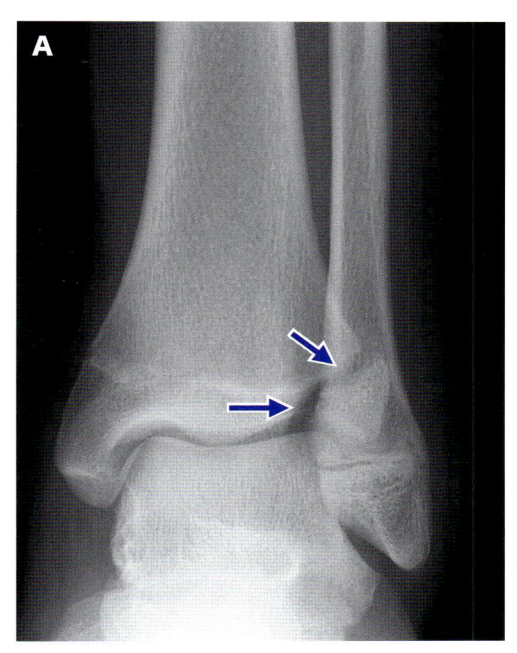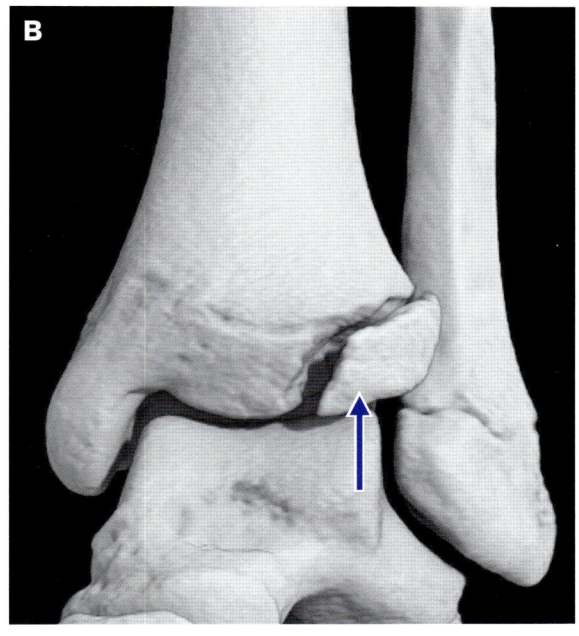

図 4　小児ティロー骨折

13 歳男児，レスリングで足首をひねって受傷．左足関節 X 線前後像（**A**）にて，外果周囲の軟部組織腫脹，脛骨遠位部の外側骨端の骨折および骨端線の開大（矢印）を認める．左足関節の 3D-CT 画像（**B**）では，脛骨遠位部の外側骨端の骨折片（矢印）は外側に 6 mm 転位していた．他に骨折を認めず，小児ティロー骨折の所見である．

4 回内・外旋損傷

pronation-external rotation injury

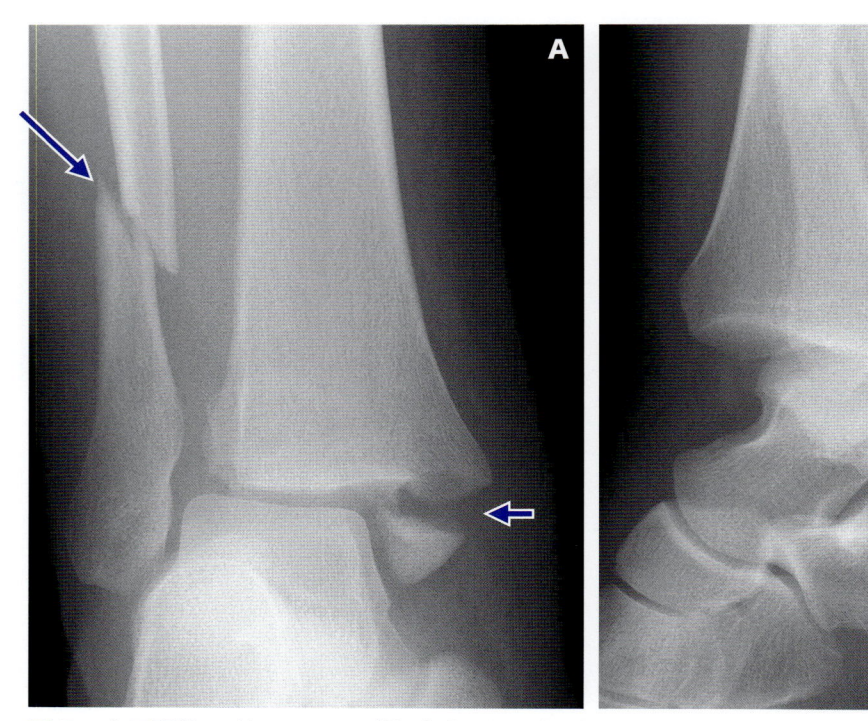

図1 右足関節 X 線モーティズ位（A），側面像（B）
23歳男性，護身術の練習中に転倒して受傷．

画像所見

右足関節 X 線モーティズ位（**図1-A**）では，内果周囲の軟部組織腫脹，足関節レベルでの横断性の内果骨折（短い矢印），および腓骨骨幹部（関節面より近位）に斜走する腓骨骨折（長い矢印）を認める．側面像（**図1-B**）では，脛骨遠位部後縁（後果）の骨折（矢頭）を認め，回内・外旋損傷の所見である．側面像において距骨は後方に偏位し，距腿関節後方脱臼を認める．

臨床的考察

回内位では足関節内側の靱帯にテンションがかかっており，距骨を外旋させる外力により，はじめに内果骨折（関節面，横断性）あるいは内側側副靱帯（三角靱帯）損傷をきたす（ステージ1）．さらに距骨に外回りに外力がかかることによって，前脛腓靱帯および骨間膜の断裂（ステージ2），関節面より近位での腓骨骨折（ステージ3），さらに後脛腓靱帯の断裂あるいは後果の骨折（ステージ4）をきたす（**図2**）．

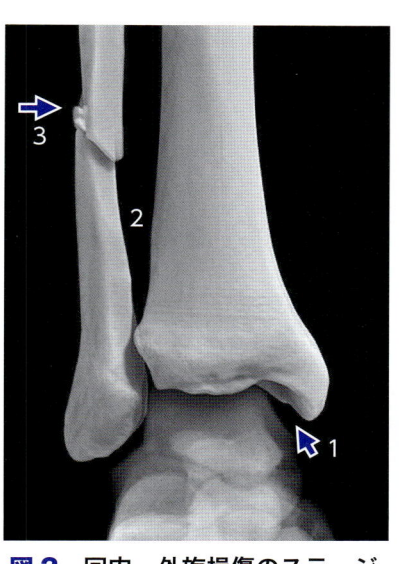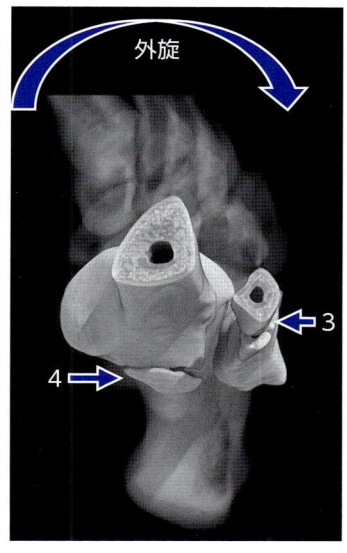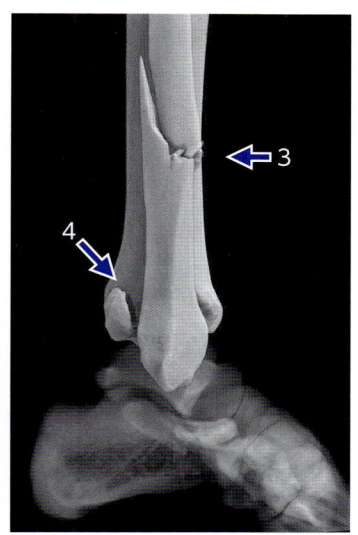

図2 回内・外旋損傷のステージ

ステージ1. 内果骨折（横断性）あるいは内側側副靱帯損傷

ステージ2. 前脛腓靱帯断裂，骨間膜断裂

ステージ3. 腓骨骨幹部骨折（足関節より近位）

ステージ4. 脛骨遠位部後縁（後果）骨折あるいは後脛腓靱帯損傷

［文献1を参考に作成］

回内位損傷では，腓骨骨折は関節面より近位で起こる．この腓骨骨折より下方では靱帯結合損傷を伴っていると考えられる．正面像あるいはモーティス位において，遠位脛腓靱帯結合損傷（syndesmotic injury）の評価，外側クリアスペースの開大がないかをチェックする．

参考文献

1）Wilson AJ：Chapter 22. The ankle. Radiology of Skeletal Trauma, Rogers LE（ed），3rd ed, Volume 2, p1222-1318, Churchill Livingstone, 2002

2）Russo A, et al：Ankle fracture：radiographic approach according to the Lauge-Hansen classification. Musculoskelet Surg **97**（Suppl 2）：S155-S160, 2013

ポイント

回内・外旋損傷では，はじめに足関節レベルで横断性の内果骨折あるいは内側側副靱帯（三角靱帯）断裂をきたす．足関節よりも近位での腓骨骨折は，回内位での損傷（ステージ3以上）を意味する．外旋性の外力がさらに続くと，脛骨後果骨折（あるいは後脛腓靱帯損傷）をきたす（ステージ4）．

5 メゾヌーヴ骨折 **Maisonneuve fracture**

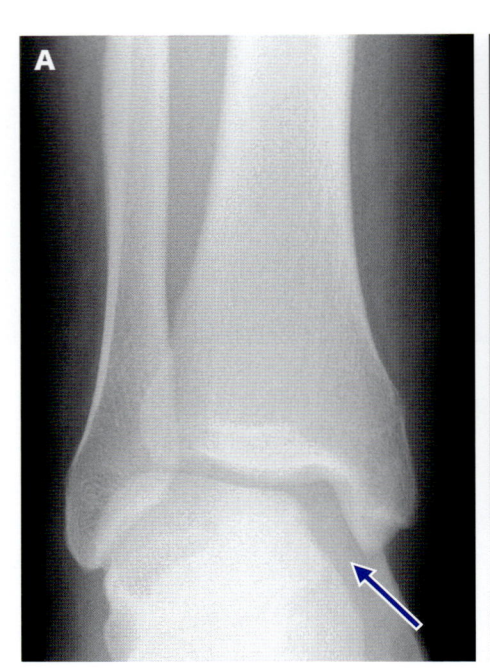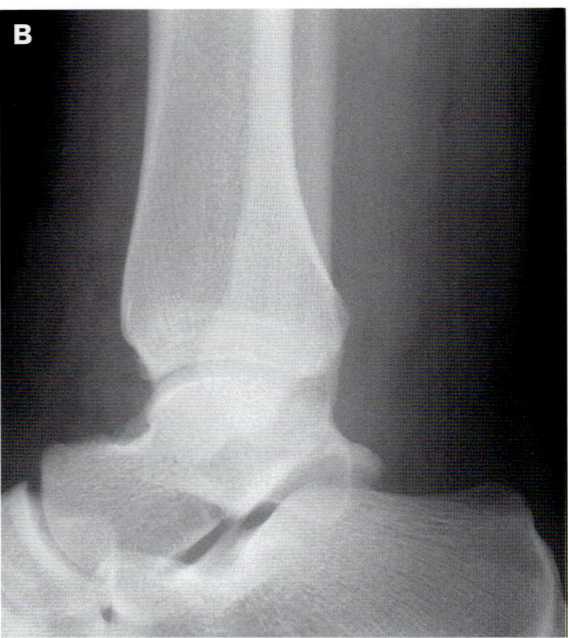

図 1-AB　右足関節 X 線正面像（A）・側面像（B）
23 歳男性，ソフトボールの試合でホームにすべりこんで受傷.

▍画像所見

　右足関節 X 線正面像（**図 1-A**）では，内側クリアスペース（medial clear space）と呼ばれる内果と距骨間距離の開大を認める（長い矢印）. 外果・後果を含め，他に骨折はみられない. メゾヌーヴ骨折を疑う所見であり，下腿正面像（**図 1-C**）において腓骨近位骨幹に斜走する骨折（短い矢印）を認めた.

▍臨床的考察

　前項の回内・外旋損傷の 1 つのバリエーションで，高度の足関節周囲の靭帯損傷と高位腓骨骨折を伴う. 高位腓骨骨折は脛腓骨間膜断裂の近位側に起こり，より遠位の脛腓骨間膜は断裂していると考えられる（**図 2**）. 高位腓骨骨折は足関節の単純 X 線像では描出されず，患者は足関節周囲の靭帯損傷の痛みが強いため，腓骨近位部での痛みを訴えないことが多い.

メゾヌーヴ骨折を疑う骨折・足関節所見：足関節単純 X 線検査で，以下の所見をみたら本損傷を疑う.

①著明な内側間隙（内側クリアスペース）の開大を認めるが，他に骨折を認めない.

②転位の激しい内果の横断性の骨折で，他に骨折を認めない.

③後果の骨折で，他に骨折を認めない.

　以上の所見では，高位腓骨骨折（および脛腓

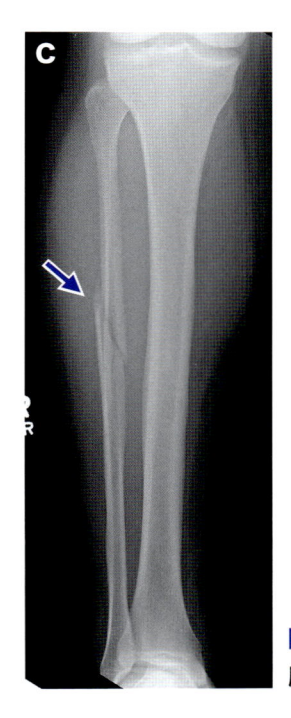

図1-C 同症例，右下腿 X 線正面像

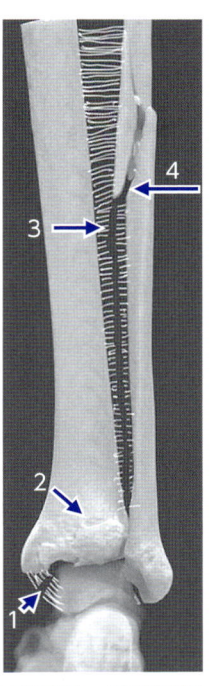

1：内側側副靱帯断裂
2：脛骨後果骨折
3：高位腓骨骨折レベルに至る骨間膜断裂
4：高位腓骨骨折

図2 メゾヌーヴ骨折における靱帯，骨間膜損傷

メゾヌーヴ骨折症例，右脛骨腓骨の 3D-CT 画像（後方より望む）．

靱帯結合損傷）を疑って下腿単純 X 線検査を追加する．後果の骨折例では転位のないことも多く，見逃されることも多い．また，足関節の過底屈によって，稀に単独の後果骨折を生じることもあるが，本損傷を除外することが必要である．

内側クリアスペースの開大は，強靱な内側側副靱帯の断裂を示唆し，骨折を伴わない靱帯単独の損傷のことは稀である．高位腓骨骨折の診断のため下腿の単純 X 線検査（2 方向）が適応となる．

参考文献

1）Wilson AJ：Chapter 22. The ankle. Radiology of Skeletal Trauma, Rogers LE（ed），3rd ed, Volume 2, p1222-1318, Churchill Livingstone, 2002
2）Russo A, et al：Ankle fracture：radiographic approach according to the Lauge-Hansen classification. Musculoskelet Surg **97**（Suppl 2）：S155-S160, 2013

ポイント

メゾヌーヴ骨折は回内・外旋損傷の 1 つのバリエーションで，高度の靱帯損傷と高位腓骨骨折を伴う．足関節にて，単独の内側間隙（内側クリアスペース）の開大を認めた場合，本損傷を疑って下腿・脛骨腓骨 X 線検査を追加する．

6 ピロン骨折

pilon fracture

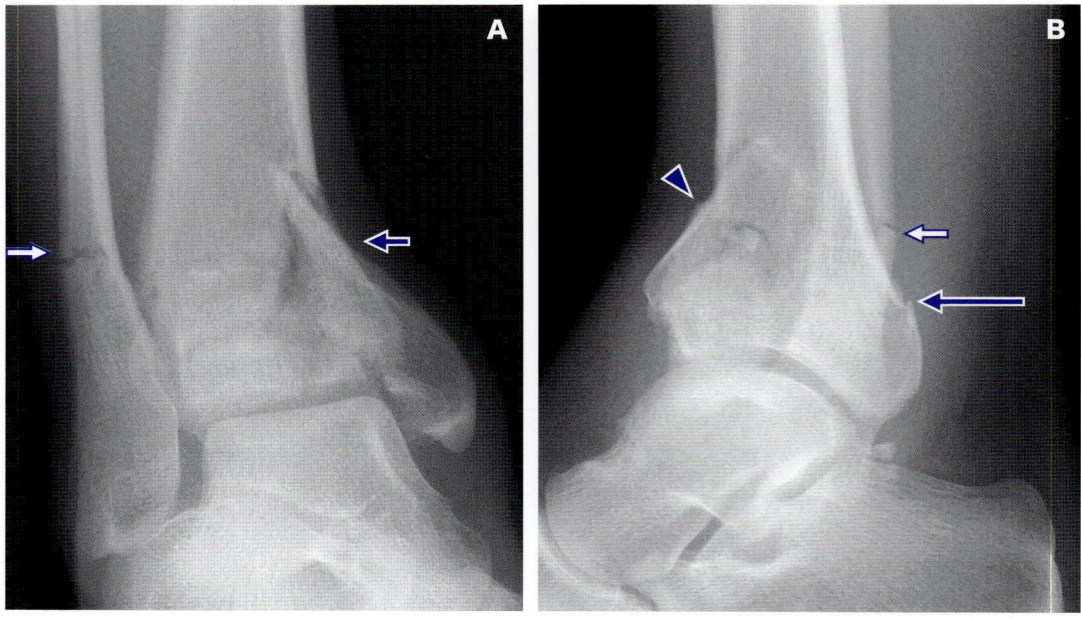

図1　右足関節 X 線モーティズ位（A），側面像（B）
32 歳男性，ダートバイクのジャンプ着地時に足関節を過背屈して受傷.

▌画像所見

　右足関節 X 線モーティズ位（**図1-A**）では脛骨遠位部の骨折は内果（短い矢印）から天蓋（plafond）に及び，側面像（**図1-B**）では脛骨前方の骨皮質の変形（矢頭）が著明である．腓骨遠位骨幹の横断性の骨折（白矢印）および後果の骨折（長い矢印）を伴っている．

▌臨床的考察

　ピロン（pilon）骨折は，ローグ・ハンセン（Lauge-Hansen）分類の当初の4分類に，回内・背屈（pronation-dorsiflexion）損傷として5番目に加えられた.

　回内位では足関節の内側の靱帯にテンションがかかり，距骨からの背屈外力により脛骨内果および脛骨天蓋前方の骨折（ステージ1および2）をきたす（**図2**）．脛骨前方の骨折は距骨による圧排により頭側に転位するのが特徴的である．さらなる背屈外力により腓骨骨幹部の骨折（ステージ3），脛骨後果の骨折（ステージ4）をきたす．

　多くは交通事故や転落に伴った脛骨長軸方向の高エネルギー外力による．靱帯を介さない距骨背屈による外力のため，他の4分類とは違った損傷パターンといえる．

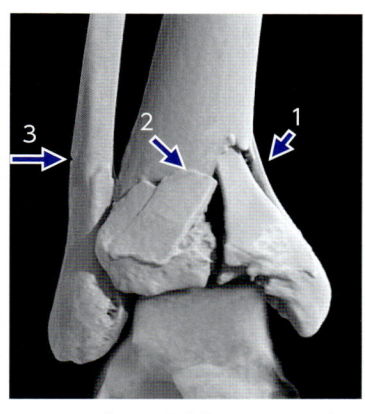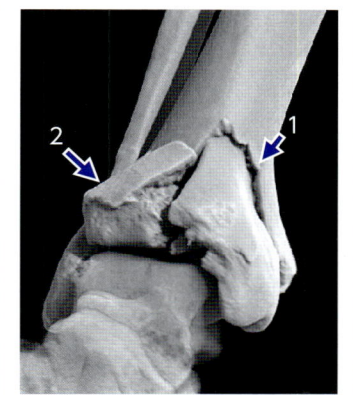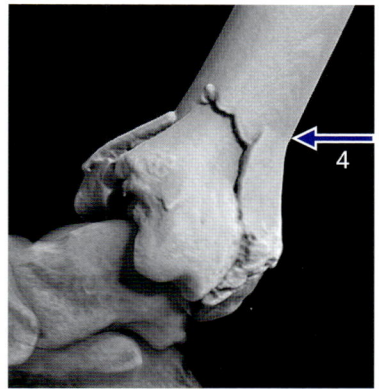

図2 ピロン骨折のステージ

ステージ1：内果骨折（靭帯断裂）
ステージ2：脛骨遠位部前方の圧迫性骨折
ステージ3：腓骨遠位骨幹部の骨折
ステージ4：脛骨後果骨折

［文献1を参考に作成］

ローグ・ハンセン分類の後，リュエディ（Ruedi）らは，関節と脛骨遠位骨幹部の粉砕と骨折の転位の程度による3分類を提唱した．タイプ1は転位のほとんどない亀裂骨折，タイプ2は関節面の粉砕を伴わず明らかな転位を認める骨折，タイプ3は天蓋部の圧迫・粉砕骨折である．ミューラー（Muller）は，関節外（グループA），部分的関節内（グループB），完全関節内（グループC）に分け，それぞれ細分類して，予後との関連づけをした．さらにレオネッティ（Leonetti）は，CT画像に基づく分類（転位のないタイプ1から4つ以上の転位した関節内骨片をもつタイプ4）を提唱している．

ピロン骨折のCTによる評価では，関節内骨折，転位の評価に加えて，足関節周囲の腱をチェックする．脛骨の内果骨折の多くは矢状断方向に後果まで延び，骨片の転位の程度によっては後脛骨筋腱を巻き込み，骨折の整復が困難なことがある．

ポイント

ピロン骨折は，回内位の背屈外力による損傷で，脛骨関節面前方の骨折の近位への転位が特徴的である．CTで関節内骨折の評価をする．

参考文献

1）Wilson AJ：Chapter 22. The ankle. Radiology of Skeletal Trauma, Rogers LE(ed), 3rd ed, Volume 2, p1222-1318, Churchill Livingstone, 2002
2）Bastias C, Lagos L：New principles in pilon fracture management: revisiting Ruedi and Allgower concepts. Foot Ankle Clin **25**：505-521, 2020
3）Ruedi TP, Allgower M：The operative treatment of intra-articular fractures of the lower end of the tibia. Clin Orthop Relat Res Jan-Feb（138）：105-110, 1979
4）Leonetti D, Tigani D：Pilon fractures: a new classification system based on CT-scan. Injury **48**：2311-2317, 2017

7 上腓骨筋支帯裂離骨折

superior peroneal retinaculum avulsion fracture

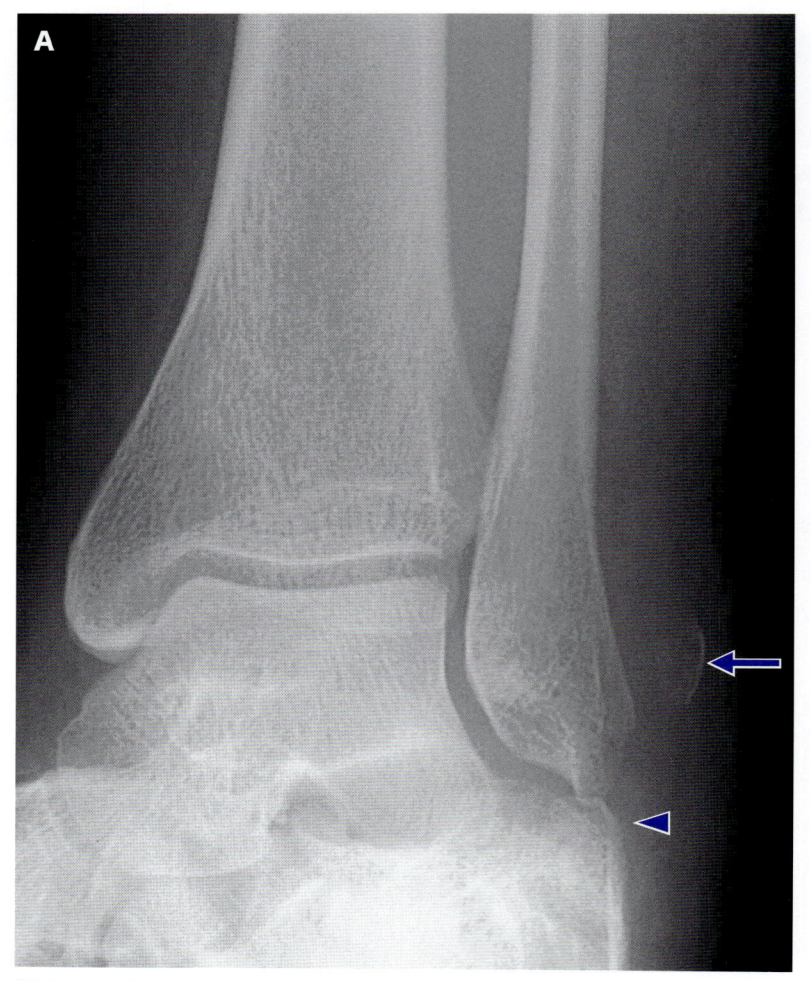

図1-A　左足関節X線モーティズ位
10代後半の女性，窓より飛び降りて受傷.

▌画像所見

　左足関節X線モーティズ位（**図1-A**）では，腓骨遠位部周囲の軟部組織腫脹を認め，腓骨遠位部外側に細長い骨片（矢印）を認める．上腓骨筋支帯（superior peroneal retinaculum：外果から踵骨に張る）による腓骨の裂離骨折の所見である．腓骨下には踵骨骨折の外側転位（矢頭）が一部描出されている．

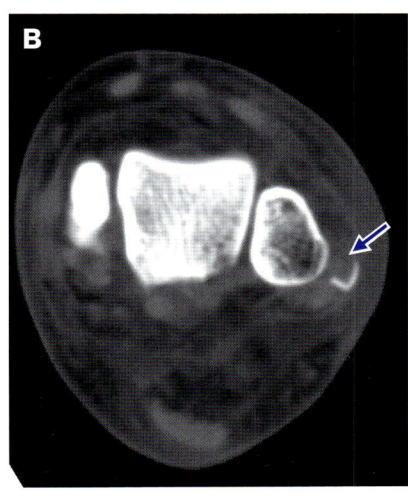 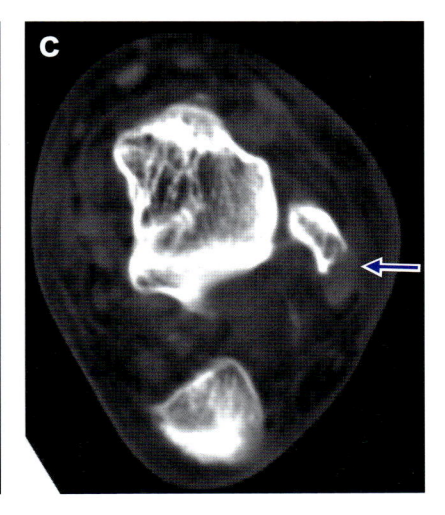

図1-BC 同症例，左足関節CT横断像
腓骨裂離骨片レベル（**B**），腓骨遠位端レベル（**C**）にて，腓骨筋腱の脱臼（矢印）が描出されている.

▌臨床的考察

　腓骨遠位部（外果）の外側に転位した骨皮質片は，上腓骨筋支帯の腓骨側の裂離骨折を示唆する. 上腓骨筋支帯により腓骨筋腱は腓骨遠位端の後方に固定されており，腓骨筋腱が脱臼することによりこの裂離骨折が起こる（**図1-B，C**）.

　様々な外傷性の機序による腓骨筋腱の脱臼が報告されているが，典型的には急激な背屈（dorsiflexion）外力に腓骨筋収縮が伴って起こるとされる. 身体所見，超音波検査では，背屈位に固定した状態で外転（eversion）ストレスを加えることにより，腓骨筋腱の脱臼が誘発される.

　筆者らの経験では，腓骨筋腱の脱臼の多くは本症例のように踵骨骨折に合併して起こる. サンダース（Sanders）分類による踵骨骨折の程度によりその頻度は異なるが，全体では25～50％，後距骨下関節面の高度粉砕骨折（タイプⅣ）では70％に腓骨筋腱脱臼を合併する（➡ Chapter 5 – **11**）.

ポイント

　腓骨遠位部（外果）の外側に転位した骨皮質片は，上腓骨筋支帯の腓骨側の裂離骨折であり，受傷時の腓骨筋腱の脱臼を示唆する.

参考文献
1）Espinosa N, Maurer MA：Peroneal tendon dislocation. Eur J Trauma Emerg Surg **41**：631-637, 2015
2）Ohashi K, et al：Diagnostic accuracy of 3D color volume-rendered CT images for peroneal tendon dislocation in patients with acute calcaneal fractures. Acta Radiol **56**：190-195, 2015

8 距骨骨軟骨損傷

talus osteochondral lesion

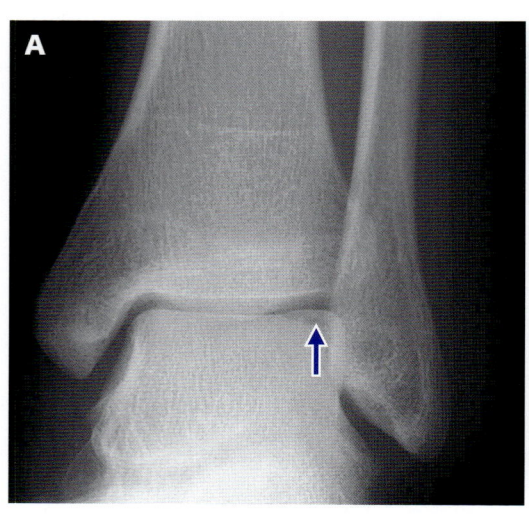 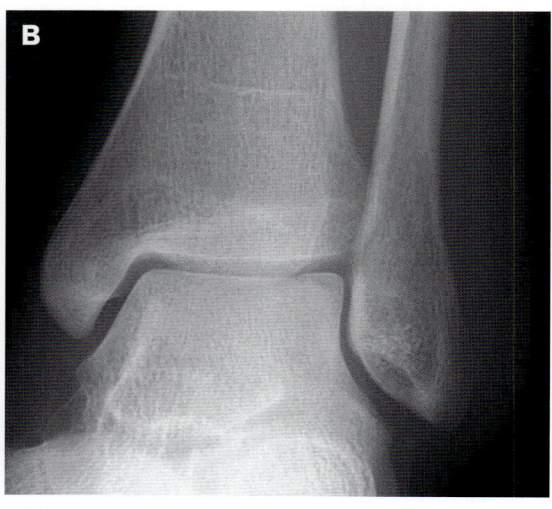

図 1 左足関節 X 線正面像（A），モーティズ位（B）
32 歳男性，バスケットボール中に左足関節内反位で着地．その後，腫脹・痛みが徐々にひどくなり受診．

画像所見

左足関節 X 線正面像およびモーティズ位（**図 1**）において，距骨ドーム（talar dome）外側縁にわずかな骨透亮像（**図 1-A** の矢印）を認める．距骨ドーム外側の骨軟骨損傷（osteochondral lesion, transchondral fracture）の所見である．

臨床的考察

関節軟骨とその軟骨下の骨を含む塊状の断裂・分離は骨軟骨病変（骨軟骨損傷）と呼ばれ，大腿骨遠位，距骨ドームに好発する．骨軟骨病変の発生機序として外傷や骨壊死の関与が挙げられるが，距骨では内反外力による外傷が大部分と考えられ，足関節のいわゆる捻挫の 50％に合併するという報告もある．受傷時の単純 X 線検査は陰性で，持続する痛みで再診し，再検の単純 X 線で診断されることも多い．単純 X 線所見は軽微で，診断感度は高くない（40〜60％）．診断，病変評価には MRI，MR・CT 関節造影が有用である．

距骨の内側・外側骨軟骨病変：距骨の骨軟骨病変の大部分は内側あるいは外側病変で，受傷時の肢位により，底屈位内反ではやや後方の内側病変，背屈位内反ではやや前方の外側病変をきたすとされる．外側病変はより扁平な形態で，内側病変に比べて外傷との関連性および症状を伴う頻度がより高いとされる．距骨ドームを 9 つに分けた分類では，内側・中央の病変が最も

多い（50％）とされる．

　単純 X 線検査に続いて，MRI では病変の大きさと部位の診断に有用で，治療方法［修復的（reparative），整復的（restorative）］の選択に反映される．手術適応とされる不安定病変の評価には，関節造影（MRI あるいは CT）が推奨される．

ナイキサイン（図2）: 単純 X 線検査において，距骨の骨軟骨病変の転位・回転によって，NIKE® のロゴマークに似た形状を呈することがあり，ナイキサインと呼ばれる．不安定病変の所見である［バーント・ハーティ（Berndt and Harty）の分類のステージ4］.

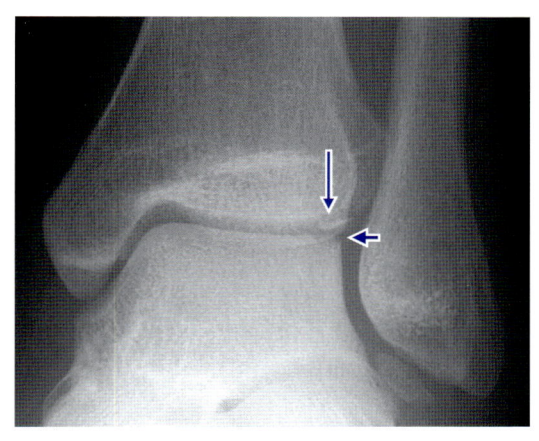

図2　ナイキサイン

18 歳男性，足関節捻挫で受診．モーティズ位で距骨ドーム外側骨皮質の不整（短い矢印）およびナイキロゴに似た扁平な骨片（長い矢印）を認める．腓骨下の骨化性病変は慢性外傷性変化と考えられた．

ポイント

　距骨ドームの骨軟骨病変の単純 X 線所見は軽微で，足関節正面像あるいはモーティズ位において，わずかな骨透亮像や骨皮質の不整により診断される．

参考文献

1 ）Wilson AJ：Chapter 22. The ankle. Radiology of Skeletal Trauma, Rogers LE（ed）, 3rd ed, Volume 2, p1222-1318, Churchill Livingstone, 2002
2 ）Savage-Elliott I, et al：Osteochondral lesions of the talus：a current concepts review and evidence-based treatment paradigm. Foot Ankle Spec **7**：414-422, 2014
3 ）Looze CA, et al：Evaluation and management of osteochondral lesions of the Talus. Cartilage **8**：19-30, 2017

9 スノーボーダー骨折

snowboarder's fracture

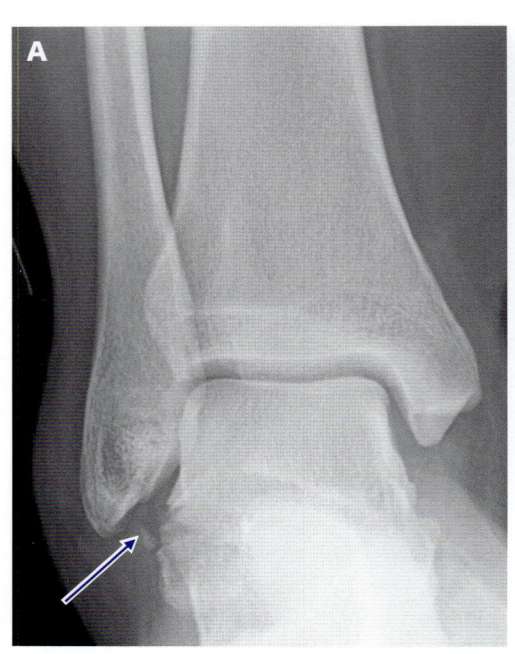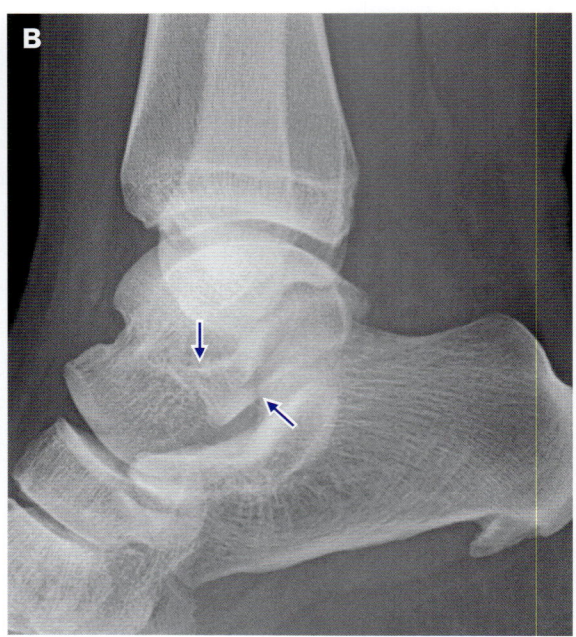

図 1-AB　右足関節 X 線正面像（A），側面像（B）
28 歳男性，歩道で足を踏み外してジャンプし，背屈内反位にて着地して右足関節を受傷.

▎画像所見

　右足関節 X 線正面像（**図 1-A**）にて距骨外側突起の骨欠損，小骨片（長い矢印）を認める. 側面像（**図 1-B**）では，距骨外側突起前縁および後距骨下関節面の骨皮質の断裂，骨折所見（短い矢印）を認める. 距骨外側突起骨折の所見である.

▎臨床的考察

　距骨外側突起の骨折は稀であるが，スノー

ボードによるスポーツ外傷に比較的頻度が高く，スノーボーダー骨折と呼ばれる. 軽度の転位症例も多く，単純 X 線検査では見逃されることが多い. 骨折は通常，正面像において描出される. 本疾患が疑われる場合は，CT が適応となる（**図 1-C，D**）.

　本症例はスノーボードによる受傷ではないが，典型的には難度の高い演技，軟らかい装具（soft-shell boots），背屈内反位での着地に関連して起こるとされる.

　CT では，骨片の大きさ，転位の程度，後距

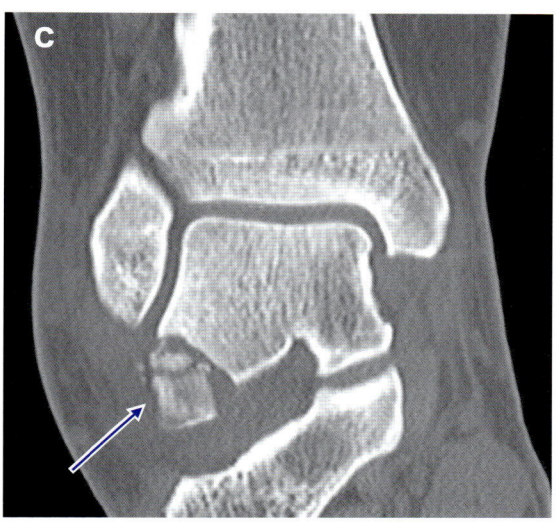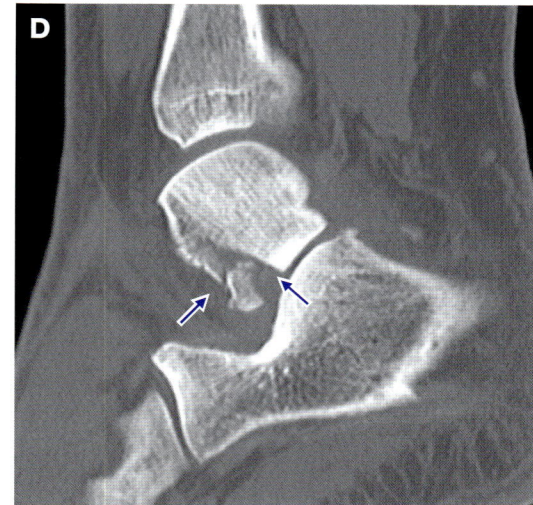

図 1-CD　同症例，受傷 7 週間後の CT 冠状断像（C），外側矢状断像（D）
距骨外側突起の複数の骨片，関節面よりの転位を認める（矢印）．

骨下関節の整合性などを評価する．広く使われている分類，手術適応はないが，2 mm 以上の転位のある後距骨下関節，距骨腓骨関節面を含む大きな骨折（＞1 cm）では手術適応が考慮される．

参考文献

1 ）McCrory P, Bladin C：Fractures of the lateral process of the talus：a clinical review. "Snowboarder's ankle". Clin J Sport Med **6**：124-128, 1996
2 ）Tucker DJ, et al：Fractures of the lateral process of the talus：two case reports and a comprehensive literature review. Foot Ankle Int **19**：641-646, 1998

ポイント

　足関節単純 X 線検査では，距骨外側突起を必ず評価する．正面像において腓骨下に張り出す距骨外側突起の骨透亮像・骨皮質不整像をみたら，スノーボーダー骨折を疑う．

10 距骨頚部骨折 **talar neck fracture**

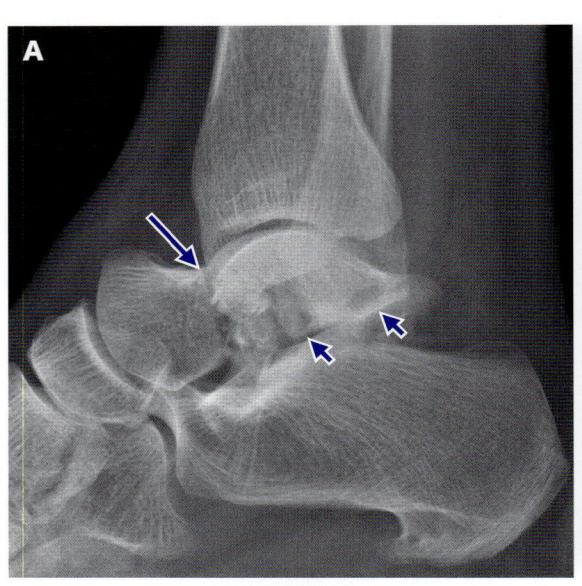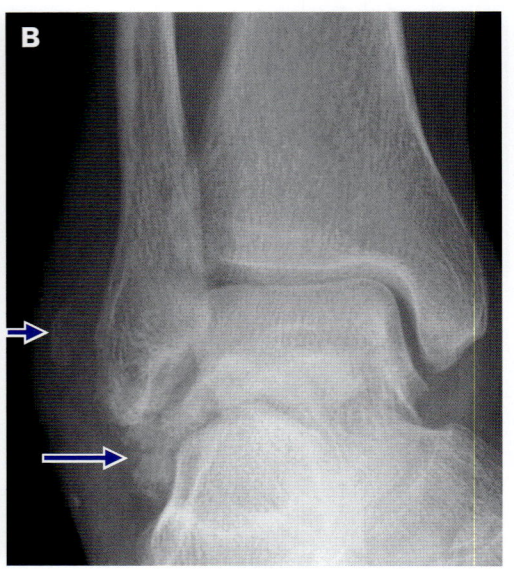

図 1-AB 右足関節 X 線側面像（A），正面像（B）
65 歳女性，交通事故で受傷.

▌画像所見

　右足関節 X 線側面像（**図 1-A**）において，距骨頚部（talar neck）の骨折（長い矢印）を認め，後距骨下関節面は重複し（短い矢印），頚部骨折に伴う距骨下関節脱臼の所見である．正面像（**図 1-B**）では腓骨下方の粉砕骨折片（長い矢印）を認め，距骨の外側突起に及ぶ骨折を示唆する．腓骨遠位部外側の小さな細長い骨片（短い矢印）は，上腓骨筋支帯（superior peroneal retinaculum）による裂離骨折の所見で，腓骨筋腱脱臼を示唆する（ ➡ Chapter 5 - **7**）．CT によりこれらの所見が確認された（図 1-C，D）．

▌臨床的考察

　距骨骨折は交通事故や転落などによる激しい外力に伴い，ほぼ半数が距骨頚部の骨折とされてきた．しかし，最近の CT に基づく報告では距骨体部（足関節面）の骨折の頻度が最も高く，CT で診断された距骨ドーム骨折の 30％は単純 X 線検査では陰性であった．

ホーキンス（Hawkins）の距骨頚部骨折の分類（図 2）：距骨骨折の半数以上で関節脱臼を伴い，3 つの隣接する関節脱臼の有無によるホーキンスの距骨頚部骨折の分類［カナール（Canale）とケリー（Kelly）により改訂］が広く使われている．転位を伴わないタイプ 1 は診

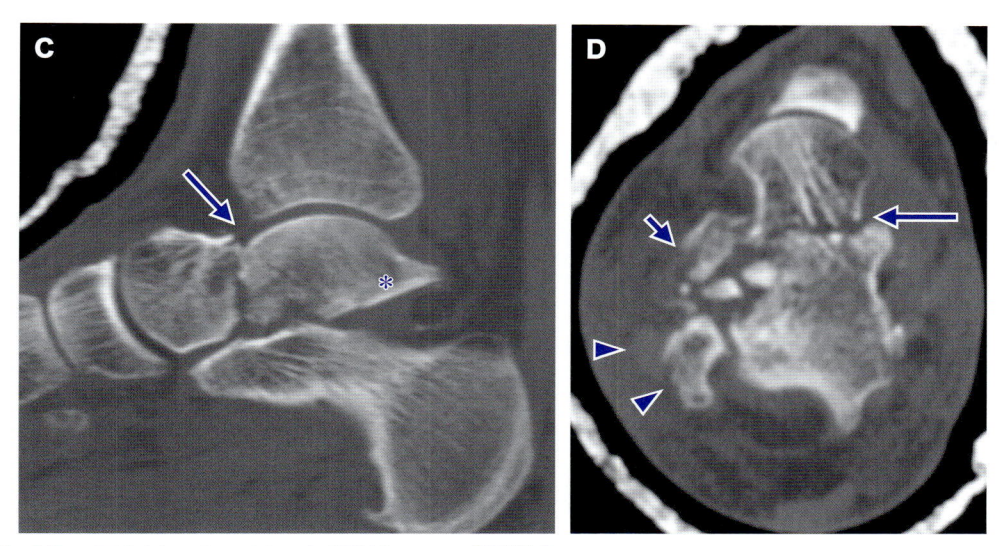

図1-CD　同症例のCT（C：矢状断像，D：横断像）

単純X線でみられた距骨の頚部骨折（長い矢印）は外側突起の骨折（短い矢印），後距骨下関節の脱臼（＊）を伴っている（ホーキンスの距骨頚部骨折のタイプ2）．腓骨筋腱脱臼を伴う腓骨骨折（矢頭）がCTの横断像で描出されている．

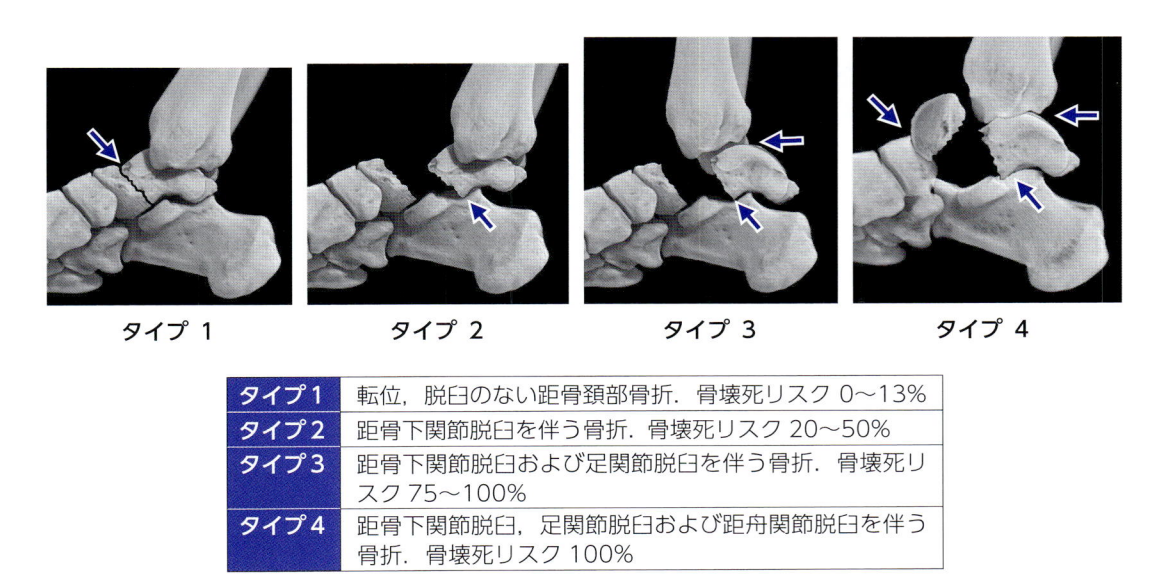

タイプ1	転位，脱臼のない距骨頚部骨折．骨壊死リスク0〜13%
タイプ2	距骨下関節脱臼を伴う骨折．骨壊死リスク20〜50%
タイプ3	距骨下関節脱臼および足関節脱臼を伴う骨折．骨壊死リスク75〜100%
タイプ4	距骨下関節脱臼，足関節脱臼および距舟関節脱臼を伴う骨折．骨壊死リスク100%

図2　ホーキンスの距骨頚部骨折の分類

［文献1を著者が和訳して引用］

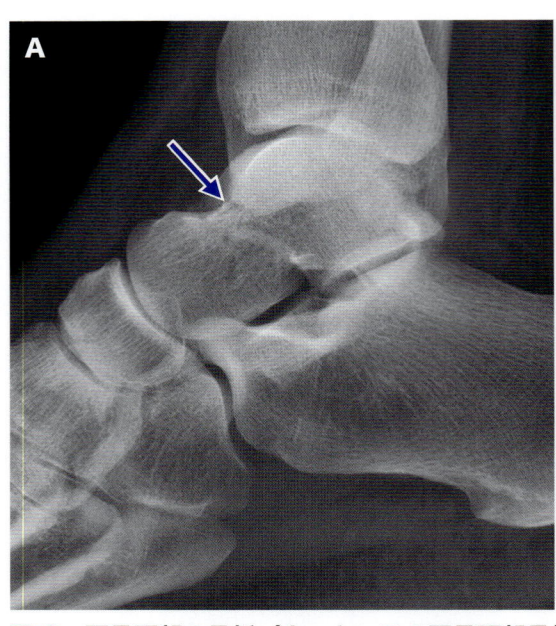 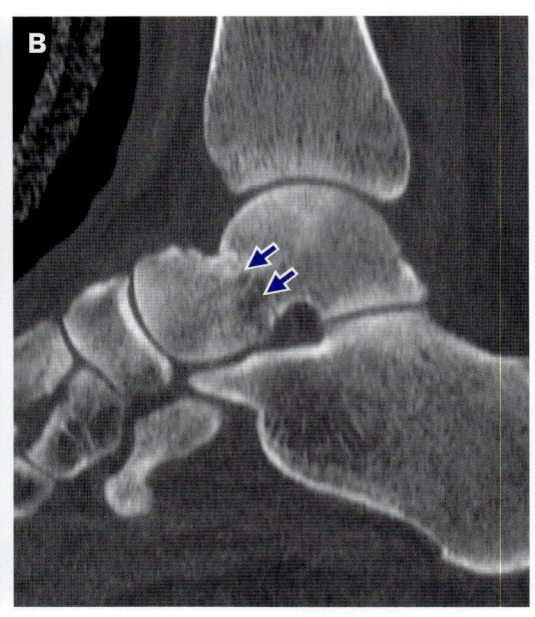

図3 距骨頚部の骨折（ホーキンスの距骨頚部骨折のタイプ1）

35歳女性，交通事故．受傷時のX線側面像（**A**）では，距骨頚部のわずかな骨透亮像（長い矢印）は指摘されなかった．約10日後のCT矢状断像（**B**）で，骨吸収を伴った頚部骨折（短い矢印）が認められる．

断が困難な骨折の1つである（**図3**）．稀に例外もみられるが，脱臼は距骨下関節，足関節（距腿関節），距舟関節の順に合併する．距骨は解剖学的に血流に乏しく，脱臼骨折に伴う体部の骨壊死の合併率は，脱臼した関節が増えるほど増加し，3関節の脱臼を伴うタイプ4ではほぼ全例で骨壊死を合併する．

　本症例は距骨下関節脱臼を伴うタイプ2に分類され，骨壊死合併率は20〜50％とされる（**図2**）．CTでは関節内骨折の範囲・転位，軟部組織損傷などがよく描出され，手術適応の評価，術前検査として施行される．一般的には，速やかな脱臼の整復が推奨され，開放性脱臼骨折，皮膚虚血の合併例は緊急手術の適応とされる．

ポイント

　距骨頚部骨折の半数以上で，隣接する関節脱臼を伴う（距骨下関節，足関節，距舟関節）．速やかな整復後，CTでは関節内骨折の範囲・転位，関節の整合性が評価される．

参考文献
1）Summers NJ, Murdoch MM：Fractures of the talus：a comprehensive review. Clin Podiatr Med Surg **29**：187-203, vii, 2012
2）Dale JD, et al：Update on talar fracture patterns：a large level I trauma center study. Am J Roentgenol **201**：1087-1092, 2013

11 踵骨骨折（距骨下関節内骨折）

intraarticular calcaneal fracture

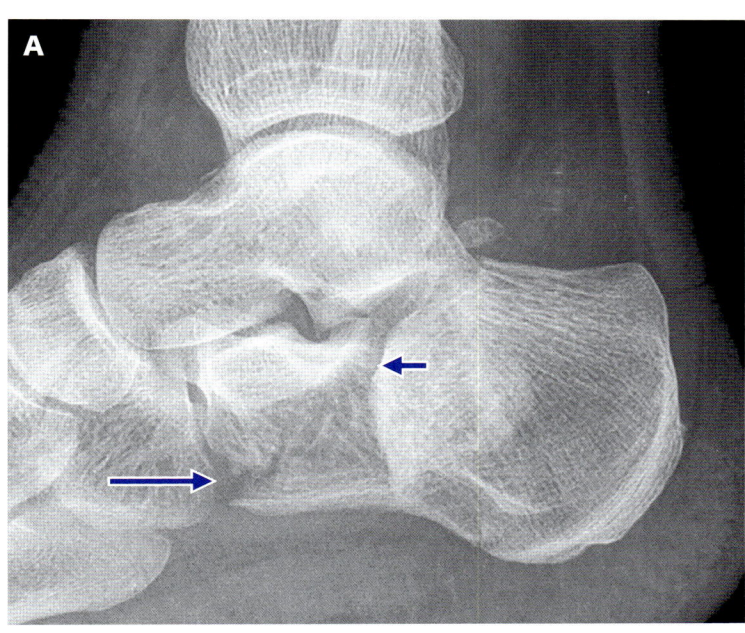

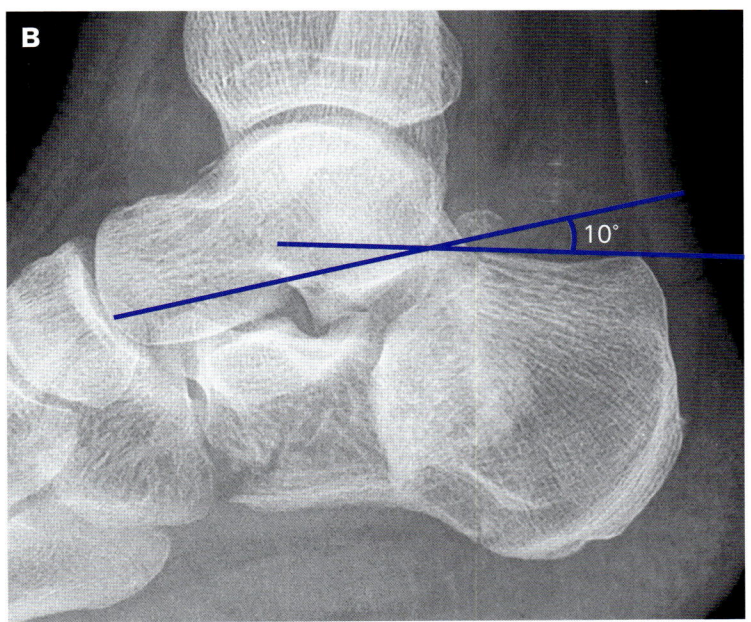

図 1-AB **右足関節 X 線側面像（A）とそのボーラー角（B）**

62 歳女性，高所より右足で着地して受傷．

踵骨前方突起上縁と後距骨下関節面後縁を結ぶ直線と，同じく後距骨下関節面後縁と後結節後上縁を結ぶ
直線より成る小さい角度（ボーラー角，正常 20 〜 40°）．

画像所見

　足関節 X 線側面像（**図 1-A**）において，踵骨の後距骨下関節面の開大・陥没（短い矢印）を認める．踵骨の圧迫変形の指標となるボーラー角は 10° と低下している（**図 1-B**）．陥没性の踵骨関節内骨折の所見である．前方では，踵立方関節に延びる骨折（長い矢印）を認める．

臨床的考察

　踵骨骨折は足根骨骨折の中で最も頻度が高く，その約 3/4 は距骨下関節内骨折である．高所からの転落などに伴う圧迫性外力によって起こる．反対側の踵骨骨折，胸腰椎骨折の合併はそれぞれ約 10% とされる．

ボーラー（Boehler）角（図 1-B）：踵骨骨折では骨折線が描出されずに，圧迫変形のみが有意な所見となることがある．X 線側面像で，踵骨前方突起上縁と後距骨下関節面後縁を結ぶ直線と，同じく後距骨下関節面後縁と後結節後上縁を結ぶ直線より成る角はボーラー角と呼ばれ，正常では 20～40° で，骨折による圧迫変形では減少する．

エセックス・ロプレスティ（Essex-Lopresti）分類：関節内の圧迫性骨折の後方伸展の違いにより 2 つに分類される．大部分は，本症例のように距骨下関節面を含む外側骨片が後距骨下関節後方より矢状断方向に走る骨折線により踵骨後結節とは分離されているタイプで，外側関節内骨片は踵骨中心部で陥没する（centrolateral compression variety）．もう 1 つは距骨下関節面の骨片が踵骨後結節の頭側部分を含むタイプで，側面像で同骨片が舌状であるため，舌（tongue）タイプと呼ばれ（**図 2**），その頻度は低い．

サンダース（Sanders）の CT による踵骨関節内骨折の分類（図 3）：踵骨骨折では，関節内骨折の評価のために CT 検査が適応となる（**図 1-C～E**）．後距骨下関節面の骨折により大きく 2 つの骨片に分けられる場合はタイプ II と

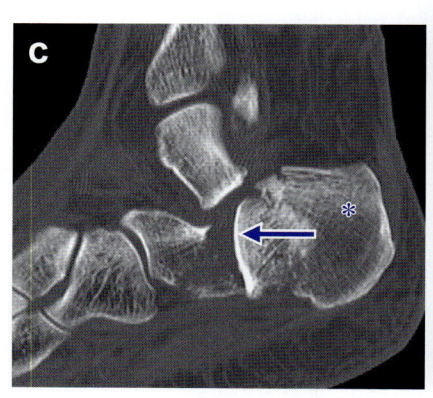
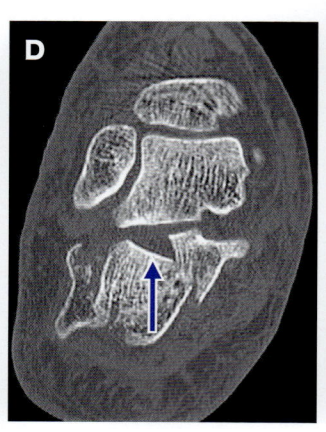
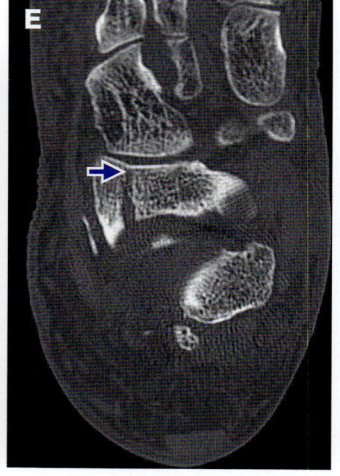

図 1-CDE　同症例の CT
矢状断像（**C**）および冠状断像（**D**）では後距骨下関節面を含む踵骨外側骨片（長い矢印）の著明な陥没を認める．同関節内骨片は，矢状方向に走る骨折線により後結節（＊）とは分離している．横断像（**E**）では踵立方関節内骨折（短い矢印）が描出されている．

分類され，その骨折線の位置により，外側から
ⅡA，ⅡB，ⅡCに分かれる．後距骨下関節面
の骨片が3つとなる場合にはタイプⅢとされ，
2本の骨折線の部位により，ⅢAB，ⅢACのよ
うに分類される．4つ以上の粉砕骨折はタイプ
Ⅳとなる．転位のない骨折はタイプⅠに分類さ
れる．踵骨骨折の分類では，他にクロスビー
（Crosby）による分類がある．

腓骨筋腱の脱臼：踵骨関節内骨折では，外側骨
片は外側に転位し，約25〜50%の症例で腓骨
筋腱脱臼を合併する．サンダース分類のタイプ，
関節内骨片の数に伴って，その頻度は上昇し，
粉砕骨折のタイプⅣでは約7割に起こる（➡
Chapter 5 – **7**）．

　踵骨関節内骨折では，転位の程度により手術
的整復が適応となる．術後の後距骨下関節の整
合性や合併する関節軟骨の損傷の程度により距
骨下関節の変形性関節炎を合併し，その後，関
節癒合術の適応となることも少なくない．

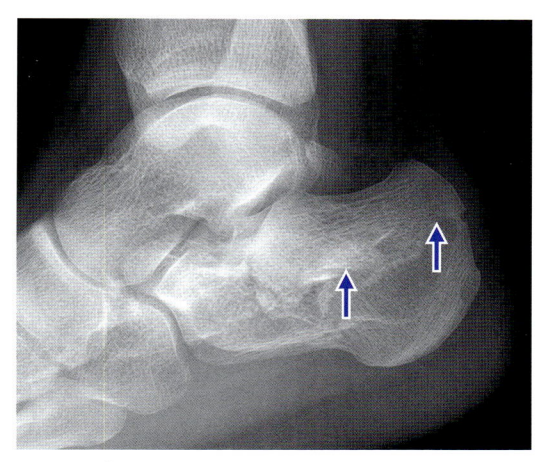

図2　舌タイプの踵骨骨折
27歳男性，8mのはしごより転落．X線側面像に
て踵骨の距骨下関節の骨片・骨折線は後結節上縁
にほぼ平行に延びて舌状（矢印）にみえる．ボーラー
角の著明な低下を伴っている．

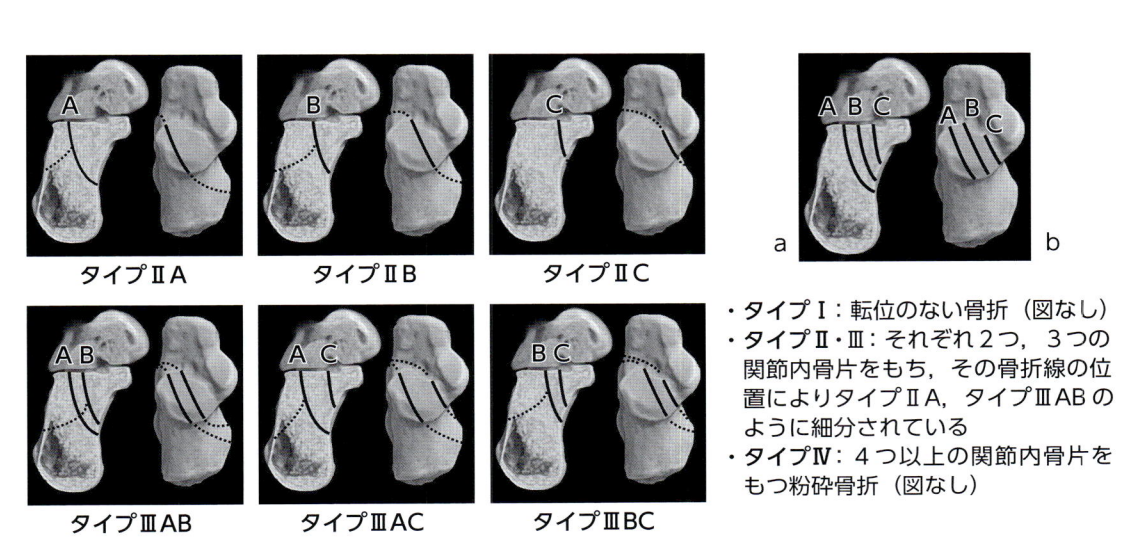

タイプⅡA　　タイプⅡB　　タイプⅡC

タイプⅢAB　　タイプⅢAC　　タイプⅢBC

・**タイプⅠ**：転位のない骨折（図なし）
・**タイプⅡ・Ⅲ**：それぞれ2つ，3つの
　関節内骨片をもち，その骨折線の位
　置によりタイプⅡA，タイプⅢABの
　ように細分されている
・**タイプⅣ**：4つ以上の関節内骨片を
　もつ粉砕骨折（図なし）

図3　サンダース（Sanders）のCTによる踵骨関節内骨折の分類
上段右の冠状断像（a）および横断像（b）では，関節内骨折線A・B・Cと後距骨下関節との位置関係を
示している．　　　　　　　　　　　　　　　　　　　　　　　　　　　　　　　　［文献2を参考に作成］

ポイント

　踵骨骨折は足根骨骨折の中では最も頻度が高く，約3/4は距骨下関節内骨折である．反対側の踵骨骨折，胸腰椎骨折の合併はそれぞれ約10%とされる．踵骨骨折線が明らかでなく，側面像で圧迫変形のみが有意な所見となることがあり，ボーラー角の減少がないかを確認する．

参考文献

1) Wilson AJ：Chapter 22. The ankle. Radiology of Skeletal Trauma, Rogers LE(ed), 3rd ed, Volume 2, p1222-1318, Churchill Livingstone, 2002
2) Daftary A, et al：Fractures of the calcaneus：a review with emphasis on CT. Radiographics **25**：1215-1226, 2005
3) Ohashi K, et al：Diagnostic accuracy of 3D color volume-rendered CT images for peroneal tendon dislocation in patients with acute calcaneal fractures. Acta Radiol **56**：190-195, 2015

整形外科研修医のカンファレンス（indication conference）

　1990年代に私がアイオワ大学骨軟部放射線科のフェローをしていた頃は，整形外科の朝のカンファレンスは indication conference と呼ばれていた．検査や手術の適応（indication）を議論・検討する教育的なカンファレンスで，指導医（ファカルティ）が実際の症例（年齢，主訴など）を提示し，「次は何をするか」などと研修医に質問しながら，まず診断から話を進めていく．研修医が例えば「単純X線をオーダーする」と答えると，必ずその理由・適応について質問されていた．

　放射線科医にとっては，患者さんの受診時の病歴，身体所見から診断を進めていく過程は，実際に経験できることではない．整形外科医が身体所見で行う診断テストの感度や特異度も議論され，画像診断がどの程度役立つのか，あるいは必要な

いのかなどは，興味深いとともに，画像検査の適応をクリティカルに考えるよい機会となった．CT，MRIが普及した近年，その検査数は以前に比べて格段に増加しており，それぞれの検査の適応を常に評価することは，以前にも増して重要であると思われる．

　画像検査の適応に関しては，画像診断医が大きく関わる事柄であるが，例えば軟部腫瘤が触れた患者さんに超音波，CT，MRIが同時にオーダーされるような施設では，画像診断医の存在意義ははなはだ疑問である．適当な検査が順当に依頼されるように，コンサルテーションを受けたり，診断レポートで必要な検査を推奨することは，画像診断医の大切な役割のひとつである．

12 踵骨前方突起骨折 （ショパール関節内反損傷）

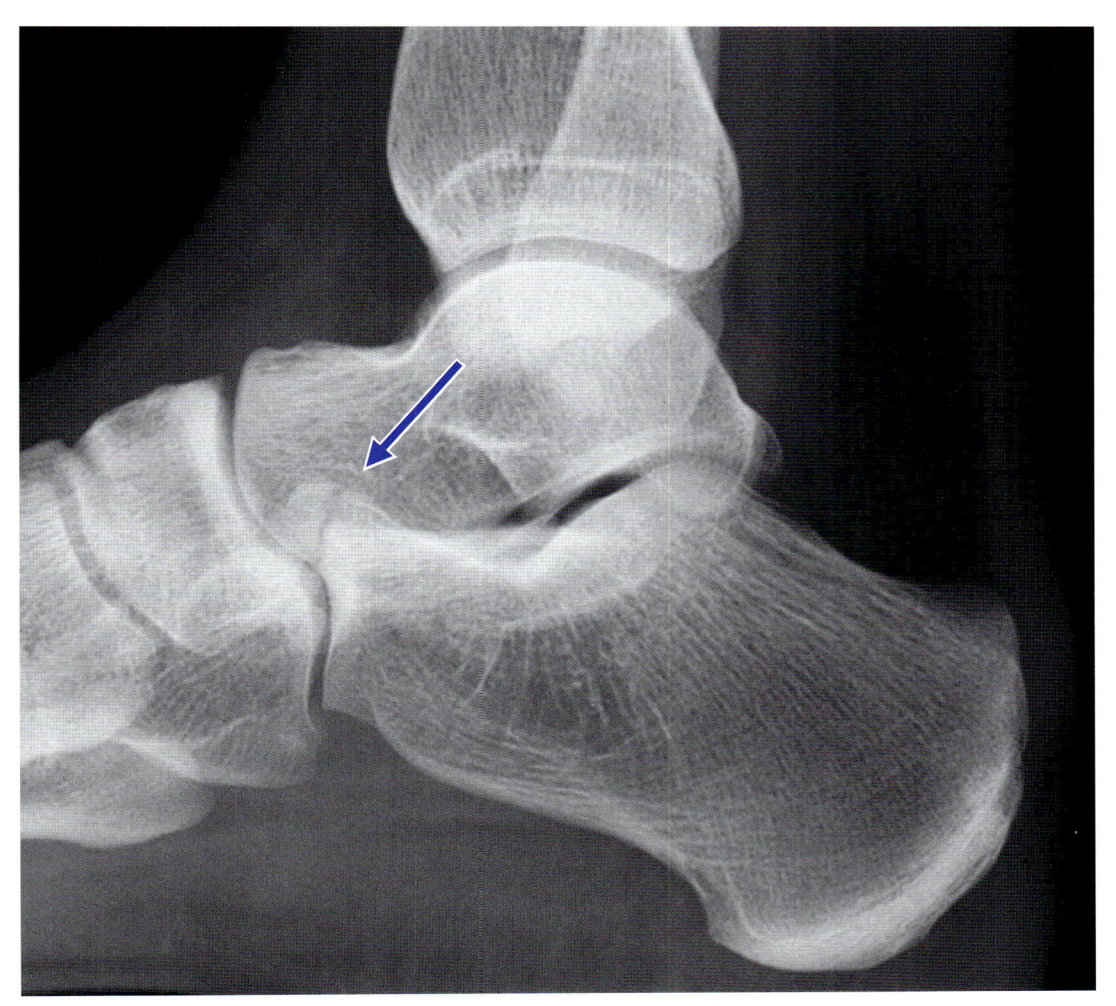

図1　右足関節 X 線側面像
34歳女性，階段を踏み外して右足関節を内反して受傷．

画像所見

　右足関節 X 線側面像（**図1**）において，踵骨の前方突起（anterior process）に骨折線（矢印）を認める．踵骨前方突起骨折の所見である．

臨床的考察

　踵骨の前方突起骨折は，足関節内反外力により外側の靱帯にテンションがかかり，背側踵立方靱帯あるいは二分靱帯を介した裂離骨折とし

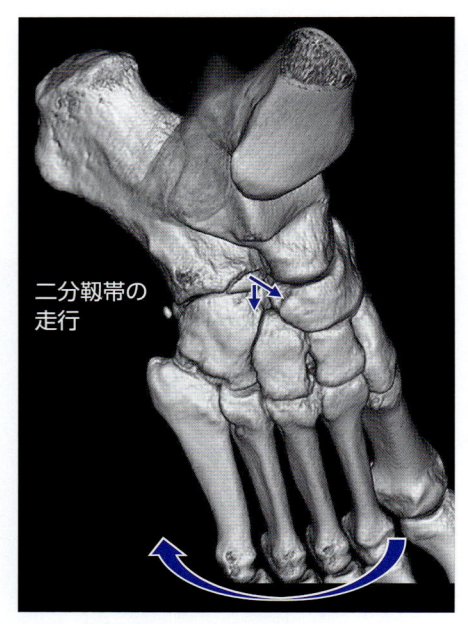

図2　二分靱帯

二分靱帯は踵骨前方突起の背外側から舟状骨と立方骨にY字に伸びる（矢印）. 足関節の内反強制, 踵骨・立方骨の外側にかかる伸展外力により, 踵骨前方突起の裂離骨折が起こる. 踵骨前方突起骨折症例の3D-CT画像.

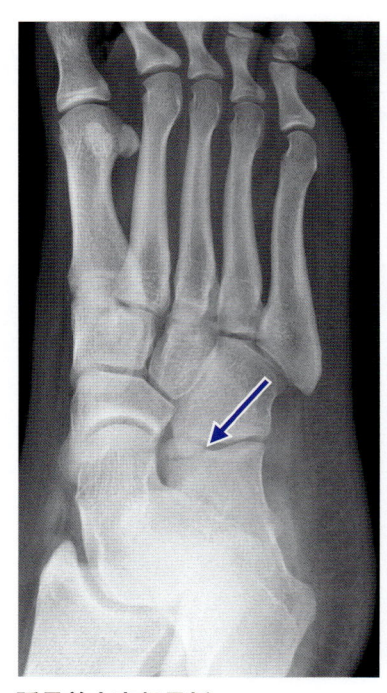

図3　踵骨前方突起骨折

17歳女性, 原付バイクで転倒して右足を受傷. 右足X線斜位像にて踵骨前方突起骨折（矢印）がよく描出されている.

て起こると考えられる.

二分靱帯（bifurcate ligament；図2）：
踵骨前方突起の背外側からは, 舟状骨と立方骨にY字に伸びる二分靱帯（bifurcate ligament）が起こり, その近位から短趾伸筋（extensor digitorum brevis）が起始する. 足関節の内反強制, 踵骨・立方骨の外側にかかる伸展外力により, 多くは踵骨前方突起の裂離骨折, 稀に立方骨背側の裂離骨折が起こる. 踵骨前方突起骨折は足斜位像で最もよく描出される（図3）.

ショパール（Chopart）関節内反損傷： 横足根関節（midtarsal joint, Chopart joint）は, 距舟関節および踵立方関節より成り, 足関節内反に伴って, 外側の踵立方関節では伸展性の外力による裂離骨折が起こる. 内側では屈曲性外力による圧迫骨折（あるいは骨挫傷）が距舟関節の内側縁（距骨, 舟状骨）に起こる.

踵骨の前方突起骨折はショパール関節内反損傷を示唆する所見として説明されている. 内反損傷にはさらに底屈が加わることが多く, 距舟関節の背側での裂離骨折を伴う（図4）. 踵骨前方突起に, 皮質で境された小骨片を認めた場合, 同突起の骨折癒合遅延あるいは正常変異（os calcaneus secundarius）が鑑別に挙がる.

踵骨前方突起骨折および距骨・舟状骨背側の裂離骨折は比較的頻度が高く, 女性に多くみられる. 単純X線画像では転位の少ない小さな骨折であるが, ショパール関節内反に伴う靱帯損傷, 内側の関節内骨折（距骨, 舟状骨）が隠れている可能性があり, CTあるいはMRI検査を推奨する報告もある.

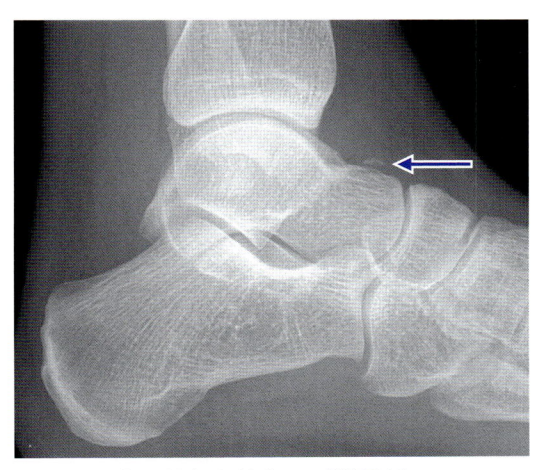

図4 **距舟関節包起始部の裂離骨折**
22歳女性，スケートボードで左足関節を受傷．左足X線側面像にて，距骨頚部前背側に小さな細長い骨片（矢印）を認める．関節包起始部の裂離骨折所見である．

ポイント

踵骨前方突起骨折は，足関節の内反強制に伴ったショパール関節外側の二分靱帯（bifurcate ligament）の伸展性外力による裂離骨折と考えられる．内側では圧迫性外力が加わり，距舟関節の内側部で関節内骨折をきたすことがある．

参考文献
1）Wilson AJ：Chapter 22. The ankle. Radiology of Skeletal Trauma, Rogers LE（ed），3rd ed, Volume 2, p1222-1318, Churchill Livingstone, 2002
2）Walter WR, et al：Normal anatomy and traumatic injury of the midtarsal（Chopart）joint complex：an imaging primer. Radiographics **39**：136-152, 2019

13 舟状骨結節裂離骨折および立方骨圧迫骨折（ショパール関節外反損傷）

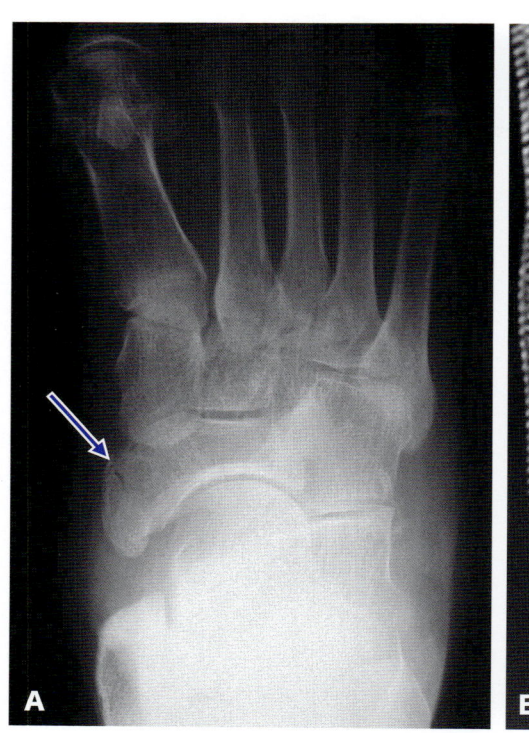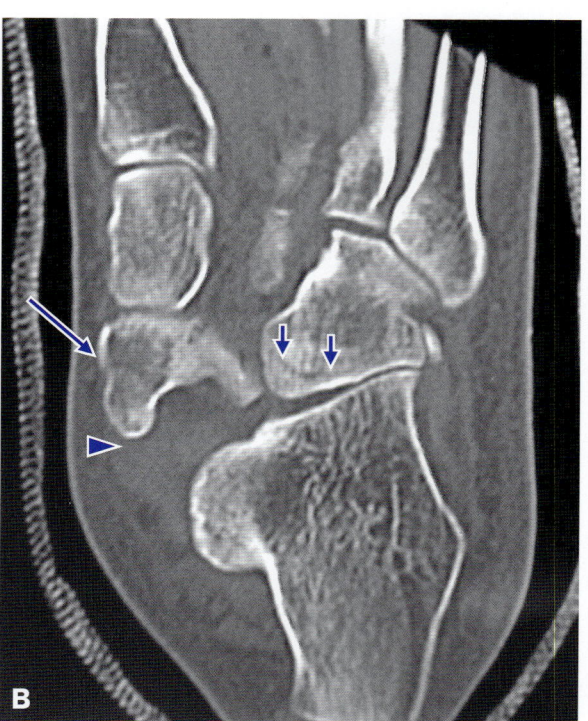

図1 右足X線正面像（A），CT斜位再構成画像（B）
62歳女性，転倒して右足受傷.

画像所見

右足X線正面像（**図1-A**）において，舟状骨内側，舟状骨結節の骨折（長い矢印）を認める．固定後のCT斜位再構成画像（**図1-B**）では同骨片に停止する後脛骨筋腱（矢頭）が描出されている．外側では立方骨の圧迫性骨折（短い矢印）が認められ，横足根関節の外反損傷と考えられた．

臨床的考察

舟状骨結節には後脛骨筋腱が停止し，足の強制的な外転に伴う内側での伸展性外力により裂離骨折をきたす．外側では踵立方関節，第4・5足根中足関節に圧迫性外力がかかり，立方骨の圧迫骨折をきたす．足部の外転（external rotation）による外側中足骨と踵骨にはさまれた立方骨の圧迫骨折は，クルミ割り効果（nutcracker effect）による骨折と呼ばれる.

ショパール（Chopart）関節外反損傷：舟状骨結節の後脛骨筋腱による裂離骨折および立方骨の圧迫骨折は，横足根関節（midtarsal joint, Chopart joint）の外反性損傷として説明されている．ショパール関節外反損傷の頻度は低いが，内側では後脛骨筋腱および上内側スプリング靱帯に伸展性外力がかかり，外側では踵立方関節および第4・5足根中足関節に圧迫性外力を生じる.

ショパール関節の内側の伸展性外力による舟状骨結節の裂離骨折は足部X線正面像においてよく描出され，外側の圧迫性外力による立方骨骨折は，斜位像あるいは側面像により描出される。どちらかの骨折が単純X線上，明らかでない場合でも，CTあるいはMRIにおいては，舟状骨内側の裂離骨折あるいは後脛骨筋腱付着部の損傷所見，立方骨の圧迫骨折あるいは骨挫傷所見がみられることが多い.

ポイント

足部の外転（external rotation）による損傷では，内側では後脛骨筋腱による舟状骨結節の裂離骨折をきたし，外側では中足骨基部と踵骨の間で立方骨の圧迫骨折（クルミ割りタイプの骨折）をきたす.

参考文献

1）Wilson AJ：Chapter 22. The ankle. Radiology of Skeletal Trauma, Rogers LE(ed), 3rd ed, Volume 2, p1222-1318, Churchill Livingstone, 2002

2）Walter WR, et al：Normal anatomy and traumatic injury of the midtarsal（Chopart）joint complex：an imaging primer. Radiographics **39**：136-152, 2019

14 リスフラン関節脱臼骨折

Lisfranc fracture dislocation

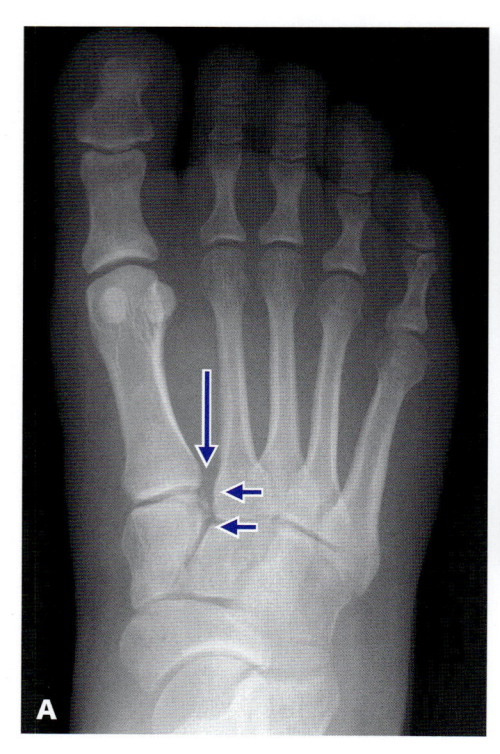

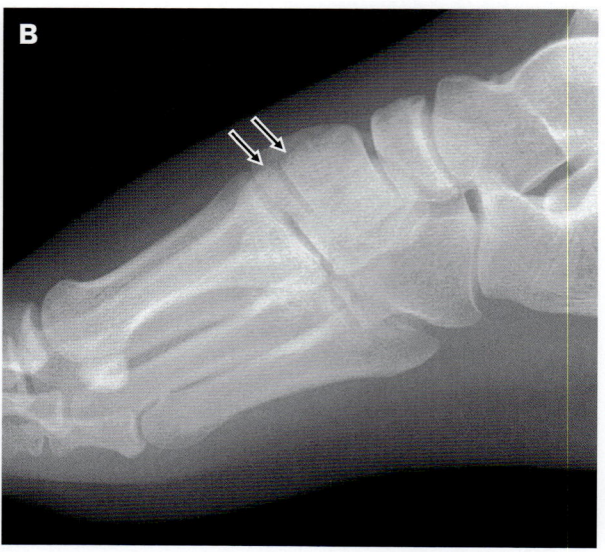

図1-AB 右足X線正面像（A），側面像（B）
29歳女性，2日前に右足をひねって受傷．

画像所見

右足X線正面像（**図1-A**）において，第2中足骨基部と中間楔状骨の内側骨皮質の並びにわずかな不整（短い矢印）を認める．第1・2中足骨基部の間隙はわずかに開大し，小さな骨片（フレックサイン：長い矢印）を認める．側面像（**図1-B**）では，最も近位にある第2足根中足関節において，中足骨のわずかな背側への亜脱臼（黒矢印）を認める．リスフラン（Lisfranc）関節（足根中足関節）脱臼骨折の所見である．

臨床的考察

リスフラン関節の損傷は直接外力よりも，中足骨長軸方向あるいは回転性の間接外力によって起こることが多く，交通事故や転落のほか，乗馬，ウィンドサーフィンなど足を固定された状態に伴って起こる．比較的稀な損傷であり，初回の診察・検査では約20％が見逃されるという報告もある．

リスフラン関節・靭帯：リスフラン関節は内側（第1），中（第2・3）および外側（第4・5）の3つの柱に分類され，縦走および横走する骨

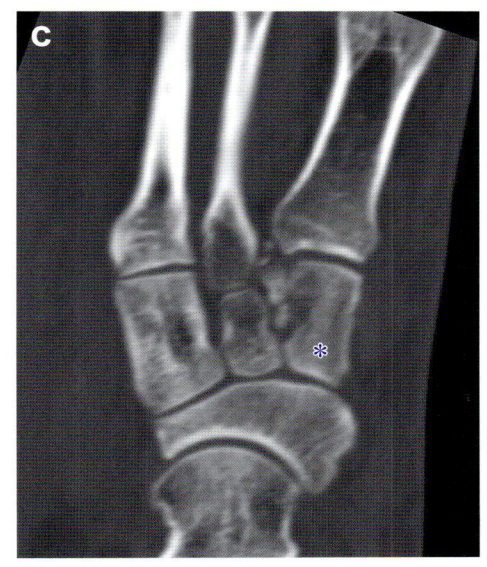
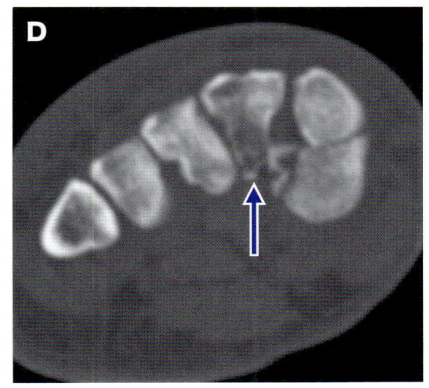

図1-CD 同症例のCT冠状断像（C），横断像（D）

横断像（D）では，第2中足骨基部底側の骨折（矢印）を認め，冠状断像（C）では内側楔状骨（＊）の骨折を認める．単純X線正面像におけるフレックサインは，後者によるものと考えられた．

のアーチにより安定を保っている．中間楔状骨は，他の楔状骨よりも前後に短く，第2中足骨基部は，この陥凹（mortise）によりさらに安定を保っている．リスフラン関節では中足骨間靱帯により安定が保たれるが，第1・2中足骨の間には中足骨間靱帯はなく，内側楔状骨と第2中足骨との間を走る強靱なリスフラン靱帯によって安定が保たれている．第1・2中足骨基部背側には，足背動脈（dorsalis pedis），深腓骨神経（deep peroneal nerve）が走行するため，リスフラン関節脱臼骨折ではこれらの神経血管損傷の合併を伴うことがある．

第2中足骨基部の脱臼は，第2中足骨基部の骨折を伴っており，第2中足骨は背側に脱臼する．単純X線正面像・斜位像において，相対する楔状骨の骨皮質との整合性をそれぞれ確認する．本症例のX線写真は立位像ではないが，リスフラン関節脱臼骨折の診断・除外には立位単純X線検査を施行する．またCT検査は，

潜在骨折の診断や骨折の転位の評価に施行される（**図1-C, D**）．

フレックサイン（fleck sign）：リスフラン関節脱臼骨折では，単純X線正面像において，第1・2中足骨基部の間隙の開大に加えて，小さな骨片（フレックサイン）を認める頻度が高い（90％）．これはリスフラン靱帯による裂離骨折と説明されている．鑑別としては，骨棘や血管の石灰化のほか，小さな細長い正常変異骨（os intermetatarseum）が同部位にみられることがある．

リスフラン関節脱臼骨折のメイヤーソン（Myerson）分類（図2）：ケヌ（Quenu），カス（Kuss）らによる3つの分類［同側性（homolateral），部分的（isolated）および開散性（divergent）］をもとに，ハードキャッスル（Hardcastle）はすべてのリスフラン関節の転位を伴うタイプA，一部の関節転位を伴うタイプB，内側・外側関節が反対側に転位するタイプC

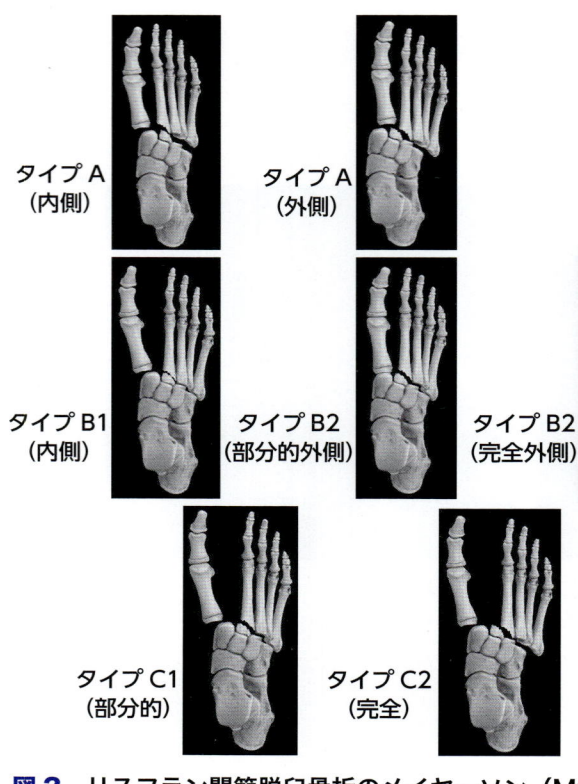

タイプ A
（内側）

タイプ A
（外側）

タイプ B1
（内側）

タイプ B2
（部分的外側）

タイプ B2
（完全外側）

タイプ C1
（部分的）

タイプ C2
（完全）

・タイプ A（完全不整合）：すべての中足骨脱臼あるいはリスフラン関節の不整合
・タイプ B（部分的不整合）：部分的な不整合に伴う 1 つ以上の中足骨の転位．内側転位（B1）と外側転位（B2）に分けられる
・タイプ C（開散型）：内側と外側中足骨が反対方向に転位する開散型（divergent type）．部分的なタイプ C1 と完全な不整合のタイプ C2 に細分類される

図 2　リスフラン関節脱臼骨折のメイヤーソン（Myerson）分類

［文献 3 を参考に作成］

（divergent）に分類した．さらにメイヤーソンは，タイプ B を転位の方向によりタイプ B1（内側脱臼）とタイプ B2（外側脱臼）に，タイプ C をタイプ C1（部分転位）とタイプ C2（完全転位）に細分類した．

　著明な転位を伴う脱臼骨折では，速やかな整復により合併症のリスクが軽減される．予後に関して，解剖学的な整復が重要であることがよく議論され，整復後の単純 X 線検査により評価される．2 mm あるいは足根中足骨角が 15°を超える転位，角状変形が認められる場合は，介在する軟部組織や骨片による整復不能が疑われ，観血的整復が考慮される．

ポイント

　リスフラン関節脱臼骨折では，第 2 中足骨基部の骨折と第 2 足根中足関節の背側脱臼をきたし，初診時には約 20％が見逃される．荷重位の，足部単純 X 線正面像および側面像において，中足骨基部の内側および外側骨皮質とそれに対する楔状骨の並び，第 1・2 中足骨基部の間隙，および第 2 足根中足関節の背側骨皮質の並びを評価する．

参考文献

1 ） Wilson AJ：Chapter 22. The ankle. Radiology of Skeletal Trauma, Rogers LE(ed), 3rd ed, Volume 2, p1222-1318, Churchill Livingstone, 2002

2 ） Desmond EA, Chou LB：Current concepts review：Lisfranc injuries. Foot Ankle Int **27**：653-660, 2006

3 ） Stavlas P, et al：The role of reduction and internal fixation of Lisfranc fracture-dislocations：a systematic review of the literature. Int Orthop **34**：1083-1091, 2010

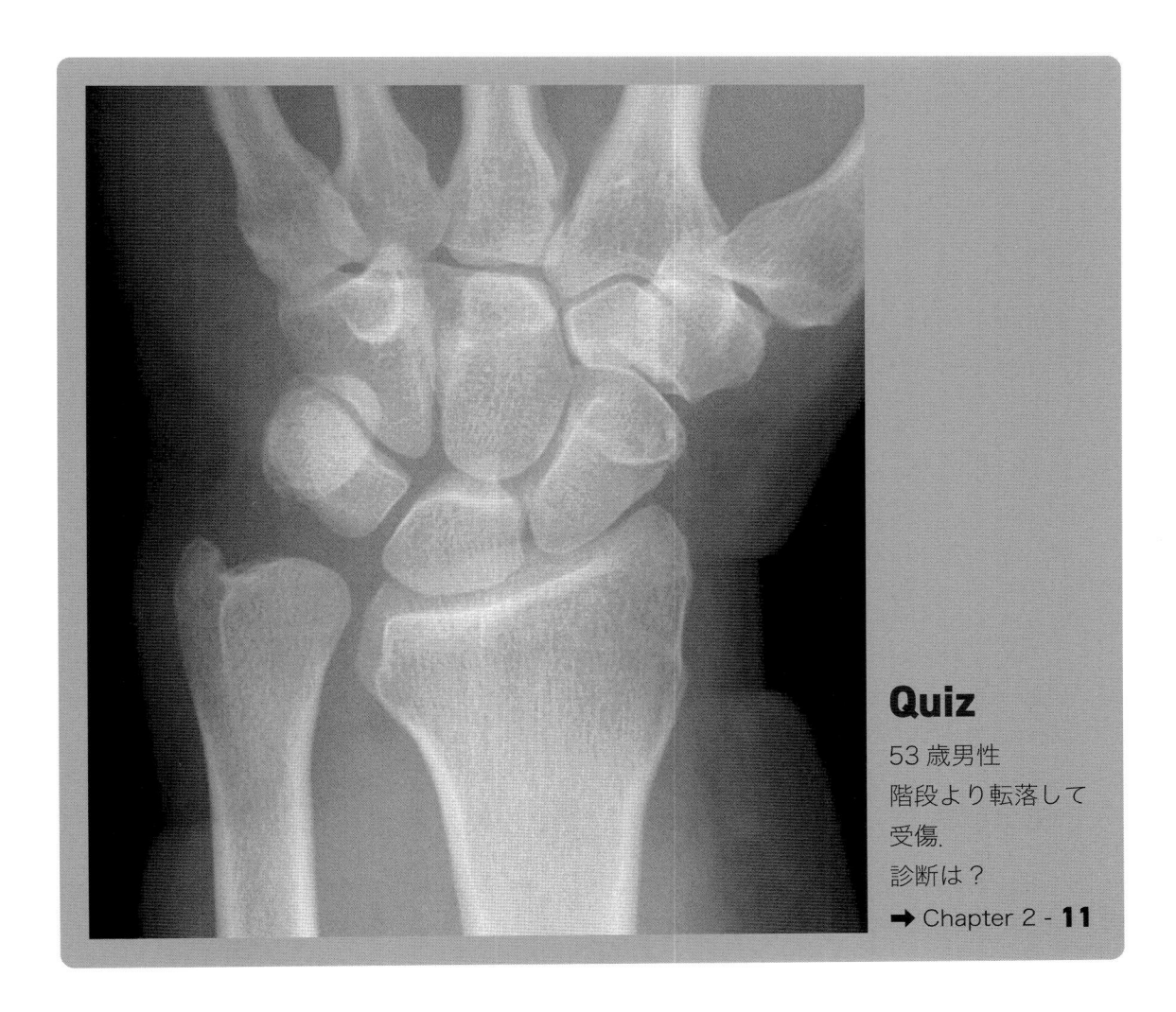

Quiz

53 歳男性
階段より転落して
受傷.
診断は？

➡ Chapter 2 - **11**

15　中足骨ストレス骨折

metatarsal stress fracture

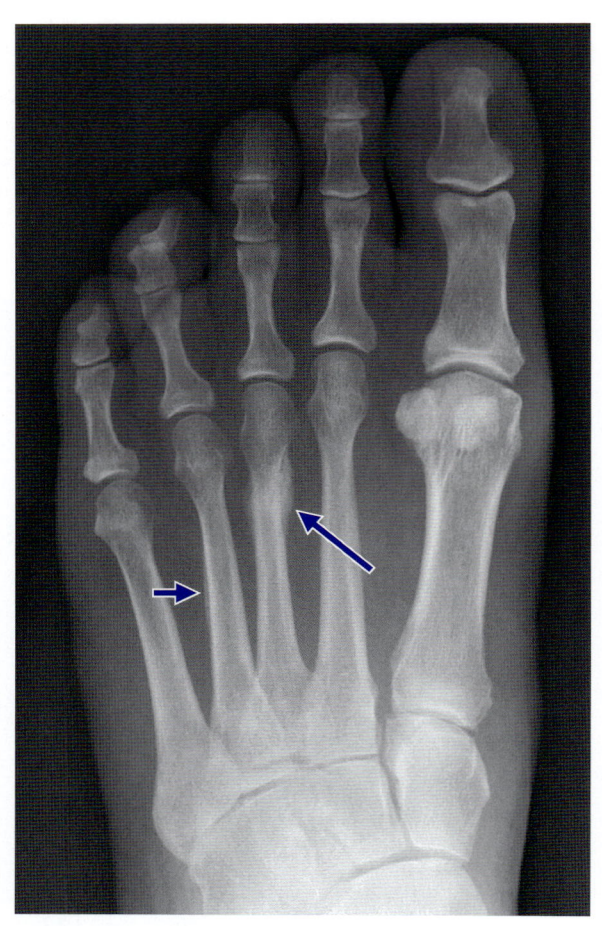

図1　左足 X 線正面像
57歳女性，自転車遠征後に2週間以上続く左中足部の痛み．

▌画像所見

　左足 X 線正面像（**図1**）において，第3中足骨の遠位骨幹部に限局した骨硬化像と骨膜反応（長い矢印）を認める．第4中足骨の骨幹部にも連続性の骨膜反応（短い矢印）がみられ，非外傷性の病歴より，ストレス骨折の所見である．

▌臨床的考察

　繰り返しの外力によって骨局所の微小骨折が起こり，その治癒過程，リモデリングの遅れ・不全によってストレス骨折をきたす．

　日常的な活動により骨粗鬆症などの弱った骨に起こる脆弱性骨折（insufficiency fracture）と非日常的な繰り返しの活動によって健常な骨

に起こる疲労骨折（fatigue fracture）に分けられる（➡ Chapter 1 – **4** の「ストレス骨折」）. ほとんどの疲労骨折は下肢に起こり, 脛骨, 踵骨, 中足骨（第2, 第3）に起こる頻度が高い.

ストレス骨折の単純 X 線所見：局所の骨膜反応, 骨皮質の肥厚および帯状の硬化像がストレス骨折の典型的な所見である. 皮質骨が優位な長管骨の骨幹などでは, 骨膜反応, 骨皮質の肥厚を認め, 骨梁が優位である長管骨の骨幹端や踵骨などでは, 帯状の硬化像を認める（**図2**）. ストレス骨折のごく初期では, 骨皮質の骨膜側が一部不明瞭となる. 脛骨の前方の骨皮質肥厚に伴ってみられる骨皮質に直交する線状の透亮像（黒線：black line）は, 予後の悪いストレス骨折の所見である（➡ Chapter 1 – **4** の「ストレス骨折」）.

ローリスクおよびハイリスクのストレス骨折：足および足関節周囲に起こるストレス骨折（疲労骨折）は圧迫性（compressive）外力に伴う予後のよいローリスクのストレス骨折と, 伸張性（tensile）外力を介するか, あるいは解剖学的に血流の乏しい部位に起こるハイリスクのストレス骨折に分けられる. 踵骨や中足骨（第1～4）遠位の大部分のストレス骨折は, 予後のよいローリスクのストレス骨折である. 頻度は低いが, 第5中足骨近位や舟状骨のストレス骨折は予後が悪いハイリスクのストレス骨折で, 荷重制限や手術的治療も考慮される（➡ Chapter 5 – **16**）.

　単純 X 線検査のストレス骨折の診断感度は低いが（15～50％）, 典型的な病歴があれば, 単純 X 線で他の病因を除外することによりストレス骨折の臨床診断の一助となる. 舟状骨のストレス骨折は, 単純 X 線検査では診断が困難であり, MRI, CT が施行される.

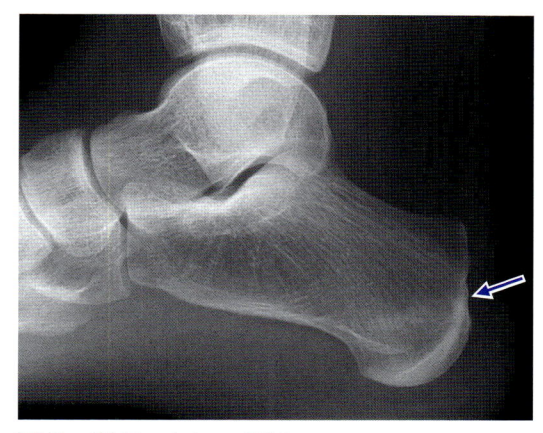

図2　踵骨ストレス骨折
27 歳女性, マラソン練習開始 3 週目から踵の痛みが荷重時に出現. 踵骨 X 線側面像にて, 踵骨後側足底部に骨梁・後方皮質とほぼ直交する帯状の硬化像（矢印）を認める. ストレス骨折の所見である.

ポイント

　中足骨のストレス骨折は, 足では踵骨に次いで頻度が高く, 第2および第3中足骨の遠位に多い. 単純 X 線検査のストレス骨折の診断感度は低いが, 典型的な病歴により単純 X 線で他の病因を除外することで診断される. わずかな骨膜反応に注意して評価する.

参考文献
1）Mandell JC, et al：Stress fractures of the foot and ankle, part 1：biomechanics of bone and principles of imaging and treatment. Skeletal Radiol **46**：1021-1029, 2017
2）Mandell JC, et al：Stress fractures of the foot and ankle, part 2：site-specific etiology, imaging, and treatment, and differential diagnosis. Skeletal Radiol **46**：1165-1186, 2017
3）Ohashi K, Nakajima Y：Fractures easily missed by conventional radiographic diagnosis. Nihon Igaku Hoshasen Gakkai Zasshi **59**：441-447, 1999

16 第5中足骨基部ジョーンズ骨折

Jones fracture

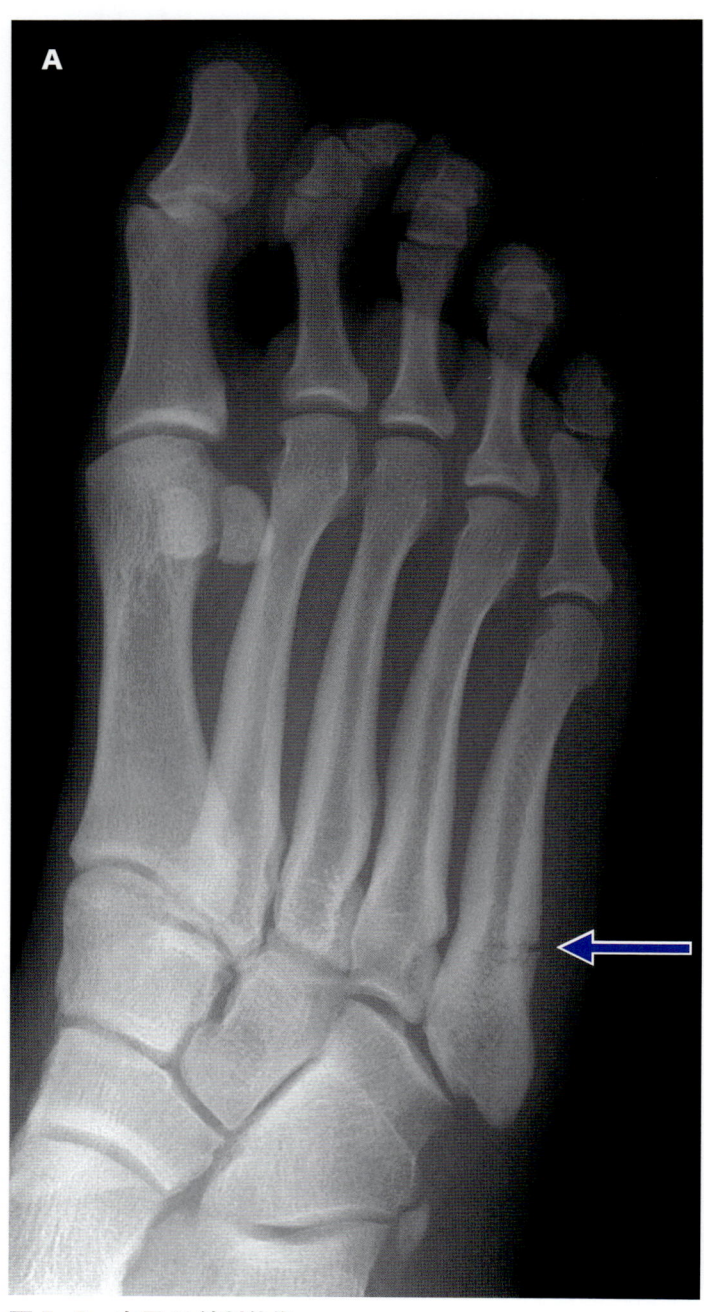

図 1-A　右足 X 線斜位像
21 歳男性，フットボール選手，右足外側の痛み.

画像所見

右足 X 線斜位像（**図1-A**）において，第5中足骨の近位骨幹−骨幹端（diametaphysis），基部より2cmほど遠位に，横走する線状の骨透亮像・骨折線（矢印）を認める．ジョーンズ骨折の所見である．外側骨皮質の肥厚所見を伴っており，病歴よりストレス骨折と考えられた．骨髄腔の骨折線には硬化像はみられない．

臨床的考察

ジョーンズ骨折（Jones fracture）は，ジョーンズ（Sir Robert Jones）による，自身の症例を含む6例の非直接的外力による第5中足骨の基部より約2cm（3/4インチ）遠位に起こった骨折の症例報告（1902年）に基づいて用いられるようになった．ジョーンズ骨折は議論の多い病態であるが，急性骨折，ストレス骨折ともに同病名が使われている．第5中足骨の基部より約2cm遠位は，解剖学的に血流の乏しい領域（watershed，分水界）で，骨折治癒が遷延する傾向がある（**図1-B，C**）．

ジョーンズ骨折のトーグ（Torg）分類：骨折線の開大や硬化像を認めない急性骨折（タイプ1），骨折線の開大，髄内硬化の治癒遷延所見がみられる骨折（タイプ2；**図2**），および髄内腔の完全な硬化像を伴う非骨癒合症例（タイプ3）に分類される．トーグらは，急性骨折には非荷重による保存的治療を推奨したが，近年，ジョーンズ骨折の手術適応は広がっている．

第5中足骨の最も基部に起こる骨折は，内反損傷に伴う裂離骨折で，予後は良好である（**図**

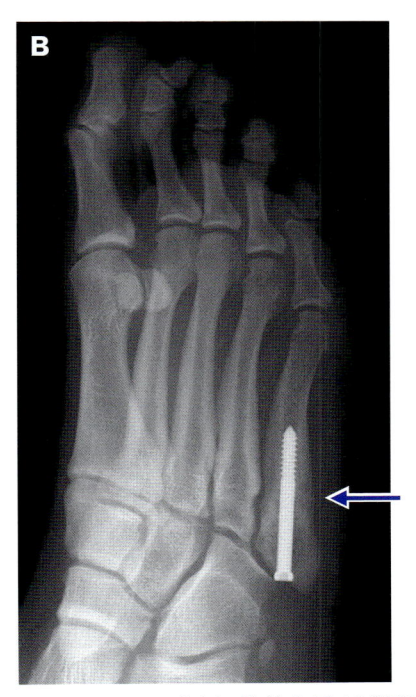
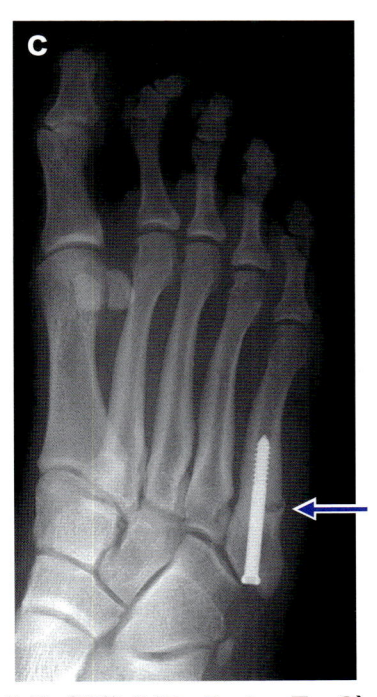

図1-BC 同症例，術後右足 X 線斜位像（術後6週：B，4ヵ月：C）
手術的治療が施行され，術後6週（**B**）の斜位像では硬化像，骨癒合所見を認めた（矢印）．4ヵ月後（**C**）では再度，線状の透亮像，骨折線がみられた（矢印）．

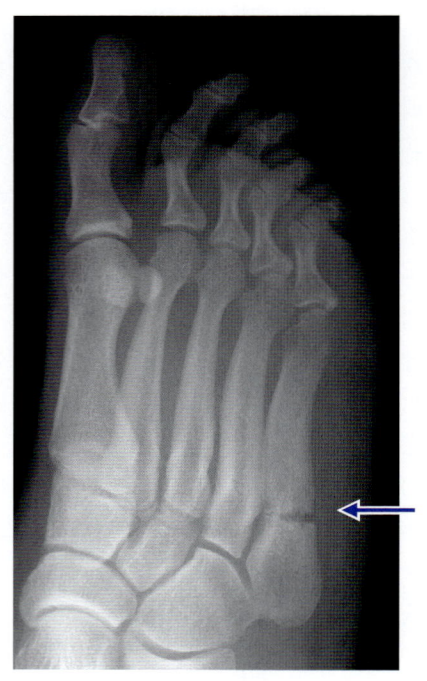

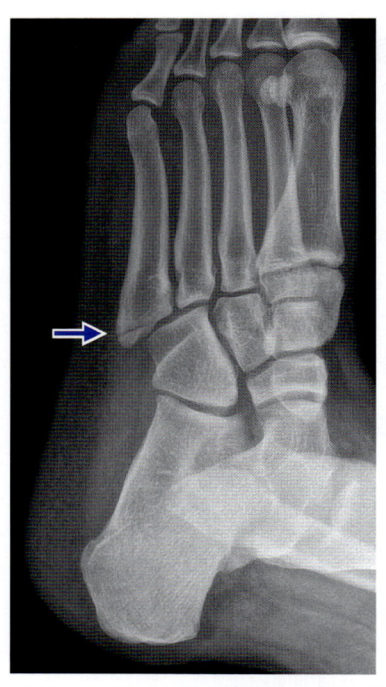

図2 ジョーンズ骨折（トーグ分類タイプ2）
31歳男性，バスケットボールで2ヵ月前に右足を受傷．右足X線斜位像で，第5中足骨の近位骨幹骨幹端（diametaphysis），基部より2cmほどに横走する骨折線を認める．骨折線は開大，硬化像（cortication）を伴っている．

図3 第5中足骨の近位骨幹端の裂離骨折
29歳女性，4日前に転倒して受傷．左足X線斜位像において，第5中足骨の近位骨幹端（metaphysis）に横走する骨折線（矢印）を認める．

3）．偽ジョーンズ骨折（pseudo Jones fracture）と呼ばれることもあるが，混乱を避ける意味で使用を避けるのが望ましい．第5中足骨基部には，短腓骨筋腱（peroneus brevis tendon）および足底筋膜外側束（lateral bundle of plantar fascia）が停止し，特に後者による牽引性外力による裂離骨折と考えられる．骨折は中足骨長軸に横断する．小児の第5中足骨基部の骨端核（apophysis）は長軸にほぼ平行に並び，骨折とは鑑別される（**図4**）．

ポイント

第5中足骨基部よりほぼ2cm遠位（骨幹骨幹端）の骨折はジョーンズ骨折と呼ばれる．解剖学的に血流の乏しい領域で，骨折治癒が遷延する傾向がある．

参考文献
1）Porter DA：Fifth metatarsal Jones fractures in the athlete. Foot Ankle Int **39**：250-258, 2018
2）Nunley JA：Fractures of the base of the fifth metatarsal：the Jones fracture. Orthop Clin North Am **32**：171-180, 2001
3）Jones R：I. Fracture of the base of the fifth

metatarsal bone by indirect violence. Ann Surg **35**：697-700, 1902

4 ）Theodorou DJ, et al：Fractures of proximal portion of fifth metatarsal bone：anatomic and imaging evidence of a pathogenesis of avulsion of the plantar aponeurosis and the short peroneal muscle tendon. Radiology **226**：857-865, 2003

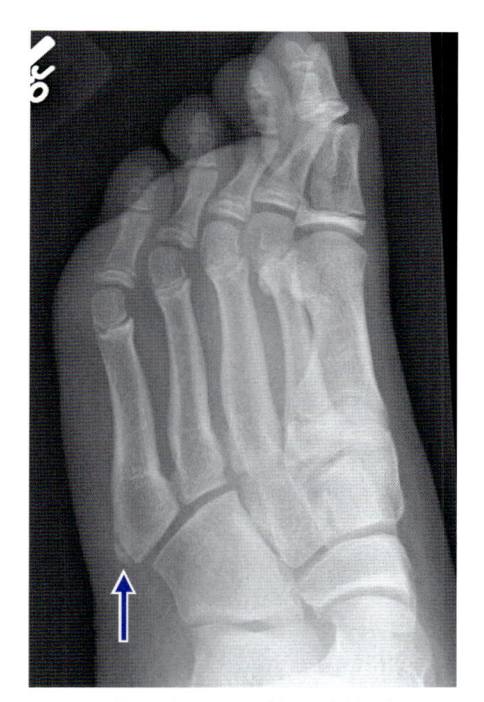

図 4　小児第 5 中足骨近位骨端核（apophysis）

11 歳男児，左足母趾の痛みで撮られた左足 X 線斜位像．第 5 中足骨基部の骨端核（矢印）は，中足骨長軸とほぼ平行である（正常像）.

Quiz

30 歳女性　サッカー中に転倒して左膝を受傷.
診断は？

➡ Chapter 6 - **7**

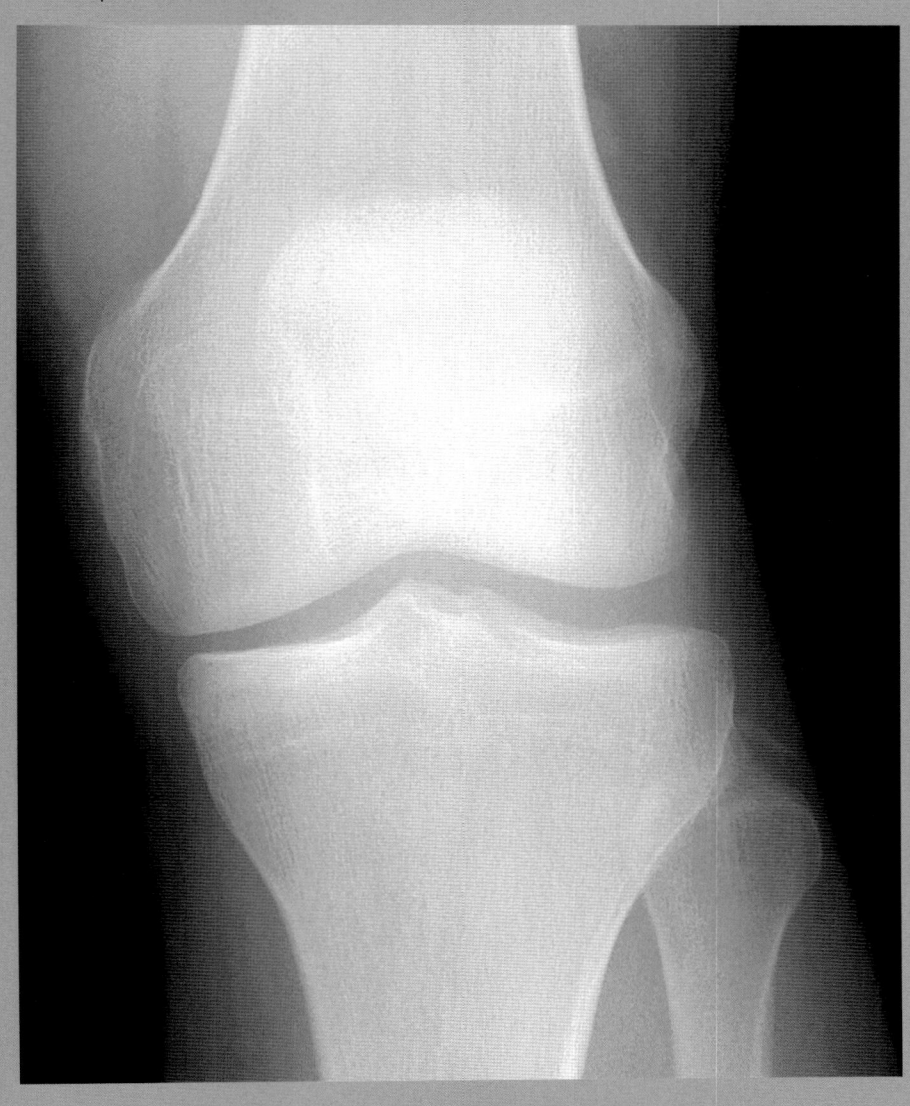

1 大腿骨外側顆圧迫骨折（ディープサルカスサイン）

deep sulcus sign

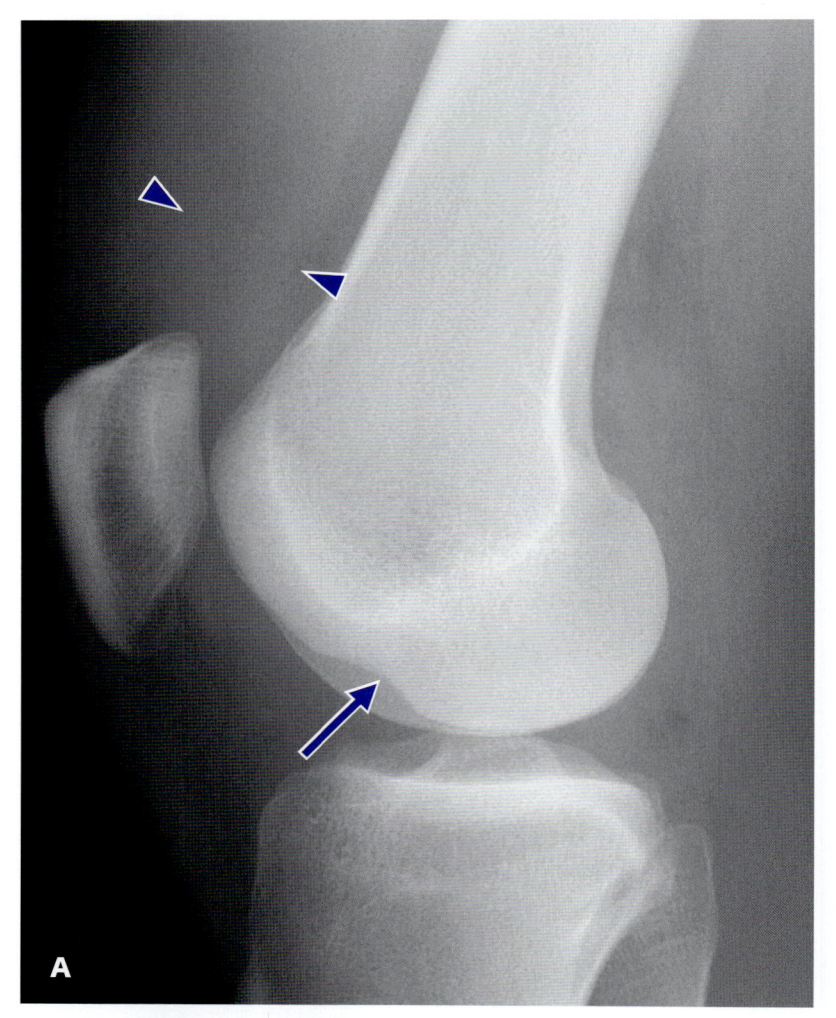

図1-A　右膝関節 X 線側面像
19 歳男性，3 日前にフットボール中，着地時に右膝を受傷.

画像所見

　膝関節 X 線側面像（**図 1-A**）にて，膝蓋骨上の脂肪層（大腿骨前方脂肪層と大腿四頭筋腱下脂肪層）の間に厚い軟部組織陰影（矢頭）を認め，関節包腫脹の所見である．側面像では大

腿骨外側顆に通常みられる切痕（lateral sulcus, terminal sulcus；矢印）が目立ち，骨皮質の陥凹が深くなっている（＞2mm, deep sulcus sign, deep lateral sulcus sign）．前十字靭帯断裂に伴って大腿骨外側顆と脛骨外側高原の後縁が強く衝突して起こる圧迫骨折の所見である．

臨床的考察

前十字靭帯は脛骨の前方移動を制限しているが，断裂に伴って脛骨が前方に偏位して，脛骨外側高原の後縁が大腿骨外側顆を強打し，圧迫骨折をきたす．サッカーやバスケットボールなどに多くみられるピボットシフト損傷に伴う所見で，圧迫骨折は正常陥凹部（切痕，lateral sulcus）周辺に起こる．すなわち，単純X線検査にて前十字靭帯断裂を疑う二次的所見である．"deep lateral femoral notch"，"lateral femoral notch sign"，"femoral notch sign" とも呼ばれる．

ディープサルカスサイン（deep sulcus sign）：単純X線側面像において，大腿骨外側顆の外側陥凹の前後に外側顆前下縁に沿った接線を引いて，陥凹が2mmを超える場合は陽性である（**図1-B**）．前十字靭帯断裂の約25%にみられる．外側半月板断裂をほぼ40%に合併する（**図1-C，D**）．大腿骨の外側顆は内側顆に比べ，平坦であり，比較的後方に位置する正常の外側顆の陥凹によって，側面像でほぼ同定できる．

スゴン（Segond）骨折や脛骨顆間隆起の裂離骨折などと同様に，前十字靭帯断裂を示唆する所見である．不安定症や手術適応についての明確な関連性はない．靭帯，半月板損傷の診断，他の合併損傷の評価のために，MRIが適応となる．

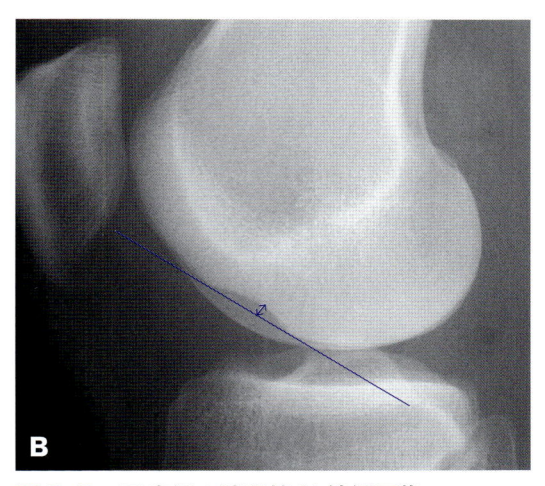

図1-B　同症例の膝関節X線側面像
大腿骨外側顆の外側陥凹の前後に引いた接線より，陥凹の深さを測定する（↔）．＞2mmで陽性．

ポイント

膝関節側面像で，大腿骨外側顆の陥凹（切痕）を確認する．外側顆は内側顆に比べてより平坦である．2mmを超える陥凹は前十字靭帯断裂の二次的所見であり，約40%に外側半月板断裂を合併する．

参考文献
1）Herbst E, et al：The lateral femoral notch sign following ACL injury：frequency, morphology and relation to meniscal injury and sports activity. Knee Surg Sports Traumatol Arthrosc **23**：2250-2258, 2015
2）Kezdi-Rogus PC, Lomasney LM：Radiologic case study. Plain film manifestations of ACL injury. Orthopedics **17**：967-973, 1994
3）Kanakamedala AC, et al：Lateral femoral notch depth is not associated with increased rotatory instability in ACL-injured knees：a quantitative pivot shift analysis. Knee Surg Sports Traumatol Arthrosc **26**：1399-1405, 2018

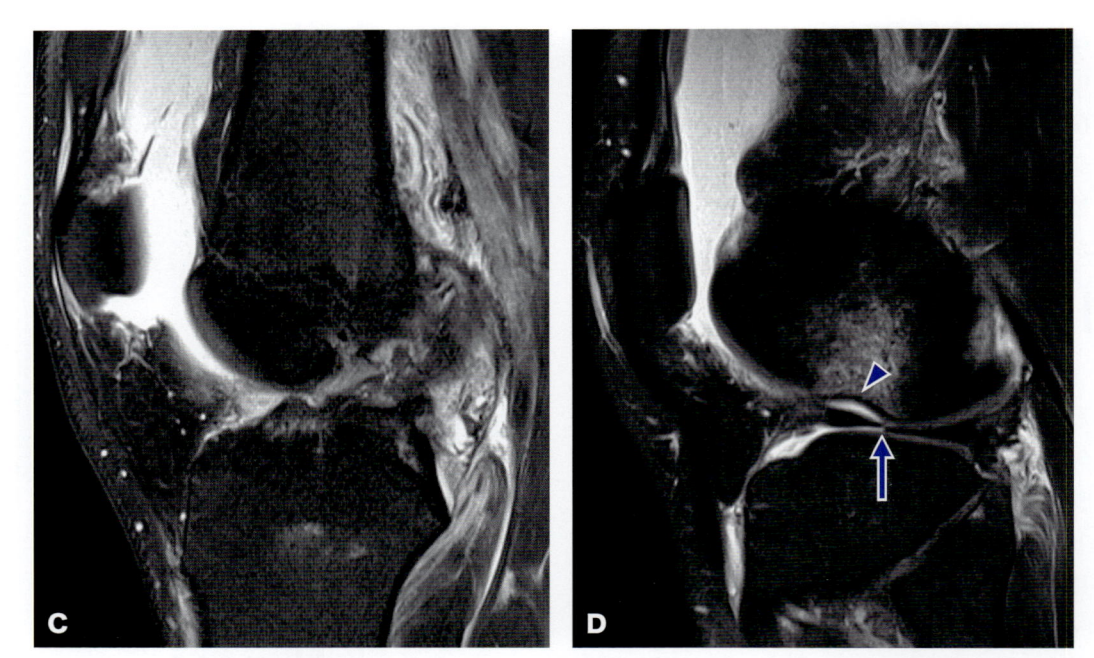

図 1-CD 同症例の膝関節顆間部（C）および大腿骨外側顆（D）を通る MRI 脂肪抑制 T2 強調矢状断像

ACL が描出されず（ACL 断裂所見），大腿骨外側顆の陥凹での圧迫骨折（矢頭），骨挫傷所見，さらに外側半月板の前角体部移行部の断裂所見（矢印）を認める.

2 膝窩筋腱裂離骨折

popliteus tendon avulsion fracture

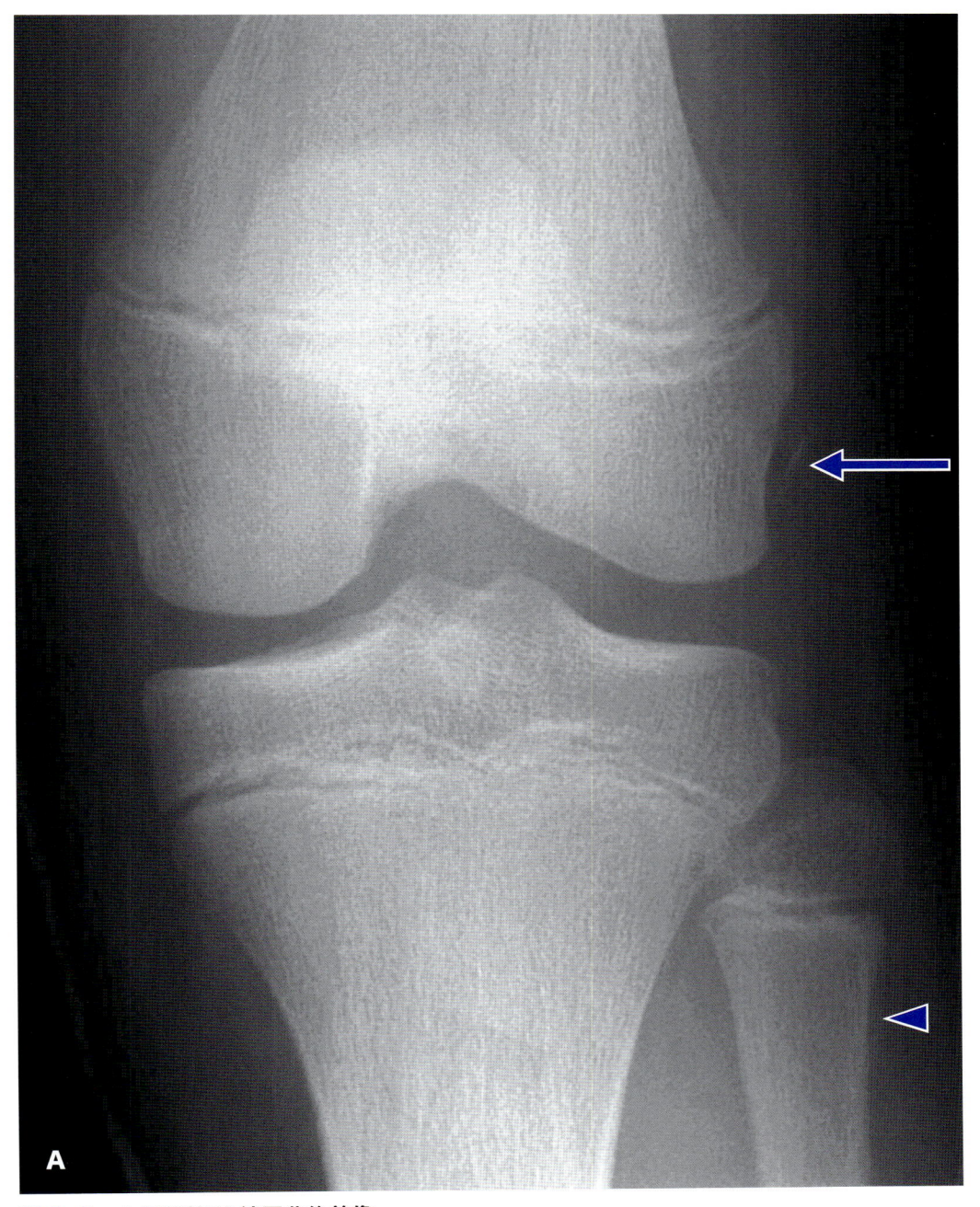

A

図 1-A 左膝関節 X 線屈曲後前像
11 歳男児，2 週間前に交通事故．左膝の痛みにて整形外科受診．

145

画像所見

膝関節 X 線屈曲後前像（**図 1-A**）にて，大腿骨外側顆の外側陥凹部に線状の骨片（矢印）を認める．膝窩筋腱停止部の裂離骨折を疑う所見である．腓骨近位部の骨幹端に骨膜反応（矢頭）を認め，膝関節の後外側支持機構の損傷に伴う軽度の骨幹端，骨端線損傷と考えられた．

臨床的考察

膝窩筋（popliteus muscle）は脛骨近位部の後面内側より起こり，外側上方に膝窩筋腱となって移行し，膝窩筋腱は膝窩筋腱孔（popliteal hiatus）と呼ばれる外側半月板後方の間隙から膝関節に入り，大腿骨外側顆の外側縁の陥凹部に停止する（**図 1-B，C**）．膝窩筋腱は膝関節の後外側支持機構の 1 つで，外側半月板の転位をコントロールし，脛骨の後方転位・回転を制限する．膝窩筋腱の損傷は通常，他の後外側支持機構の損傷（外側側副靱帯断裂や腓骨頭裂離骨折）に合併して起こる．

膝関節の後外側支持機構（posterolateral corner）: 後外側支持機構の解剖学的名称，記述が詳細に報告されてはいるが，通常の MRI では，必ずしも描出されるものばかりではない．MRI においては，大きく 3 つの構造物・複合体の断裂の有無を評価する．すなわち，①外側側副靱帯・二頭筋腱，②膝窩筋腱，および③外側後方関節包である．主として膝の内反ストレス，内反回転および脛骨の外方回転に抗する働きをする．

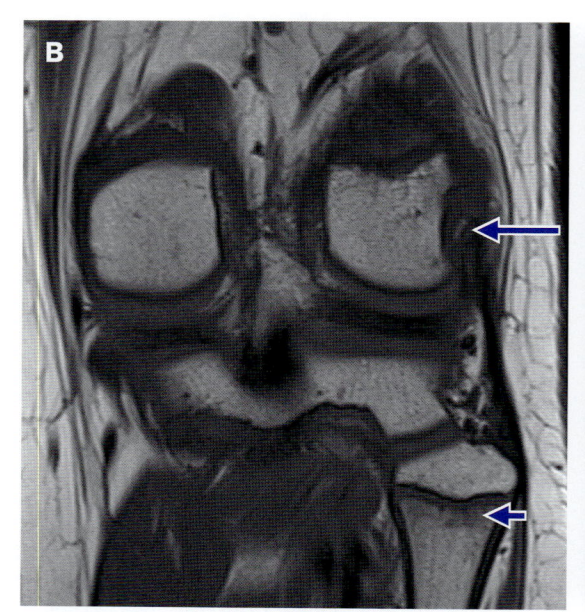
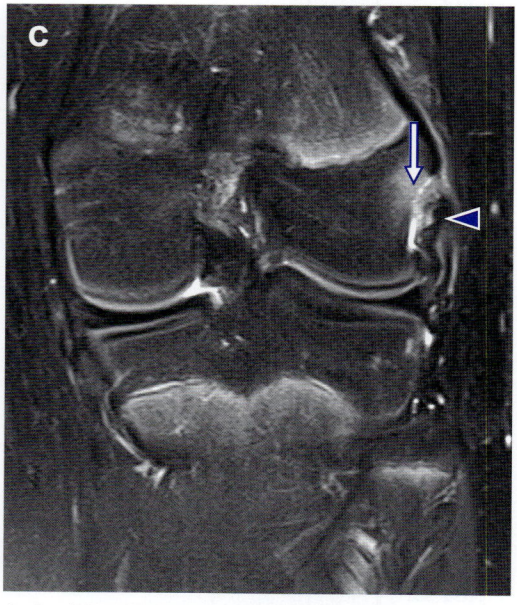

図 1-BC 同症例の MRI 冠状断，T1 強調像（**B**）および脂肪抑制 T2 強調像（**C**）

T1 強調冠状断像（**B**）では，単純 X 線像でみられた小さな骨片（長い矢印）を大腿骨外側顆の外側に認める．腓骨近位骨幹端には軽度の低信号（短い矢印），骨髄浮腫所見がみられた．T1 強調像よりもやや前方の脂肪抑制 T2 強調冠状断像（**C**）では，骨片近傍の大腿骨外側顆の骨髄浮腫所見（白矢印），骨片に停止するたわんだ膝窩筋腱（矢頭）を認め，膝窩筋腱裂離骨折の所見である．

膝窩筋腱単独の損傷は極めて稀であり，典型的には骨成長段階にある小児に，スポーツ関連の回旋性損傷に伴って起こる．思春期患者の膝窩筋腱の単独損傷例（4例）の報告では，保存的治療による予後は良好で，中期的（9週間）には不安定症の所見はみられなかったとしている．また，単純 X 線上，骨片がみられなかった膝窩筋腱裂離骨折症例で，2年後に不安定症所見を認めた症例も報告されており，関節鏡下に手術的に治療し症状の改善をみている．

ポイント

膝窩筋腱の損傷は通常，他の後外側支持機構の損傷（外側側副靱帯断裂や腓骨頭裂離骨折）に合併して起こる．膝窩筋腱単独損傷は稀であるが，成長段階にある小児の回旋性損傷に伴って起こる．

参考文献
1 ）Wheeler LD, et al：Isolated popliteus tendon avulsion in skeletally immature patients. Clin Radiol **63**：824-828, 2008
2 ）Koukoulias NE, et al：Isolated popliteus tendon avulsion：fully arthroscopic repair with suture anchor：a case report. JBJS Case Connect **10**：e2000159, 2020

3 脛骨高原骨折 **tibial plateau fracture**

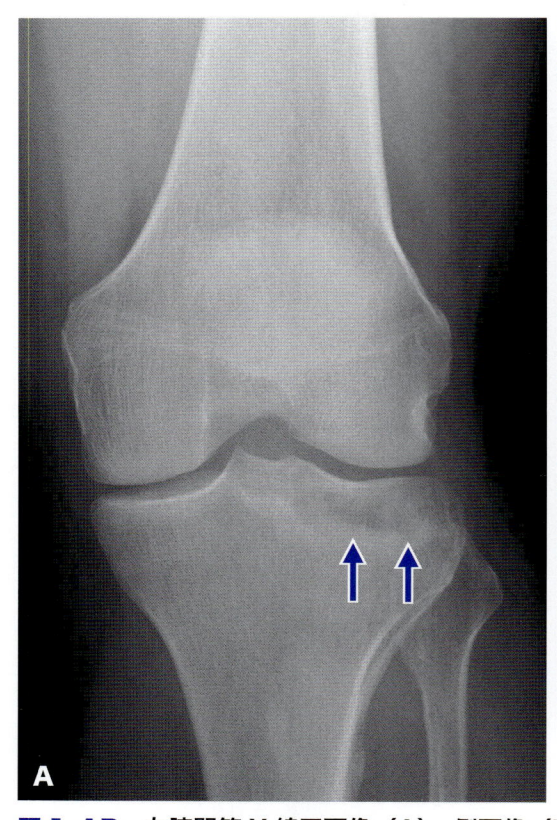
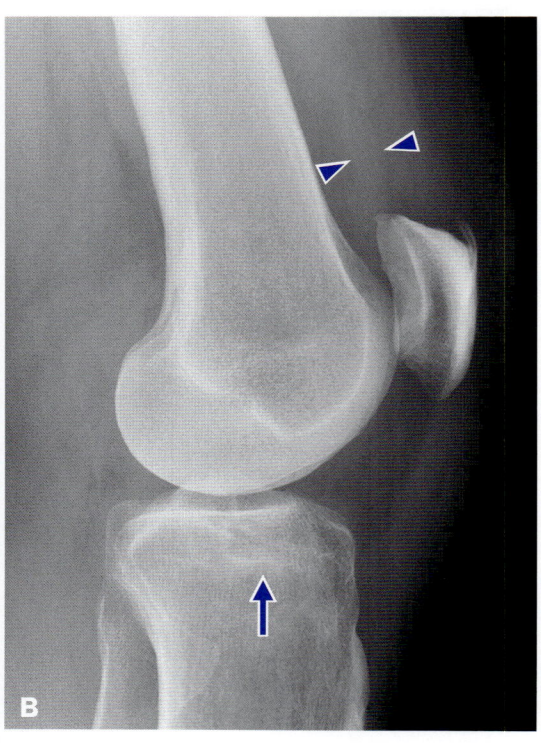

図 1-AB 左膝関節 X 線正面像（A），側面像（B）
65 歳男性，自転車ツアー（RAGBRAI＊）中に転倒して左膝を受傷．
＊RAGBRAI（Register's Annual Great Bicycle Ride Across Iowa）：世界的にも大きな自転車ツアーで，
1973 年より開催されている．

▍画像所見

　膝関節 X 線正面像（**図 1-A**）にて，脛骨外側高原皮質下に横走する境界不整な帯状の硬化像（矢印）を認める．側面像（**図 1-B**）では

ほぼ同じレベルに骨皮質様の硬化像（矢印）を認め，陥凹型の脛骨外側高原骨折を疑う所見である．側面像では，軽度の関節包腫脹所見（矢頭）を認める．

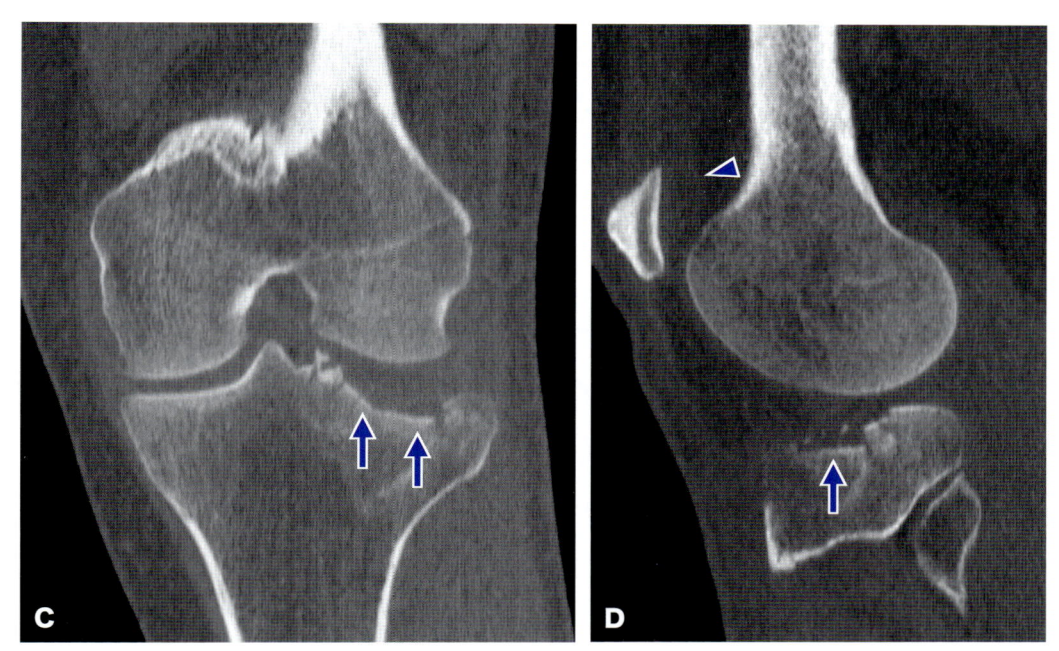

図 1-CD 　同症例の左膝関節 CT 冠状断像（C），矢状断像（D）
陥凹する脛骨外側高原骨折（矢印）を認める．CT では骨折片の関節面よりの陥凹の程度を計測する．軽度の関節包腫脹（矢頭）を伴っている．

▌ 臨床的考察

　脛骨高原骨折は外側に多く，骨密度の低い高齢者に多い陥凹タイプは，単純 X 線検査では骨折線が明瞭でなく，見逃されやすい．関節内骨折であっても，急性期は関節内出血，関節包腫脹の所見を伴わないことも多い．

脛骨高原骨折のシャツカー（Schatzker）分類（図 2）：脛骨高原骨折はシャツカー（Schatzker）により 6 つのタイプに分類された．はじめの 3 つ（Ⅰ，Ⅱ，およびⅢ）は脛骨外側高原の骨折であり，骨折のタイプにより，矢状方向に走るスプリットタイプ（Ⅰ），スプリットおよび陥没骨折のタイプ（Ⅱ），および陥没骨折のみのタイプ（Ⅲ）に分類されている．さらに脛骨内側高原のみの骨折のタイプ（Ⅳ）と内側顆・外側顆に及ぶタイプ（Ⅴ）に，高原骨折に加えて脛骨近位部の骨幹端・骨幹に横走・斜走する（内側および外側骨皮質に及ぶ）骨折を含むタイプ（Ⅵ）に分類される．タイプⅥは，骨幹端・骨幹の骨折によって内側および外側の骨皮質が断裂し，外固定が必要となる．

高齢者に多い陥凹型：本症例は外側顆の陥没骨折（シャツカー分類タイプⅢ）で，脛骨高原骨折のほぼ 1/3 の頻度で起こり，高齢者の骨密度の低い脛骨に起こりやすい．タイプⅢは比較的安定的な骨折と考えられるが，さらに外側の陥没骨折（ⅢA）と本例のような中心部陥没骨折（ⅢB）に分類され，後者（ⅢB）では軸方向の不安定症（axial instability）がみられることもある．

　通常，CT（**図 1-C，D**）あるいは MRI が適応となり，骨折片の転位（骨折間隙，陥凹の深さ）を計測し，手術適応を評価する．単純 X 線検査のみの場合と比べて，CT 検査後では，6〜60％，MRI 検査後では 21％ の症例で，手術

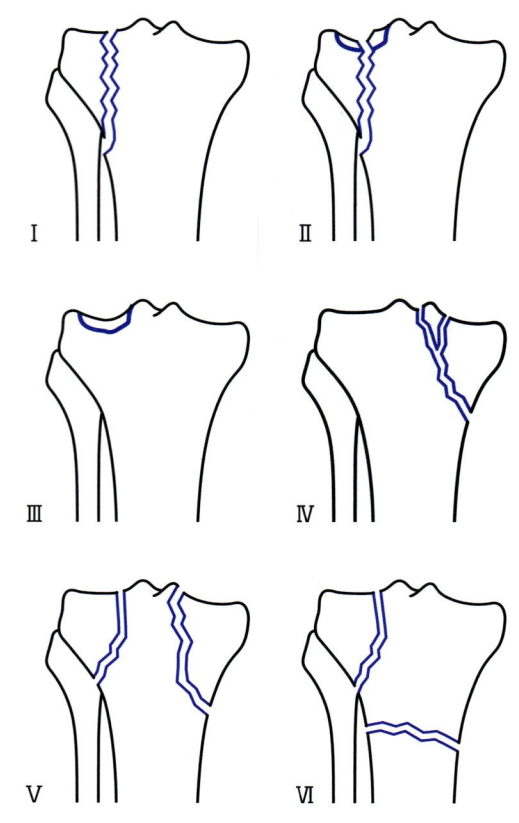

図2 脛骨高原骨折のシャツカー（Schatzker）分類

［文献1を参考に作成］

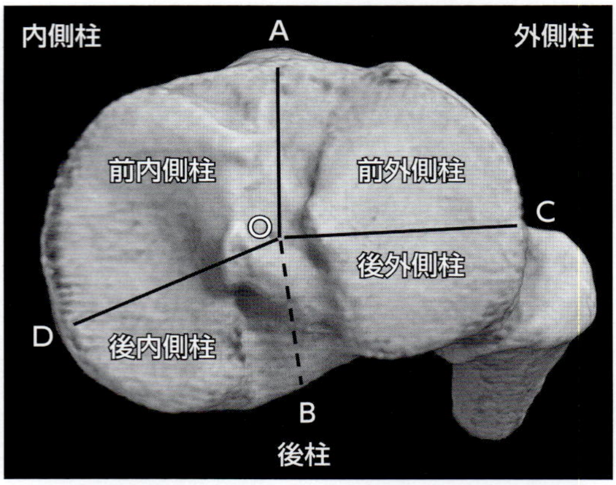

A：前脛骨粗面
B：脛骨後溝，posterior sulcus of the tibial-plateau
C：腓骨前縁
D：脛骨後内側縁，posteromedial ridge of the-proximal tibia
O：顆間隆起中心

図3 脛骨高原の3つの柱

［文献4を著者が和訳して引用］

方法に変更があったと報告されている．外側顆・内側顆に及ぶ複雑な高原骨折では，これまで外側・内側プレート（dual plating）による固定術が施行されてきたが，近年，CT所見に基づいた脛骨高原骨折の3柱分類のシステムとともに，脛骨高原の後方冠状骨折を固定する3柱固定術が提唱された．

脛骨高原骨折の3柱分類（three-column classification）：脛骨高原を外側柱，内側柱，後柱の3柱に分け，それぞれの柱はさらに前後あるいは内外側の2つに細区分されている（**図3**）．脛骨高原骨折の3柱分類では，ゼロ柱から3柱骨折までの4つに分類される．ゼロ柱骨折は関節面陥没骨折のみで，いずれの柱の壁となる骨皮質の断裂を認めない骨折である（シャツカー分類タイプⅢ）．3つの柱の側壁の骨皮質に及ぶ骨折の数によって，1，2，あるいは3柱骨折と分類される．1柱骨折は，内側柱・外側柱・後柱のいずれか1つの壁皮質に及ぶ骨折である．外側脛骨高原のスプリット骨折で，骨折線が外側後柱に及ぶ骨折（骨片が1つの場合）は，1柱骨折と分類される．後柱単独の骨折は，シャツカー分類には含まれておらず，3柱分類で新しく取り入れられた成分である．2柱骨折は，2つの柱に別々の骨折が起こり、それぞれの柱の側壁の骨皮質に及ぶ骨折である。3柱骨折は，3つの柱にそれぞれ，少なくとも1つのスプリット骨折をもつ骨折である．また，

表1　脛骨高原骨折の手術適応ガイドライン

- ・関節面陥凹≧2 mm
- ・関節内骨折転位≧2 mm
- ・角状変形＞10°
- ・骨幹端 – 骨幹骨折の転位＞10 mm

［文献4を著者が和訳して引用］

両顆脛骨高原骨折（シャツカー分類タイプV），脛骨近位部の骨幹端・骨幹に横走する骨折をもつ脛骨高原骨折（シャツカー分類タイプVI）は，3柱骨折に分類される．

　脛骨高原骨折のパターン，転位の程度，軟部組織損傷などの要因によって，治療方針が決定される．ガイドラインとして推奨される手術適応の一部を**表1**に示した．

ポイント

　外側陥没タイプの骨折（シャツカー分類タイプⅢ）は，脛骨高原骨折のほぼ1/3を占め，高齢者の骨粗鬆症に合併する．単純X線の所見は，ときに軽微で見逃されやすい．診断，治療方針評価のため，通常CTが適応となる．近年，シャツカー分類にはなかった脛骨高原後柱骨折を含めた3柱分類が新しい術式とともに提唱されている．

参考文献

1）Markhardt BK, et al：Schatzker classification of tibial plateau fractures：use of CT and MR imaging improves assessment. Radiographics **29**：585-597, 2009
2）Wicky S, et al：Comparison between standard radiography and spiral CT with 3D reconstruction in the evaluation, classification and management of tibial plateau fractures. Eur Radiol **10**：1227-1232, 2000
3）Yacoubian SV, et al：Impact of MRI on treatment plan and fracture classification of tibial plateau fractures. J Orthop Trauma **16**：632-637, 2002
4）Bryson WN, et al：Three-column classification system for tibial plateau fractures：what the orthopedic surgeon wants to know. Radiographics **41**：144-155, 2021

4 後十字靱帯裂離骨折

PCL avulsion fracture

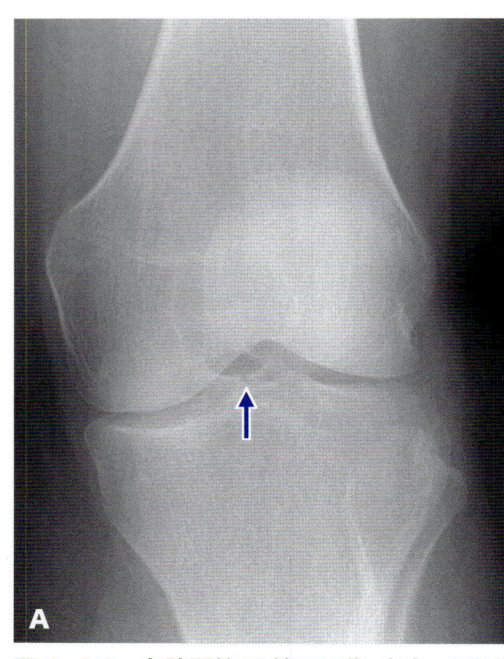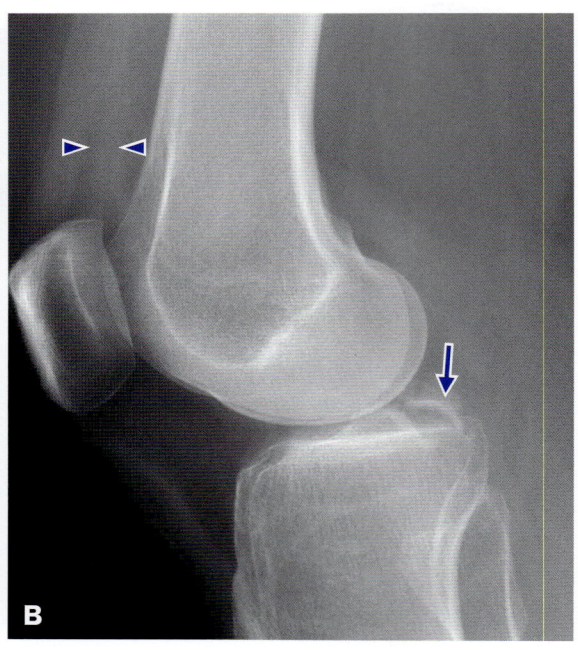

図 1-AB 左膝関節 X 線正面像（A），側面像（B）
51 歳女性，オートバイでシカに追突して転倒し，左膝を受傷した．

画像所見

　膝関節 X 線正面像（**図 1-A**）にて脛骨顆間隆起の骨皮質が二重に描出され，骨皮質の断裂所見（矢印）を認める．側面像（**図 1-B**）では脛骨近位部後縁の骨皮質断裂，裂離所見（矢印）を認める．後十字靱帯（posterior cruciate ligament：PCL）の脛骨付着部の裂離骨折の所見である（**図 1-C，D**）．脛骨近位部後縁は大腿骨内側顆および外側顆後縁に関して後方に転位している．軽度の関節包腫脹所見（矢頭）を伴っている．

臨床的考察

　後十字靱帯の損傷は前十字靱帯の損傷に比べて頻度は低いが，後十字靱帯損傷の評価は臨床的にも内視鏡でも困難なことから，画像診断の重要性はより高い．裂離骨折の場合，一般的にはその靱帯あるいは腱自体は保たれているが，靱帯・腱損傷を合併することも稀に認められる．後十字靱帯による裂離骨折は，後十字靱帯自体の断裂に比べて頻度は低いが，骨片の整復，骨癒合による治癒が期待されるため，単純 X 線検査による診断の意義は高い．骨片，合併する靱帯・腱損傷評価には CT，MRI が適応となる．

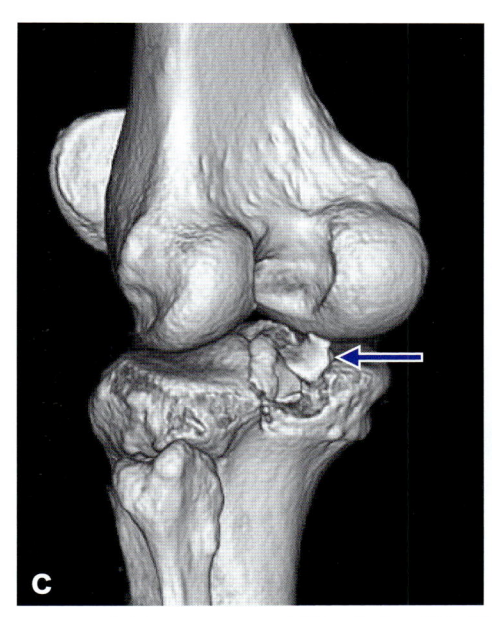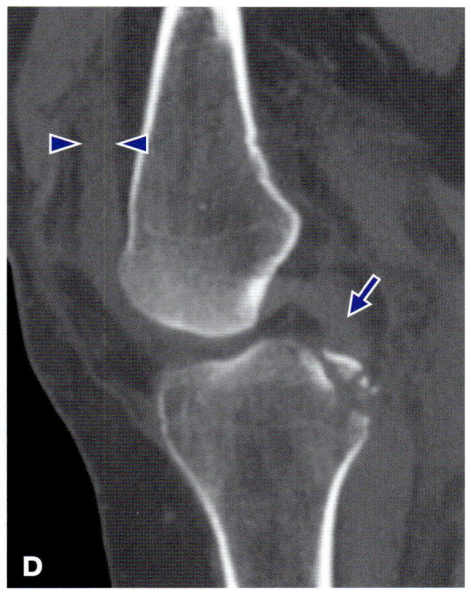

図1-CD　同症例の CT，3D 画像（C），斜矢状断像（D）
後方外側より見る 3D-CT，VR 画像（**C**）では，脛骨後縁中部の骨片（矢印）がよく描出されている．斜矢状断像（**D**）では，後十字靱帯（矢印）による裂離骨折であることが分かる．軽度の関節包腫脹所見（矢頭）を伴っている．

　後十字靱帯は，主として脛骨の後方転位を制限し，90°を超える屈曲位においては内側回転を制限する．後十字靱帯損傷は，典型的にはダッシュボード損傷のように，膝が屈曲した状態で，脛骨近位部前面に後方に向かう外力によって起こる．非接触性の過屈曲・過伸展による損傷は比較的稀である．経験的にはバイクの事故に合併することが多い．

後十字靱帯裂離骨折の分類（図2）： 裂離骨片の転位の程度により，3つのタイプに分類される．一般的には，転位のない症例では保存的に治療される．転位の程度，骨片の大きさなどにより，手術的治療が考慮される．前述したように裂離骨折の場合，骨折癒合後の予後は靱帯断裂に比べて良好である．

脛骨近位部後縁の裂離骨折の鑑別： 膝関節 X 線側面像で脛骨近位部後縁の裂離骨折所見を認めても，正面像では部位が特定できないことが多い．頻度的には，正中の顆間部，後十字靱帯

付着部の裂離骨折が多いが，内側後縁関節包（半膜様筋付着部）の裂離骨折（**図3**）の可能性も念頭に置く．半膜様筋は膝後内側部（posteromedial corner）の主な構成成分で，多くの停止部位に分かれるが，メインは脛骨内側顆後内側の結節（infraglenoid tubercle）に停止する．半膜様筋付着部の裂離骨折は稀で，多くは前十字靱帯や後十字靱帯など，他の靱帯断裂を伴う．

ポイント

　後十字靱帯単独の損傷は，前十字靱帯断裂に比べて頻度は低いが，身体所見による診断が困難とされる．膝関節 X 線側面像では，脛骨近位部後縁の骨皮質の不整・断裂所見より，後十字靱帯の裂離骨折が疑われる．正面像において顆間隆起に不整がないかをチェックする．CT による診断，骨折評価が有用である．

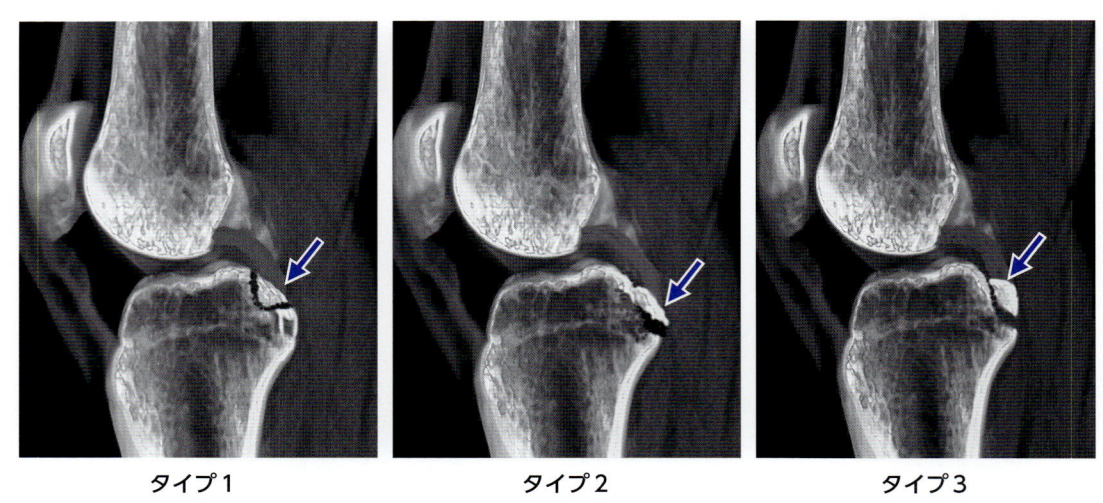

タイプ1　　　　　　タイプ2　　　　　　タイプ3

図2　後十字靱帯裂離骨折の分類

転位のないタイプ1，骨片の後方のみが頭側に転位したヒンジ型のタイプ2，および完全に転位したタイプ3に分類される．　　　　　　　　　　　　　　　　　　　　　　　［文献1を参考に作成］

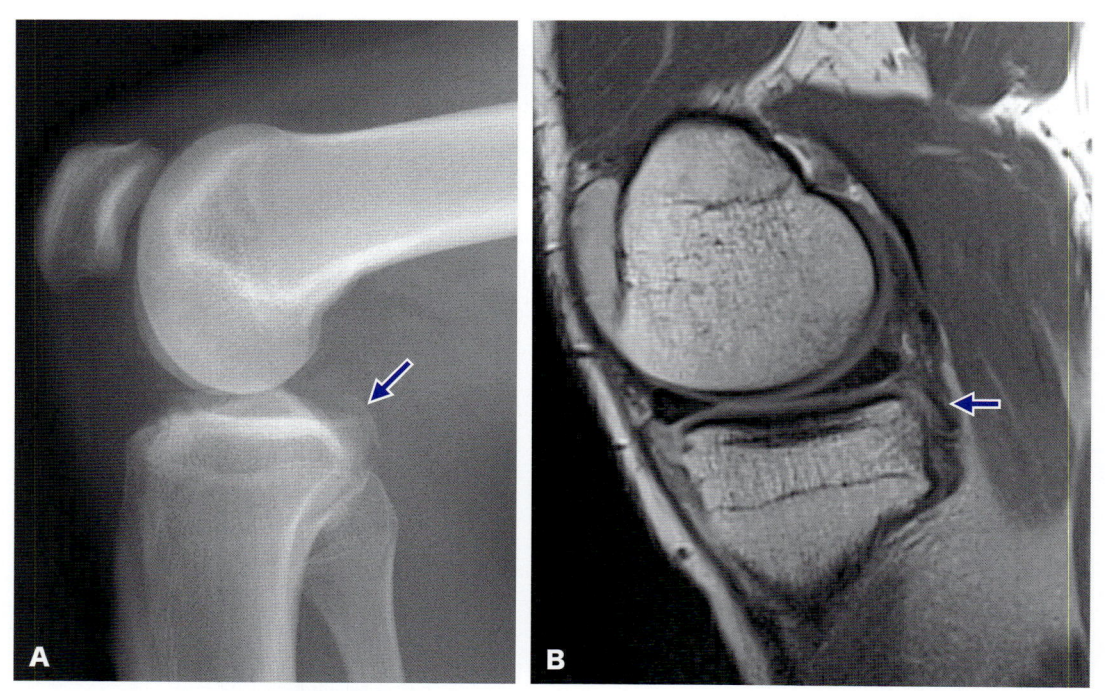

図3　半膜様筋付着部（後内側関節包）の裂離骨折

25歳男性，サッカーで左膝を受傷．膝関節X線側面像（**A**）で脛骨近位部後縁に骨片（矢印）を認める．内側顆を通るMRIプロトン密度強調矢状断像（**B**）において，半膜様筋付着部（関節包）の裂離骨片（矢印）が同定された．

参考文献

1 ） White EA, et al：Cruciate ligament avulsion fractures：anatomy, biomechanics, injury patterns, and approach to management. Emerg Radiol **20**：429-440, 2013

2 ） Griffith JF, et al：Cruciate ligament avulsion fractures. Arthroscopy **20**：803-812, 2004

3 ） Pache S, et al：Posterior cruciate ligament：current concepts review. Arch Bone Jt Surg **6**：8-18, 2018

4 ） Khoshnoodi P, et al：Semimembranosus tendon avulsion fracture of the posteromedial tibial plateau associated with posterior cruciate ligament tear and capsular rupture. Skeletal Radiol **43**：239-242, 2014

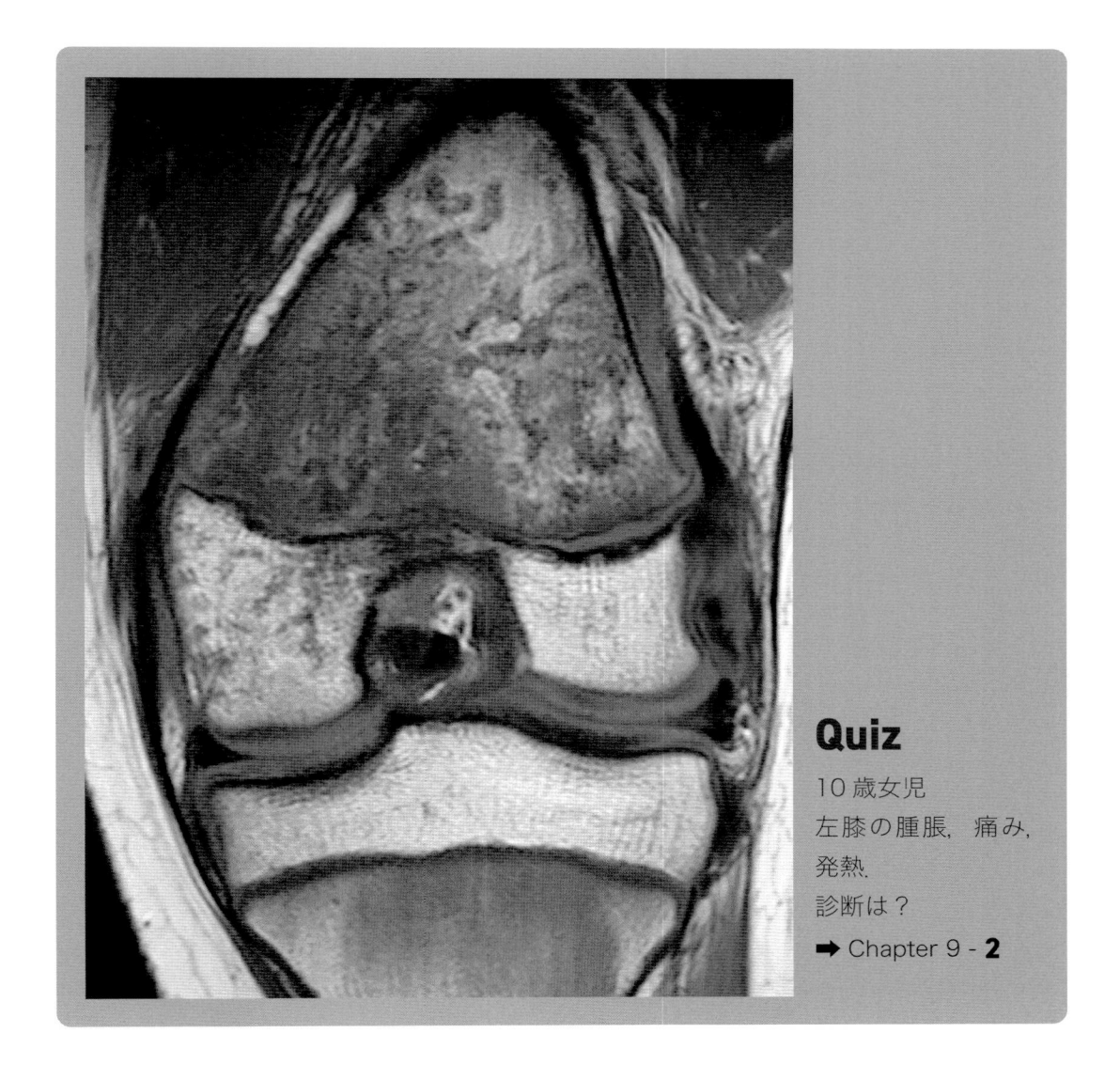

Quiz

10 歳女児
左膝の腫脹，痛み，
発熱．
診断は？

➡ Chapter 9 - **2**

5 スゴン骨折 **Segond fracture**

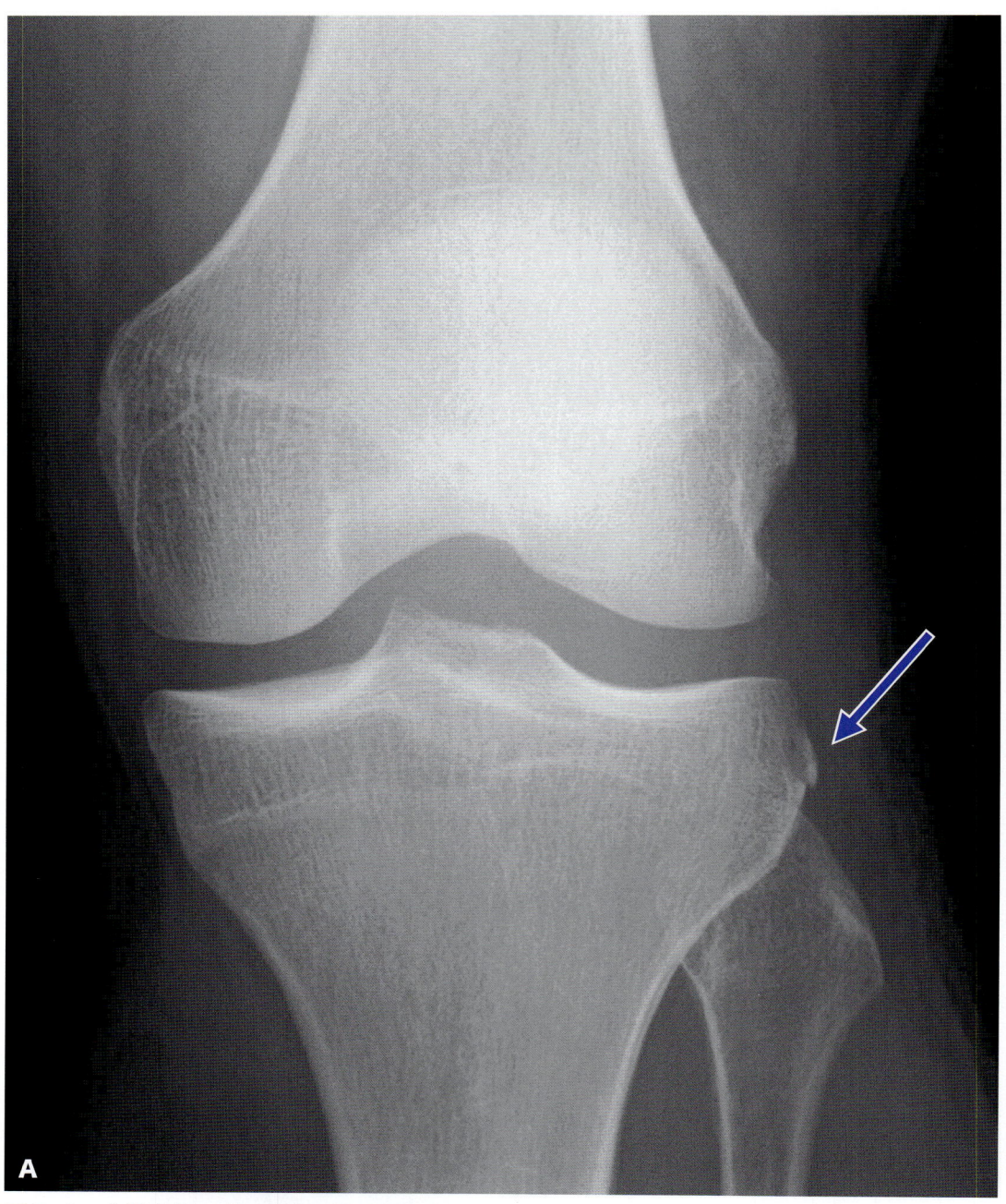

A

図1-A　左膝関節 X 線正面像（軽度屈曲位で撮られた前後像）
38 歳女性，自転車で転んで左膝を受傷.

画像所見

膝関節 X 線正面像（**図 1-A**）にて，脛骨近位部外側の骨皮質の断裂に伴って，数 mm の縦長の骨片（矢印）が脛骨関節面よりやや下方，脛骨近位部外側の骨皮質とほぼ平行に並んでいるのを認める．スゴン骨折（Segond；セゴンに近い発音）の所見である．

臨床的考察

骨折片の大きさの多少の違いはあるが，スゴン骨折はその部位と形態が特徴的な脛骨近位部外側の裂離骨折である．元来，膝関節外側の関節包靱帯（capsular ligament）による裂離とされてきたが，腸脛靱帯（iliotibial band）および外側側副靱帯（anterior oblique band, fibular collateral ligament）の一部の関与が示唆され，さらに前外側靱帯（anterolateral liga-ment）という新しい呼称に関連して報告されている．MRI では裂離骨折自体が同定されないことも多く，靱帯の同定は必ずしも明確ではない．

高い前十字靱帯断裂の合併：スゴン骨折の臨床的意義は，極めて高頻度に前十字靱帯断裂を合併することである（**図 1-B，C**）．ピボットシフト損傷（pivot shift injury，膝外反，脛骨内旋，大腿骨外旋）あるいは膝の過伸展によって起こる前十字靱帯断裂の診断にほぼ確定的な所見である．

女性および若年者に多い前十字靱帯損傷：前十字靱帯損傷は，いわゆるハイリスクスポーツ（サッカー，フットボール）に伴って，女性（男性の 3 倍）および若年者（16〜18 歳がピーク）に高頻度に起こる．レベルの高い若年者のハイリスクスポーツで特に前十字靱帯損傷のリスクが高い．内側側副靱帯や半月板の損傷の合併頻

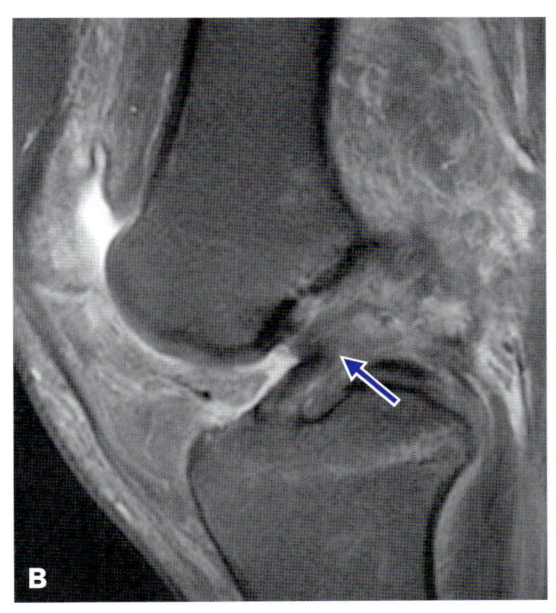
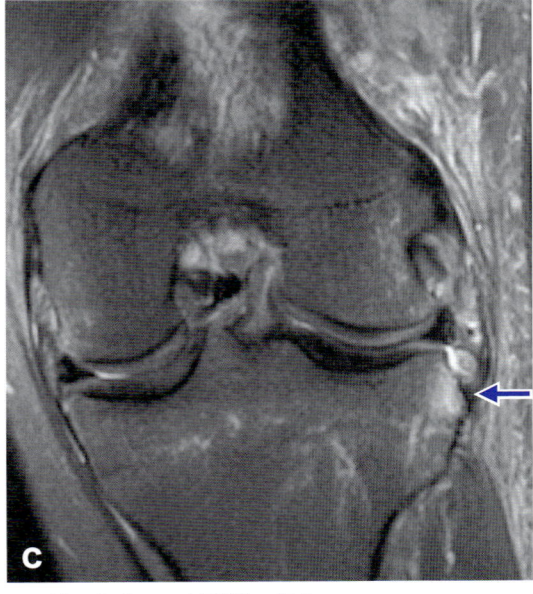

図 1-BC 同症例の MRI，脂肪抑制 T2 強調，矢状断像（B），冠状断像（C）
矢状断像（顆間部，B）では前十字靱帯断裂所見（矢印）を認める．冠状断像（C）では裂離骨片に停止する腸脛靱帯よりの線状の低信号（矢印）が描出されている．その内側に外側半月板よりの線状の低信号が描出されている．

度は 20〜45％ と報告されている．

　単純 X 線検査では，他の合併損傷の所見，顆間隆起骨折や腓骨近位部骨折などに注意する．特に腓骨近位部の裂離骨折は膝関節の後外側支持機構の損傷を示唆し，治療方針に関わる重要な所見である．一般的にはこれらの合併症評価のため，MRI 検査が適応となる．

慢性スゴン骨折（図 1-D）：スゴン骨折は慢性期にも特徴的な単純 X 線所見を呈する．すなわち，急性のスゴン骨折の小骨片の癒合により，脛骨近位部外側の小さな骨皮質の突出を呈する．前十字靱帯断裂の既往を示唆する．

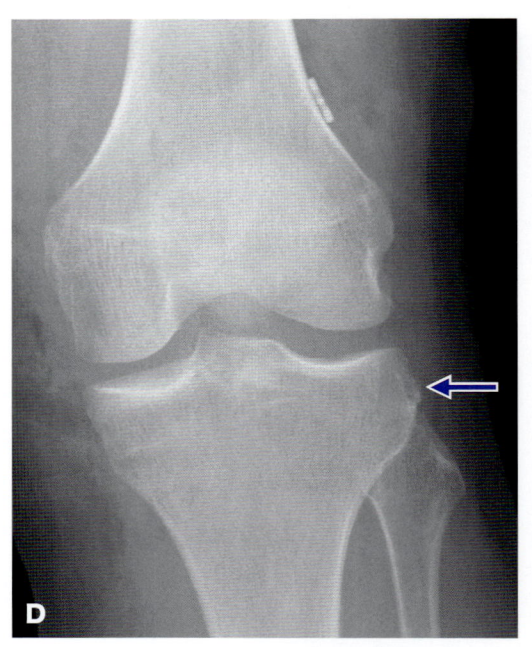

図 1-D　同症例，前十字靱帯再建術後の左膝関節 X 線正面像
約 6 ヵ月後に前十字靱帯再建術が施行された．術後の左膝関節 X 線正面像において脛骨近位部外側骨皮質の小さな突出（矢印）を認める．前回みられた骨片の癒合を認め，慢性スゴン骨折の所見である．

ポイント

　スゴン骨折は，膝関節外側関節包の脛骨近位部外側付着部の小さな裂離骨折である．その特徴的な単純 X 線所見は，前十字靱帯断裂を高率に示唆する．MRI 検査では，合併する半月板損傷や，膝後方外側支持組織の損傷の有無を評価する．

参考文献

1) Campos JC, et al：Pathogenesis of the Segond fracture：anatomic and MR imaging evidence of an iliotibial tract or anterior oblique band avulsion. Radiology **219**：381-386, 2001

2) Porrino J Jr., et al：The anterolateral ligament of the knee：MRI appearance, association with the Segond fracture, and historical perspective. Am J Roentgenol **204**：367-373, 2015

3) Shaikh H, et al：The Segond fracture is an avulsion of the anterolateral complex. Am J Sports Med **45**：2247-2252, 2017

4) Musahl V, Karlsson J：Anterior cruciate ligament tear. N Engl J Med **380**：2341-2348, 2019

6 前十字靱帯裂離骨折

ACL avulsion fracture

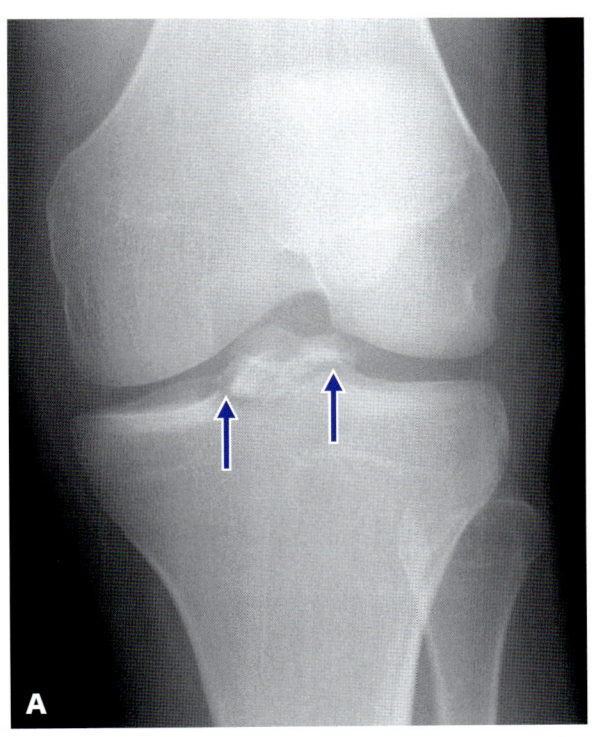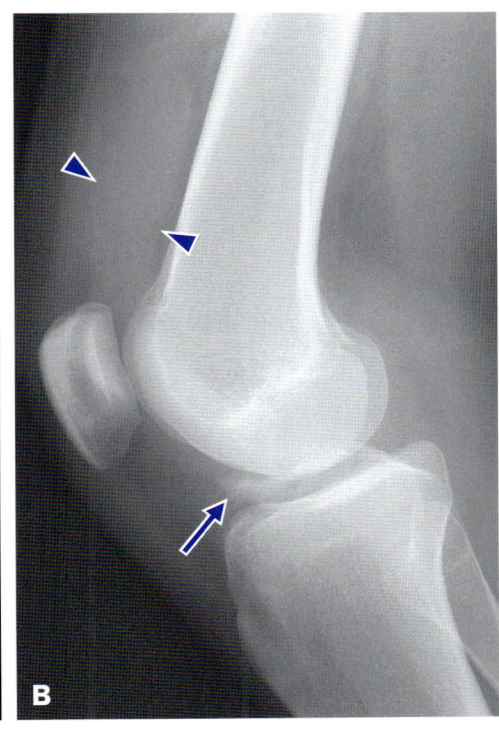

図 1-AB　左膝関節 X 線正面像（屈曲前後像：A），側面像（B）
19 歳男性，10 日前に高所から飛び降り，左膝を外反，ひねって着地．直後より痛み，腫脹が出現した．

▍画像所見

　膝関節 X 線正面像（**図 1-A**）にて，脛骨顆間隆起の骨皮質は二重となり断裂所見（矢印）を認める．側面像（**図 1-B**）では前方の脛骨高原皮質の挙上（矢印），裂離所見を認める．前十字靱帯付着部の裂離骨折の所見である．膝蓋骨上方の関節包腫脹（矢頭）を伴っている．

▍臨床的考察

　前十字靱帯（anterior cruciate ligament：ACL）は大腿骨外側顆後内側より起こり，脛

骨内側顆間隆起の前方外側に付着する．脛骨停止部の裂離骨折も前十字靱帯損傷と同じ機序で起こると考えられる．靱帯損傷よりも骨端線・骨損傷の頻度がはるかに高い小児に多くみられ（**図 2**），痛みと前方不安定症を伴う．

年齢による前十字靱帯損傷のパターン：成人では，交通事故にみられるような膝の過伸展に伴って起こることが多く，内側側副靱帯や後十字靱帯などの合併靱帯損傷の頻度が高い．小児では，膝の強制屈曲，脛骨の内側回旋に伴う機序が多く，合併する靱帯損傷の頻度は低い．

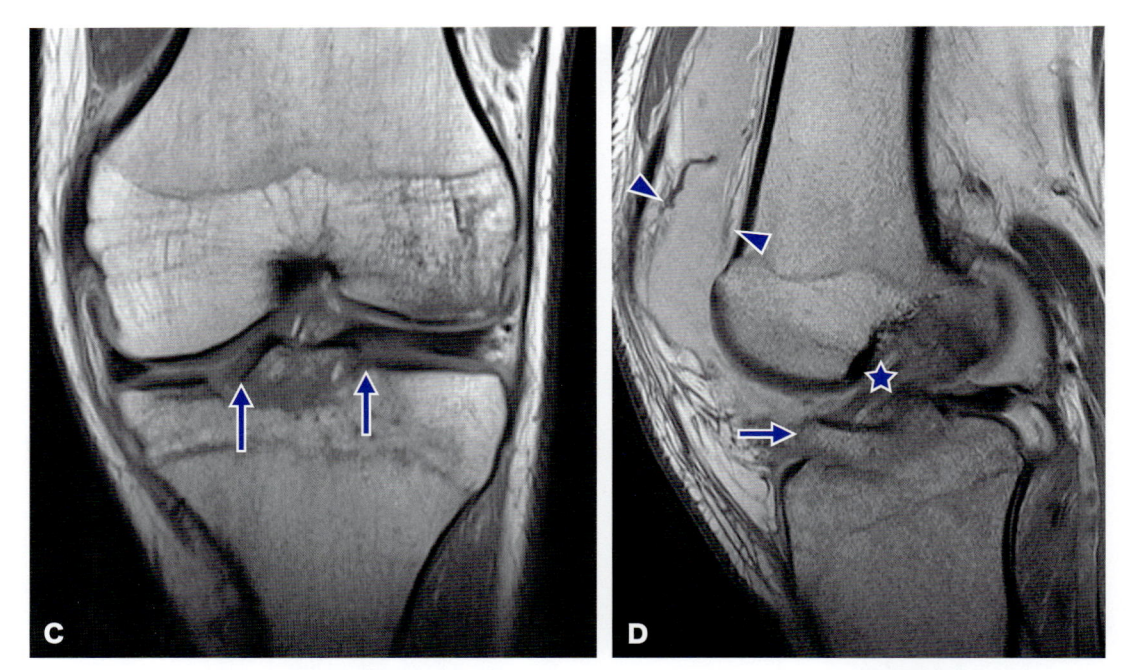

図1-CD　同症例のMRI冠状断像（T1強調像：C），矢状断像（プロトン密度強調像：D）
単純X線でみられた所見に加えて，裂離骨片（矢印）に停止する前十字靭帯（星印）が断裂なく描出されている．関節包腫脹（矢頭）を認める．

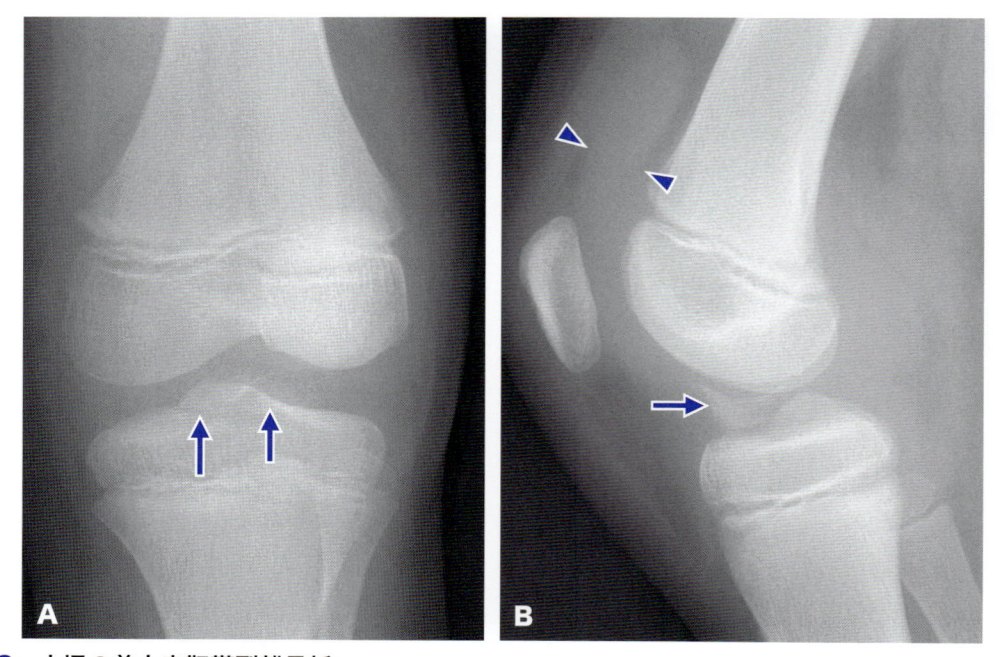

図2　小児の前十字靭帯裂離骨折
9歳男児，6日前に自転車で転倒して左膝を受傷．左膝関節単純X線正面像（**A**）および側面像（**B**）において，脛骨顆間隆起の骨折，頭側転位を認める（矢印）．やや濃度の高い関節包腫脹（矢頭）を伴っている．前十字靭帯裂離骨折の所見である．

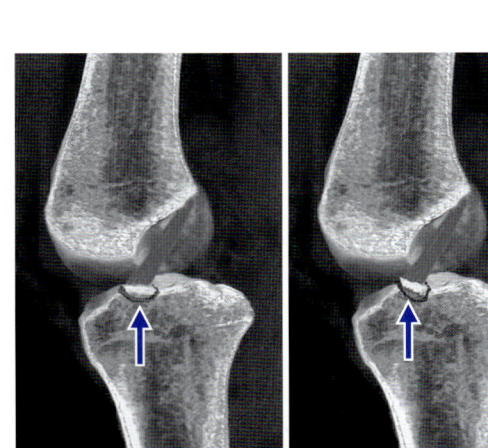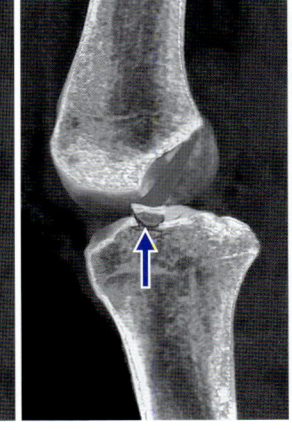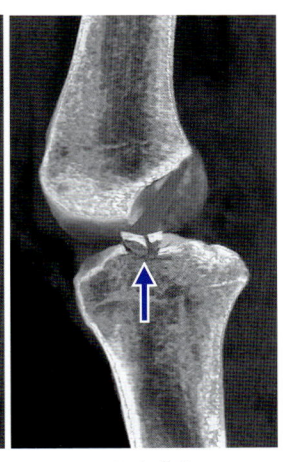

| タイプ1 | タイプ2 | タイプ3 | タイプ4 |

図3 前十字靱帯裂離骨折の分類

タイプ1はごくわずかな転位，タイプ2は前方の頭側転位を伴い，タイプ3・4は骨片が脛骨から完全に離脱．タイプ4は回旋性，2つ以上の骨片を含む．タイプ3・4をタイプ3a・3bと分類し，後者では回旋性あるいは前十字靱帯付着部を越える骨折とする分類もある．

［文献1を参考に作成］

前十字靱帯裂離骨折の分類（**図3**）：マイヤーら（Meyers and McKeever）の分類をもとに，裂離骨片の転位の程度によって4つに分類されている．ごくわずかな転位のタイプ1の症例は一般的に保存的に治療される．骨片の頭側転位を伴うタイプ2，骨片が完全に脛骨から分離したタイプ3・4の症例では，定まった治療方針はない．転位が著明な裂離骨折では，手術的治療が考慮されることが多い．内側半月板の前角が脛骨と骨片の間に介在する可能性があるため，内視鏡的治療を推奨する報告もある．

裂離骨折においても稀に前十字靱帯断裂を合併することもあるが，ほとんどの症例では前十字靱帯自体は保たれており，裂離骨折の整復・骨癒合により予後は良好と考えられている（**図1-C，D**）．

ポイント

前十字靱帯裂離骨折は，成長段階の小児に多くみられ，単純X線検査で診断される．膝関節X線正面像（前後像，屈曲後前像）では，脛骨内側高原と外側高原の間にある顆間隆起の2つの骨皮質の突出（内側および外側）を確認する．重複する骨皮質や骨皮質の断裂所見から，前十字靱帯裂離骨折を疑う．

参考文献

1）White EA, et al：Cruciate ligament avulsion fractures：anatomy, biomechanics, injury patterns, and approach to management. Emerg Radiol **20**：429-440, 2013

2）Meyers MH, McKeever FM：Fracture of the intercondylar eminence of the tibia. J Bone Joint Surg Am **52**：1677-1684, 1970

3）Lubowitz JH, et al：Part II：Arthroscopic treatment of tibial plateau fractures：intercondylar eminence avulsion fractures. Arthroscopy **21**：86-92, 2005

7 腓骨頭裂離骨折 （アーキュエイト骨折）

arcuate fracture

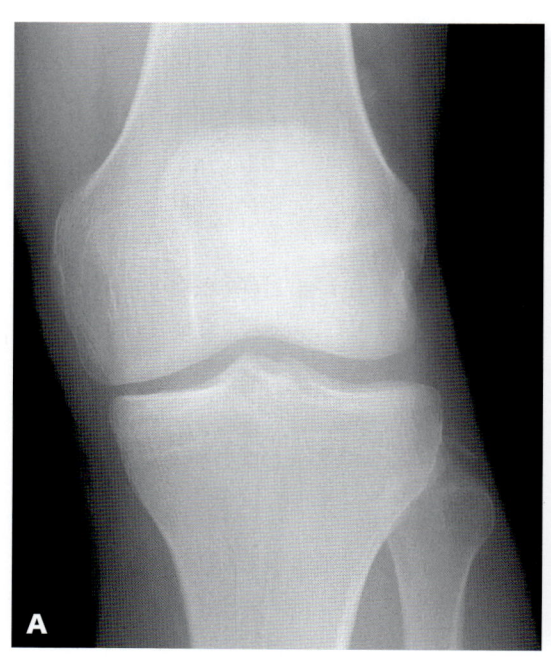
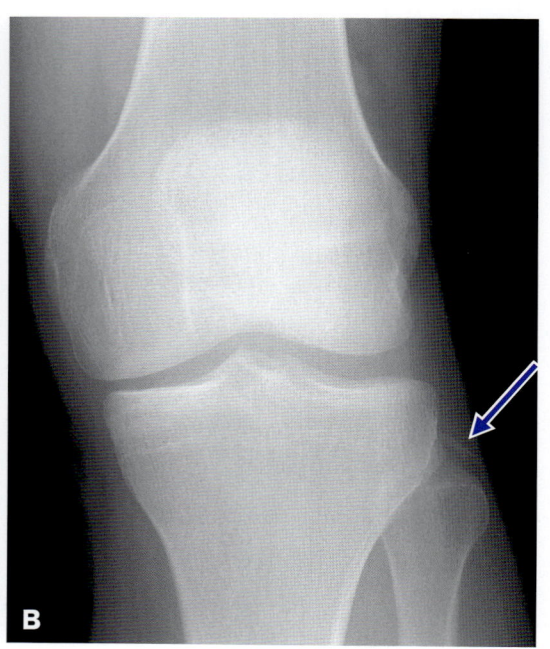

図1 左膝関節 X 線正面像
30 歳女性，サッカー中に転倒して左膝を受傷.

画像所見

膝関節 X 線前後像（**図1**）にて，腓骨頭の上方に小さな骨片（矢印）を認める. 骨片はわずかに頭側に転位しており，裂離骨折の所見である.

臨床的考察

腓骨頭の骨折の多くは脛骨高原骨折に伴う圧迫性の骨折である. 本症例のように骨頭の頭側に転位した裂離骨折は，膝関節の後外側支持機構（posterolateral corner）の損傷を疑う所見で，アーキュエイト骨折・アーキュエイトサイン（arcuate fracture，arcuate sign）と呼ばれる.

アーキュエイト骨折：腓骨頭の裂離骨折で，膝の後外側関節包の表層の弓状靱帯（arcuate ligament）による裂離骨折に命名された. 弓状靱帯が停止する骨頭後方の茎状突起の裂離骨折は，典型的には小さな骨片を伴う. 腓骨頭には外側側副靱帯・二頭筋腱も停止し，これらによる裂離骨折（やや大きな骨片を伴う）も臨床的な意義は変わらず，同様にアーキュエイト骨折と呼ばれる（**図2**）.

膝関節の後外側支持機構の損傷：膝関節の後外側支持機構は，主として内反ストレス，内反回旋，および脛骨の外回りの外力に抗する働きを

する．膝伸展時に，膝関節内側前方より外側後方への直接外力に伴って起こることが多い．膝関節の後外側縁の損傷は内側に比べて頻度は少ないが，他の靱帯，特に後十字靱帯および前十字靱帯損傷に伴って起こることが多い．前十字靱帯断裂に合併した症例では，前十字靱帯再建術が施行されても，後外側縁の損傷が見逃された場合は再建術の予後は不良となるため，後外側支持機構の損傷の有無が臨床的に重要となる．MRIでは，膝後外側支持機構である外側側副靱帯／二頭筋腱，膝窩筋腱，後外側関節包（弓状靱帯を含む）の断裂を評価する．

内側前方の脛骨高原骨折の合併：膝の後外側支持機構損傷の機序は多々報告されているが，膝伸展位で膝関節の内側前方から後外側縁にかけての内反ストレスや，膝屈曲・脛骨回外位での内反ストレスに伴って特徴的な画像所見を伴うことがある．脛骨内側高原における前方の圧迫骨折であり，膝後外側では引き離す外力（離反性の外力）により，腓骨頭の裂離骨折（アーキュエイト骨折）を伴う（**図3**）．他に，後外側支持機構損傷を示唆する損傷としては，スゴン骨折や腸脛靱帯（iliotibial band）が停止するガーディ（Gerdy）結節の裂離骨折がある．

膝の後外側支持機構損傷の臨床診断は難しく，特に前十字靱帯断裂を合併した場合には診断が困難となるため，単純X線，MRI検査の役割は大きい．

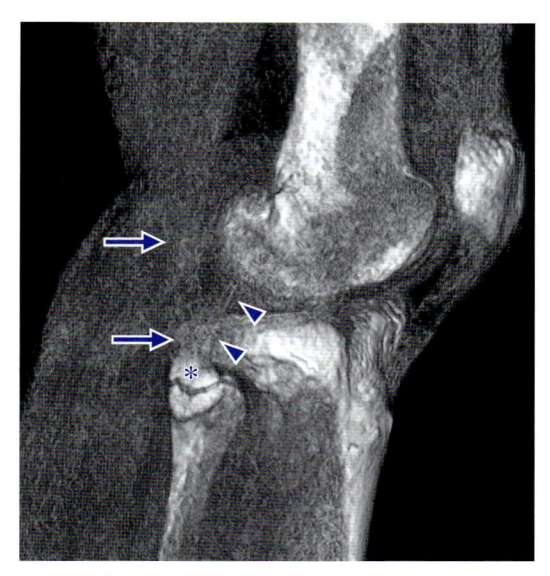

図2　腓骨頭裂離骨折
50代女性，自宅で転倒して右膝を受傷した．右膝関節を外側前方より眺めた骨および腱の3D-CT画像において，腓骨頭の骨折片（＊）に停止する二頭筋腱（矢印）と外側側副靱帯（矢頭）が描出されている．腓骨骨折はわずかに頭側に転位している．

参考文献
1）Porrino J, et al：An update and comprehensive review of the posterolateral corner of the knee. Radiol Clin North Am **56**：935-951, 2018
2）Rosas HG：Unraveling the posterolateral corner of the knee. Radiographics **36**：1776-1791, 2016
3）Shon OJ, et al：Current concepts of posterolateral corner injuries of the knee. Knee Surg Relat Res **29**：256-268, 2017

ポイント

腓骨頭の裂離骨折，アーキュエイト骨折は，膝関節の後外側支持機構の損傷を示唆する．脛骨内側高原の圧迫骨折を合併することがあり，MRIは他の靱帯損傷の有無を評価するのに有用である．

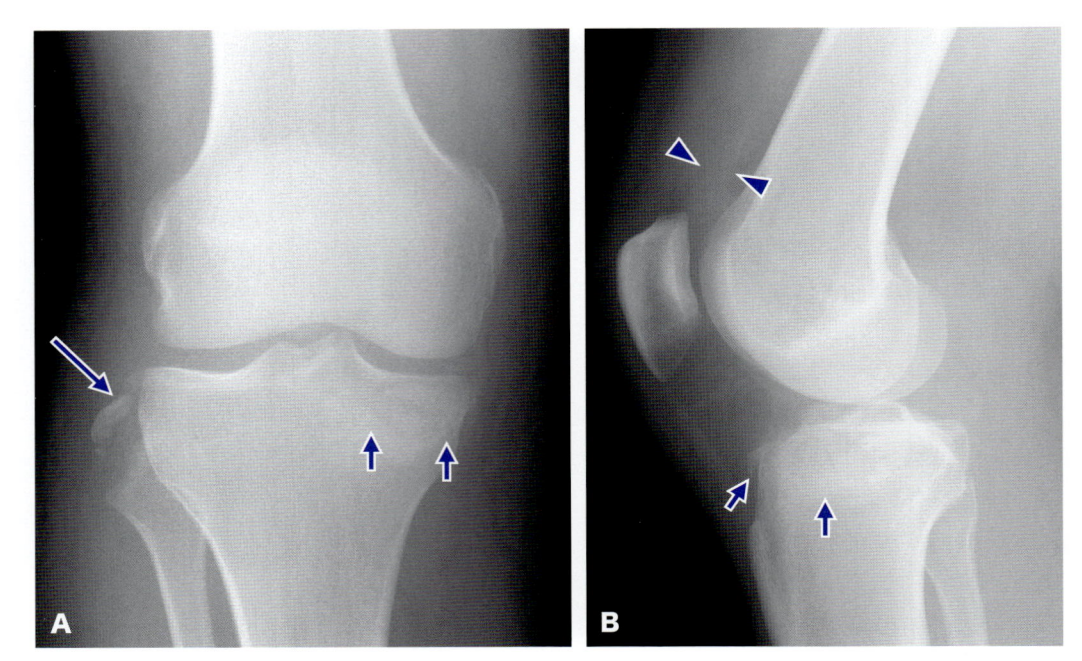

図 3　腓骨頭の裂離骨折

26 歳男性，10 日前にレスリングで右膝を受傷した．右膝関節 X 線正面像（**A**）および側面像（**B**）では，腓骨頭の裂離骨折（長い矢印）に合併した脛骨内側高原の前方の圧迫骨折（短い矢印）を認めた．軽度の関節包腫脹（矢頭）を伴っている．

8　一過性外側膝蓋骨脱臼

transient lateral patellar dislocation

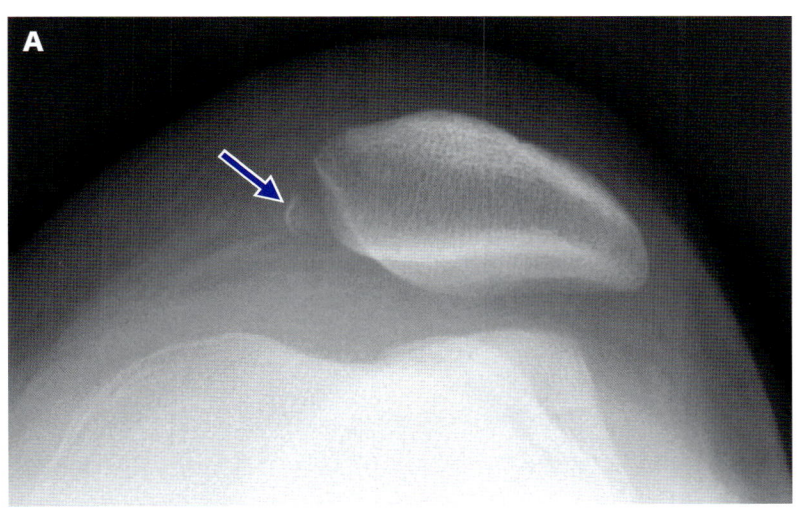

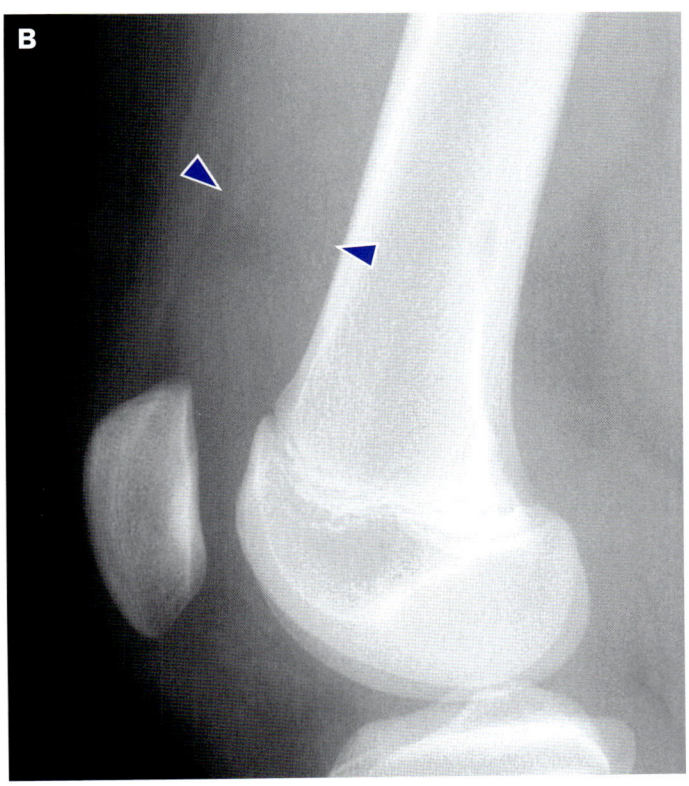

図1　左膝関節 X 線マーチャント位（A），側面像（B）
12 歳女児，階段を飛び降り，転倒して左膝を受傷した．

画像所見

　膝関節 X 線マーチャント位（**図 1-A**）にて，膝蓋骨は外側に偏位し，膝蓋骨内側に小さな細長い骨片（矢印）を認める．側面像（**図 1-B**）では著明な関節包腫脹所見（矢頭）を伴っている．急性の外側膝蓋骨脱臼後に整復された病態（transient lateral patellar dislocation）を示唆する所見である．

臨床的考察

　急性の膝蓋骨脱臼のほとんどは，スポーツ関連外傷に伴って若い年代（20 歳未満）に起こる．大部分は非接触性の損傷で，膝の屈曲・外反に伴って起こる．一過性の膝蓋骨脱臼を患者自身も認識できないことが多く，痛み・腫脹のため身体所見による診断も困難であり，初診時には単純 X 線検査を含めて，ほぼ半数から 75％が見落とされるという報告もある．

スリバーサイン（sliver sign）：関節内の線状あるいは曲線状の小さな骨片（sliver）のことで，外傷の病歴，膝の関節包腫脹を伴う症例では，急性外側膝蓋骨脱臼を示唆するサインである．スリバーサインの出現頻度はそれほど高くなく，MRI にて急性膝蓋骨脱臼が診断された報告では約 20％にみられた（**図 2**）．

一過性外側膝蓋骨脱臼の MRI 所見：MRI 検査では，臨床的に疑われていない一過性外側膝蓋骨脱臼の診断に至ることも稀ではない．著明な関節液貯留に加えて，特徴的な骨挫傷パターン（大腿骨外側顆外側縁，膝蓋骨下極内側），内側膝蓋支帯・内側膝蓋大腿靱帯（medial retinac-ulum, medial patellofemoral ligament）の損傷所見などにより診断される（**図 2-B，C**）．骨軟骨損傷（大腿骨外側顆，膝蓋骨下極内側）などによる関節内遊離体は，MRI では約 1/3 の症例に認められる．

　外傷性の膝蓋骨脱臼の長期的な合併症としては，再脱臼，膝蓋骨不安定症および膝蓋大腿関節症が挙げられる．初回の急性外側膝蓋骨脱臼症例では保存的治療が一般的であったが，単純 X 線，MRI による再脱臼のリスク評価などにより手術的治療も考慮されている．

ポイント

　一過性外側膝蓋骨脱臼は，スポーツ関連の外傷に伴って若い年代（20 歳未満）に起こる．急性期の臨床診断は，膝の痛みと腫脹により困難なことが多い．膝関節の単純 X 線検査で認められるスリバーサインは，膝蓋骨脱臼に伴う骨軟骨病変を示唆する重要な所見である．

参考文献

1 ）Haas JP, et al：The "sliver sign"：a specific radiographic sign of acute lateral patellar dislocation. Skeletal Radiol 41：595-601, 2012
2 ）Earhart C, et al：Transient lateral patellar dislocation：review of imaging findings, patellofemoral anatomy, and treatment options. Emerg Radiol 20：11-23, 2013
3 ）Duthon VB：Acute traumatic patellar dislocation. Orthop Traumatol Surg Res 101（1 Suppl）：S59-S67, 2015

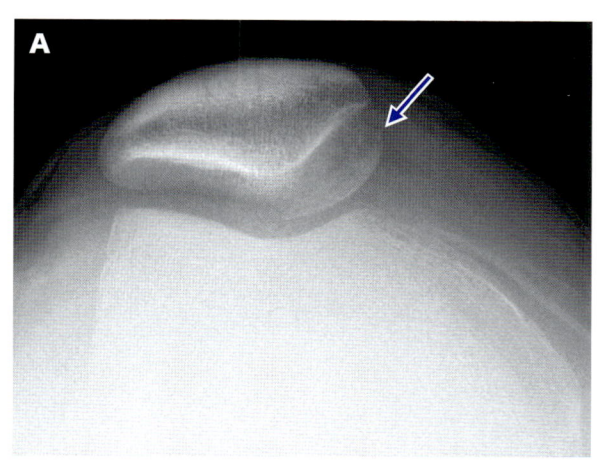

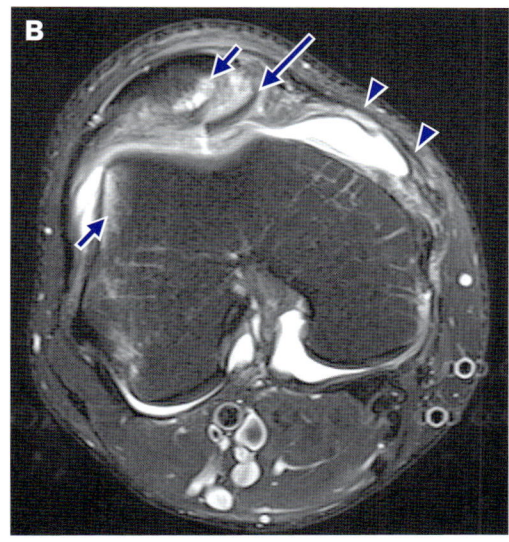
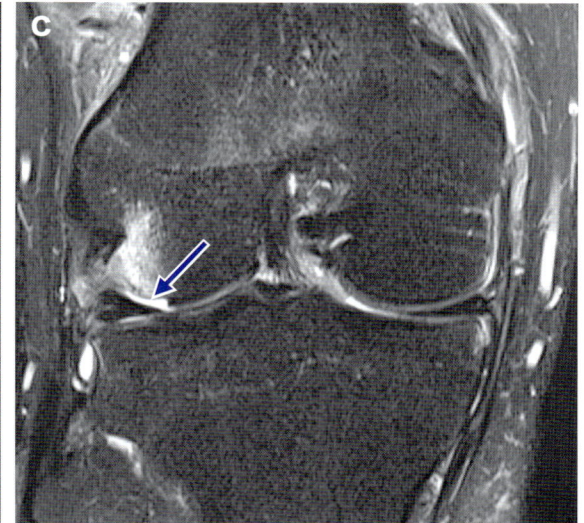

図2 一過性外側膝蓋骨脱臼

18歳男性，3週間ほど前に体操競技の練習中に右膝を内反位で損傷．

A：右膝関節X線マーチャント位にて，内側膝蓋大腿関節領域に，細長い骨折片（矢印，スリバーサイン）を認める．

B：MRI横断像（脂肪抑制T2強調像）にて，大腿骨外側顆外側縁，膝蓋骨下極内側の骨挫傷所見（短い矢印）を認め，内側膝蓋支帯（矢頭）は大腿骨側で不明瞭となっている．関節内に骨軟骨片（**A**でのスリバーサイン：長い矢印）が同定される．

C：MRI冠状断像（脂肪抑制T2強調像）では，大腿骨外側顆に骨軟骨欠損（矢印）を認める．

9 膝蓋骨スリーブ骨折

patellar sleeve fracture

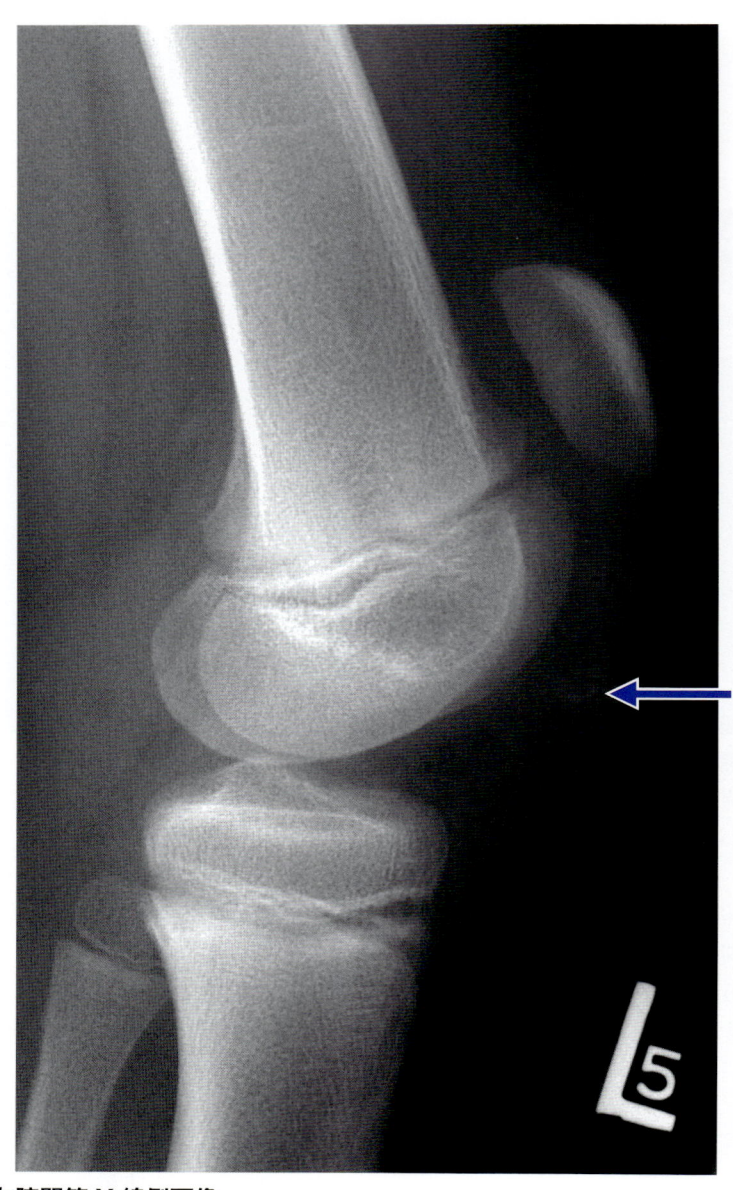

図 1　左膝関節 X 線側面像
9 歳男児，走って左膝より転倒．痛み・腫脹が出現し，荷重できなくなり救急を受診した．

▌画像所見

小児膝関節 X 線側面像（**図1**）にて，著明な膝蓋骨高位（patella alta）を認める．膝蓋骨下方に小さな骨片（矢印）が認められる．脛骨結節には異常所見を認めない．膝蓋骨下極のスリーブ骨折（patellar sleeve fracture）の所見である．

▌臨床的考察

膝蓋骨スリーブ（sleeve）骨折は，軟骨部の裂離骨折で，通常は膝蓋骨が完全に骨化する前の小児に起こる．多くは，屈曲した膝関節にかかる強制的な外力によって，ほとんどの場合，膝蓋骨下極に起こる．

小児の膝蓋骨の辺縁は軟骨（図2）：膝蓋骨が完全に骨化する前の小児では，膝蓋骨骨化の周囲の軟骨部に伸筋腱が付着し，軟骨部位で断裂が起こる．他の腱・軟骨・骨接合部と同様に，軟骨部が最も弱いため，急激な筋収縮などにより強く伸展されることによって，同部位に断裂をきたす．

膝蓋骨軟骨の裂離損傷がスリーブ骨折であるが，しばしば小さな骨片（骨軟骨片）を伴う．大腿四頭筋の急激な収縮に伴うスポーツ損傷として，膝蓋骨の上極にも起こるが，大部分は下極に発症する．稀な損傷であるが，ほとんどは9〜11歳の小児に起こり，骨化が不完全で，ある程度筋力のついた年代層に起こるものと推測される．

単純 X 線側面像では，膝蓋骨高位とその下方に認められる骨片が特徴的な所見である．関節包断裂に伴って，関節包腫脹所見はみられないことが多い．単純 X 線でみられる骨片は裂離病変の一部（骨化部分）であり，関節軟骨を含む病変の評価に MRI が適応となる（**図3**）．裂離病変の著明な転位症例では手術的治療が推奨される．

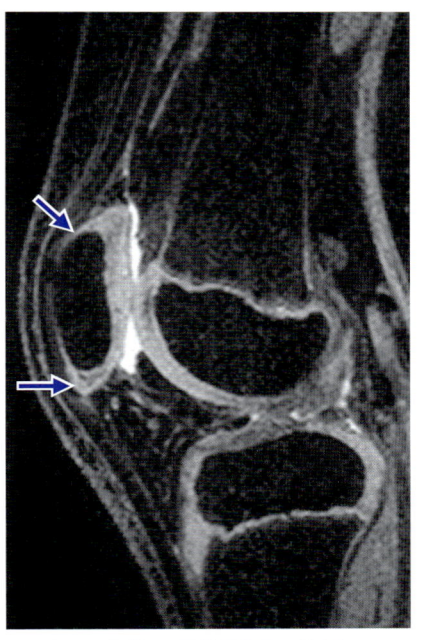

図2　小児の膝蓋骨骨化周囲の軟骨
8歳男児の正常膝蓋骨の MRI 矢状断像（3D-DESS）．伸筋腱の膝蓋骨付着部には膝蓋骨骨化周囲の軟骨（矢印）が介在している．

ポイント

9〜11歳の小児外傷例において，膝蓋骨高位を認めた場合，膝蓋骨軟骨部の裂離骨折である膝蓋骨スリーブ骨折を疑う．MRI による関節軟骨損傷の評価が推奨される．

参考文献
1）Lindor RA, Homme J：Patellar fracture with sleeve avulsion. N Engl J Med **375**：e49, 2016
2）Nath PI, Lattin GE Jr.：Patellar sleeve fracture. Pediatr Radiol **40**（Suppl 1）：S53, 2010
3）Bates DG, et al：Patellar sleeve fracture：demonstration with MR imaging. Radiology **193**：825-827, 1994

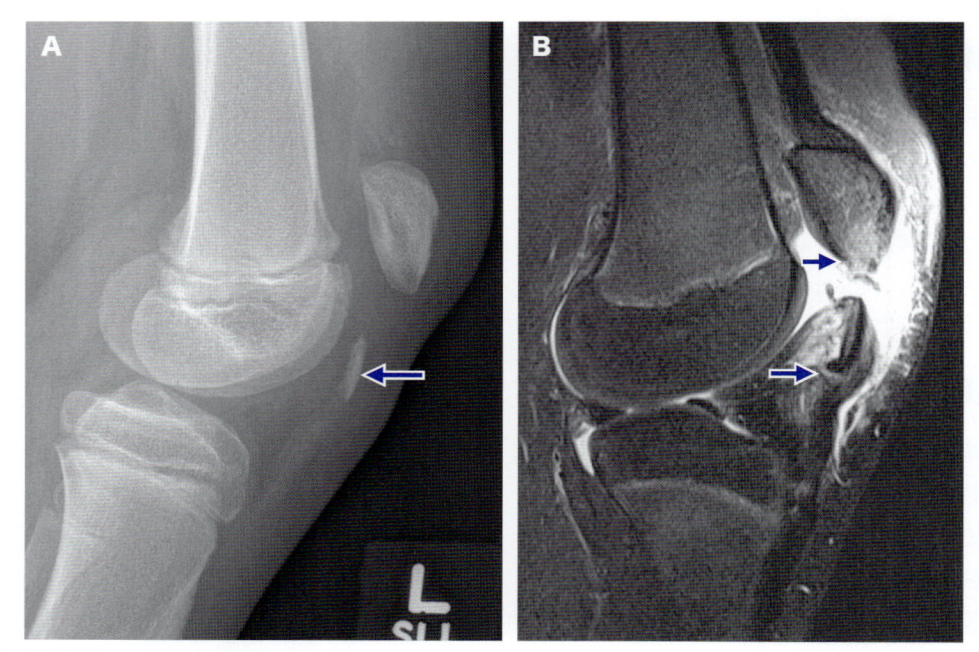

図 3　膝蓋骨スリーブ骨折の MRI

8 歳女児，遊戯中（レッドローバー*）に左膝から転倒した．左膝関節 X 線側面像（**A**）では，著明な膝蓋骨高位と裂離骨片（矢印）を認める．MRI 矢状断像（脂肪抑制 T2 強調像：**B**）では，膝蓋骨骨折に伴う関節軟骨の損傷（矢印）が描出されている．

*レッドローバー：はないちもんめのような遊戯．

Quiz

85 歳男性　右股関節痛にて受診.
診断は？

→ Chapter 7 - **9**

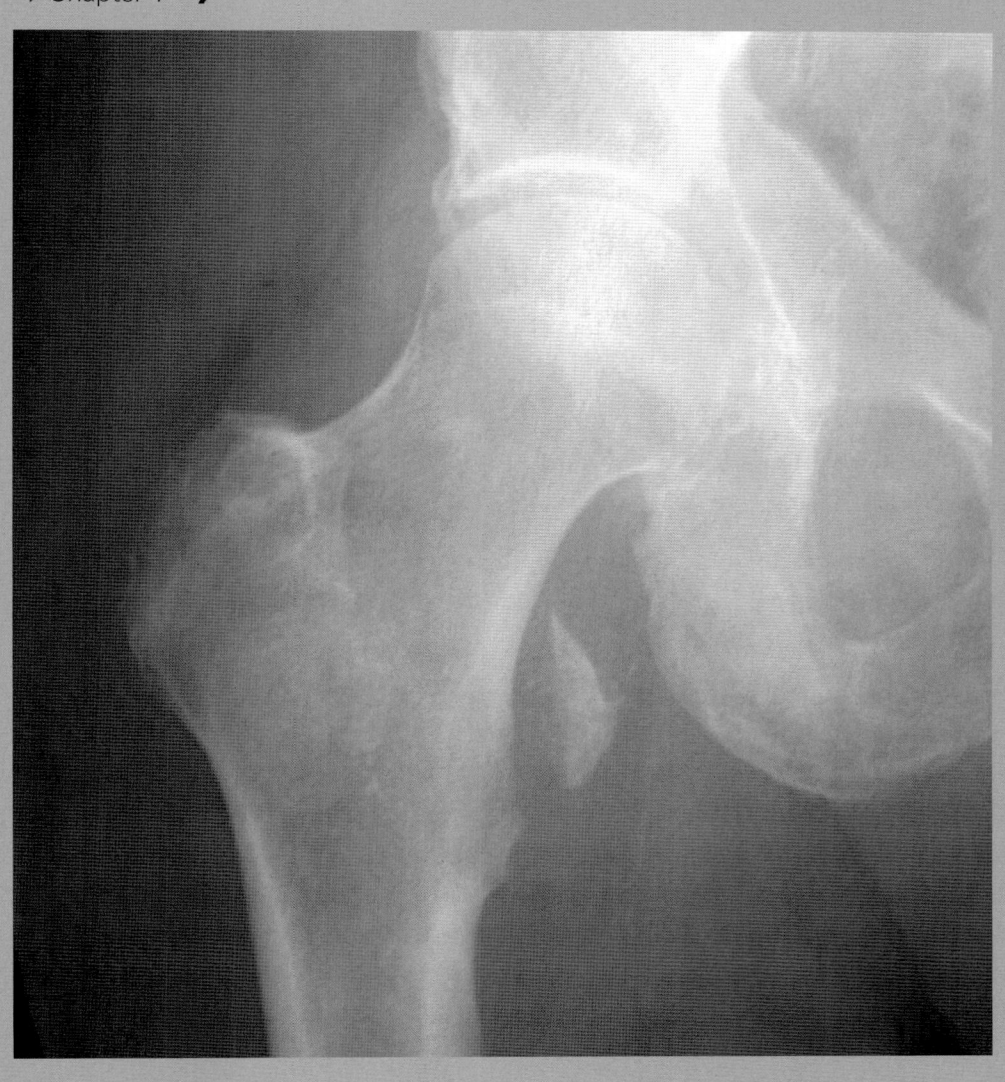

1 前後圧迫型骨盤損傷

anterior posterior compression injury

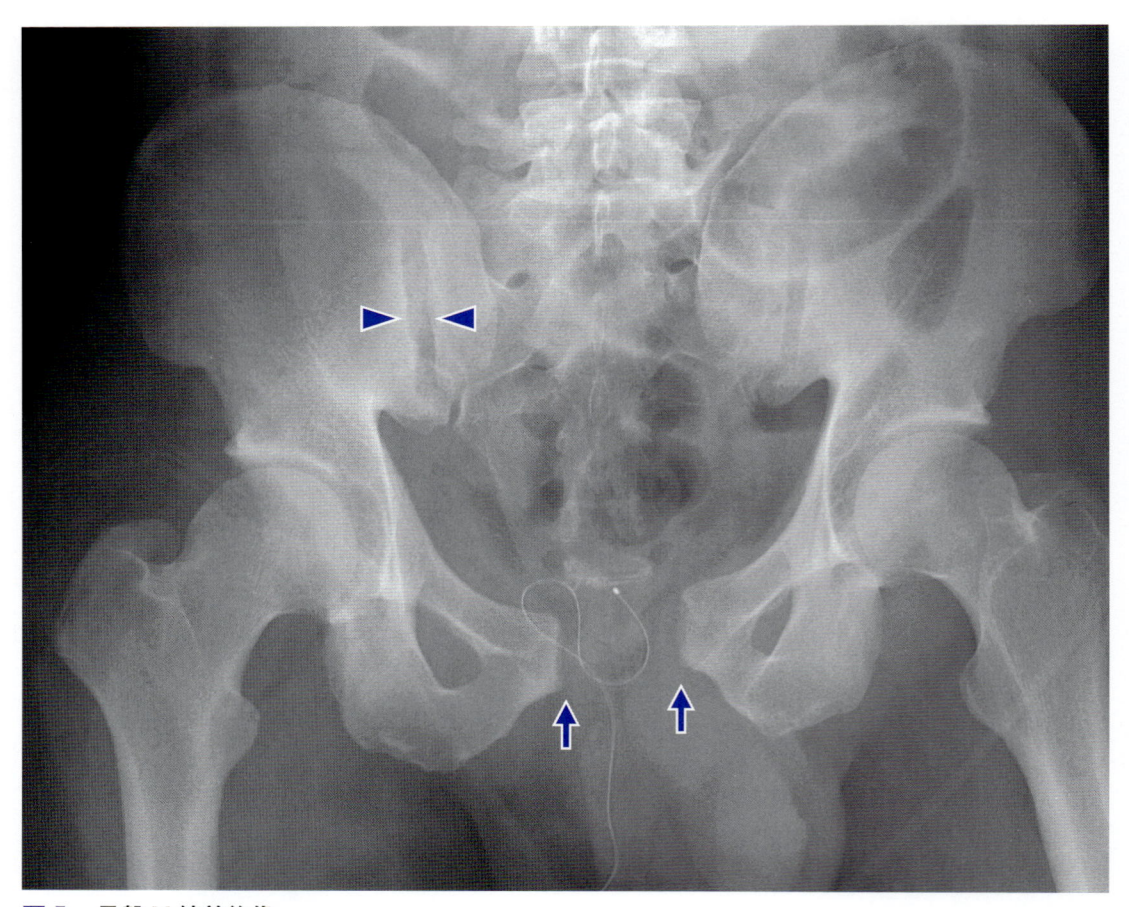

図1　骨盤 X 線前後像
41 歳男性，高速道路でのバイク事故．後方よりピックアップトラックに時速 110 km で追突された．

画像所見

　骨盤 X 線前後像（**図 1**）にて，恥骨結合の開大（矢印）および右仙腸関節の軽度開大がみられる（矢頭）．前後方向の外力による骨盤リング（骨盤輪）の損傷，前後圧迫型骨盤損傷（anterior posterior compression injury）の所見である．

臨床的考察

　骨盤は骨・靱帯でできたリングと考えられる．リングは通常 2 ヵ所で破綻するため，1 つの骨折あるいは靱帯断裂所見をみた場合は，合併損傷を探すことが基本である．

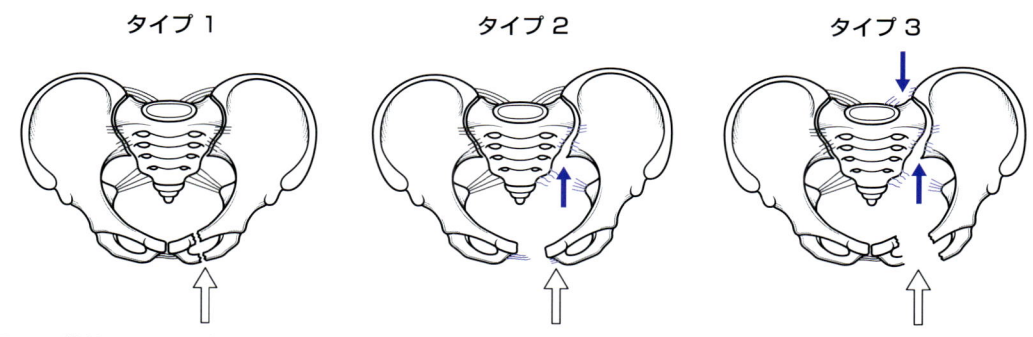

図2 前後圧迫型骨盤損傷の分類（ヤング・バーゲス分類）

［文献2を参考に作成］

ヤング・バーゲス（Young-Burgess）の骨盤損傷の分類（図2）：強い外力により骨盤のリングの破綻をきたす骨盤損傷は，外力の働く方向（前後，外側，頭尾側）によるヤング・バーゲス分類で説明される．前後圧迫損傷は前後方向の外力によるもので，恥骨結合の開大をきたすか，恥骨骨折をきたし，骨片は離開する（タイプ1）．さらに外力が続くと腸骨は外側に回転し，腸骨骨折をきたすか，本症例のように前仙腸関節靱帯が断裂し，仙腸関節が開大する（タイプ2）．この状態では骨盤は回転性の外力に抗することができず，不安定と考えられる（rotational instability）．さらに外力が進むと後仙腸関節靱帯が断裂し（タイプ3），回転性および頭尾側にも不安定と考えられる（rotational & vertical instability）．

骨盤に最も重要な後方支持組織：骨盤の安定に最も重要な支持組織は仙腸関節靱帯で，後仙腸関節靱帯および骨間靱帯はテンションバンド（tension band, posterior hinge）と呼ばれる．前後方向の外力により恥骨結合が開大しても，2.5cm未満ではほぼテンションバンドは保たれている．

恥骨結合の開大は著明な骨盤内容量の増加をきたし，2cmの開大で5Lまで増加するとされる．これに関連して，前後圧迫型骨盤損傷では失血死の合併率が高いとされている．骨盤不安定症を示唆する仙腸関節の開大，仙腸骨折が疑われる症例では，CT検査が適応となる．

> ## ポイント
>
> 強い外力による骨盤損傷では，外力の方向によるヤング・バーゲス分類が用いられる．前後圧迫型の骨盤損傷では，恥骨結合の開大，離開性の恥骨骨折，仙腸関節の開大が特徴的である．

参考文献

1）Brandser E：Chapter 19. The Pelvis. Radiology of Skeletal Trauma, Rogers LE（ed），3rd ed, Volume 2, p930–1029, Churchill Livingstone, 2002
2）Young JW, Resnik CS：Fracture of the pelvis：current concepts of classification. Am J Roentgenol **155**：1169–1175, 1990

2　側方圧迫型骨盤損傷

lateral compression injury

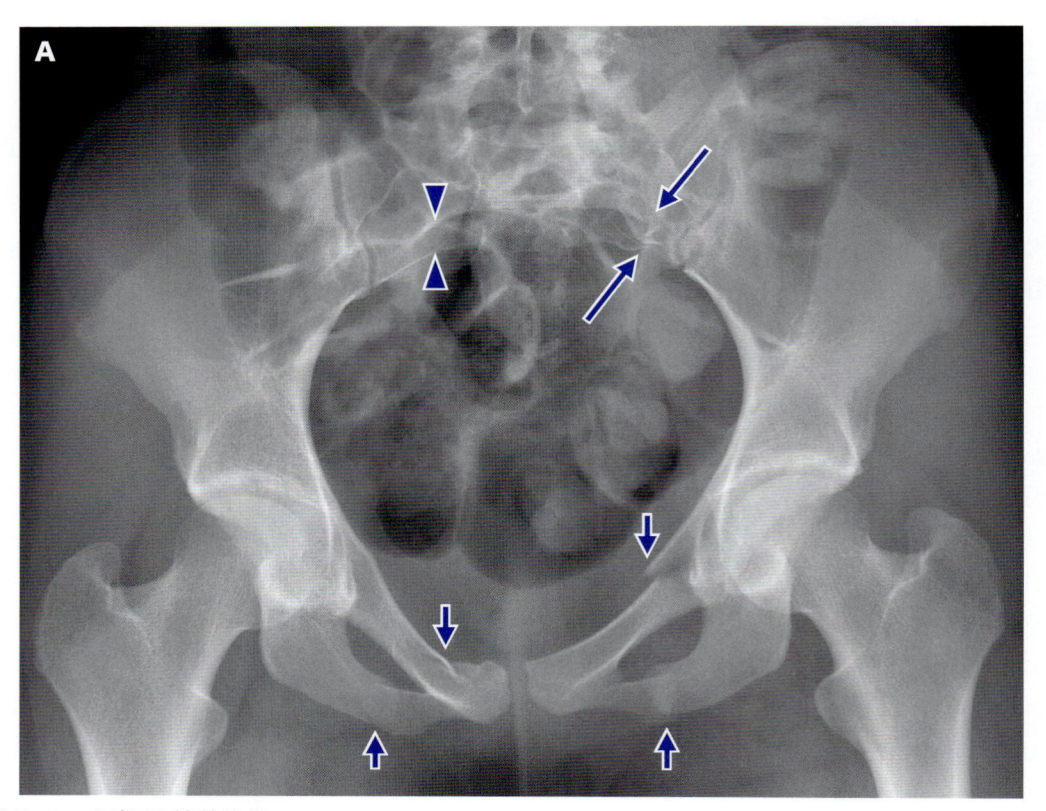

図 1-A　骨盤 X 線前後像
19 歳女性，バギー（all-terrain vehicle：ATV）の後方が前方に回転して転倒，落下し，下敷きとなって受傷した．

▮ 画像所見

　骨盤 X 線前後像（**図 1-A**）にて，両側の恥骨の骨折（短い矢印）を認め，骨折片はそれぞれ重なり合っている．仙骨左側の弓状線は反対側（矢頭）と比べて，断裂している（長い矢印）．側方圧迫型（lateral compression）の骨盤損傷の所見である．仙腸関節の開大はみられない（**図1-B**）．

▮ 臨床的考察

　前項で記載したとおり，骨盤に 1 つの骨折あるいは靱帯断裂をみたら，合併損傷を探す．
ヤング・バーゲス（Young-Burgess）側方圧迫型骨盤損傷：側方圧迫型骨盤損傷は左右からの強い外力によるもので，恥骨骨折の骨折線は水平あるいは冠状方向で骨片が左右に重なることが特徴である．本症例のように，後方では

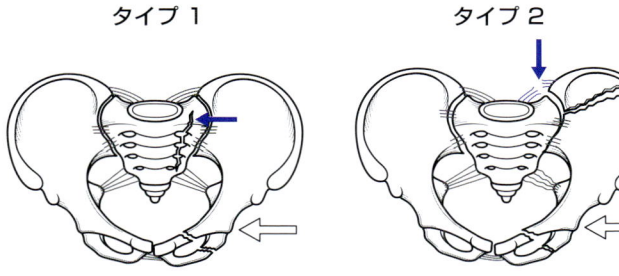 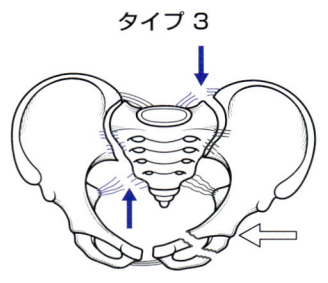

図 2 側方圧迫型骨盤損傷の分類（ヤング・バーゲス分類）

［文献 2 を参考に作成］

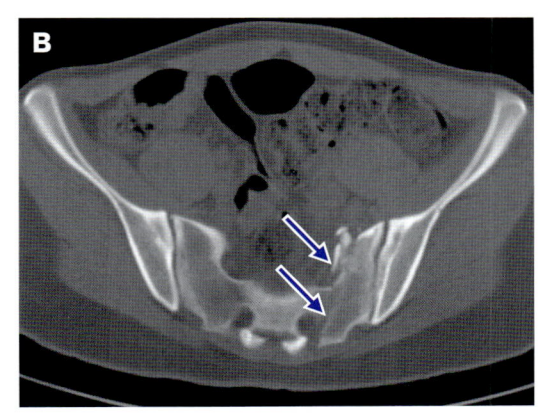

図 1-B 同症例．骨盤 CT 横断像

単純 X 線（**図 1-A**）でみられた仙骨左側，S1 および S2 神経孔に及ぶ骨折が描出されている（矢印）．仙腸関節の開大は認めない．

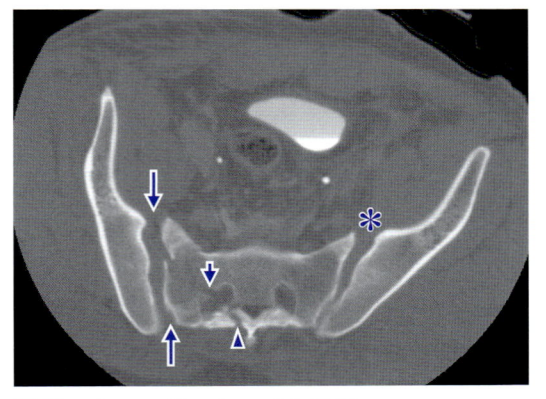

図 3 ウィンドスウェプト骨盤

48 歳男性，高速道路での交通事故．骨盤 CT 横断像では，右腸骨は内側に回転し，仙骨右側の骨折および右仙腸関節の開大（長い矢印）を認める．左腸骨は外側に回転し，左仙腸関節前方の開大（＊）を認める．仙骨骨折は右神経孔（短い矢印）および神経管（矢頭）に及んでいる．

仙骨の圧迫骨折を高率に伴う（タイプ 1：**図 2**）．さらに外力が続くと腸骨は内側に回転し，後方で腸骨骨折をきたすか，後仙腸関節靱帯が断裂し，仙腸関節が開大する（タイプ 2）．この状態では骨盤は回転性の外力に抗することができず，不安定と考えられる（rotational instability）．さらに外力が進むと反対側の腸骨が外側に回転し，反対側の前仙腸関節靱帯が断裂する（タイプ 3）．

ウィンドスウェプト骨盤（windswept pelvis：図 3）：上記の側方圧迫型骨盤損傷の最も重篤な損傷（タイプ 3）は，外側前方からの外力による複合型の損傷としても説明され，ウィンドスウェプト骨盤と呼ばれる．外側からの外力による腸骨の内側転位と，反対側腸骨の

外側転位が特徴的であるが，単純 X 線正面像では同定が困難で，X 線管球を仙骨に平行に頭尾側に傾けた骨盤インレット位により評価される（次項参照）．前後圧迫型骨盤骨折で高頻度にみられる恥骨結合の開大を伴うことがあり，診断には注意を要する．

　側方圧迫型損傷は，骨盤損傷の半数以上を占め，最も多いタイプである．出血が予後を左右するが，頭部外傷を合併する頻度が高い．骨盤不安定症を示唆する仙腸関節の開大症例や仙骨骨折が疑われる症例では CT 検査が適応となる．

ポイント

外側方向からの外力による骨盤損傷では，恥骨骨折は前後像で左右に重なり合ってみえる．高頻度に圧迫性の仙骨骨折を伴い，単純X線検査では弓状線，仙骨縁を必ず確認する．

参考文献

1 ）Brandser E：Chapter 19. The Pelvis. Radiology of Skeletal Trauma, Rogers LE（ed），3rd ed, Volume 2, p930–1029, Churchill Livingstone, 2002
2 ）Young JW, Resnik CS：Fracture of the pelvis：current concepts of classification. Am J Roentgenol **155**：1169–1175, 1990
3 ）Young JW, et al：Lateral compression fractures of the pelvis：the importance of plain radiographs in the diagnosis and surgical management. Skeletal Radiol **15**：103–109, 1986

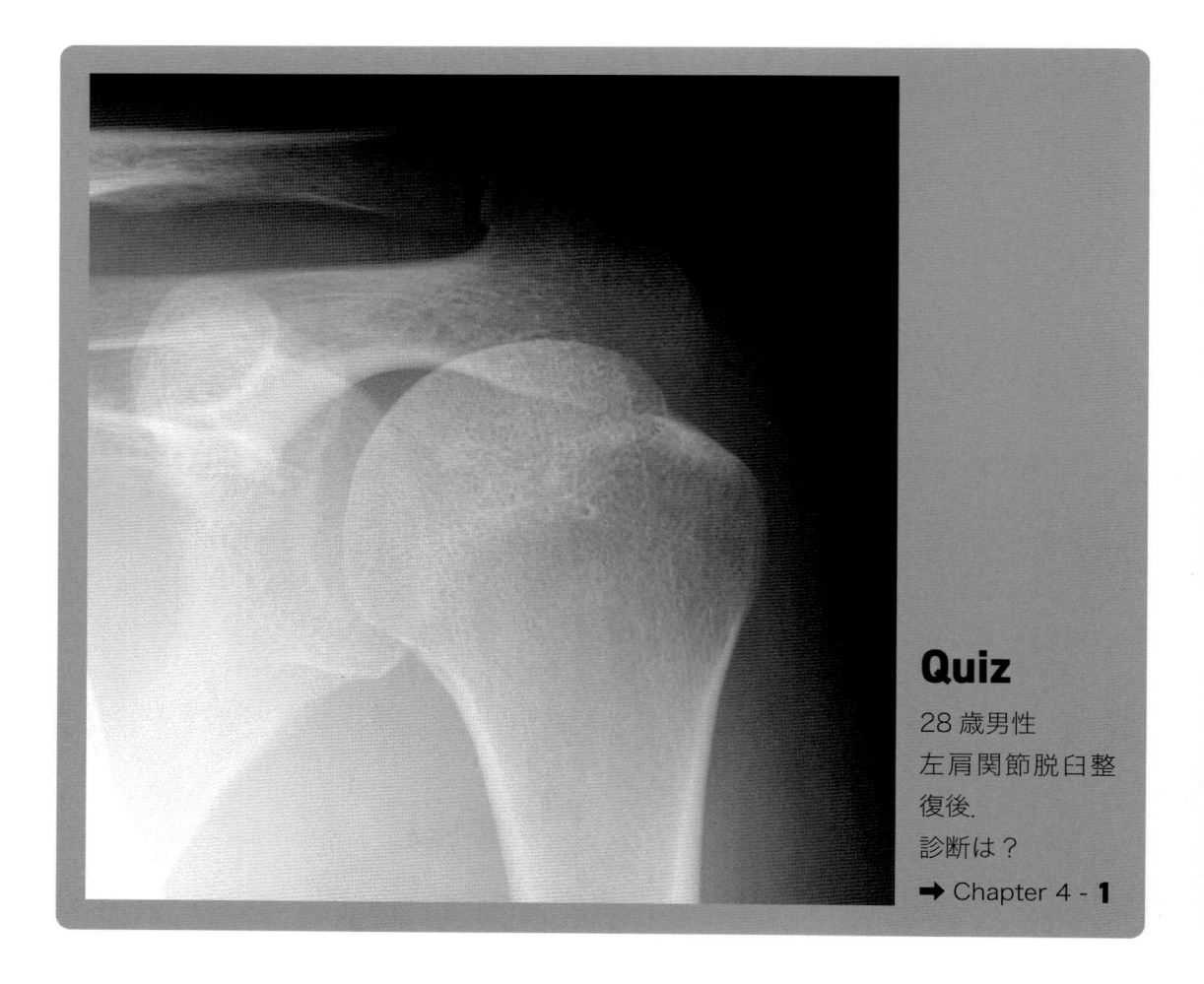

Quiz

28 歳男性
左肩関節脱臼整復後．
診断は？

➡ Chapter 4 - **1**

3 垂直剪断型骨盤損傷

vertical shear injury

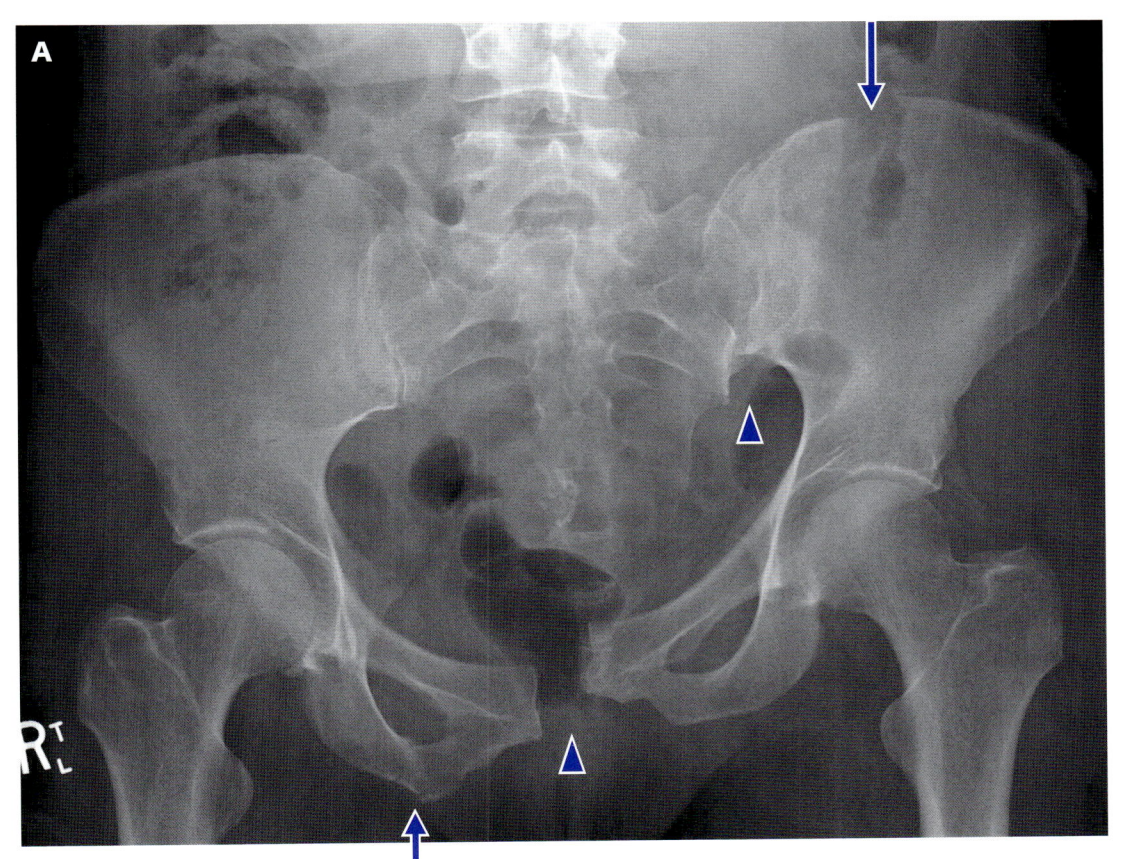

図1-A　骨盤X線前後像
61歳女性，自転車に乗っていて車にはねられ受傷.

▎画像所見

　骨盤X線前後像（**図1-A**）にて，右恥骨下枝に縦走する骨折（短い矢印）を認め，恥骨結合および左仙腸関節の頭尾側への乖離（矢頭）を認める．左腸骨の内側上縁に骨折線（長い矢印）を認め，左側骨盤は右側に比べて頭側に転位している．垂直剪断型骨盤損傷の所見である．

▎臨床的考察

　前項，前々項で述べたヤング・バーゲス（Young-Burgess）の骨盤損傷の分類の1つで，頭尾側方向の強い剪断性の外力が骨盤正中・傍正中に働くことによる最も不安性な骨盤損傷である．転落や片側下肢を介した非対称性の軸方向の外力により，恥骨・腸骨の骨折あるいは恥骨結合，仙腸関節靱帯の断裂により，左右で頭

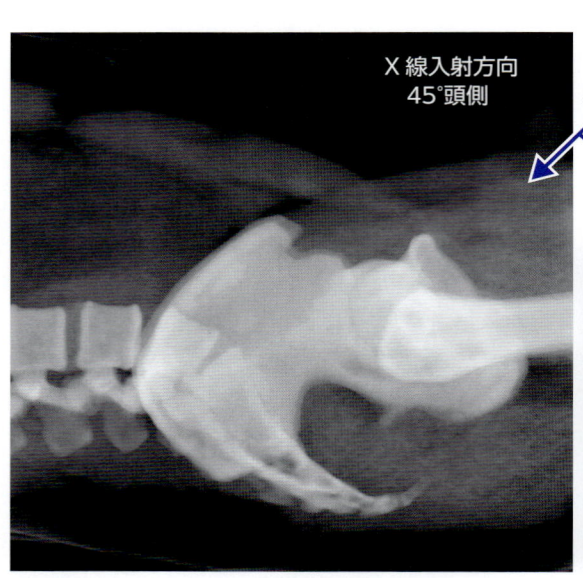

X線入射方向
45°頭側

頭尾側方向の転位を観察しやすい

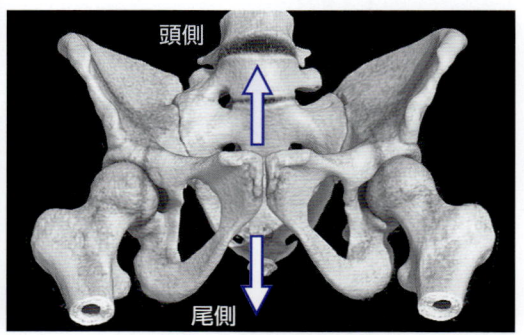

頭側

尾側

図2 骨盤アウトレット位（outlet view）

尾側方向にずれが生じる．骨盤輪は2ヵ所で完全に分離され，回転性および頭尾側の外力に関して不安定と考えられる．

骨盤アウトレット位，インレット位（outlet view，inlet view）：仙骨上縁と恥骨上縁を結ぶ骨盤の入口（inlet）は30°ほど前傾している．骨盤撮影では前後像に加えて，X線管球の軸を尾側前方から頭側後方に傾けたアウトレット位（outlet view）と，反対に頭側前方から尾側後方に傾けたインレット位（inlet view）の3方向で骨折の転位を評価する（**図2**，**図3**）．アウトレット位では仙骨・恥骨の長軸に直交する角度のため，頭尾側方向の転位がよく描出される（**図1-B**）．これに対して，インレット位では前傾した骨盤に関して前後方向の転位を観察する（**図1-C**）．

ヤング・バーゲス複合型骨盤損傷：前述した3つのパターン単独では説明できない複合型あるいは混合型は骨盤損傷の約20％に認められる．側方圧迫型と前後圧迫型の組み合わせ，あるいは側方圧迫型と垂直剪断型の組み合わせの頻度が高いとされる．CT検査による多方向の再構成画像が評価に有用で，3次元VR画像では，主要な骨折片の転位を多方向から評価できる（**図1-E**）．

骨盤輪損傷の合併症：寛骨臼骨折は骨盤輪損傷の30～40％にみられる．単純X線検査骨盤前後像，両側斜位像に続いて一般的にはCT検査が適応となる．膀胱破裂は骨盤骨折の約30％にみられ，尿道損傷の多くは男性（女性の43倍）に認められる．中枢神経損傷は約25～50％に合併し，側方圧迫型で頻度が高く，主たる死亡原因となることが多い．前後圧迫型では，骨盤内容量の増加に伴い失血死の頻度が高いとされている．CT血管造影が骨盤動脈損傷の診断に適応となる．骨盤外固定・内固定により出血をコントロールする施設もあるが，循環動態不全，再発性の低血圧，CT血管造影における出血所見（contrast blush）がみられる患者では血管造影による塞栓術が適応となる．

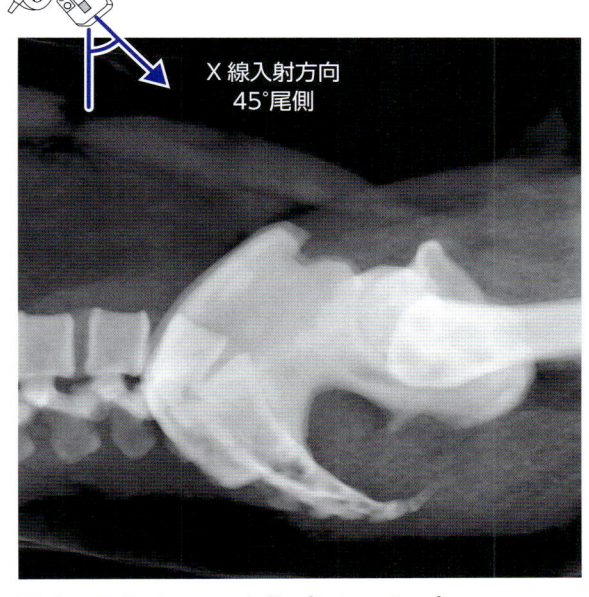

X線入射方向
45°尾側

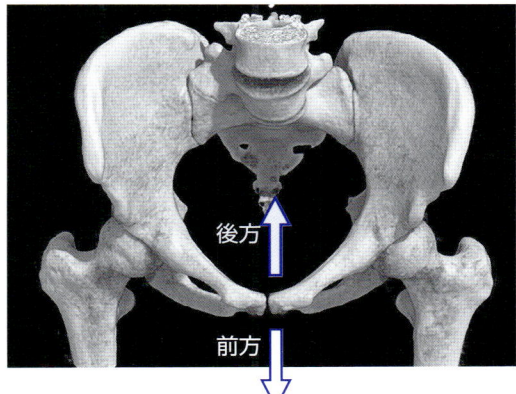

前後方向の転位を観察しやすい

後方

前方

図3 骨盤インレット位（inlet view）

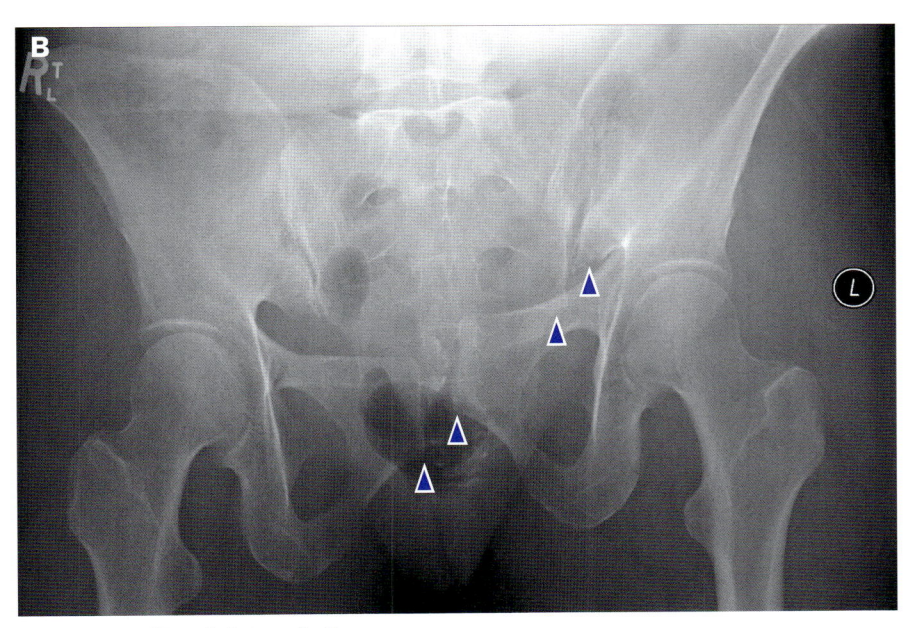

図1-B 同症例の骨盤アウトレット位

X線管球軸を仙骨にほぼ垂直となるように尾側前方から頭側後方に傾けたアウトレット位では，骨折片の頭尾側方向の転位がよく描出される．左恥骨・腸骨を含む左側骨盤がより頭側に転位している（矢頭）．

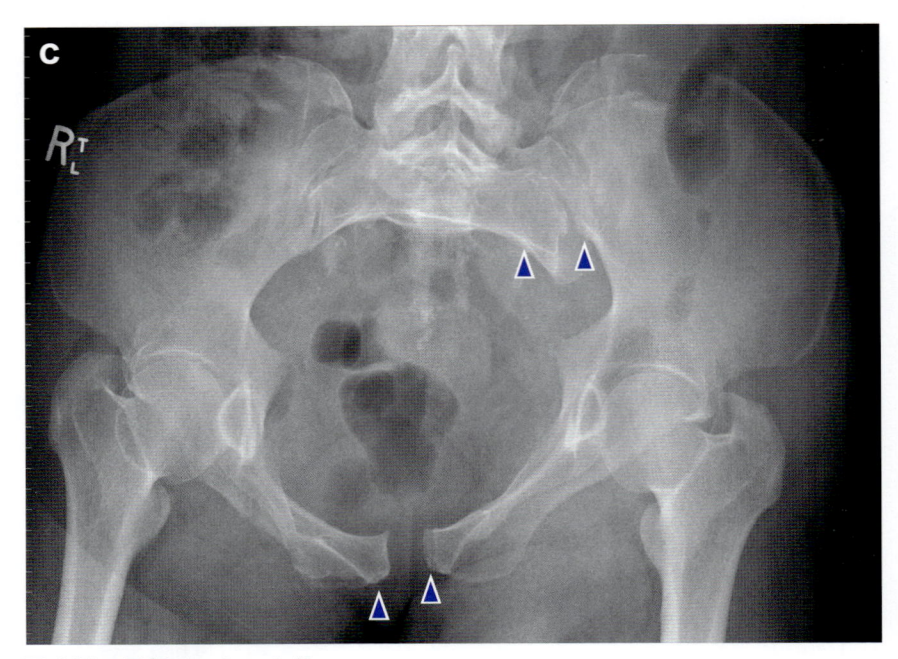

図 1-C　同症例の骨盤インレット位

X 線管球軸を仙骨にほぼ平行となるように頭側前方から尾側後方に傾けたインレット位では，左側骨盤の
わずかな後方転位（矢頭）が描出されている.

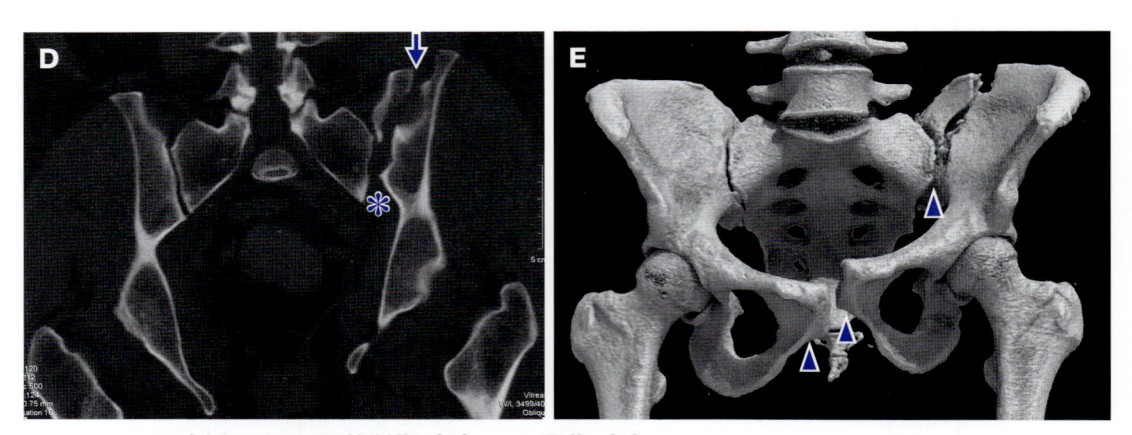

図 1-DE　同症例の CT，冠状断像（D），3D 画像（E）

仙腸関節を通る CT 冠状断像（**D**）では，左仙腸関節の開大・転位（＊）および左腸骨骨折（矢印）が描
出されている．正面よりみた 3D-CT 画像（**E**）では，左側骨盤の頭側転位が，恥骨結合および左仙腸関節
（矢頭）でよく描出されている.

ポイント

　頭尾側方向にずれる骨折あるいは恥骨結合，仙腸関節の脱臼は，垂直剪断型骨盤損傷（vertical shear injury）を疑う所見である．最も不安性な骨盤損傷であり，骨盤アウトレット位にて，頭尾側方向の転位を評価する．

参考文献

1 ）Young JW, Resnik CS：Fracture of the pelvis：current concepts of classification. Am J Roentgenol **155**：1169-1175, 1990
2 ）Ben-Menachem Y, et al：Hemorrhage associated with pelvic fractures：causes, diagnosis, and emergent management. Am J Roentgenol **157**：1005-1014, 1991
3 ）Dalal SA, et al：Pelvic fracture in multiple trauma：classification by mechanism is key to pattern of organ injury, resuscitative requirements, and outcome. J Trauma **29**：981-1000；discussion -2, 1989

4 骨盤の脆弱性骨折 **fragility fracture**

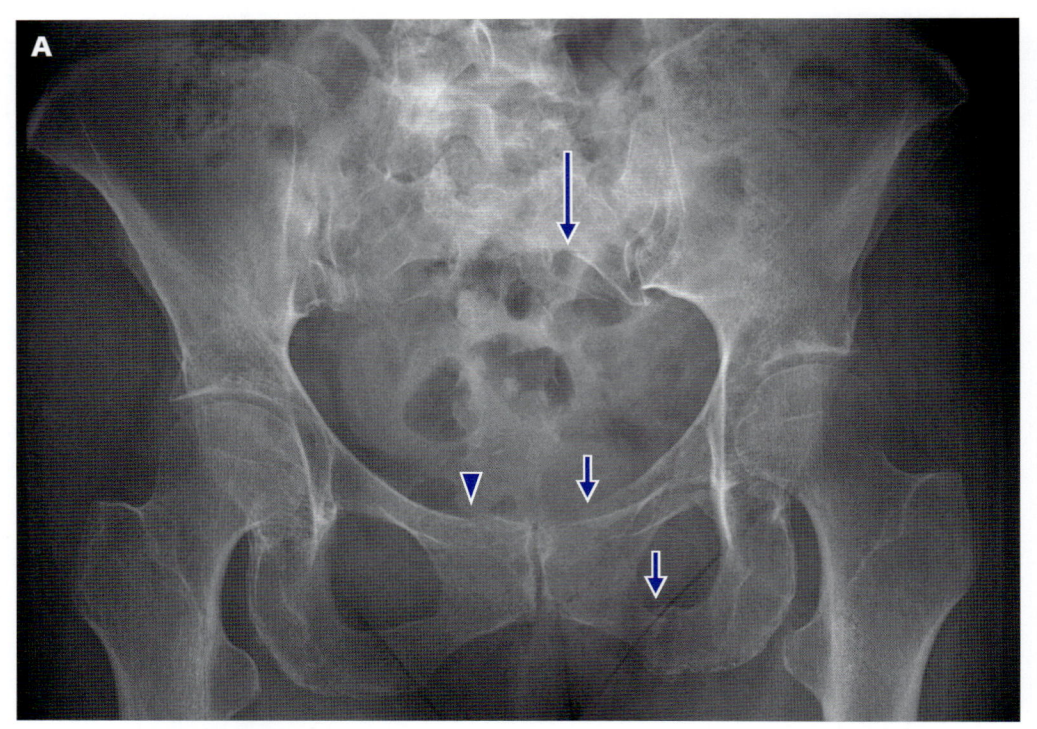

図1-A 骨盤 X 線前後像
76 歳女性，交通事故．

画像所見

76 歳女性の骨盤 X 線前後像（**図1-A**）にて，左の恥骨に縦走する骨折（短い矢印）を認め，骨片は重なり合っている．右の恥骨にも骨折線（矢頭）を認める．仙骨左側弓状線の断裂（長い矢印）を認めるが，仙腸関節の開大を認めない．軽度の側方圧迫型の骨盤損傷の所見であるが，CT 横断像（**図1-B**）では左側仙骨骨折が前方から後方皮質に及び（矢印），軽度の転位を認める．

臨床的考察

単純 X 線では軽度の側方圧迫型の骨盤損傷（タイプ1）であるが，CT では左側仙骨の骨折は前方および後方の皮質に及んでおり，若年者には通常みられないパターンである．骨粗鬆症などに伴う高齢者の骨盤損傷では骨折様式も異なるため，若年者とは別の評価方法が提唱されている．

骨粗鬆症に伴う骨折は通常，軽度の外傷で起こり，橈骨遠位部，胸腰椎，大腿骨近位部および上腕骨近位部に多く起こる．これらの部位で

表1 骨盤の脆弱性骨折のロメンズ（Rommens）分類

グループ1	骨盤前方のみの骨折	a	片側
		b	両側
グループ2	転位のない骨盤後方の骨折	a	片側の仙骨骨折
		b	仙骨前面圧迫性骨折と骨盤前方骨折
		c	仙骨前後面骨折と骨盤前方骨折
グループ3	片側の転位のある骨盤後方骨折±骨盤前方の骨折（片側あるいは両側）	a	転位のある腸骨骨折
		b	転位のある仙腸関節脱臼骨折
		c	転位のある仙骨骨折
グループ4	両側性の転位のある骨盤後方骨折±骨盤前方の骨折（片側あるいは両側）	a	転位のある両側の腸骨（仙腸骨）骨折
		b	転位のある仙骨両側，横断性の骨折
		c	転位のある骨盤後方骨折の複合型

［文献2を著者が和訳して引用］

の骨折と同様に，骨盤骨折は骨粗鬆症との関連が強く，その合併症・死亡率は大腿骨近位部骨折のそれとほぼ同様とされる．

骨粗鬆症に伴う骨盤骨折：骨粗鬆症に関連した骨折の中でも骨盤骨折の占める頻度は上昇しており，60歳より上では60〜90％が骨盤骨折という報告もある．軽度の外力によって起こり，その8割が歩行時の転倒による．仙骨の骨折は70〜80歳の女性に多くみられ，明らかな外傷の既往がなく，背部痛・殿部痛で発症するのが特徴的である．

骨盤の脆弱性骨折のロメンズ（Rommens）分類（表1）：骨盤骨折の部位（前方，後方），転位の有無，片側性あるいは両側性かによって4つのグループとその亜型（a, bあるいはa, b, c）に分類される．骨盤前方のみの骨折（グループ1）あるいは転位のない骨盤後方の骨折（グループ2）は保存的治療，転位のある骨盤後方の骨折（グループ3・4）は手術的治療が推奨される．

高齢者の骨粗鬆症に伴って起こる骨盤骨折の頻度は増加傾向にある．多くは軽度の外力によるもので，骨盤の脆弱性骨折の分類に基づく治療方針が推奨されている．

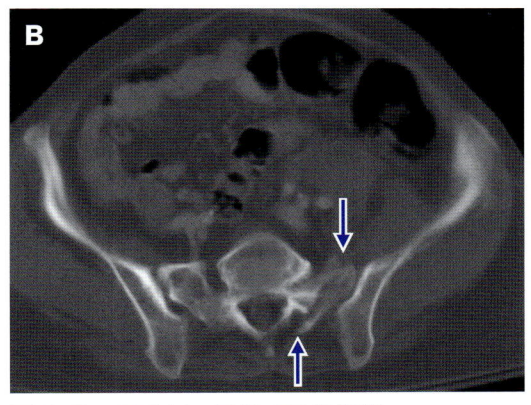

図1-B 同症例．骨盤CT横断像
仙骨左側外側の前方皮質から後方まで続く骨折（矢印），軽度の転位を認める．

ポイント

骨粗鬆症に伴う骨盤骨折は，大腿骨近位部骨折と同様に潜在的に重篤な病態である．CT検査にて，骨盤後方の骨折の転位の有無（脆弱性骨折の分類グループ2あるいは3）を評価する．

参考文献

1 ）Rommens PM, et al：Do we need a separate classification for fragility fractures of the Pelvis? J Orthop Trauma **33**（Suppl 2）：S55-S60, 2019

2 ）Pieroh P, et al：Fragility fractures of the Pelvis classification：a multicenter assessment of the intra-rater and inter-rater reliabilities and percentage of agreement. J Bone Joint Surg Am **101**：987-994, 2019

3 ）Guggenbuhl P, et al：Osteoporotic fractures of the proximal humerus, pelvis, and ankle：epidemiology and diagnosis. Joint Bone Spine **72**：372-375, 2005

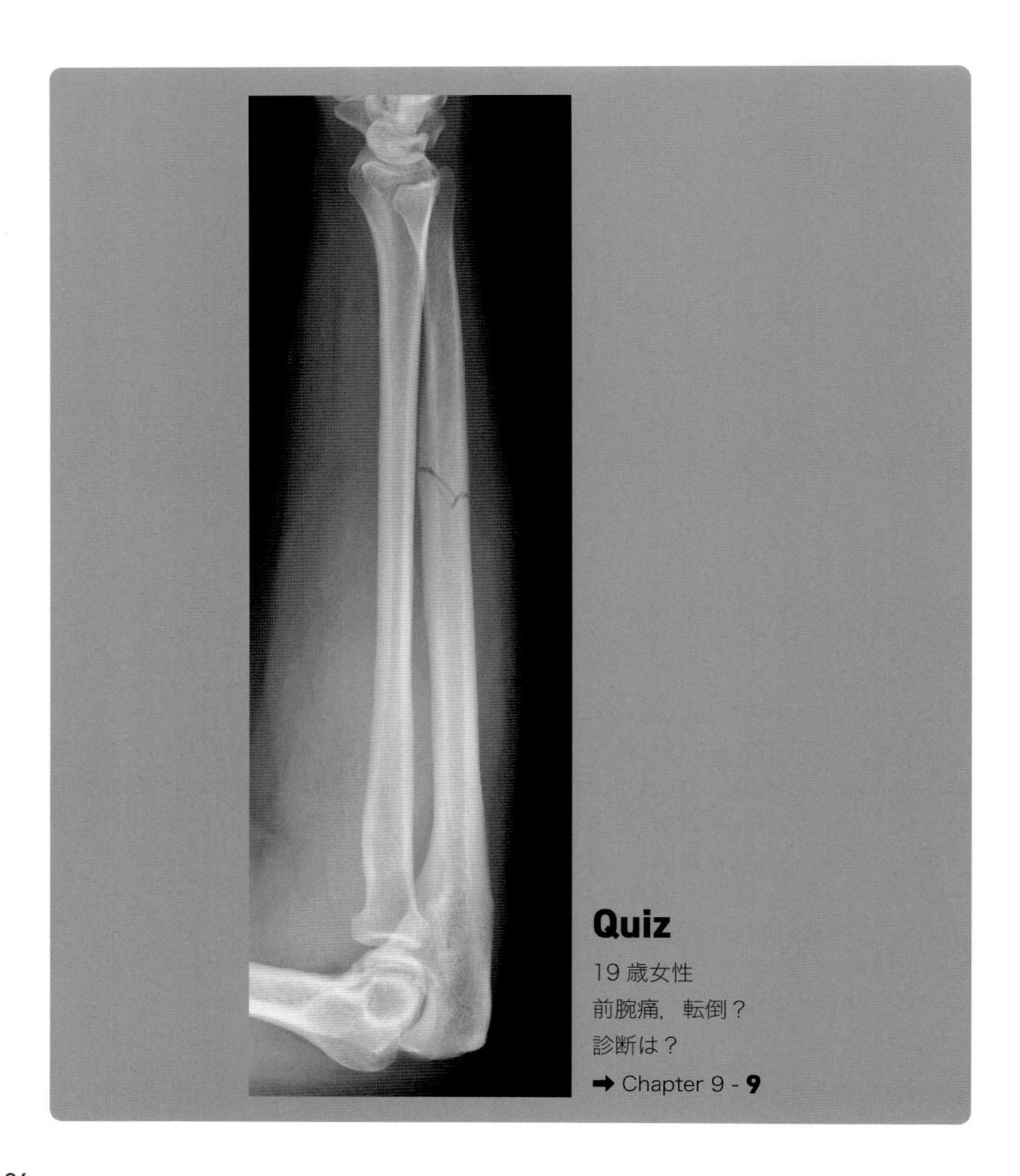

Quiz

19 歳女性
前腕痛，転倒？
診断は？

➡ Chapter 9 - **9**

5 寛骨臼骨折のルテオネール分類

Letournel classification

■ルテオネール（**Letournel**）分類

　寛骨臼骨折のルテオネール分類は5つの単純型（elementary type）と，その組み合わせの5つの複合型（associated type）の10分類であり（**図1**），寛骨臼を形成する骨構造，前柱と後柱の概念に基づいている（**図2**）．

寛骨臼前柱と後柱：骨盤寛骨臼は，前腸骨稜から恥骨に至る前柱（anterior column）と後腸骨棘より坐骨結節に至る後柱（posterior column）からなり，これらは仙腸関節外側の骨の支柱（sciatic buttress）を介してともに脊椎に繋がっている．骨盤単純X線前後像では，腸骨恥骨線（iliopubic, iliopectineal line）が前柱の上縁にあたり，腸骨坐骨線（ilioischial line）が後柱の内側縁にあたる（**図3**）．両柱は下方では，坐骨恥骨枝（ischiopubic ramus）により繋がっている．

寛骨臼前壁と後壁：前壁（anterior wall）と後壁（posterior wall）は，それぞれ前柱・後柱の一部であり，大腿骨頭に対してそれぞれ前方と後方の関節壁を形成している．後壁の方が前壁よりも大きく，骨盤単純X線前後像では通

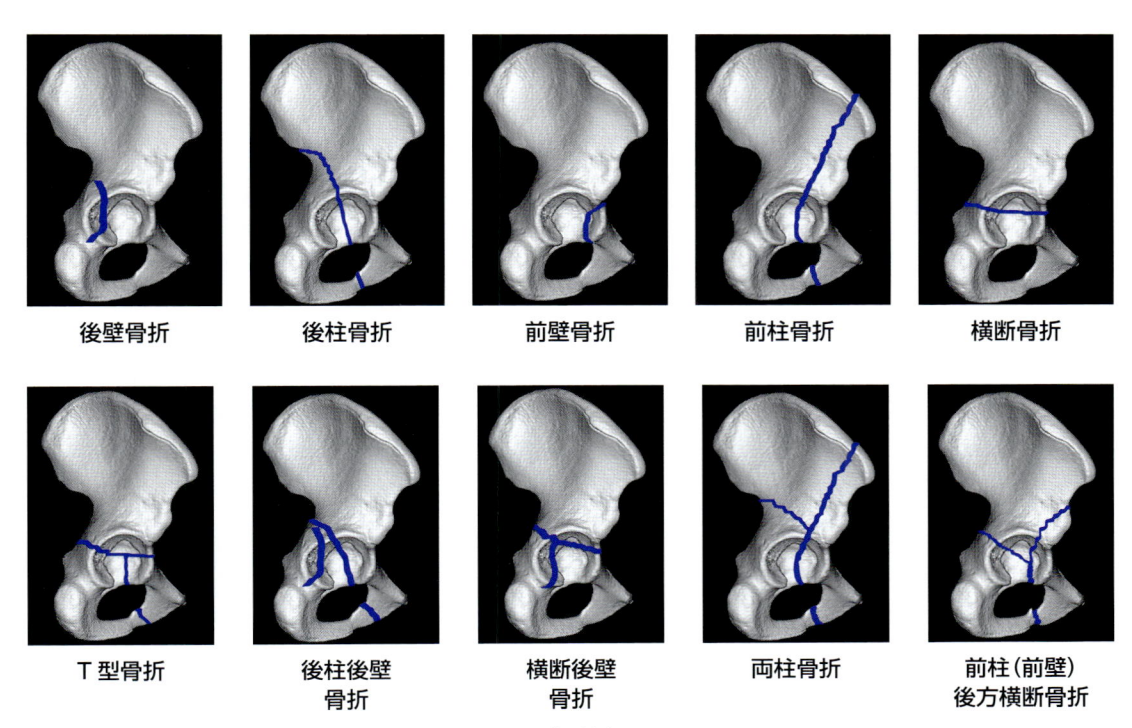

| 後壁骨折 | 後柱骨折 | 前壁骨折 | 前柱骨折 | 横断骨折 |
| T型骨折 | 後柱後壁骨折 | 横断後壁骨折 | 両柱骨折 | 前柱（前壁）後方横断骨折 |

図1 寛骨臼骨折のルテオネール（Letournel）分類

［文献1を参考に作成］

常，後壁はより外側に突出している（**図3**）.

　単純型の寛骨臼骨折は前壁・前柱・後壁・後柱骨折に加えて，寛骨臼を横断する横断骨折（transverse fracture）の5分類である．複合型（associated type）は単純型の組み合わせからなるが，無作為の組み合わせの数は5つに収まらない．これらは実際の症例および実験に基づいて，5つのタイプに分類されている．稀に分類不能な骨折もあるが，経験的にはほとんどの症例が分類可能である．

▌ 臨床的考察

　寛骨臼骨折は骨盤骨折の30〜40％に合併する．交通事故か転落に伴うものが大部分である．ルテオネールの寛骨臼骨折の分類は，単純X線骨盤前後像および両斜位（ジュデイ位，Judet view とも呼ばれる）により分類されるが，手術適応を含め術前検査としてCT検査が適応となる．

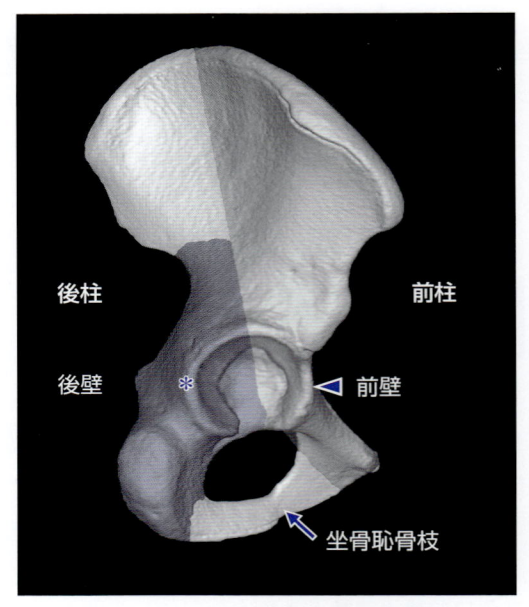

図2　寛骨臼をつくる前柱と後柱の概念

前柱（薄い灰色）と後柱（青灰色）は尾側では坐骨恥骨枝（矢印）によって繋がっている．前壁（矢頭），後壁（＊）はそれぞれ前柱，後柱の一部である.

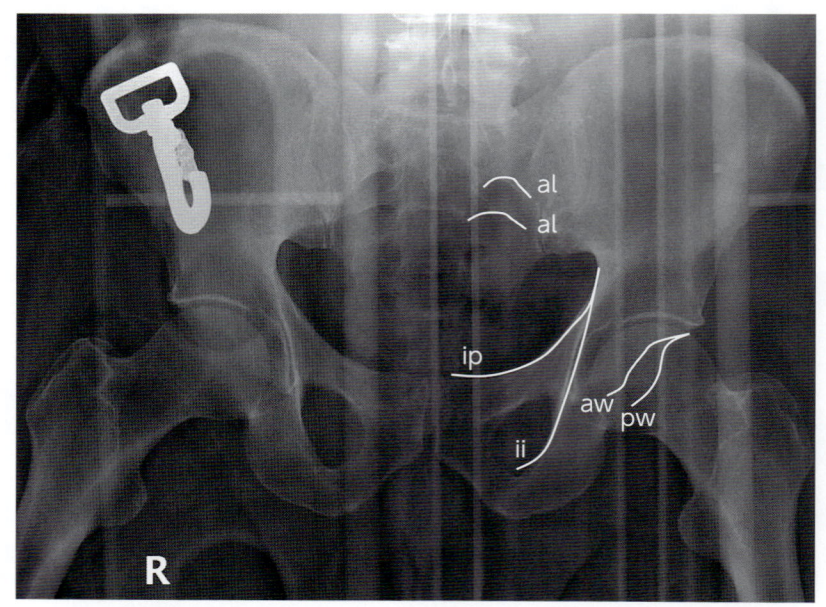

図3　骨盤単純X線前後像における正常の骨線（典型的な救命骨盤前後像）
ip：腸骨恥骨線，ii：腸骨坐骨線，aw：前壁，pw：後壁，al：弓状線（arcuate line）

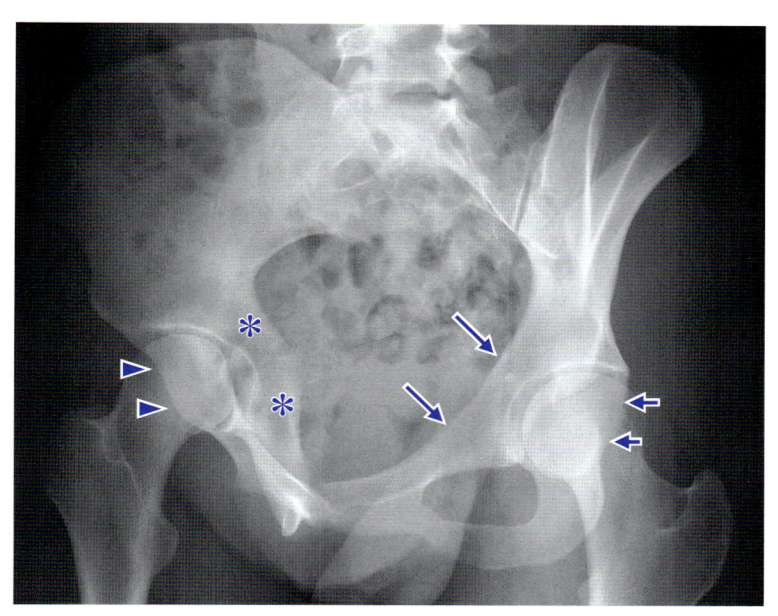

図4　骨盤左前斜位（左閉鎖孔位，右腸骨位）
左寛骨臼の後壁（短い矢印）および前柱（長い矢印）を観察する．反対側（右）では前壁（矢頭）および後柱（＊）を観察する．

骨盤左前斜位（左閉鎖孔位，右腸骨位）でチェックする所見（図4）：骨盤両斜位（ジュデイ位）の1つである左前斜位は左の閉鎖孔および右腸骨がよく描出されるため，左閉鎖孔位あるいは右腸骨位とも呼ばれる．この左前斜位では左寛骨臼の後壁および前柱がよく描出される．反対側（右寛骨臼）では前壁および後柱がよく描出される．右前斜位では，描出される壁・柱構造はそれぞれ反対となる．

　10タイプの分類が臨床的に使われることはごく稀であるが，ルテオネール分類は提唱されて50年以上経った後も広く用いられている．最も多いのは後壁骨折で，大腿骨頭の後方脱臼に伴って起こる（次項参照）．以下，頻度は報告により異なるが，筆者らの経験では，横断後壁（transverse posterior wall）骨折，T型（T-shaped）骨折，両柱（both column）骨折，後柱後壁（posterior column & posterior wall）骨折の頻度が高い．

ポイント

　寛骨臼骨折では，骨盤単純X線前後像に加えて骨盤両斜位（ジュデイ位）により評価される．手術適応を含めた術前検査としてCTが適応となる．ルテオネールの寛骨臼骨折の分類が広く用いられ，後壁骨折の頻度が最も高い．

参考文献

1）Brandser E, Marsh JL：Acetabular fractures：easier classification with a systematic approach. Am J Roentgenol **171**：1217-1228, 1998
2）Lawrence DA, et al：Acetabular fractures：anatomic and clinical considerations. Am J Roentgenol **201**：W425-W436, 2013
3）Butler BA, et al：The relevance of the Judet and Letournel acetabular fracture classification system in the modern era：a review. J Orthop Trauma **33**（Suppl 2）：S3-S7, 2019

6 寛骨臼後壁骨折 posterior wall fracture

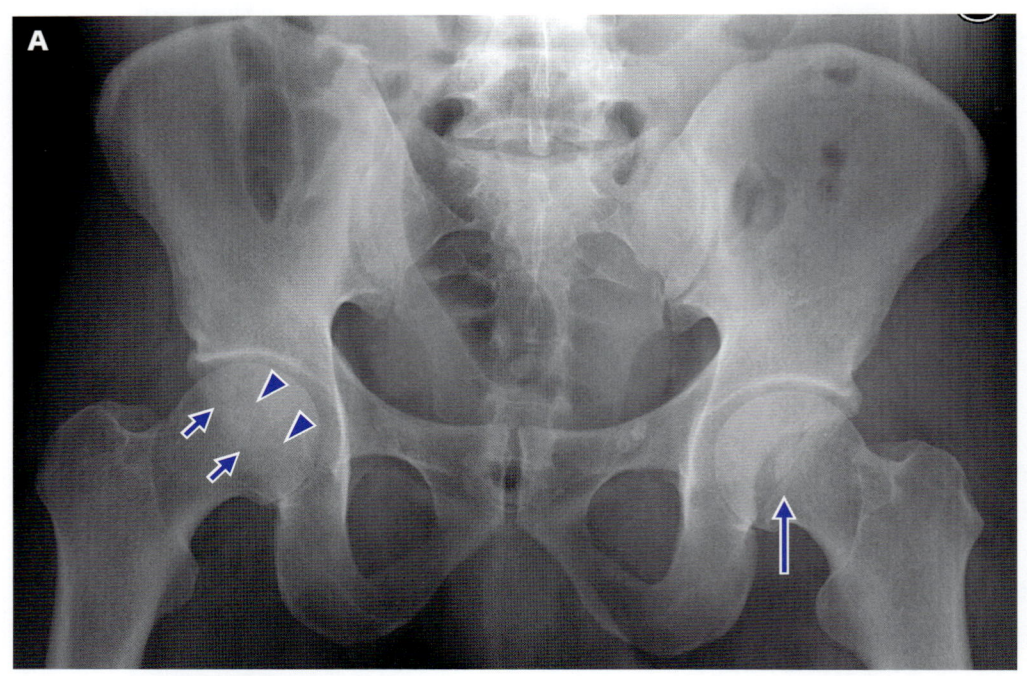

図 1-A 骨盤単純 X 線前後像
36 歳男性，交通外傷．左股関節脱臼，整復後．

▍画像所見

　骨盤単純 X 線前後像（**図 1-A**）にて左寛骨臼後壁の領域に頭尾側に長い骨片（長い矢印）を認める．反対側にみられるように，骨盤前後像では後壁（短い矢印）は前壁（矢頭）よりも大きく，外側に張り出している．左股関節の後方脱臼に伴う後壁骨折の所見である．股関節裂隙の左右差を認めない．骨盤左前斜位（**図 1-B**）では，左寛骨臼の後壁骨折片（矢印）がよく描出されている．

▍臨床的考察

　寛骨臼後壁骨折は寛骨臼骨折の中で最も頻度が高く，大腿骨頭の後方脱臼に伴って起こる．交通事故に伴う典型例では，追突時の急激な減速により体幹は前方に加速され，膝がダッシュボードに追突，大腿骨長軸方向の外力によって骨頭の後方脱臼，寛骨臼の後壁骨折が起こる．
正常骨盤前後像での寛骨臼後壁の同定：良肢位において寛骨臼は前外側を向き，横断面では後壁が前壁よりも外側に張り出している（前捻，anteversion）．骨盤前後像では，外側に突出した寛骨臼の後壁を同定し，骨折の有無を確認す

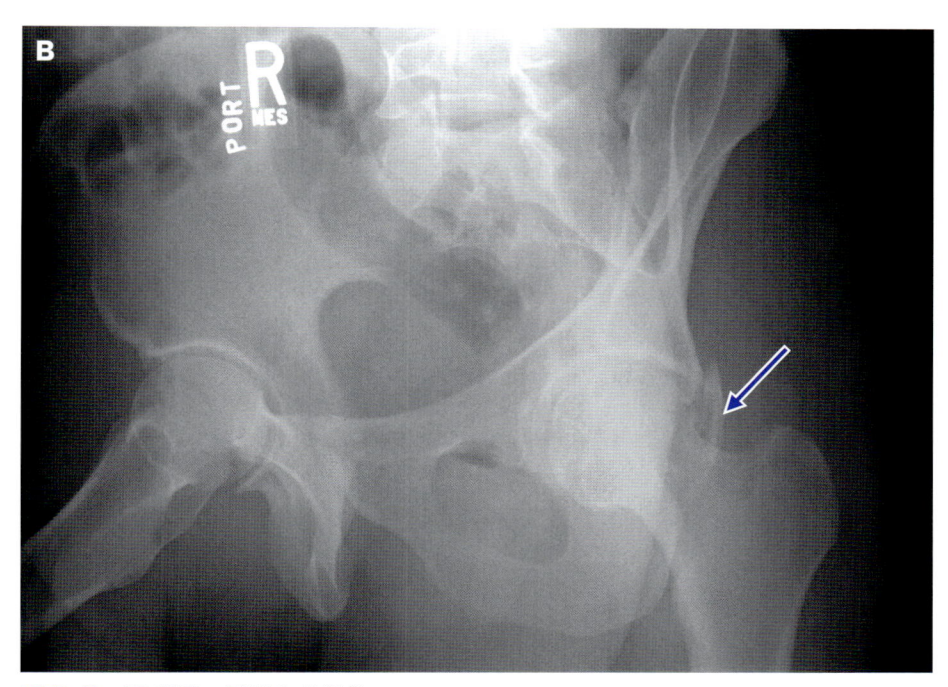

図1-B　同症例，骨盤左前斜位
骨盤左前斜位で左寛骨臼の後壁骨折（矢印）がよく描出されている．

る．左寛骨臼の後壁骨折は，骨盤左前斜位（**図1-B**）によってよく描出される（前項参照）．寛骨臼の前捻が頭側で反対となる変異は後捻と呼ばれ，寛骨臼頭側での後捻（cranial retroversion）であり，骨盤前後像では前壁と後壁が交差する（クロスオーバーサイン：crossover sign）．

股関節脱臼でチェックする所見：股関節脱臼のほとんどは後方脱臼であり，骨盤前後像では典型的には大腿骨頭は頭側外側に偏位し，大腿骨は内転する．後方脱臼時の寛骨臼後壁の骨片は，寛骨臼の頭側外側に転位するのが特徴的である（**図2**）．これに対して脱臼時に寛骨臼内に弓状の骨片がみられた場合には，大腿骨頭の骨折が疑われる（**図3**）．股関節脱臼後，検査時には整復されている場合も多い．単純X線において寛骨臼の後壁を確認するとともに，股関節裂隙の左右差がないかをチェックする．脱臼側の関節裂隙の開大は，関節内骨片を示唆する所見

であり（次項の図1-A参照），通常CT検査が適応となる．小児で整復後の股関節裂隙の開大を認めた場合は，関節内骨軟骨片の可能性があり，MRI検査が推奨される．

大腿骨頭骨折の分類：大腿骨頭の骨折は股関節後方脱臼の5〜15％に合併する（**図3**）．骨折が大腿骨頭窩の頭側か尾側か，合併する頸部骨折あるいは寛骨臼骨折の有無で分類されるピプキン（Pipkin）分類がよく知られている（**図4**）．後のユーン（Yoon），カイロン（Chiron）らの分類では，骨片の大きさを取り入れた分類となっている．

　寛骨臼骨折では，骨盤単純X線前後像および骨盤両斜位（ジュデイ位，Judet view）に続いて，手術適応を含めた術前検査として骨盤CTが適応となる．後壁骨折では，CT横断像において，後壁の最大欠損（横径）の健側との比が50％を超える場合には手術適応が考慮される．それ以下の欠損の手術適応については，

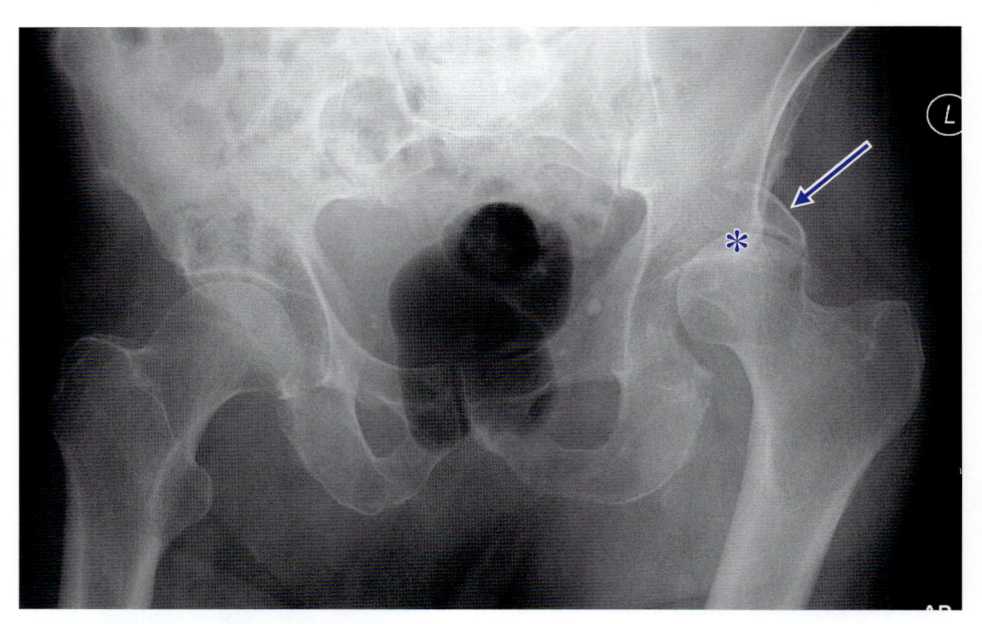

図2 股関節後方脱臼，寛骨臼後壁骨折

骨盤X線前後像において，左大腿骨頭は外側上方に偏位し，寛骨臼上方に重なっている（＊）．寛骨臼の頭側外側に弧状の骨片（矢印）を認め，左股関節後方脱臼，寛骨臼後壁骨折の所見である（75歳男性，交通外傷）．

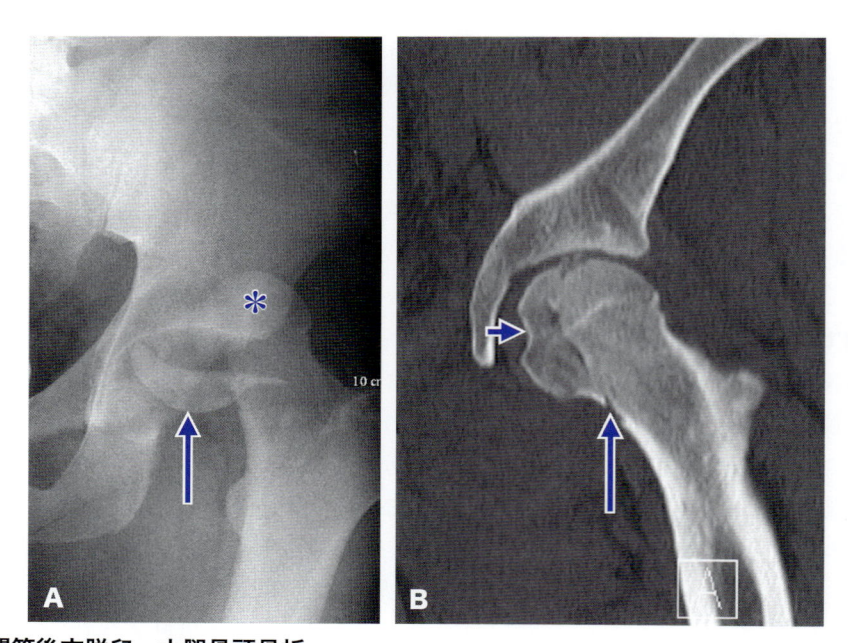

図3 股関節後方脱臼，大腿骨頭骨折

22歳男性の交通外傷後の左股関節X線正面像（**A**）において，大腿骨頭は寛骨臼上方に重なり（＊），頭側外側に脱臼している（後方脱臼）．寛骨臼内に弓状の骨片（長い矢印）を認める．整復後のCT冠状断像（**B**）では，左大腿骨頭窩（短い矢印）の頭側に伸びる骨頭骨折（長い矢印）を認める（ピプキン分類2；図4参照）．

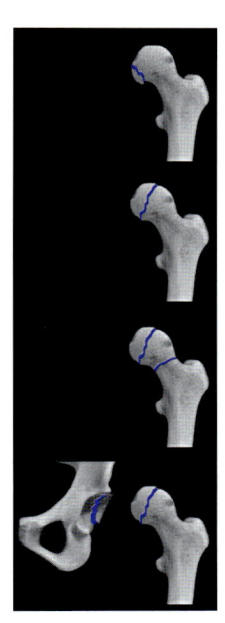

ピプキン分類	
1	大腿骨頭窩より下の骨折. 転位のない場合は保存的治療も考慮される.
2	大腿骨頭窩より上方に伸びる骨折（内側骨片が骨頭窩を含む）. 一般的には手術的治療が考慮される.
3	大腿骨頭骨折（ピプキン分類1あるいは2）および大腿骨頸部骨折. 手術的骨折固定. 高齢者では股関節置換術が考慮される.
4	大腿骨頭骨折（ピプキン分類1あるいは2）および寛骨臼骨折. 骨片の大きさ, 転位の程度により手術的治療が考慮される.

図4 大腿骨頭骨折のピプキン（Pipkin）分類と治療方針

［文献4を参考に作成］

全身麻酔下におけるX線透視下ストレス検査が推奨されている.

ポイント

　寛骨臼骨折ではルテオネールの骨折分類（➡ Chapter 7 - **5**）が広く用いられ, 後壁骨折の頻度が最も高く, 大腿骨頭後方脱臼に伴って起こる. 整復後の検査では, 関節内骨片の所見である股関節裂隙の開大所見に注意する.

参考文献

1）Reagan JM, Moed BR：Can computed tomography predict hip stability in posterior wall acetabular fractures? Clin Orthop Relat Res **469**：2035-2041, 2011

2）Patel JH, Moed BR：Instability of the hip joint after posterior acetabular wall fracture：independent risk factors remain elusive. J Bone Joint Surg Am **99**：e126, 2017

3）Chiron P, et al：Fracture-dislocations of the femoral head. Orthop Traumatol Surg Res **99**（1 Suppl）：S53-S66, 2013

4）Mandell JC, et al：Traumatic hip dislocation：what the orthopedic surgeon wants to know. Radiographics **37**：2181-2201, 2017

7　寛骨臼横断後壁骨折

transverse & posterior wall fracture

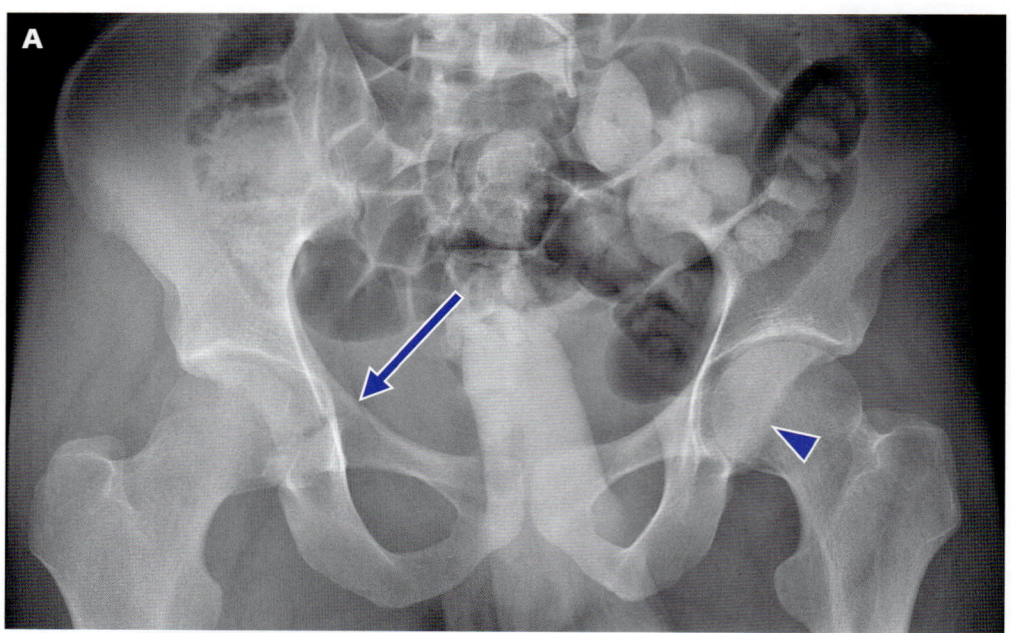

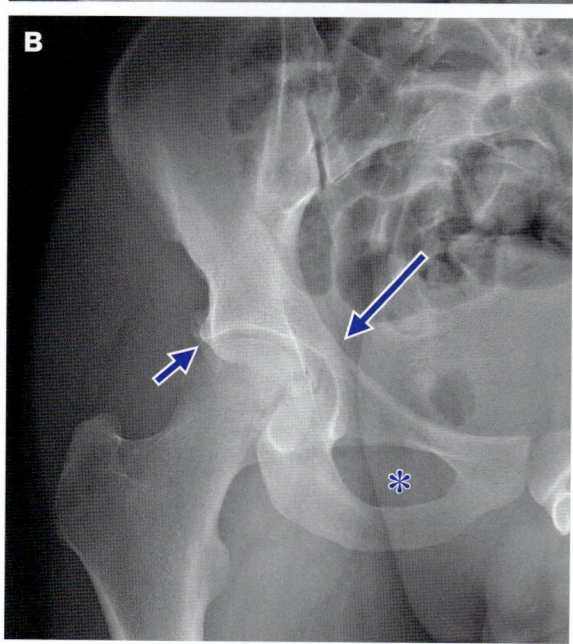

図 1-AB　骨盤単純 X 線前後像（A）および骨盤右前斜位像における右股関節部（B）
29 歳男性，高所より落下して受傷．

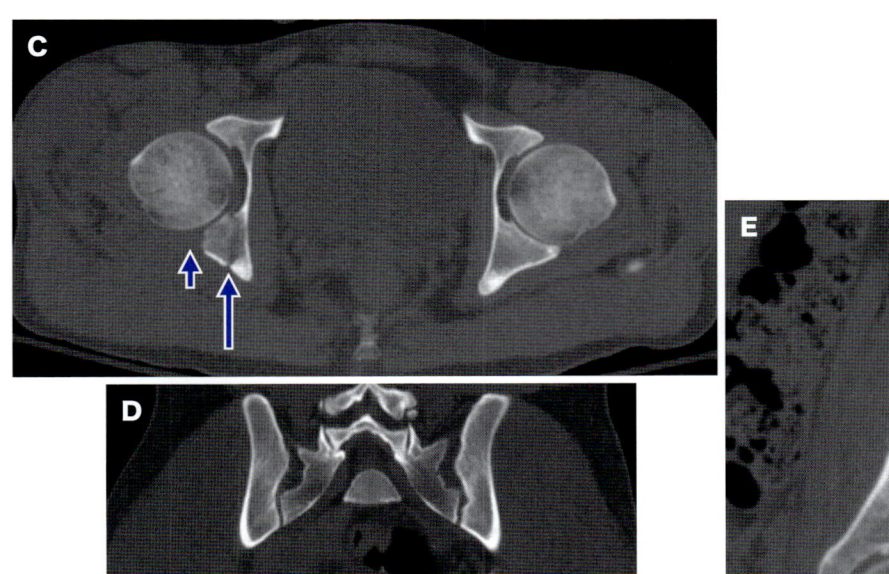

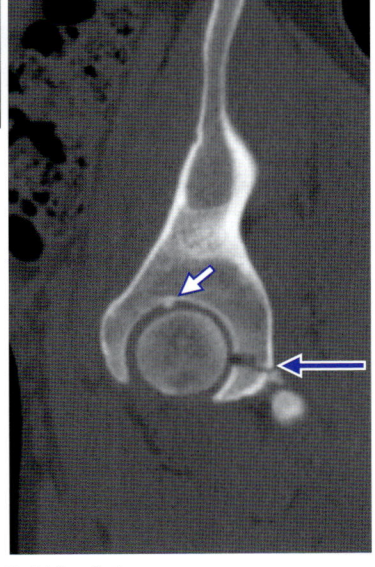

図1-CDE 同症例，CT横断像（**C**），冠状断像（**D**）および矢状断像（**E**）

横断性の骨折（長い矢印）は横断像（**C**）では前後方向に走る．後壁骨折（短い矢印）の評価には，解剖学的に左右対称な再構成画像（MPR）が必要となる．矢状断像（**E**）において，小さな関節内骨片（白矢印）が描出されている．

▎画像所見

骨盤単純X線前後像（**図1-A**）にて右寛骨臼を横走する骨折線（矢印）を認める．左寛骨臼の後壁（矢頭）と比べて，右寛骨臼では後壁の張り出しがみられず，後壁骨折が疑われる．右前斜位像（**図1-B**）では，頭側に転位した後壁骨片（短い矢印）および横断性の骨折（長い矢印）を認める．閉鎖孔（*）の骨リング（obturator ring）は保たれており，右寛骨臼横断後壁骨折の所見である．骨盤前後像（**図1-A**）で右股関節裂隙は左側に比べてわずかに開大しており，関節内骨片を疑う所見である（**図1-E**）．

▎臨床的考察

寛骨臼の横断骨折と後壁骨折からなる横断後壁骨折は，ルテオネールの寛骨臼骨折分類（➡ Chapter 7 – **5**）の5つの複合型（associated type）の1つで，その頻度は高い．横断骨折は寛骨臼をほぼ頭尾側に2分し，頭側成分は仙腸関節外側の骨の支柱（sciatic buttress）と連続しており，安定な成分と考えられる．骨盤前後像・斜位像にて前柱から後柱に横断する骨折線と，斜位像により後壁骨折を確認する．整復後のCTでは，多断面再構成（multiplanar reformation：MPR）による評価（**図1-C〜E**）が有用である．

T型骨折と後壁骨折の合併：寛骨臼の横断骨折に加えて，T字型に寛骨臼尾側および恥骨下枝（坐骨恥骨枝）に及ぶ骨折は，5つの複合型の1つ，T型骨折である（➡ Chapter 7 - **5**）．T型の複合骨折に後壁骨折を合併する場合は，慣習的に横断後壁骨折と分類される．

両柱（both column）骨折と横断骨折の成分をもつ骨折（横断・T型・横断後壁・前柱後方横断骨折）との違い：横断骨折は寛骨臼を横断する骨折であり，その頭側に安定な寛骨臼成分，すなわち仙腸関節外側の骨の支柱より連続する寛骨臼成分を残している．両柱骨折では仙腸関節外側の骨より連続する寛骨臼成分を持たず，躯幹と大腿骨頭を支える安定な寛骨臼成分がない（floating acetabulum）．このため，両柱骨折では，大腿骨頭が頭側・内側に転位する中心性脱臼（central dislocation）をきたす頻度が高い（**図2-A**）．

両柱骨折の単純X線所見，スパーサイン（spur sign）：寛骨臼両柱骨折では，寛骨臼の前柱・後柱の骨折により，仙腸関節外側の骨の支柱から分断された寛骨臼骨折の内側転位に伴って，頭側の腸骨後方の骨片が外側下方に突出してみられることがある．スパーサインと呼ばれ，両柱骨折に特異的な所見とされる（**図2-B**）．

　寛骨臼骨折では，両斜位を含む単純X線とCTが適応となる．CT検査では，軟部組織フィルターにより再構築された薄いスライス（2 mm以下）をもとにしたMPRによる評価が有用で

ある．3次元画像では，主たる骨折片の転位など，多方向からの評価が可能である（**図2-C**）．

> ## ポイント
>
> 　寛骨臼骨折の中では，後壁骨折（posterior wall）に続いて横断後壁骨折の頻度が高い．横断骨折は寛骨臼をほぼ頭尾側に分断し，安定な頭側成分を残している．両柱骨折では寛骨臼はほぼ前後に骨折し，仙腸関節外側の骨の支柱（sciatic buttress）から完全に分断され，より不安定な骨折である．

参考文献

1）Durkee NJ, et al：Classification of common acetabular fractures：radiographic and CT appearances. Am J Roentgenol **187**：915-925, 2006

2）Ohashi K, et al：Interobserver agreement for Letournel acetabular fracture classification with multidetector CT：are standard Judet radiographs necessary? Radiology **241**：386-391, 2006

3）Lawrence DA, et al：Acetabular fractures：anatomic and clinical considerations. Am J Roentgenol **201**：W425-W436, 2013

4）Scheinfeld MH, et al：Acetabular fractures：what radiologists should know and how 3D CT can aid classification. Radiographics **35**：555-577, 2015

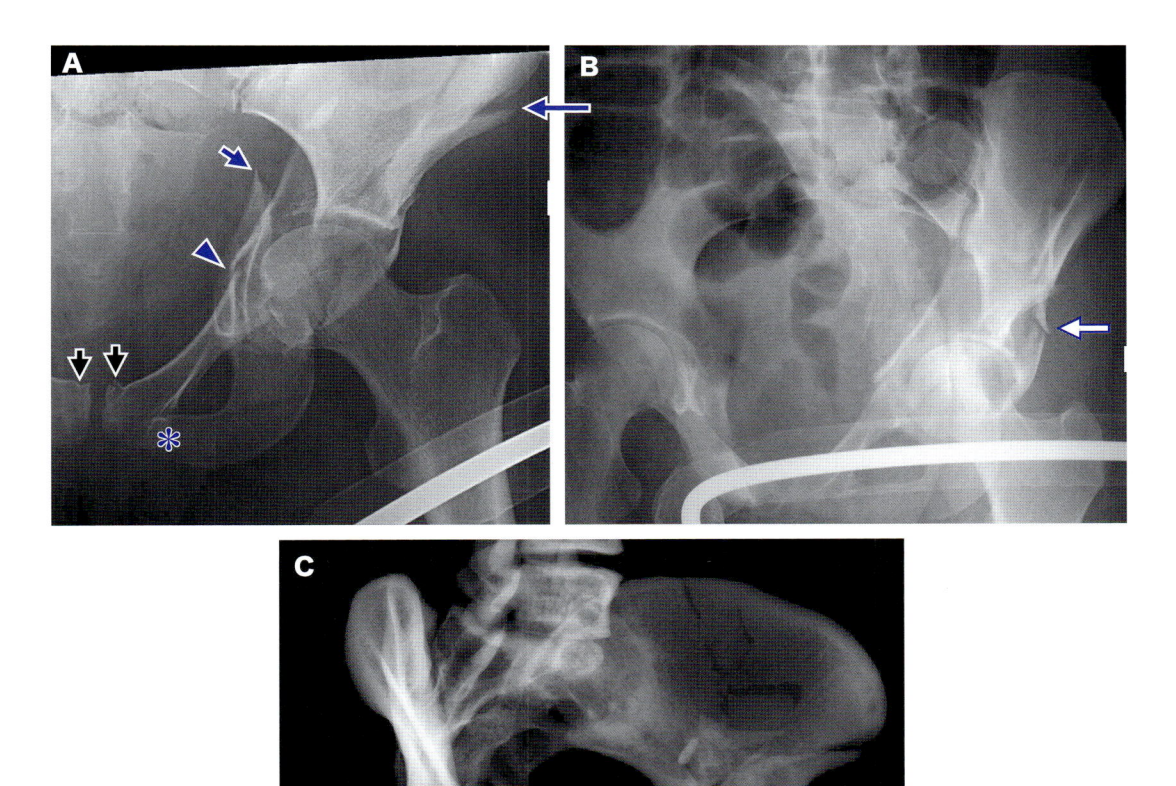

図2 寛骨臼両柱骨折（スパーサイン）

20歳女性，交通外傷．骨盤X線前後像の左股関節（**A**）において，左寛骨臼骨折に伴って左前腸骨棘（前柱）の骨折（長い矢印），腸骨恥骨線断裂（矢頭），腸骨坐骨線（後柱）の断裂（短い矢印），恥骨下枝骨折（＊）を認める．左前斜位像（**B**）では，腸骨後方に下方に突出する腸骨の骨片（スパーサイン：白矢印）を認め，両柱骨折の所見である．前後像の左股関節において，左大腿骨頭の中心性脱臼および両恥骨の骨折（黒矢印）を認める．右前斜めよりみた3次元CT画像（**C**）では，左寛骨臼骨折はほぼ前後に分断され（矢印），左仙腸関節外側の骨の支柱から完全に断裂している．

8 坐骨結節裂離骨折

ischial tuberosity avulsion fracture

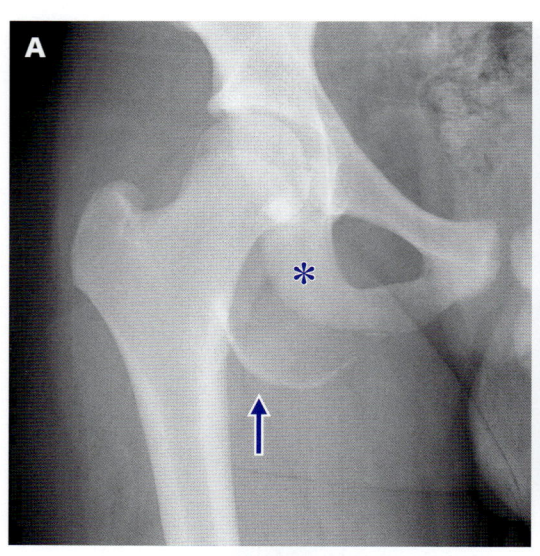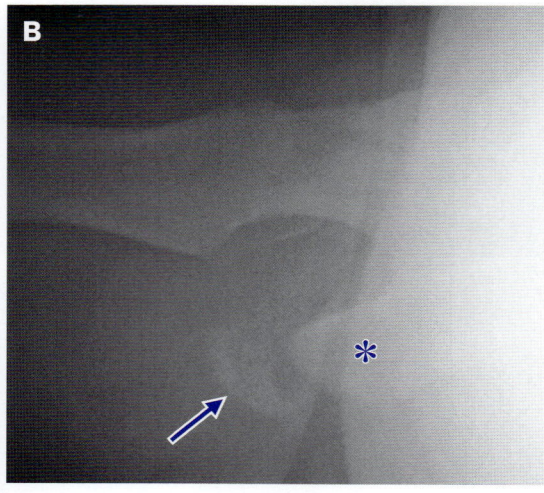

図 1-AB　右股関節 X 線前後像（A），側面像（B）
13 歳男児，フットボール練習中に右股関節を受傷．

▌画像所見

　右股関節 X 線前後像（**図 1-A**）にて，右坐骨結節（＊）より下方に転位した骨端核（apophysis）を含む弧状の骨片（矢印）を認める．側面像（**図 1-B**）では，坐骨結節（＊）の遠位に同骨片（矢印）が描出されている．ハムストリング（hamstrings）起始部である坐骨結節の裂離骨折の所見である．

▌臨床的考察

　裂離骨折は青年期のスポーツ損傷に多く，ハムストリング起始部の坐骨結節の裂離骨折は，骨盤領域で最も頻度が高い．サッカー，体操競技，短距離走，ダンス，チアリーディング，水上スキーなどで，急激なハムストリングの収縮に伴って起こる．坐骨部痛，歩行困難にて発症し，単純 X 線検査により診断される．本人が受傷に気づかない例もあり，検査時期によっては破壊性病変と誤診される例もあり注意を要する（**図 1-C, D**）．多くは保存的に治療されるが，転位の著明な骨折（＞ 2 cm）では手術が考慮されることもある．

骨盤，股関節に起こる裂離骨折（図 2）：成長期には骨端核の軟骨部が骨や腱より弱いため，筋肉の急激な収縮により，腱の起始部・付着部の軟骨部で断裂する．8〜16 歳に多く，14 歳がピークとされる．坐骨結節の他には，下前腸骨棘（大腿直筋，rectus femoris：**図 3**）と上前腸骨棘（縫工筋，sartorius：**図 4**）の裂離骨折の頻度が高い．大腿骨小転子（腸腰筋，iliopsoas：**図 5**）など，他部位での損傷は稀である．

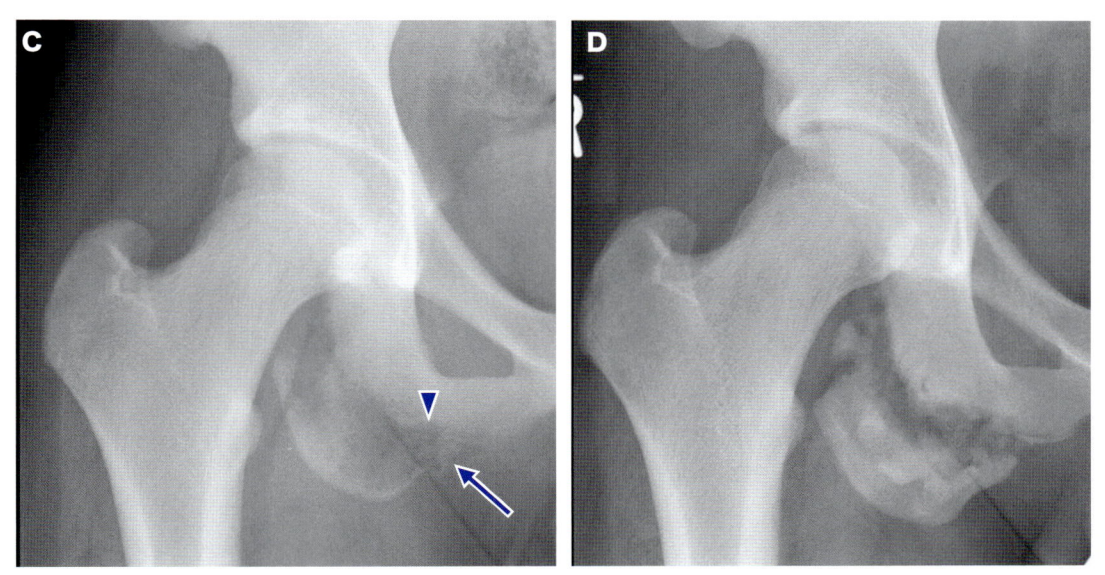

図 1-CD　同症例，右股関節 X 線前後像（C：受傷 6 週後，D：約 1 年後）
受傷 6 週後の前後像（**C**）では，骨折治癒に伴う坐骨の骨吸収（矢頭）および未熟な仮骨形成（矢印）の所見を認める．臨床情報によっては，腫瘍や骨髄炎などの破壊性病変と誤診される可能性もある．ほぼ 1 年後（**D**）には痛みなどの症状はなかった．

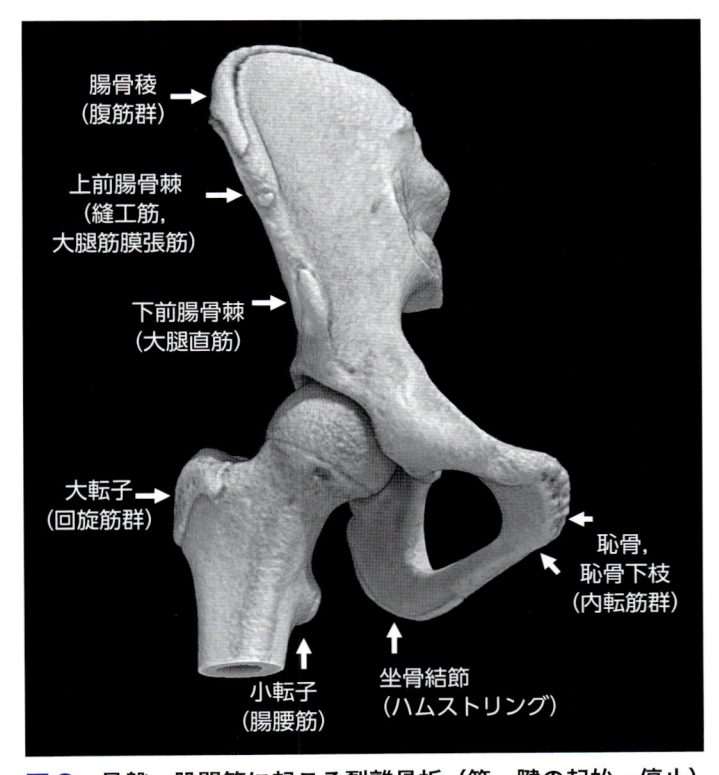

図 2　骨盤，股関節に起こる裂離骨折（筋・腱の起始・停止）

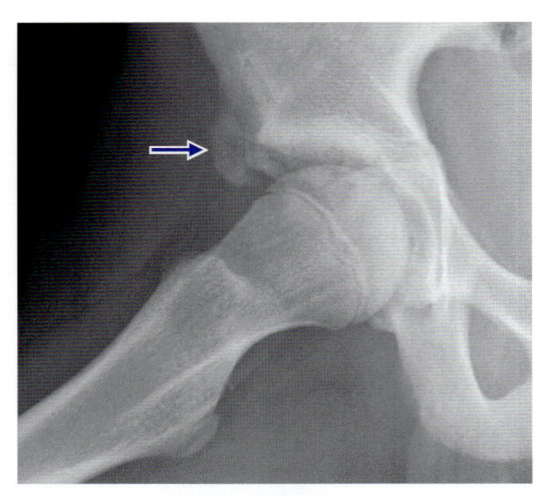

図3　下前腸骨棘の裂離骨折
14歳男児, フットボールのキック後に右鼠径部痛が出現した. 右股関節X線斜位にて, 下前腸骨棘のわずかな転位, 裂離骨折（矢印）を認める.

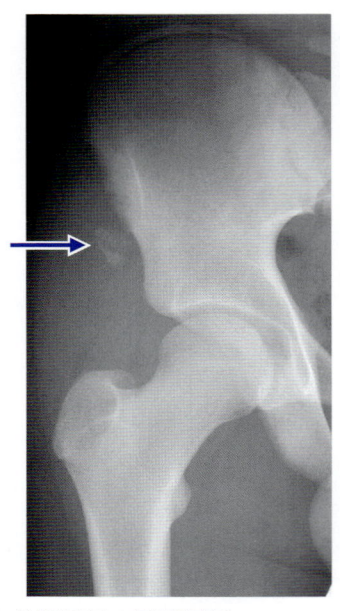

図4　上前腸骨棘の裂離骨折
15歳男児, 短距離走中に急激な右股関節部の痛みが出現した. 右股関節X線正面像にて, 上前腸骨棘の裂離骨折（矢印）を認める.

アポフィジオライシス（apophysiolysis, 骨端核分離症）：成長期にみられる骨端核の軟骨部の裂離性損傷は, アポフィジオライシスと呼ばれる. 急性の裂離骨折も広い意味では該当するが, 一般的には, スポーツに関連してみられる亜急性から慢性的な裂離性外力に伴う, 明らかな転位のない症例に用いられる. 単純X線検査では病期によって骨吸収による軟骨部の開大や骨硬化像がみられるが, MRIにおいて骨端核軟骨部の信号変化により診断されることが多い.

ポイント

　裂離骨折は青年期のスポーツ損傷に多く, 骨盤領域ではハムストリング起始部の坐骨結節の裂離骨折の頻度が高い. 14歳前後の成長期に多くみられる. 骨盤では, 坐骨結節のほか, 下前腸骨棘（大腿直筋, rectus femoris）, 上前腸骨棘（縫工筋, sartorius）の裂離骨折の頻度が高い.

参考文献
1) Stevens MA, et al：Imaging features of avulsion injuries. Radiographics **19**：655-672, 1999
2) Rossi F, Dragoni S：Acute avulsion fractures of the pelvis in adolescent competitive athletes：prevalence, location and sports distribution of 203 cases collected. Skeletal Radiol **30**：127-131, 2001

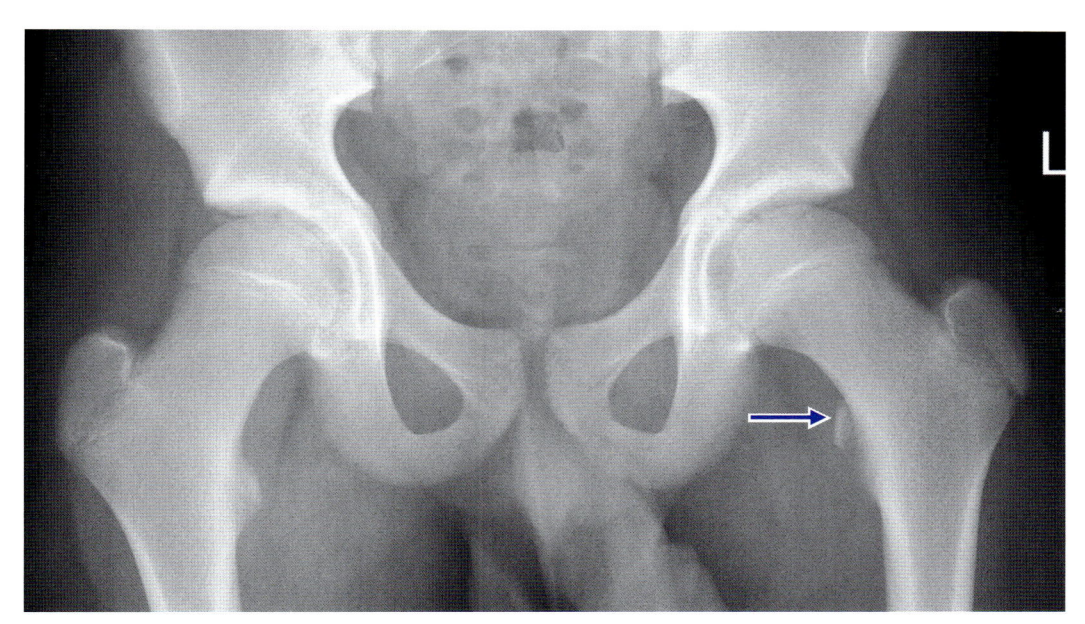

図5　左大腿骨小転子の裂離骨折
14歳男児，1週間前にラケットボール中にジャンプしてボールを打ち，左大腿部痛が出現した．骨盤X線前後像において，左大腿骨小転子のわずかな頭側転位，裂離骨折（矢印）を認める．

3）Tahir T, et al：Isolated avulsion fractures of lesser trochanter in adolescents – a case series and brief literature review. J Orthop Case Rep **9**：11-14, 2019

9 大腿骨小転子裂離骨折

lesser trochanter avulsion fracture

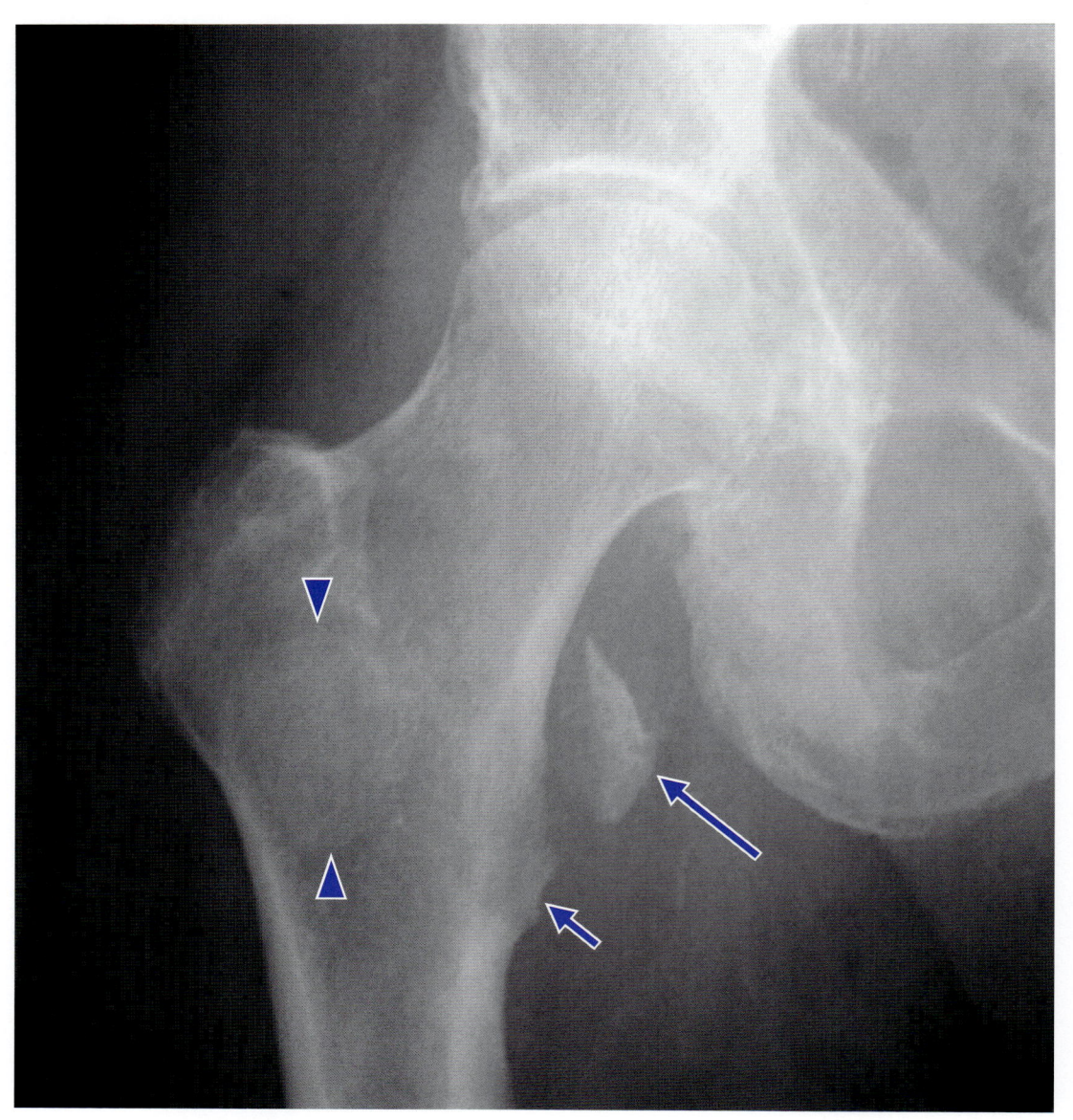

図 1　右股関節 X 線前後像
85 歳男性，右股関節痛にて受診.

画像所見

　右股関節 X 線前後像（**図 1**）にて右大腿骨小転子の裂離骨折（長い矢印）を認め，軽度頭側に転位している．大腿骨内側皮質にわずかな骨透亮像（短い矢印）がみられる．成人においては，病的骨折を疑う所見である．大腿骨転子間には巣状の淡い骨硬化像（矢頭）が認められ，骨転移を疑う所見である．

臨床的考察

　大腿骨小転子の骨折は，通常，転子間や転子下の骨折に合併してみられる．小転子単独の裂離骨折は，青年期のスポーツ損傷においても稀な損傷であるが（➡ Chapter 7 – **8**），成人においてはまず骨転移による病的骨折を疑う所見である．ほとんどの症例は，非外傷性あるいは軽度の外傷の病歴で来院し，来院時あるいはその後の検査により，骨転移による病的骨折と診断される．

　明らかな悪性疾患の病歴がない場合，病歴，身体所見に基づいて，骨シンチグラフィ，CT により全身探索が行われる．主病変が明らかにならない場合には，骨生検が考慮される．

　大腿骨小転子の病的骨折は，局所的には大腿骨内側骨皮質の骨びらんを伴うため（**図 2**），大腿骨の切迫骨折として速やかに予防的な大腿骨内固定術が考慮される（➡ Chapter 9 – **8**）．

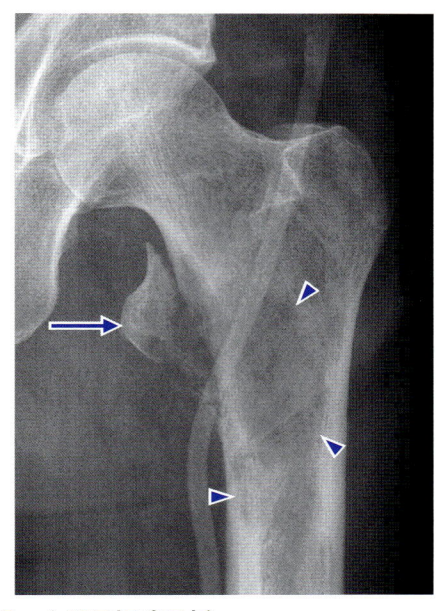

図 2　大腿骨切迫骨折
47 歳男性，自転車に乗っているときに，左股関節に弾けるような音と著明な痛みが出現した．左股関節 X 線前後像において大腿骨小転子の裂離骨折（矢印）を認める．転子下に伸びる境界不明瞭な透亮像（矢頭）は内側骨皮質の骨びらんを伴っており，切迫骨折の所見である．膀胱がんの骨転移．

参考文献

1 ）Bertin KC, et al：Isolated fracture of the lesser trochanter in adults：an initial manifestation of metastatic malignant disease. J Bone Joint Surg Am **66**：770-773, 1984
2 ）Kumar P, et al：Isolated spontaneous atraumatic avulsion of lesser trochanter of femur-a pathognomonic sign of malignancy in adults? A case report and review of literature. J Orthop Case Rep **7**：16-19, 2017

ポイント

　大腿骨小転子単独の裂離骨折は年齢によらず稀な損傷である．成人においては骨転移による病的骨折を疑って，診断を進める．単純 X 線検査上，小転子単独の裂離骨折であっても，症状によっては大腿骨の切迫骨折として予防的な大腿骨内固定術が考慮される．

10　大腿骨近位部骨折

proximal femur fracture

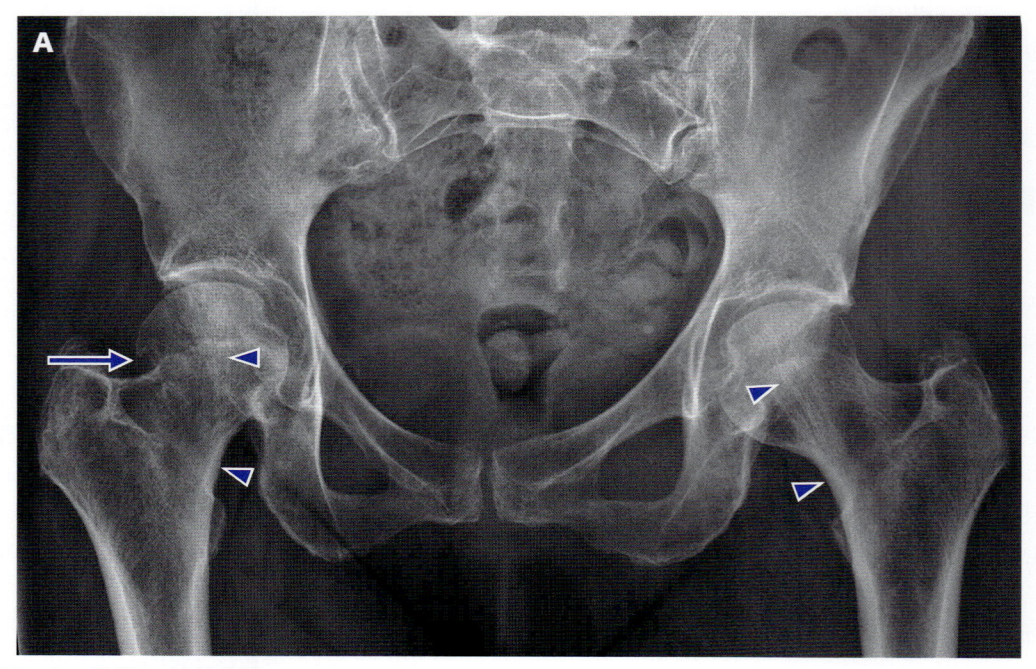

図 1-A　骨盤 X 線前後像
76 歳男性，イヌをよけようとして転倒し，右鼠径部痛が出現し，立位，右股関節屈曲ができなくなった．

▍画像所見

　骨盤 X 線前後像（**図 1-A**）にて，右大腿骨頚部の外側骨皮質の断裂および外側に突出する骨頭（矢印）を認める．内側骨皮質の断裂はみられないが，大腿骨頭の主圧迫骨梁（principal compressive trabecula）の並びが内側骨皮質とは角度を成して外側に傾いている（矢頭）．右大腿骨頚部の外反圧迫型（valgus-impacted）の骨折所見である．正常では大腿骨頭の主圧迫骨梁は，大腿骨頚部の内側骨皮質とほぼ同じ方向（内側頭側）に走っている（**図 1-A** の左大腿骨の矢頭）．患側の CT 冠状断像（**図 1-B**）では，骨皮質のわずかな断裂（短い矢印）がみられ，上記単純 X 線所見がよく描出されている．

▍臨床的考察

　大腿骨近位部骨折は大きく関節包内（intra-capsular）と関節包外（extracapsular）に分けられる．大腿骨頚部骨折は関節包内骨折で，さらに骨頭下（subcapital），経頚部（transcervical），頚基部（basicervical）に分類される．

大腿骨頚部骨折のガーデン（Garden）分類とポーウェルズ（Pauwels）分類：高齢者では，単純 X 線前後像によって，頚部骨折が不完全（タイプ 1）か完全か（タイプ 2），転位が

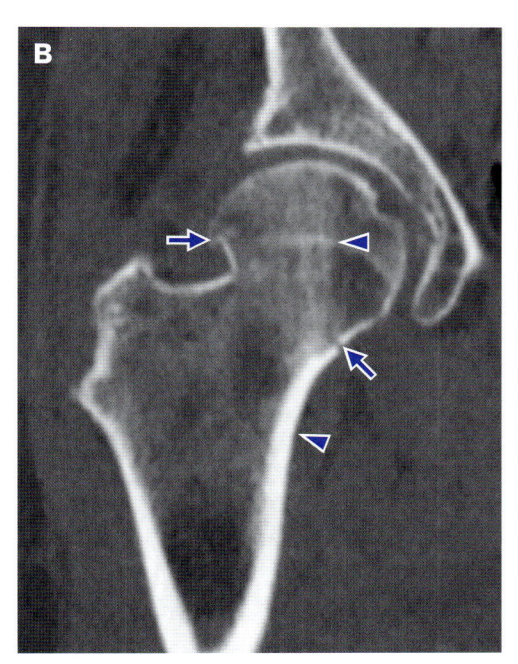 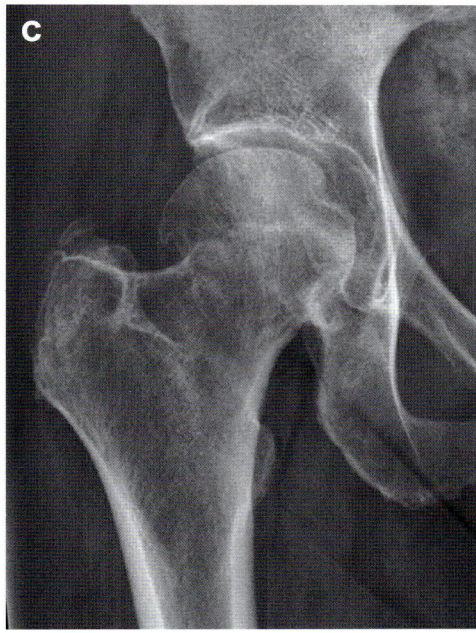

図1-BC 同症例．右股関節 CT 冠状断像（B），A の右股関節部（C）

表1 大腿骨頚部骨折のガーデン（Garden）分類

タイプ		転位
1	外反圧迫性骨折，不完全骨折．外側骨皮質の断裂．内側骨皮質は保たれている	転位なし
2	転位のない完全骨折	転位なし
3	骨梁の角状変化にみられるような一部転位を伴った完全骨折	転位あり
4	骨折線に沿った転位を伴う完全骨折	転位あり

［文献3を著者が和訳して引用］

ないか（タイプ2）あるか（タイプ3）によって分類するガーデン分類が広く用いられている（**表1**）．若年成人では，整復後の単純 X 線によるポーウェルズの分類（**図2**）が用いられ，骨折線の水平線よりの角度により3つに分類される（タイプ1：＜30°，タイプ2：30°〜50°，タイプ3：＞50°）．角度が大きいほど剪断性のストレスが高く，不安定であり予後は悪い．

70代以上の高齢者に起こる外反圧迫性の大腿骨頚部の不完全骨折は，ガーデン分類のタイ

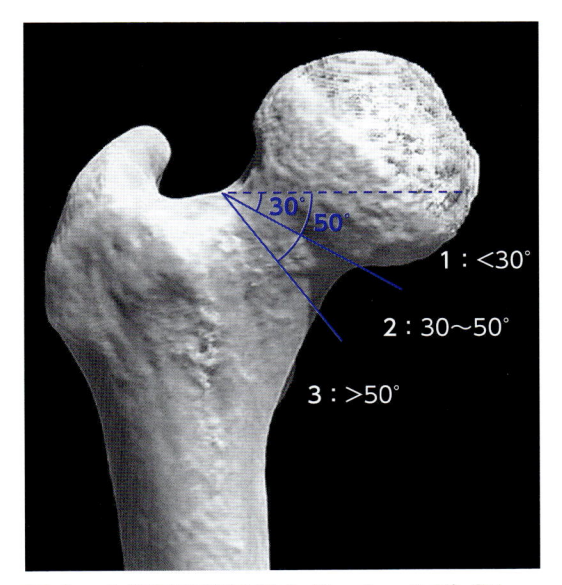

図2 大腿骨頚部骨折のポーウェルズ（Pauwels）分類

［文献1を参考に作成］

プ1に分類される．骨皮質の断裂が明らかでなく単純 X 線で見落とされることも多い．

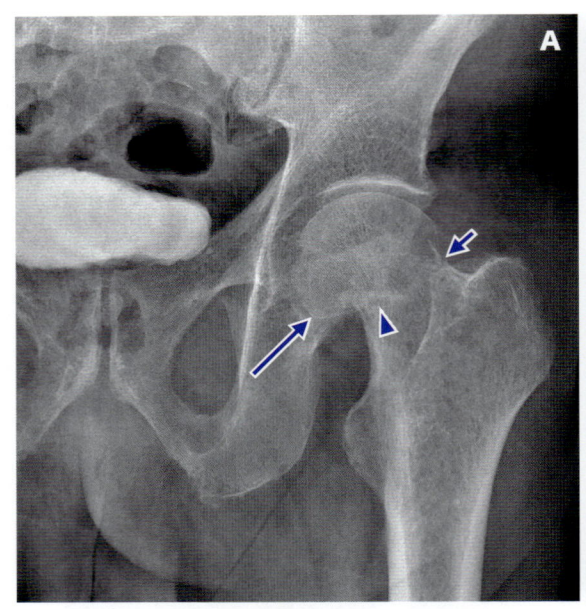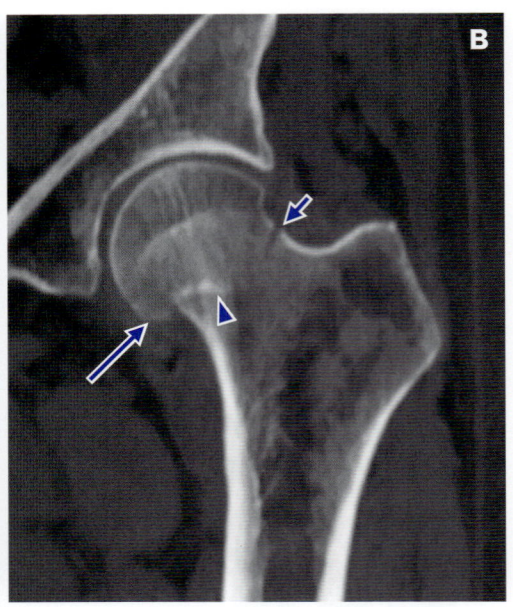

図3　内反圧迫性の大腿骨頚部骨折（マッシュルーム変形）
71歳男性，明らかな外傷の既往はなく，間欠性の左股関節痛が1ヵ月ほど続いていた．左股関節単純X線前後像（**A**）およびCT冠状断像（**B**）において，大腿骨頭頚部の骨棘様の内側への突出（マッシュルーム変形：長い矢印，矢頭）を認める．頚部外側骨皮質のわずかな断裂（短い矢印）を伴い，大腿骨頚部の内反圧迫性の骨折所見である．

　内反圧迫性の大腿骨頚部骨折はより稀であるが，骨粗鬆症の女性に多く，明らかな外傷の既往もなく，徐々に増悪する股関節痛で発症することが多い．骨頭の内側回転によるマッシュルーム変形（mushroom cap deformity：**図3**）が内側にみられ，同変形が骨棘と誤認され，診断が見落とされることがある．外反圧迫性骨折と比べると癒合不全の頻度が高く，外側骨端動脈損傷との関連が疑われている．

　大腿骨転子間骨折は関節包外（extracapsular）の骨折で，やはり高齢者に多い．大腿骨骨折における頻度は，60歳以上の女性の骨粗鬆症に伴う骨折として増加傾向にある．典型的には外側，側方への転倒に伴って，同側の大転子への直接外力（インパクト）によって起こる．
大腿骨転子間骨折のエバンス・ジェンセン（Evans–Jensen）分類（図4）： 大転子から小転子に斜走する単純骨折（two-part）は，転位のないタイプ1と転位のあるタイプ2に分類されている．3つ以上の骨片（three-part）を伴う粉砕骨折は，大転子側のタイプ3と小転子側のタイプ4に分けられる．4つ以上の骨片を伴う大転子と小転子に粉砕骨折を認める場合はタイプ5に分類される．小転子側から外側下方に斜走するタイプ（reverse obliquity fracture）はタイプ6に分類される．

　大腿骨近位部骨折では，関節包内か関節包外か，その部位や転位の程度などに加えて，年齢を含む患者要因により大きく治療方針が左右される．読影レポートにおいては，他の骨折と同様に，骨折がみられる解剖学的部位，複数の骨片の有無（comminution），転位や角状変形の有無・程度について記載することに主眼を置くことが望ましい．

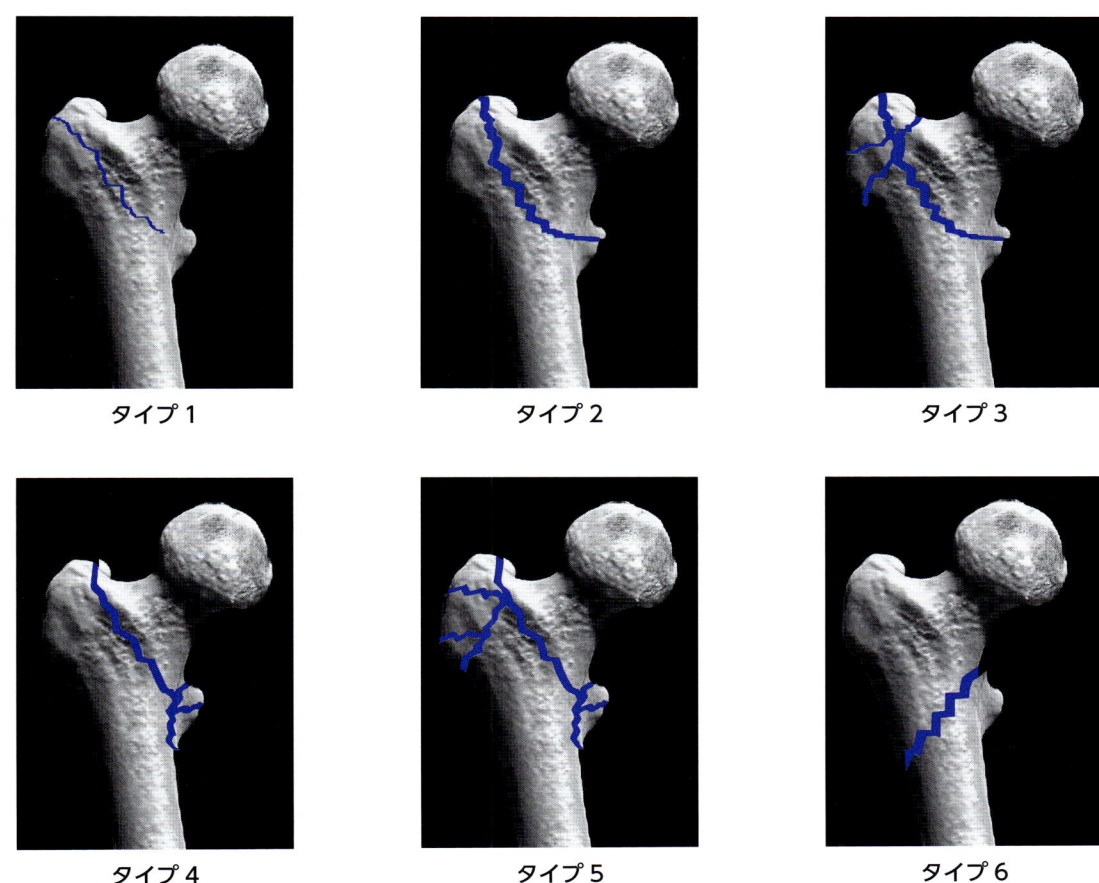

| タイプ1 | タイプ2 | タイプ3 |
| タイプ4 | タイプ5 | タイプ6 |

図4　大腿骨転子間骨折のエバンス・ジェンセン（Evans-Jensen）分類

大転子から小転子に斜走する単純骨折（two-part）は，転位のないタイプ1と転位のあるタイプ2に分類される．3つ以上の骨片（three-part）では，大転子側の粉砕骨折であるタイプ3と小転子側のタイプ4に分類される．タイプ5では，大転子および小転子に3つ以上の骨片がみられる．タイプ6は，小転子側から外側下方に斜走する亜型である（reverse obliquity fracture）.

［文献1を参考に作成］

ポイント

大腿骨頚部骨折のガーデン分類は，70代以上の高齢者の骨折によく用いられる．外反圧迫性の転位のない不完全頚部骨折は，ガーデン分類のタイプ1に分類され，骨皮質断裂が明らかでなく単純X線検査で見落とされることも多い．大腿骨頚部の内側骨皮質からほぼ平行に伸びる大腿骨頭の主圧迫骨梁の並びに傾きがないか確認する．

参考文献

1）Sheehan SE, et al：Proximal femoral fractures：what the orthopedic surgeon wants to know. Radiographics **35**：1563-1584, 2015
2）Damany DS, Parker MJ：Varus impacted intracapsular hip fractures. Injury **36**：627-629, 2005
3）Kazley JM, et al：Classifications in brief：Garden Classification of femoral neck fractures. Clin Orthop Relat Res **476**：441-445, 2018

11 大腿骨ストレス骨折

proximal femur stress fracture

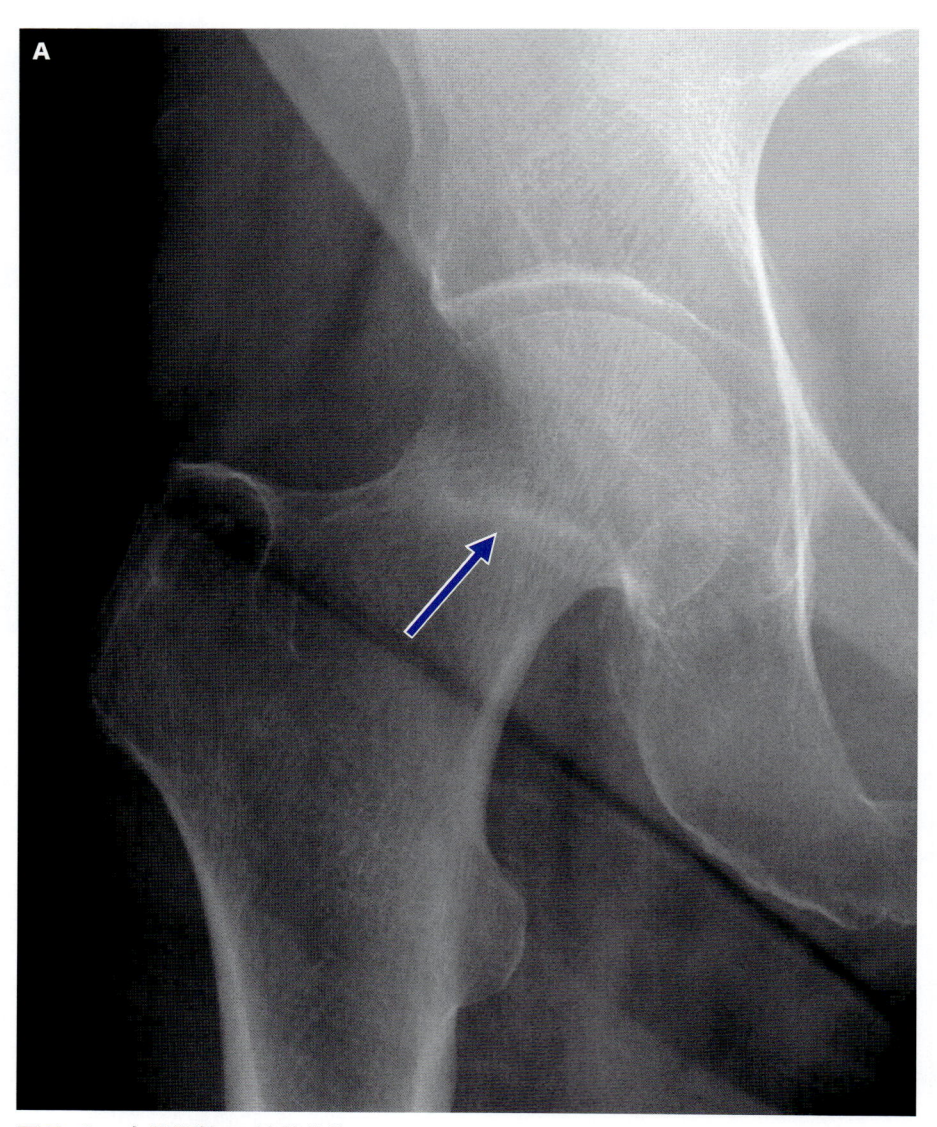

図 1-A　右股関節 X 線前後像
80 歳女性，数週間前より右股関節痛が出現．他院で変形性股関節症と診断された．

画像所見

右股関節 X 線前後像（**図 1-A**）にて，右大腿骨頚部に骨皮質とほぼ直交する線状の骨硬化像（矢印）を認める．外傷の既往はなくストレス骨折の所見である．

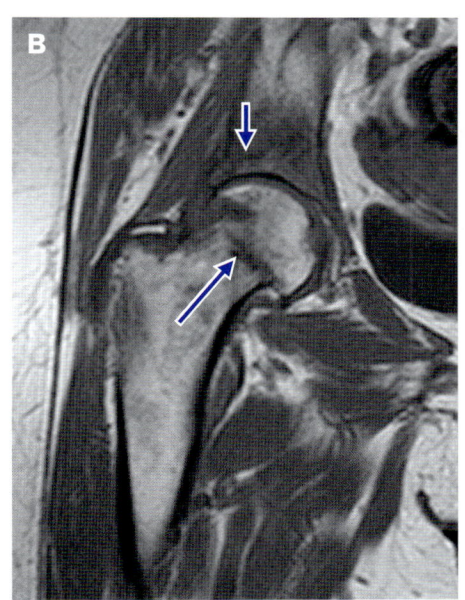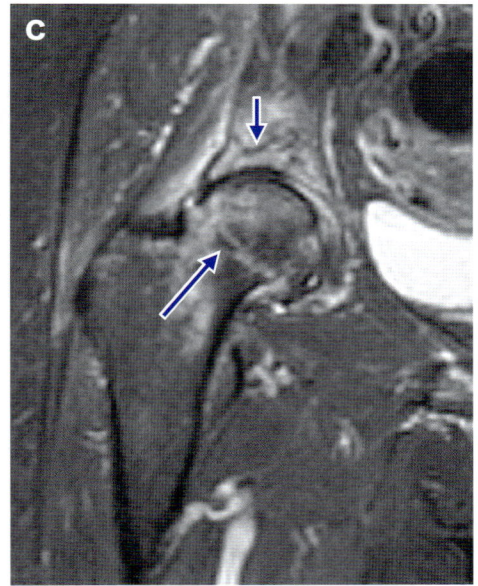

図 1-BC 同症例，右股関節 MRI 冠状断像（B：T1 強調像，C：STIR 画像）
大腿骨頚部の骨皮質にほぼ直交する低信号の骨折線（長い矢印）を認める．寛骨臼天井部にも骨髄浮腫，骨折線（短い矢印）が認められた．

臨床的考察

　ストレス骨折は，正常な骨に過剰な繰り返しの外力によって起こる疲労骨折（fatigue fracture）と，脆弱な骨に日常的な外力で起こる脆弱性骨折（insufficiency fracture）があるが，その区別は明瞭ではないことも多い．ほとんどは下肢の骨に起こり，脛骨に起こる頻度が最も高い．大腿骨頚部では，完全骨折をきたす前の早期診断が重要である．特に骨粗鬆症患者で，大腿骨頚部の骨折が疑われる場合は，他の部位に臨床的に骨折が疑われる場合とは異なり，MRI 検査が適応となる（**図 1-B，C**）．

ストレス骨折の単純 X 線所見：単純 X 線検査のストレス骨折に関する診断感度は高くない（15〜50%）．単純 X 線においては，局所の骨膜反応，骨皮質の肥厚，骨皮質にほぼ直交して骨髄腔に伸びる帯状の骨硬化像を認める．骨肥厚に伴って骨皮質に直交する線状の透亮像（黒線，black line）は，脛骨のストレス骨折などにみられ，予後の悪い所見である．（➡ Chapter 1 - **4** の「ストレス骨折」参照）．

大腿骨頭ストレス骨折：ストレス骨折（insufficiency type）は関節内，軟骨下にも起こる．膝関節，大腿骨内側顆において，かつて膝の特発性の骨壊死（spontaneous osteonecrosis of the knee：SONK）と呼ばれた軟骨下病変は，ほとんどが女性の高齢者に起こるストレス骨折と考えられ，大腿骨頭や寛骨臼にも生じる．外傷の既往がなく，典型的には急激な痛みで発症するが，急性期の単純 X 線検査では所見に乏しく診断が遅れることも少なくない．わずかな骨皮質の変形，骨硬化像により診断が疑われ，MRI 検査により診断されることが多い（**図 2**）．

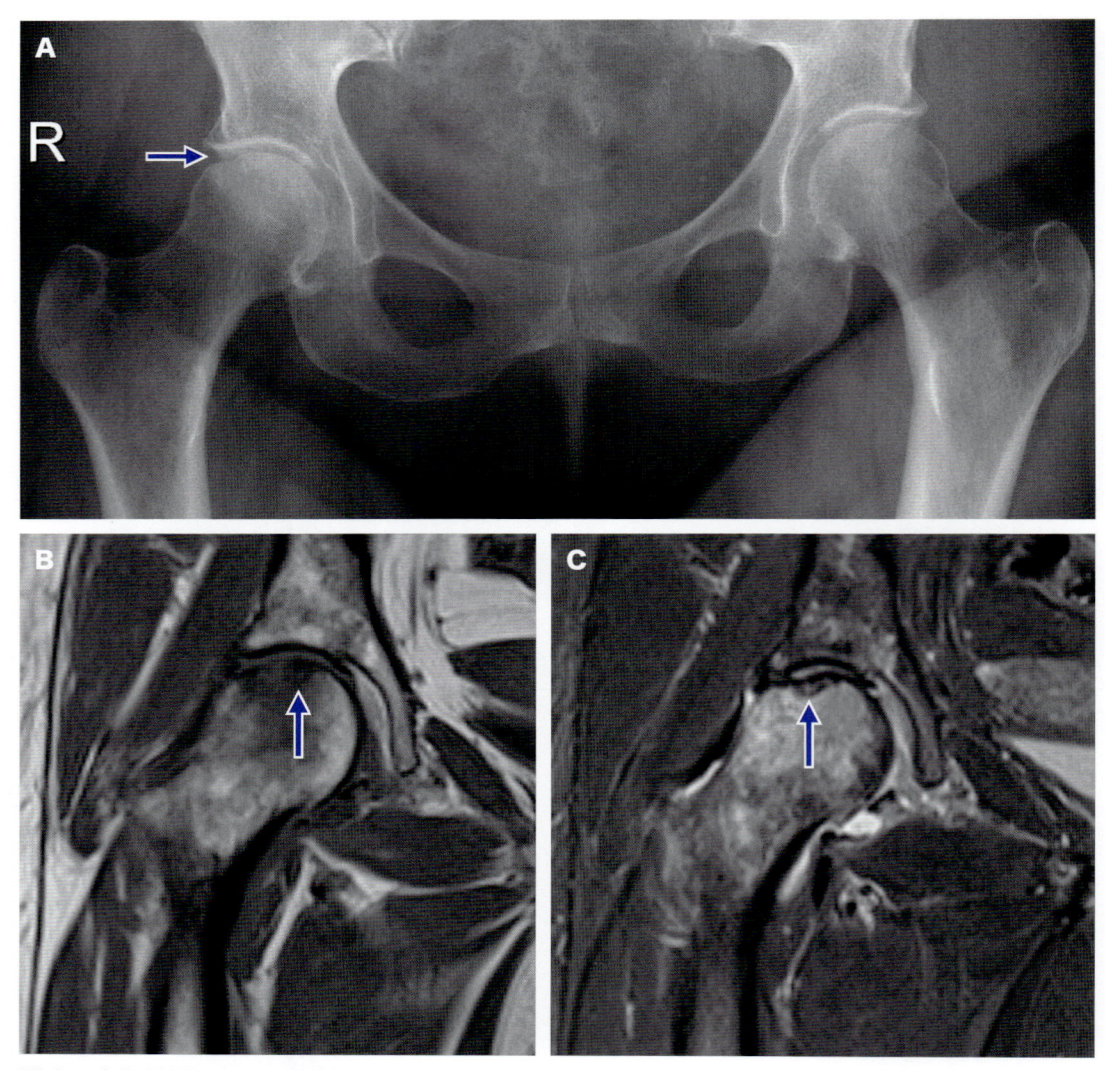

図2　大腿骨頭ストレス骨折

63歳女性，数ヵ月前より右股関節痛が出現した．骨盤X線前後像（**A**）にて，右大腿骨頭外側のわずかな陥凹（矢印）を認める．関節裂隙は保たれ，明らかな骨棘を認めない．右股関節 MRI（**B**：T1 強調像，**C**：STIR 画像）にて，大腿骨頭外側のわずかな陥凹に弧状の低信号（矢印）がみられ，広範な骨髄浮腫所見を伴っている．ストレス骨折の所見である．

非定型大腿骨（転子下）骨折（atypical subtrochanteric fracture）：大腿骨近位部骨折の中でも，転子下の骨折の頻度は低い．大腿骨転子下の外側骨皮質に起こるストレス骨折は，長期（5年以上）のビスホスホネート投与履歴との関連が報告され，非定型大腿骨骨折と呼ばれる．外傷の病歴がないか，わずかな外傷により完全骨折となることが多く，早期診断が重要である（**図3**）．しばしば両側性であり，反対側の単純X線検査および投薬の変更が必要となる．

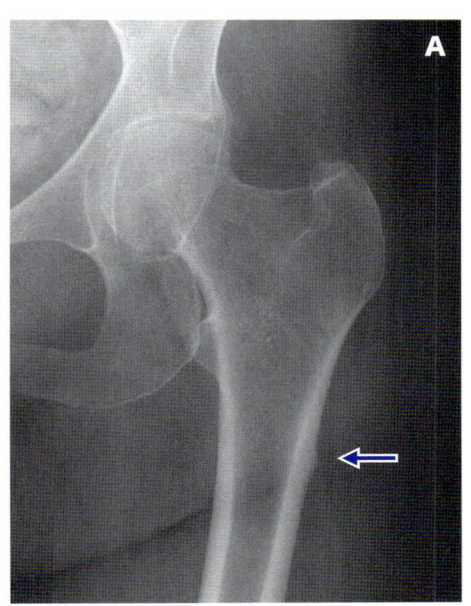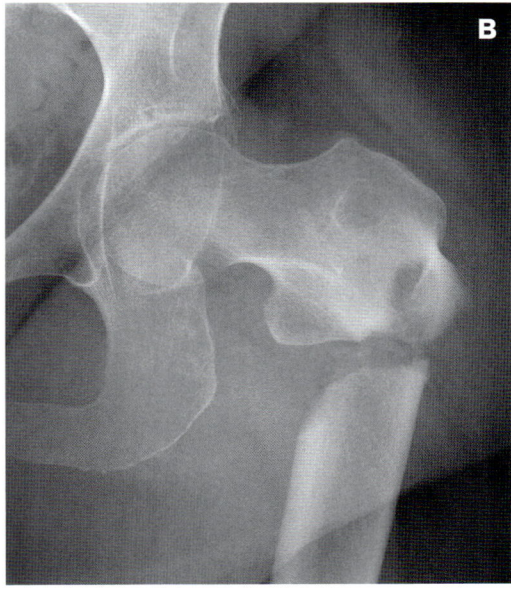

図3 非定型大腿骨骨折

89歳女性，左股関節から膝の痛みで救急受診．受診時の左股関節X線前後像（**A**）では，大腿骨転子下の外側骨皮質のわずかな肥厚所見（矢印）を認める．院内搬送中に同部に弾ける音，痛みの増強がみられ，再度撮像された左股関節前後像（**B**）では転子下の完全骨折を認めた．

ポイント

　ストレス骨折は大腿骨頚部のほか，骨頭，寛骨臼にも起こる．大腿骨頚部，転子下においてストレス骨折の所見（帯状の硬化像，骨皮質の肥厚所見）を見逃さない．非定型大腿骨骨折では，反対側の検査を推奨し，投薬との関連性を指摘する．

参考文献

1）Sheehan SE, et al：Proximal femoral fractures：what the orthopedic surgeon wants to know. Radiographics **35**：1563-1584, 2015
2）Tins BJ, et al：Stress fracture of the pelvis and lower limbs including atypical femoral fractures-a review. Insights Imaging **6**：97-110, 2015

Chapter **8**
脊　椎

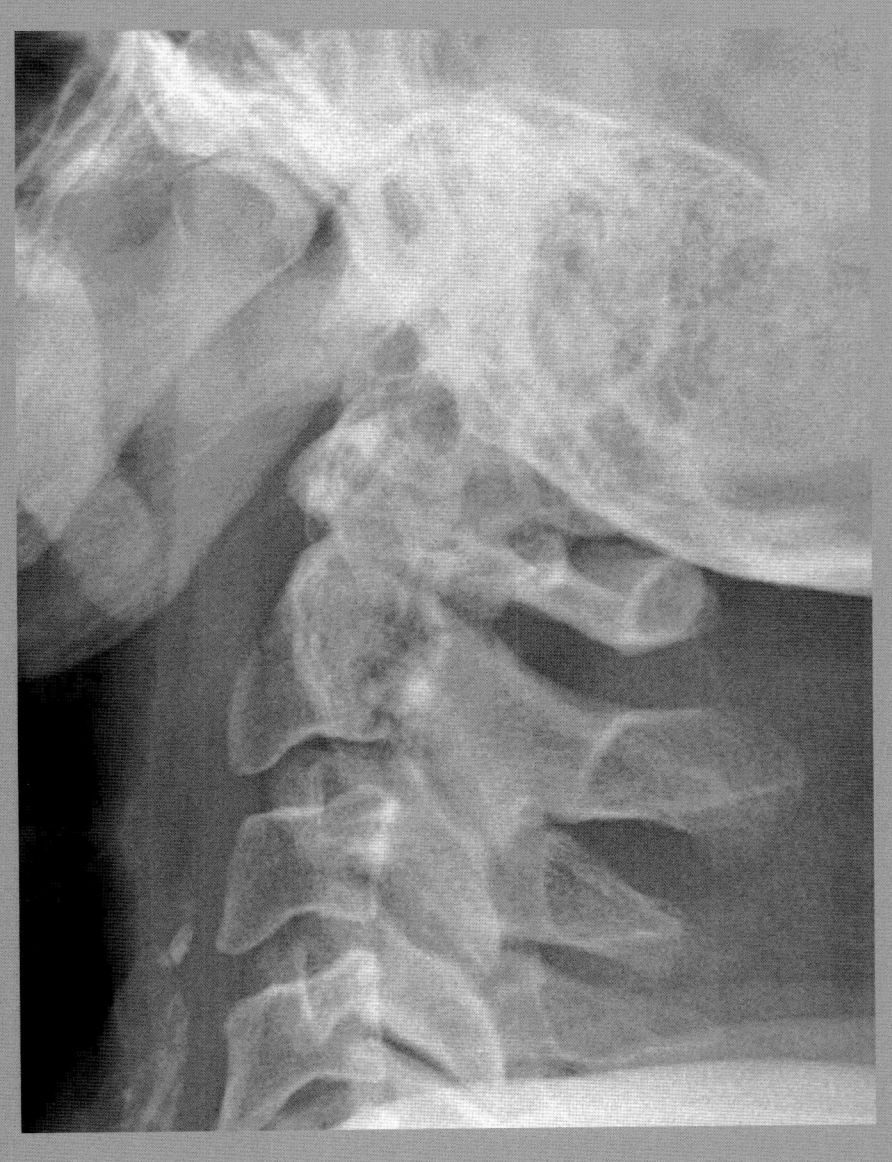

Quiz

51 歳男性　交通外傷.
診断は？

➡ Chapter 8 - **6**

1 頚椎外傷における画像診断

頚椎単純 X 線検査

正面，側面およびスイマー位（swimmer's view）にて検査され，両斜位，開口位は症例により選択的に施行される．かつて標準的に依頼されていたこれらの多方向検査は，CT の普及によって激減した．年齢が 65 歳以上など，頚椎骨折の頻度が 5% 以上と考えられるハイリスクグループでは，単純 X 線検査をスキップして，CT がスクリーニング検査として施行されることが多くなった．

頚椎単純 X 線読影

側面像が基本で，4 つのラインと棘突起の間隔をチェックする（**図 1-A**）．頚椎の前の軟部組織厚は数 mm で，C4・5 レベル以下では厚くなるが，椎体前後径を超えることはなく，ほぼスムーズである．椎体前縁・椎体後縁のラインに続いて棘突起前縁を結ぶラインはスピノラミナライン（spinolaminar line）と呼ばれ，脊柱管の後縁に当たる（**図 1-B**）．これらのラインがスムーズであることをチェックし，棘突起の間隔もほぼ等しいか，あるいは徐々に狭くな

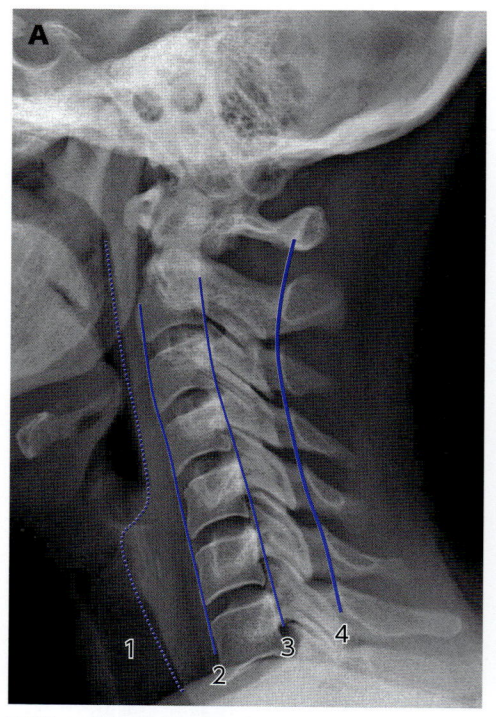
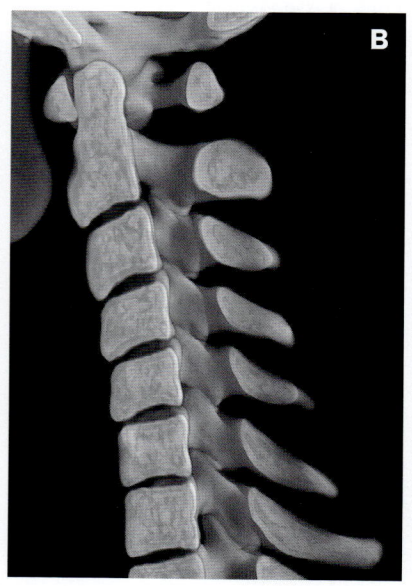

図 1　頚椎 X 線側面像（正常：A），3D-CT 正中矢状断像（B）
頚椎の前の軟部組織前縁 [1（破線）]，椎体前縁（2），椎体後縁（3）のラインに続いて棘突起前縁を結ぶライン（スピノラミナライン：4）をチェックし，棘突起の間隔を確認する．

ることを確認する.

頭蓋頚椎移行部：側面像ではさらに頭蓋頚椎移行部（cranio-cervical junction）の並びを観察する（**図2**）．斜台後縁を延長するとC2の歯突起の上縁とわずかに重なり（破線），上記のスピノラミナラインを頭側に延長すると大後頭孔後縁（O：opisthion）にほぼ一致する（実線）．大後頭孔前縁（基底点，B：basion）と歯突起との距離（両矢印）は，正常成人では12 mmを超えることはない（平均値8 mm ± 4 mm，2標準偏差）．

C1-C2の前方環軸関節の距離（矢印間）は，成人では2.5 mm，小児では5 mmまでを正常範囲とする．前方環軸関節の開大は，C1の両側の外側塊（lateral mass）よりC2の歯突起後方を走る横靱帯（transverse ligament）の損傷を示唆する所見である．

小児頚椎正常所見：小児頚椎では，成長段階の不完全な骨化による正常所見に注意する．C2がC3に対して前方に亜脱臼しているような所見は，正常所見としてよく観察される．C1とC3の棘突起前縁を結ぶ直線は，後頚椎線（posterior cervical line）と呼ばれ，C2の棘突起前縁を通過するか最大1 mm程度まで前方を通る（**図3**）．

スイマー位（swimmer's view）：頚椎胸椎移行部の並びを確認する．側面像でC6・C7頚椎の描出が十分でない場合はスイマー位でチェックする．脊椎の並びの不整は，頭側椎体の尾側椎体に対する偏位方向（前方，後方など）を記述する．

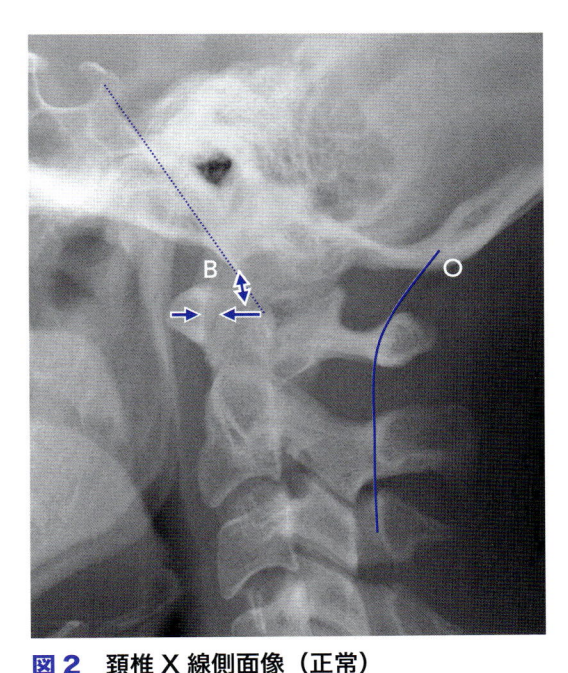

図2 頚椎X線側面像（正常）
頭蓋底と頚椎の並びを確認する．B：basion，基底点，O：opisthion，大後頭孔後縁

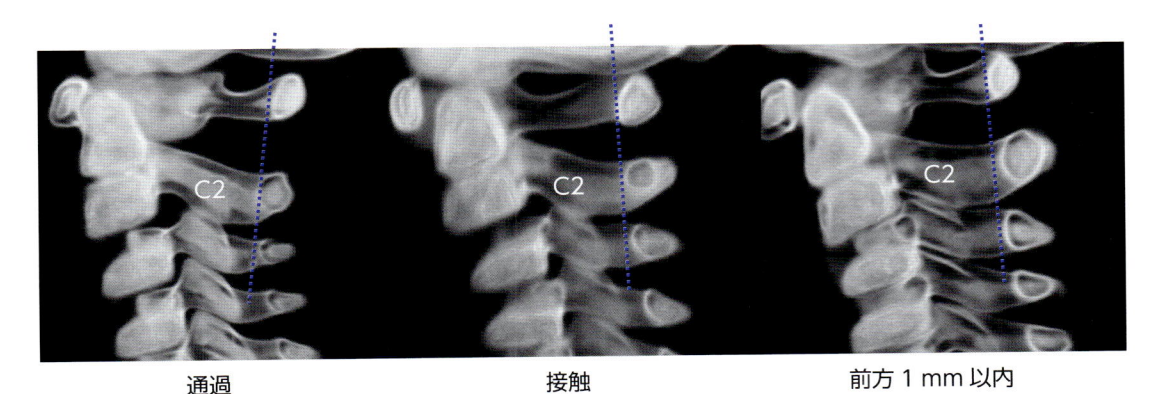

| 通過 | 接触 | 前方1 mm以内 |

後頚椎線とC2の棘突起前縁との正常位置関係

図3 正常所見としてみられるC2の前方転位
後頚椎線（C1とC3の棘突起前縁を結ぶ直線）は，C2の棘突起前縁から1 mm以内を通る．

CT スクリーニング検査の適応

　頭部外傷により頭部 CT が適応となる患者では，頚椎骨折の頻度が高いこと（5%以上），迅速な診断・治療が優先されることから，頚椎単純 X 線検査をスキップして，頚椎 CT 検査によるスクリーニングが適応となる．多発外傷患者や 65 歳以上の高齢者も頚椎骨折のリスクが高いハイリスクグループと考えられ，スクリーニング頚椎 CT 検査が適応となる．高齢者では変形性脊椎症，骨粗鬆症により，骨折を除外することが，特に単純 X 線検査では困難となる．

MRI 検査の適応

　緊急 MRI 検査の適応は限られている．急性，進行性，かつ不完全な神経傷害で，除圧術により回復の可能性が期待される場合の術前検査として MRI 検査が適応となる．脊椎脱臼骨折において外傷性椎間板ヘルニアが疑われる場合は，整復により椎間板が脊髄圧迫をきたす可能性があり，術前の MRI 検査が適応となる．

　成人において CT 検査で骨折が除外された場合には外科的治療が必要となる不安定な靱帯損傷が隠れている可能性はほとんどない．また，骨折症例での不安定な靱帯損傷は，転位，脱臼などの CT 所見により判断される場合が多い（➡ Chapter 1 - **3**）．

CT 血管造影検査の適応

　骨折部位からは説明できない神経症状が認められる場合など，鈍的な脳血管損傷（blunt cerebrovascular injury）が疑われる場合，CT 血管造影が施行される．一般的には，頭蓋底骨折，C1-C3 の骨折，横突孔の骨折や頚椎脱臼などで施行されている．しかし，現行のスクリーニングにより，脳血管損傷が診断される頻度は低く（約 1%），より効率的なガイドラインが必要と考えられる（➡ Chapter 1 - **2**）．

ポイント

　頚椎側面像が頚椎外傷の画像診断の基本となる．CT 検査は，頚椎骨折の頻度が高い（5%以上）ハイリスクグループにおいて，スクリーニング検査として最初に施行される．頭部外傷にて頭部 CT が適応となる患者，多発外傷患者，および 65 歳以上の頚椎外傷患者が含まれる．CT において骨折のない成人では，MRI 検査において，手術が必要となる不安定な靱帯損傷が診断されることはほとんどない．急性，進行性，かつ不完全な神経傷害で，除圧術により回復の可能性が期待される場合の術前検査として MRI 検査が適応となる．

参考文献
1) Swischuk LE：Anterior displacement of C2 in children：physiologic or pathologic. Radiology **122**：759-763, 1977
2) Blackmore CC, et al：Cervical spine screening with CT in trauma patients：a cost-effectiveness analysis. Radiology **212**：117-125, 1999
3) Bub LD, et al：Cervical spine fractures in patients 65 years and older：a clinical prediction rule for blunt trauma. Radiology **234**：143-149, 2005
4) Hogan GJ, et al：Exclusion of unstable cervical spine injury in obtunded patients with blunt trauma：is MR imaging needed when multi-detector row CT findings are normal? Radiology **237**：106-113, 2005
5) Munera F, et al：Imaging evaluation of adult spinal injuries：emphasis on multidetector CT in cervical spine trauma. Radiology **263**：645-660, 2012

2 環椎後頭関節脱臼

atlantooccipital dislocation

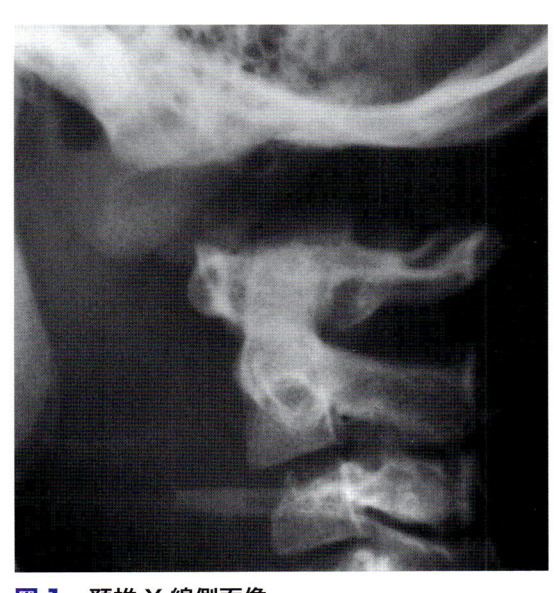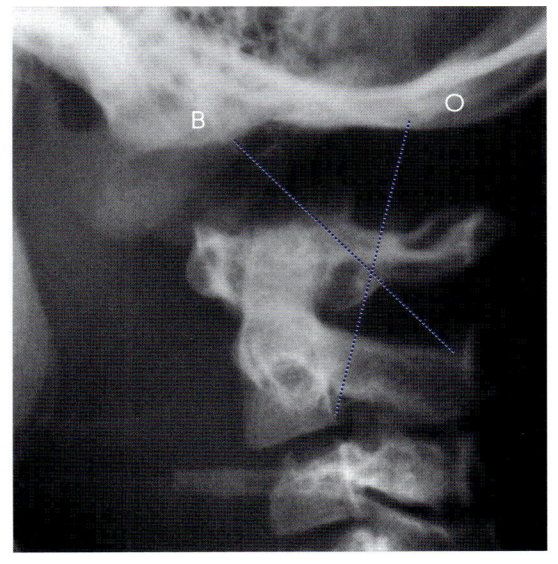

図1 頚椎 X 線側面像
8 歳男児の交通外傷.
B：基底点, O：大後頭孔後縁

▎画像所見

　頚椎 X 線側面像（**図1**）にて，大後頭孔前縁（基底点，basion）と歯突起との距離が開大している．基底点から C2 の棘突起前縁の中点に引いた線は歯状突起の頭側を通り，大後頭孔後縁（opisthion）より C2 椎体下後縁より引いた線は C1 の棘突起前縁の頭側前方を通過する．頭尾側方向の環椎後頭関節脱臼の所見である．著明な脊椎前軟部組織の腫脹を認める.

▎臨床的考察

　急激な減速あるいは加速に伴う頭頚部の過屈曲あるいは過伸展により，環軸椎と後頭骨の間の広範な靱帯損傷をきたし，環椎後頭関節脱臼が起こる．致命率が高い重篤な病態であり，頚椎外傷による死亡剖検例の 20～30％に環椎後頭関節脱臼が報告されている．小児では後頭顆が小さく，環椎後頭関節がより平坦（水平方向）なため脱臼しやすいと考えられている.

　環椎後頭関節脱臼の臨床例では神経損傷の程度は比較的軽度とされるが，翼状靱帯（alar ligaments）を含む広範な靱帯損傷を伴う不安定な病態であり，迅速な診断により二次的な神経損傷を防ぐことが重要である．単純 X 線では正常な解剖学的位置関係の把握が必ずしも容易ではないが，大後頭孔前縁（基底点）と歯突起との距離（8 ± 4 mm，0～16 歳，頚椎単純

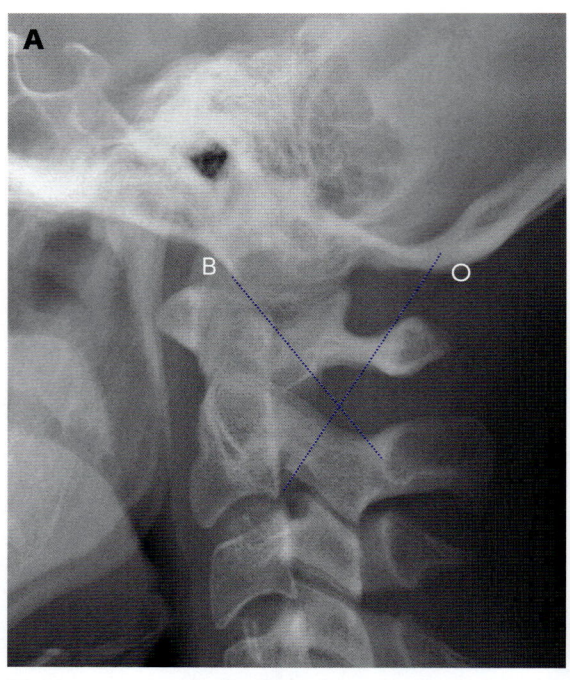
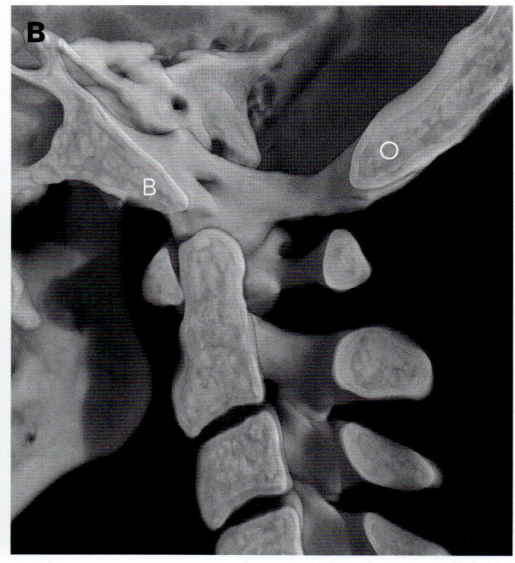

図2 Xライン法（正常：A），3D-CT正中矢状断像（B）

正常な単純X線側面像において基底点（B）とC2の棘突起前縁を結ぶ線は歯状突起の頭側後縁に接し，大後頭孔後縁（O）よりC2椎体下後縁に引いた線はC1の棘突起前縁の頭側縁に接する．

X線読影；前項参照）やXライン法などにより評価する．

Xライン法（X-line method；図2）：画像所見で前述した2本の線による評価，Xライン法が頭蓋頚椎接合部の評価に有用である．正常では，基底点とC2の棘突起前縁の中点を結ぶ線は歯状突起の頭側後縁に接し，大後頭孔後縁よりC2椎体下後縁に引いた線はC1の棘突起前縁の頭側縁に接する．2本の線の転位方向により，頭尾側・前方・後方の脱臼を評価する．歯突起骨折の合併・転位がないことを確認する．CTは後方成分を含む合併骨折と転位の評価，MRIは頚髄・靱帯損傷の評価に有用である．

　小児の頚椎損傷の頻度はそもそも低いが，環軸椎損傷は8歳未満に比較的多く（ピークは3歳），2歳未満の頚椎損傷では，この環椎後頭関節脱臼の頻度が最も高い．約半数で著明な頭部外傷を伴い，ほとんどは恒久的な神経損傷を合併するか死亡する．

ポイント

環椎後頭関節脱臼は重篤，不安定な病態であり，致命率が高い．生存者では神経損傷の程度は比較的軽度とされるが，迅速な診断により二次的な神経損傷を防ぐことが重要である．頚椎X線側面像にて，大後頭孔前縁（基底点）と歯突起の距離，Xライン法により後頭環軸椎の位置関係を評価する．

参考文献

1 ） Lee C, et al：Evaluation of traumatic atlantooccipital dislocations. Am J Neuroradiol **8**：19-26, 1987
2 ） Leonard JR, et al：Pediatric Emergency Care Applied Research Network Cervical Spine Study G：Cervical spine injury patterns in children. Pediatrics **133**：e1179-e1188, 2014
3 ） Harris JH, Jr., et al：Radiologic diagnosis of traumatic occipitovertebral dissociation：1. Normal occipitovertebral relationships on lateral radiographs of supine subjects. Am J Roentgenol **162**：881-886, 1994

Quiz

18 歳男性
足関節捻挫で受診. 腓骨下の骨化性病変は慢性外傷性変化と考えられた.
診断は？

➡ Chapter 5 - **8**

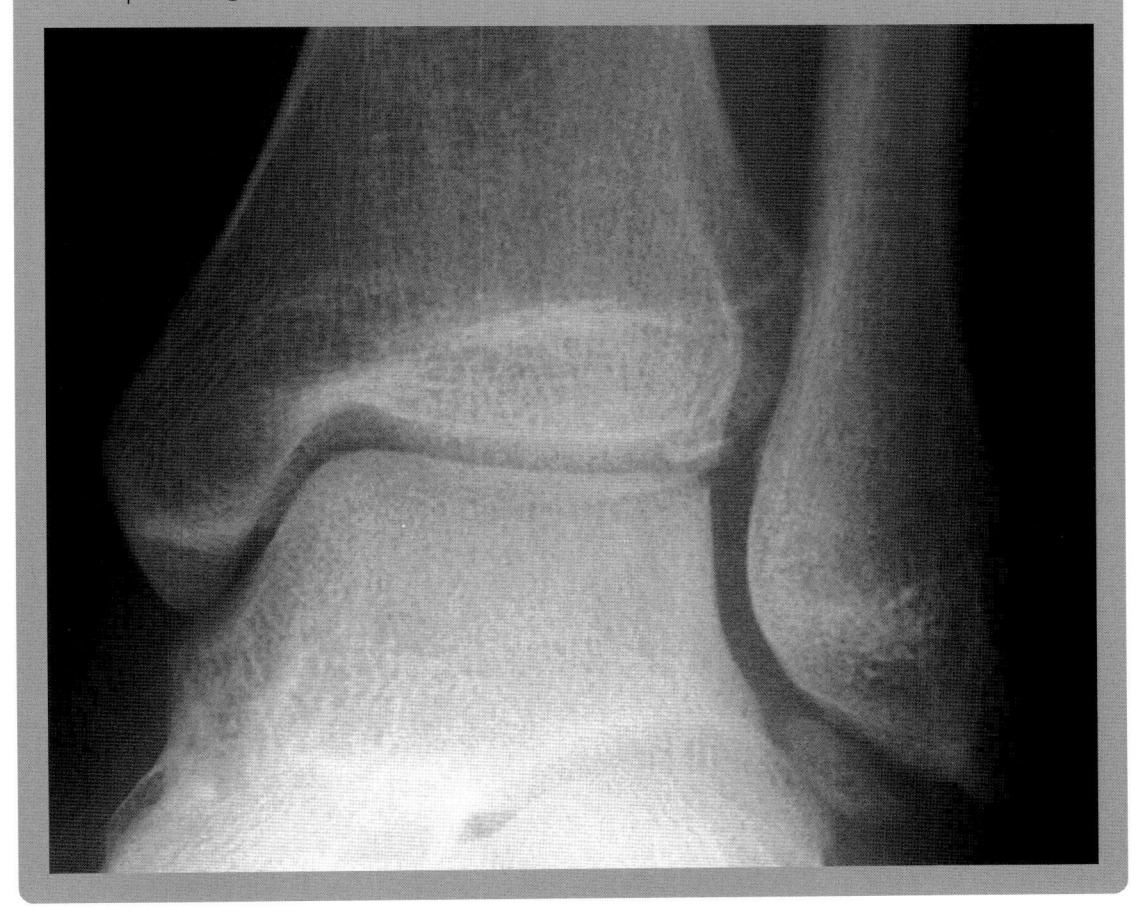

3 環軸関節前方脱臼

anterior atlantoaxial dislocation

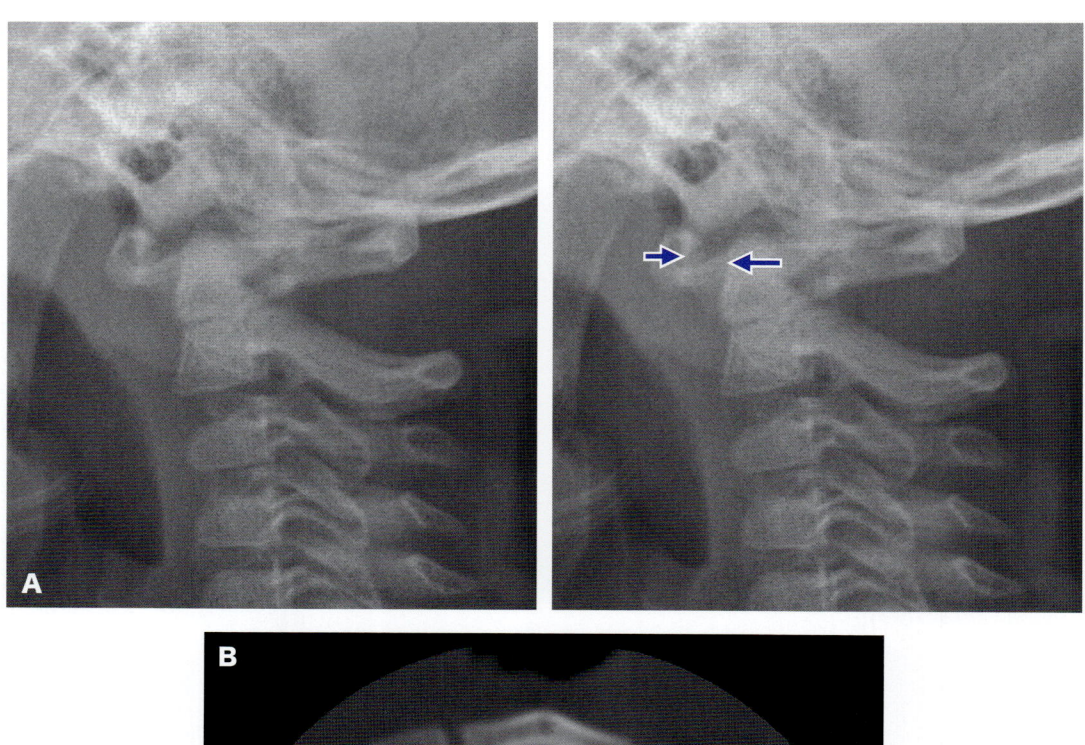

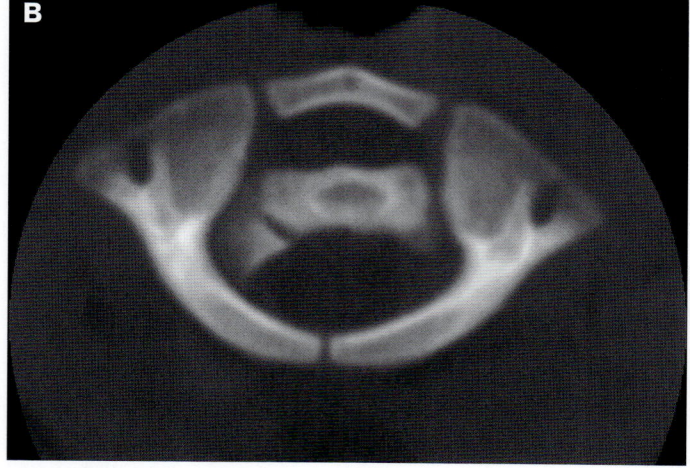

図1 頚椎 X 線側面像（A），C1-C2 レベルでのスライス厚 4 mm での再構成 CT 横断像（B）
2 歳女児，交通外傷.

画像所見

頚椎X線側面像（**図1-A**）にて，環軸関節の前方の間隙（anterior atlantoaxial distance：矢印）が開大（9 mm）している（成人では2.5 mm，小児では5 mmまでが正常範囲）．環椎後弓と軸椎棘突起との間隙の開大を認めるが，環椎（C1）の後方成分の骨折はみられない．環軸関節前方脱臼の所見である（**図1-B**）．

臨床的考察

環軸関節は平坦な関節面をもち，脊椎で最も可動域が広い関節である．環椎（C1）の左右の外側塊内側後縁から軸椎（C2）の歯突起後方を走る横靱帯の損傷によって，環椎の前方脱臼をきたす．頭蓋頚椎領域の外傷において最も頻度が高い脱臼であるが，関節リウマチ，ダウン症候群，歯突起骨（os odontoideum），グリセール症候群（Grisel syndrome, nasopharyngeal torticollis）などの非外傷性疾患に伴って起こることが多く，外傷によるものは比較的稀である．外力による脱臼では過屈曲により横靱帯の損傷をきたすと考えられるが，次項のジェファーソン骨折の可能性も考慮する．

脱臼する方向による分類は前方・後方および回転性（rotational, rotatory）などに分けられるが，前方脱臼の頻度が高く，多くは横靱帯の損傷あるいは歯突起の骨折・変形を伴う．後方脱臼の頻度は低く，多くは歯突起骨折に合併する．回転性脱臼も稀であり，多くは小児の外傷あるいは斜頚にて診断が疑われ，CT検査が適応となる（**図3-B**）．

前述したように小児の頚椎損傷の頻度は低いが，2〜7歳に起こる頚椎損傷では，前述の環椎後頭関節脱臼と環軸椎回旋位固定（atlantoaxial rotatory dislocation）の頻度が最も高い．

フィールディング・ホーキンス（Fielding-Hawkins）の環軸椎回旋位固定の分類（図2）：フィールディングとホーキンスは，環軸椎回旋位固定をCT所見に基づき4つに分類した．タイプ1は，最も頻度が高く，片側性の脱臼で環椎前弓と歯突起の間隙は保たれている（**図3**）．タイプ1の損傷では横靱帯は保たれていると考えられる．タイプ2では，さらに環椎前弓と歯突起の間隙の開大（3〜5 mm）を認め，横靱帯損傷を伴っている．タイプ3損傷では5 mmを超える環椎前弓の前方偏位を伴い，タイプ4では後方偏位を伴う．

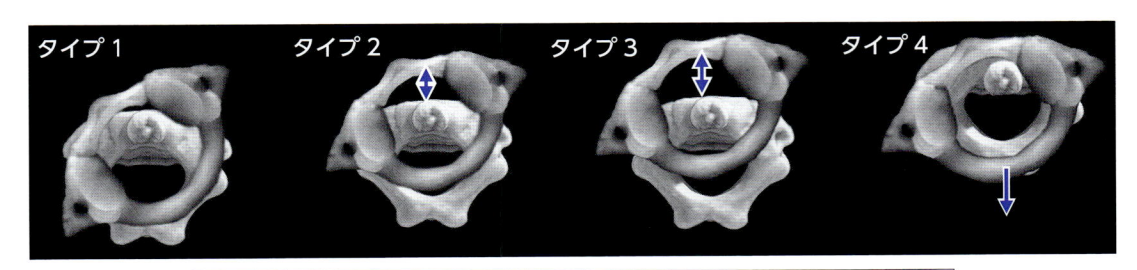

タイプ1	C1の前方偏位を伴わない回転性脱臼
タイプ2	3〜5 mmのC1の前方偏位，横靱帯損傷を伴う
タイプ3	5 mmを超えるC1の前方偏位，横靱帯，翼状靱帯損傷を伴う
タイプ4	後方偏位を伴う

図2 フィールディング・ホーキンス（Fielding-Hawkins）の環軸椎回旋位固定の分類

［文献2を著者が和訳して引用］

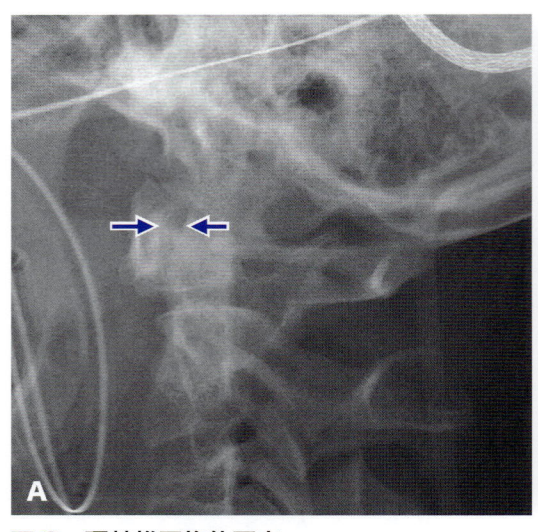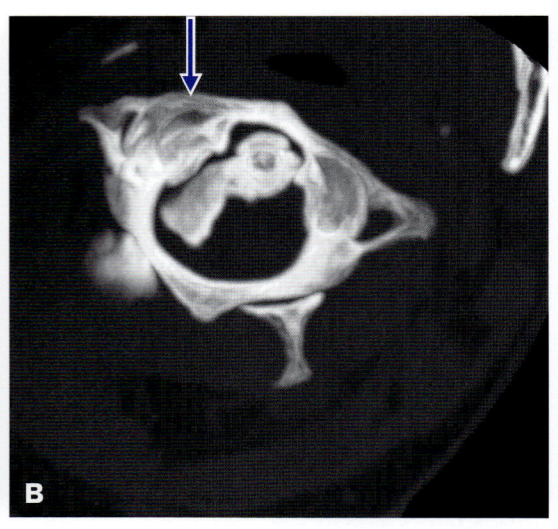

図3 環軸椎回旋位固定

28歳女性，車に飛び乗って頚部を損傷した．頚椎X線側面像（**A**）では環軸関節の前方の間隙（短い矢印）が軽度開大している．C1-C2レベルでのスライス厚10 mmでの再構成CT横断像（**B**）では，C1の右外側塊（長い矢印）がC2の右外側塊に関して前方に脱臼している．環椎前弓の有意な前方偏位を認めない（フィールディング・ホーキンスのタイプ1損傷）．

臨床的には，小児の軽度の外傷，上気道感染などに伴う斜頚において診断が疑われる．斜頚はいわゆるコマドリ様（"cock robin" posture）といわれ，頭は片側に傾き，反対側に顔を傾斜する．単純X線検査の開口位でみられる左右差の多くは非特異的であり，CTが適応となる．病的な回転性脱臼は片側あるいは両側の外側塊の脱臼を伴う．環椎の回転の中心が歯突起で，回転角度が45°以下の場合は，機能的なものと判断される．発症から3週間以内の環軸椎回旋位固定の整復では予後は良好であり，早期診断・治療が重要となる．

軸椎回旋位固定が疑われる場合はCTが適応となる．病的な環軸椎の回転は，片側あるいは両側の外側塊の脱臼を伴う．発症から3週間以内の整復では，環軸椎回旋位固定患者の予後は良好で，早期診断・治療が重要である．

ポイント

環椎の前方偏位に伴う環軸関節の前方の間隙の開大は，C1横靱帯損傷による環軸関節前方脱臼を示唆する．小児の斜頚において環

参考文献

1）Leonard JR, et al；Pediatric Emergency Care Applied Research Network Cervical Spine Study G：Cervical spine injury patterns in children. Pediatrics **133**：e1179-e1188, 2014

2）Fielding JW, Hawkins RJ：Atlanto-axial rotatory fixation（Fixed rotatory subluxation of the atlanto-axial joint）. J Bone Joint Surg Am **59**：37-44, 1977

3）Neal KM, Mohamed AS：Atlantoaxial rotatory subluxation in children. J Am Acad Orthop Surg **23**：382-392, 2015

4 環椎ジェファーソン骨折（C1 リング骨折）

Jefferson fracture

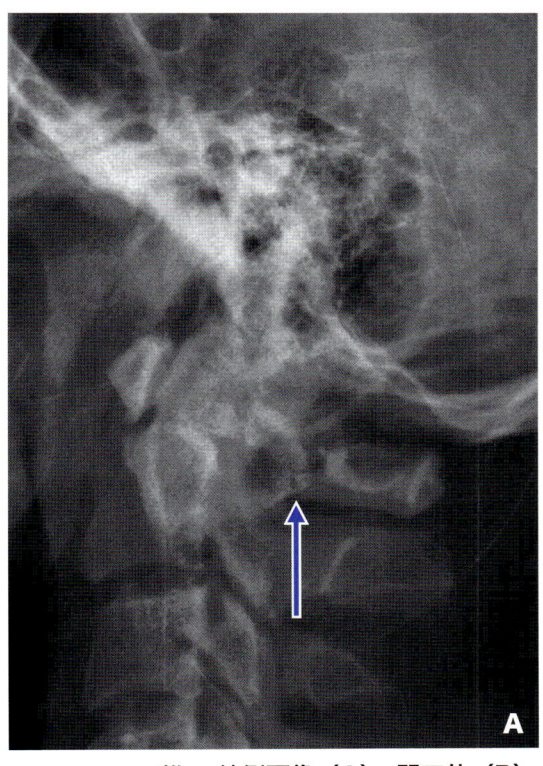
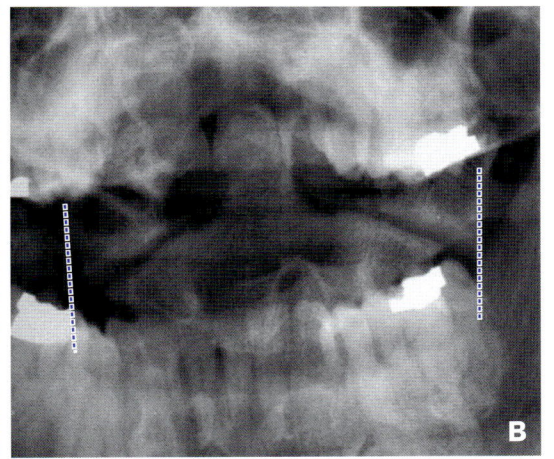

図 1-AB　頚椎 X 線側面像（A）・開口位（B）
34 歳男性，屋根より転落し路上で頭部を打撲した.

画像所見

　頚椎 X 線側面像（**図 1-A**）では，環椎（C1）後弓の骨折（矢印）を認める. 前方の環軸関節裂隙（anterior atlantoaxial distance）の明らかな開大は認めない. 開口位（**図 1-B**）にて，環椎（C1）外側塊（lateral mass）の外側縁（破線）が軸椎（C2）の外側縁よりも，右では4 mm，左では 7 mm 外側に転位している. 環椎ジェファーソン骨折，横靱帯断裂を示唆する

所見である. CT（**図 1-C，D**）では，外側塊と前弓，後弓移行部に両側性に骨折を認めた.

臨床的考察

　頭頂より脊椎長軸方向の外力により起こる環椎（C1 リング）の破裂性の骨折は，ジェファーソン骨折と呼ばれる. 外力は後頭顆より，環椎外側塊に及び，前弓・後弓の骨折をきたす. 環椎の外側塊が内側に短い楔状のため（**図 1-D**），骨折片は外側に転位する. 両側性の後

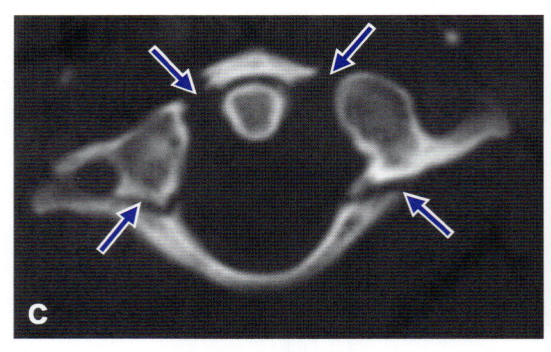
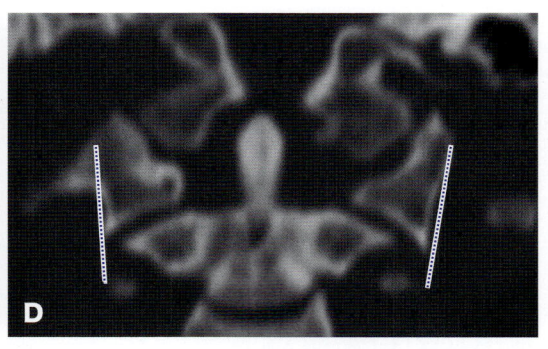

図1-CD　同症例のCT，横断像（C），冠状断像（D）

C1レベルの再構成CT横断像（**C**）では，環椎（C1）外側塊と前弓，後弓移行部に両側性に骨折（矢印）を認める．冠状断像（**D**）では，環椎外側塊の外側縁（破線）は軸椎（C2）外側塊外側縁と比べて，両側で外側に転位している．環椎外側塊は，冠状断像では内側に短い楔状である．

弓の骨折と前弓の傍正中骨折のパターンが最も頻度が高いとされる．

　開口位における外側転位が左右あわせて7mm未満では，環椎外側塊内側後縁を結ぶ横靱帯が保たれていると考えられ（安定），7mmを超えると横靱帯の断裂を伴う不安定な骨折と判断される．この場合，側面像では前方環軸関節裂隙の開大を伴うことが多い．

　環椎（C1）の骨折は，過伸展に伴う後弓のみの骨折が最も多い．頭頂より脊椎長軸方向の外力に伴うジェファーソン骨折ではその症状や身体所見は非特異的とされるが，病歴としては浅い水深での飛び込み，転落，交通外傷などが挙げられる．

小児の環軸椎正常変異： 環椎（C1）は，1つの前弓と2つの後弓から骨化が進む（前項の図1-B参照）．いくつかの骨化，癒合の変異がみられ，前弓は小さな骨化中心を4つまで，通常は左右対称に認めることがある．骨癒合のないクレフト（cleft）の多くは後弓の正中にみられるが，環椎のどこにも起こりうる．環椎と軸椎の成長様式の違いによって，5歳未満の小児では，環椎（C1）外側塊の骨化が軸椎（C2）外側塊の骨化よりも早いため，外側縁の並びに不

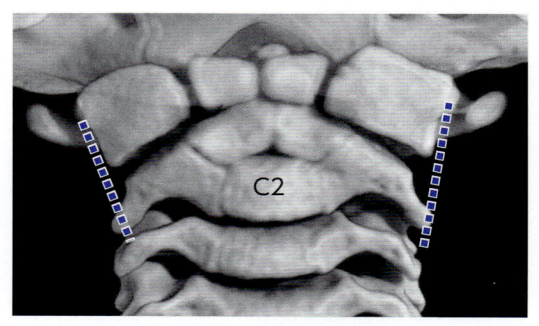

図2　正常の小児C1外側塊骨化（C1 pseudospread）

2歳11ヵ月の女児．環椎と軸椎の成長様式の違いによって，5歳未満の小児では，環椎（C1）外側塊の骨化が軸椎（C2）外側塊の骨化よりも早いため，外側縁の並びに不整が起こりうる．

整が起こりうる（pseudospread, bilateral lateral offset：**図2**）．この時期の頚椎骨折は極めて稀であり，環椎リングの癒合不全（欠損）においても，外側塊の並びに不整を伴うことがあるが，通常は2mm以下である．

　環椎前弓の骨折は水平方向あるいは矢状方向に起こりうる．前弓の水平方向の骨折は，前弓の前結節（anterior tubercle）に停止する前縦靱帯あるいは頚長筋（longus coli muscle）による裂離骨折によって起こる．前弓の矢状方向の骨折のほとんどは，ジェファーソン骨折に

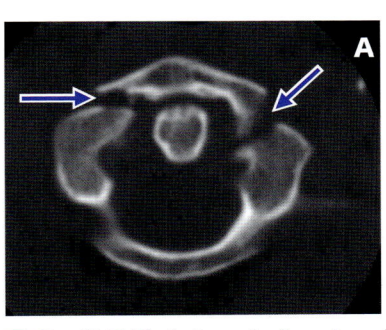
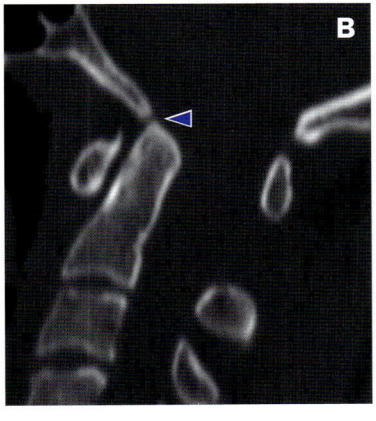
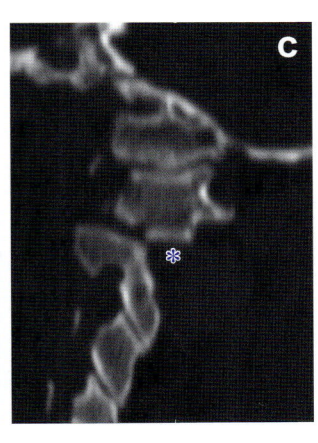

図 3 鋤骨折（plough fracture）

40 歳男性，カートから落下し頭部より着地．C1 レベル再構成 CT 横断像（**A**）では両側性の前弓骨折（矢印）を認める．正中矢状断像（**B**），傍正中矢状断像（**C**）では，歯突起，基底点間の短縮（矢頭），C1 外側塊の後方脱臼（＊）を認める．

伴って起こるが，ごく稀に，軸椎歯突起による剪断性の外力による鋤骨折によることもある．

鋤骨折（plough fracture）：環椎（C1）前弓の骨折に伴って，頭蓋底が環椎外側塊とともに軸椎（C2）に対して後方に脱臼することが稀に起こる．ジェファーソン骨折とは機序が異なり，頭頚接合部に過伸展外力が働き，軸椎歯突起の前方への剪断力によって環椎前弓が骨折すると考えられる．鋤の作用との類似により，鋤骨折と呼ばれる（**図 3**）．

参考文献

1）Mead LB 2nd, et al：C1 fractures：a review of diagnoses, management options, and outcomes. Curr Rev Musculoskelet Med **9**：255-262, 2016

2）Mohit AA, et al："Plough" fracture：shear fracture of the anterior arch of the atlas. Am J Roentgenol **181**：770, 2003

3）Suss RA, et al：Pseudospread of the atlas：false sign of Jefferson fracture in young children. Am J Roentgenol **140**：1079-1082, 1983

ポイント

頭頚部長軸方向の外力によって環椎リングに起こる破裂性の骨折は，ジェファーソン骨折と呼ばれる．開口位で環椎と軸椎の外側塊の並びをチェックする．左右の外側塊の外側転位の和が 7 mm を超える場合，横靱帯の断裂を伴う不安定なジェファーソン骨折が疑われる．CT 検査により，骨折部位，転位を評価する．

5　歯突起骨折　odontoid process fracture

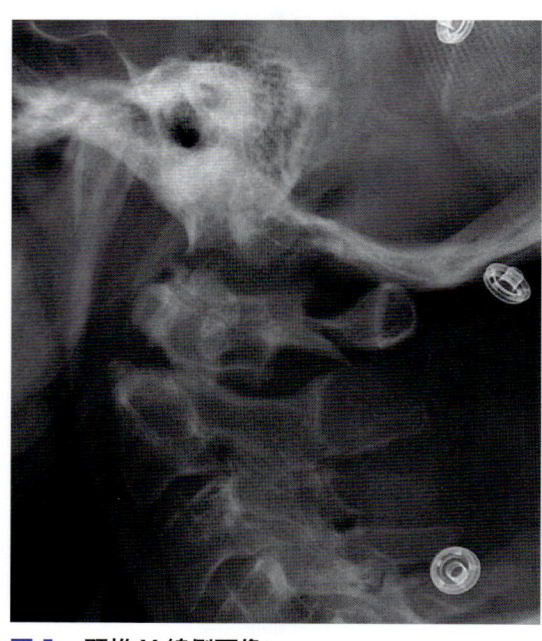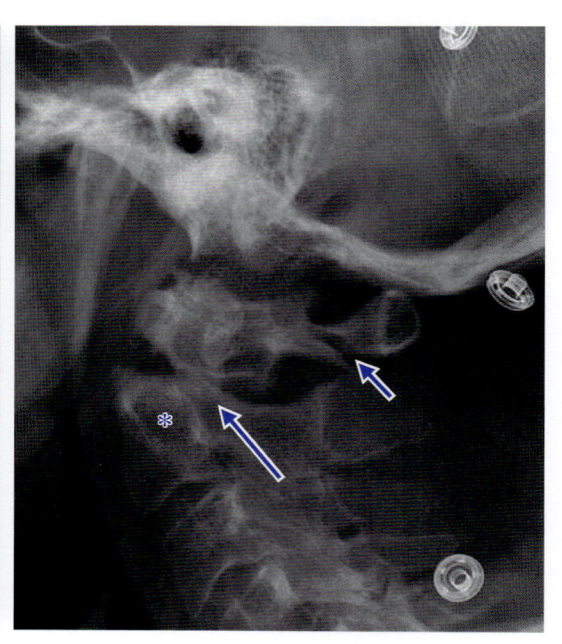

図1　頚椎X線側面像
61歳女性，前頭部より転倒.

画像所見

頚椎X線側面像（**図1**）にて，軸椎（C2）歯突起の基部に骨皮質断裂，斜走する骨折線（長い矢印）を認め，歯突起は後方に転位している．C2椎体に重なる骨皮質のリング（＊）は保たれており，C2歯突起骨折（アンダーソン分類タイプ2）の所見である．環椎（C1）後弓の骨折（短い矢印）を伴っている．

臨床的考察

歯突起骨折は骨密度の低下した高齢者に頻度が高く，軽度の過伸展の外力により起こることが多い．受傷時の外力の方向により転位の方向は異なるが，ほとんど転位のない骨折では単純X線，CT検査ともに見落としやすい．

歯突起骨折のアンダーソン分類（Anderson and D'Alonzo：図2）： 歯突起先端の骨折（タイプ1），歯突起基部とC2体部の境界の骨折（タイプ2），および歯突起からC2椎体に及ぶ骨折（タイプ3）に分けられる．タイプ2の骨折が最も多く（ほぼ7割），唯一の不安定な骨折と考えられる．タイプ1骨折は極めて稀である．

歯突起骨折の多くは前上方から後下方に斜走し，椎体を含む場合は安定な骨折（タイプ3）と分類されるため，タイプ2と3の鑑別が重要となる．

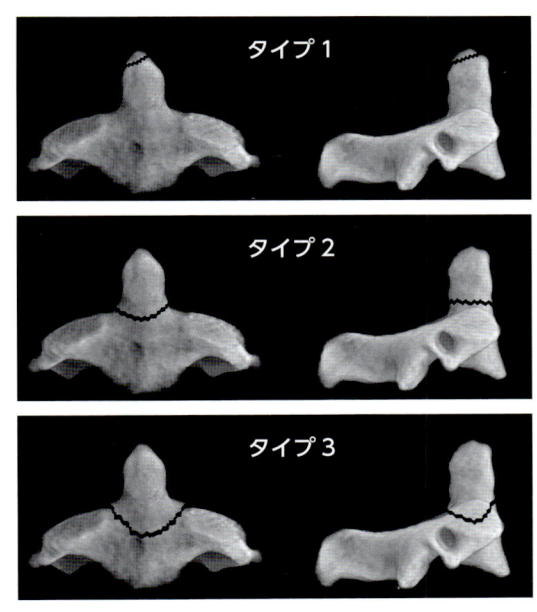

タイプ1	歯突起先端を斜走する骨折
タイプ2	歯突起とC2体部境界の骨折（66%）
タイプ3	C2体部を含む骨折（30%）

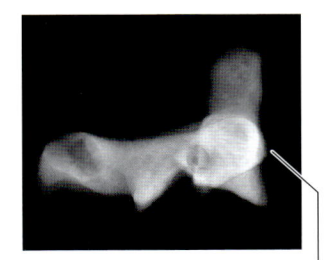

C2椎体に重なる皮質のリング（3D-CT）

図2 歯突起骨折のアンダーソン分類（Anderson and D'Alonzo）

［文献2を参考に作成］

軸椎のリング（ring of the axis）：単純X線側面像ではC2椎体に重なり，皮質骨のリング（**図1**）を認める．椎体を含む歯突起骨折（タイプ3）ではこのリングの断裂所見を認めるため，重要な所見である．軸椎のリングは合成像であり，上縁は歯突起と椎体移行部の上方骨皮質と上方関節面の骨皮質，前縁は椎体と後弓移行部の前縁骨皮質，後縁は椎体後縁の骨皮質より成ると考えられる．骨皮質のリング内下方に，ときに椎骨動脈が通る横突孔（foramen transversarium）が弧状に投影される．

65歳以上の高齢者では，半数以上の頸椎骨折は後頭顆，環軸椎（C1-C2）に起こるが，その中でも歯突起骨折の頻度が最も高い．タイプ2の歯突起骨折のほぼ半数では，本症例のようにC1後弓の骨折を合併する．歯突起骨折は小児には少ないが，典型的には軟骨結合（synchondrosis）を介して起こる．

歯突起骨（os odontoideum）：先天性あるいは後天性に外傷に伴って起こると考えられる歯突起の変異で，同所性（orthotopic）あるいは異所性（dystopic, fused to the basion）に分類される．近年，後天的な機序を支持する報告が増えつつある．歯突起の分離は全周性に骨皮質を認め，急性骨折と間違われる頻度は低い．しかしながら，症候性の歯突起骨の患者には，手術適応を含め専門医による評価が推奨されている．

タイプ2の歯突起骨折では，癒合不全（delayed union, nonunion）の頻度が比較的高く，高齢者の非手術例では55%という報告もある．骨癒合が認められない慢性患者では，必要により主治医立ち会いのもとに，頸椎X線側面屈曲・伸展位像や臨床的な環軸椎の不安定症の評価が推奨される．

ポイント

　歯突起骨折は骨密度の低下に伴って高齢者に多く，わずかな過伸展外力でも起こりうる．歯突起基部の骨折（タイプ2，歯突起骨折のアンダーソン分類）が最も頻度が高く，不安定な骨折と考えられる．著明な骨粗鬆症患者での転位のわずかな歯突起骨折は，単純X線あるいはCT検査においても見逃されることがある．

参考文献

1 ）Lomoschitz FM, et al：Cervical spine injuries in patients 65 years old and older：epidemiologic analysis regarding the effects of age and injury mechanism on distribution, type, and stability of injuries. Am J Roentgenol **178**：573-577, 2002

2 ）Anderson LD, D'Alonzo RT：Fractures of the odontoid process of the axis. J Bone Joint Surg Am **56**：1663-1674, 1974

3 ）Harris JH Jr., et al：Low（type III）odontoid fracture：a new radiographic sign. Radiology **153**：353-356, 1984

4 ）Jumah F, et al：Os odontoideum：a comprehensive clinical and surgical review. Cureus **9**：e1551, 2017

5 ）Joestl J, et al：Management and outcome of dens fracture nonunions in geriatric patients. J Bone Joint Surg Am **98**：193-198, 2016

6 軸椎体部骨折 **C2 body fracture**

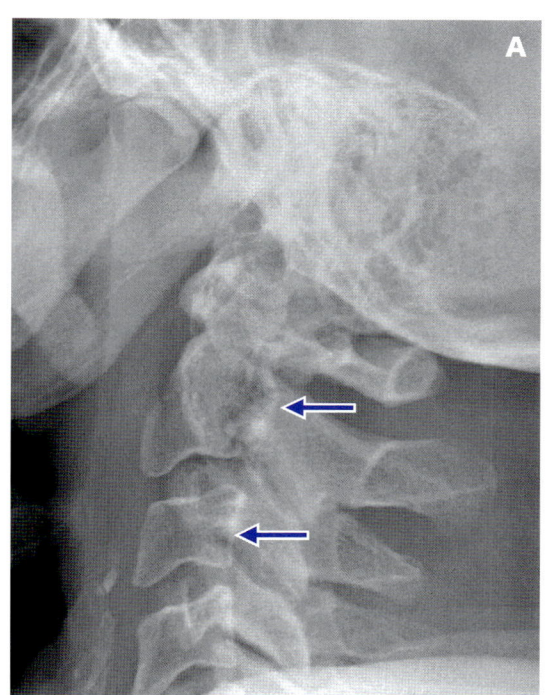
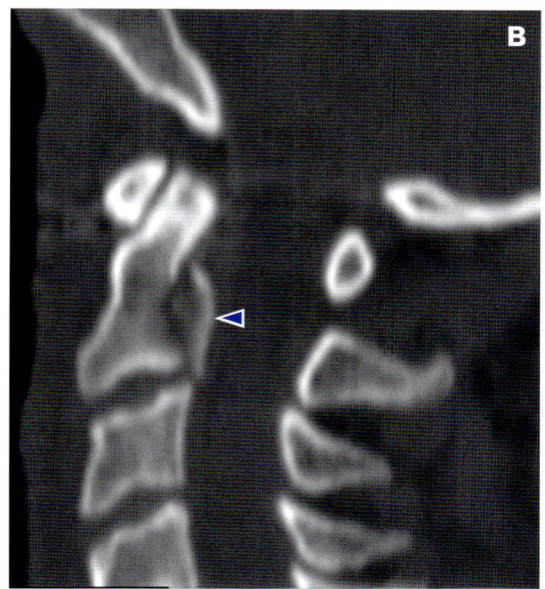

図1 頚椎X線側面像（A），CT正中矢状断像（B）
51歳男性，交通外傷．

画像所見

頚椎X線側面像（**図1-A**）にて，軸椎（C2）椎体の後方皮質の突出を認める（矢印）．C2椎体前後径はC3椎体前後径よりも大きく（ファットC2サイン，fat C2 sign），軸椎体部骨折の所見である．CT正中矢状断像（**図1-B**）では，軸椎後縁の骨折片の後方転位（矢頭）がよく描出されている．

臨床的考察

歯突起骨折を伴わない軸椎（C2）の骨折の頻度は極めて低い（＜10%）．C2椎体の前縁・後縁をほぼ冠状に走る骨折片が前後方向に転位し，単純X線側面像で後縁骨折の骨皮質は後方の脊柱管内に観察される．見かけ上の椎体前後径の増大より，ファットC2サイン（fat C2 sign）と呼ばれる．椎体前縁に近い骨折の前方

転位と，椎体後縁に近い骨折の後方転位の両方を伴うことが多いとされる．単純 X 線側面像では，軸椎椎体の骨折線が描出されないことも多い．C2 椎体の前後径の増大所見により椎体骨折の診断に繋がり，頚椎外傷では有用なサインである．

　C2 椎体前縁の前方突出は主として過屈曲をきたす外力，後縁の後方転位は過伸展をきたす外力によると考えられる．転位を伴う不安定な骨折と考えられ，CT 検査が適応となる．

ポイント

　C2 椎体の冠状面での骨折により，前縁あるいは後縁の骨皮質がそれぞれ前方あるいは後方に転位して，単純 X 線側面像において椎体前後径の見かけ上の増大をきたすことがある（ファット C2 サイン）．単純 X 線側面像では，軸椎椎体の骨折線が描出されないことも多く，頚椎外傷では椎体骨折の診断に繋がる有用なサインである．

参考文献
1 ）Smoker WR, Dolan KD：The "fat" C2：a sign of fracture. Am J Roentgenol **148**：609-614, 1987
2 ）Jumah F, et al：Os odontoideum：a comprehensive clinical and surgical review. Cureus **9**：e1551, 2017

7 ハングマン骨折 **hangman's fracture**

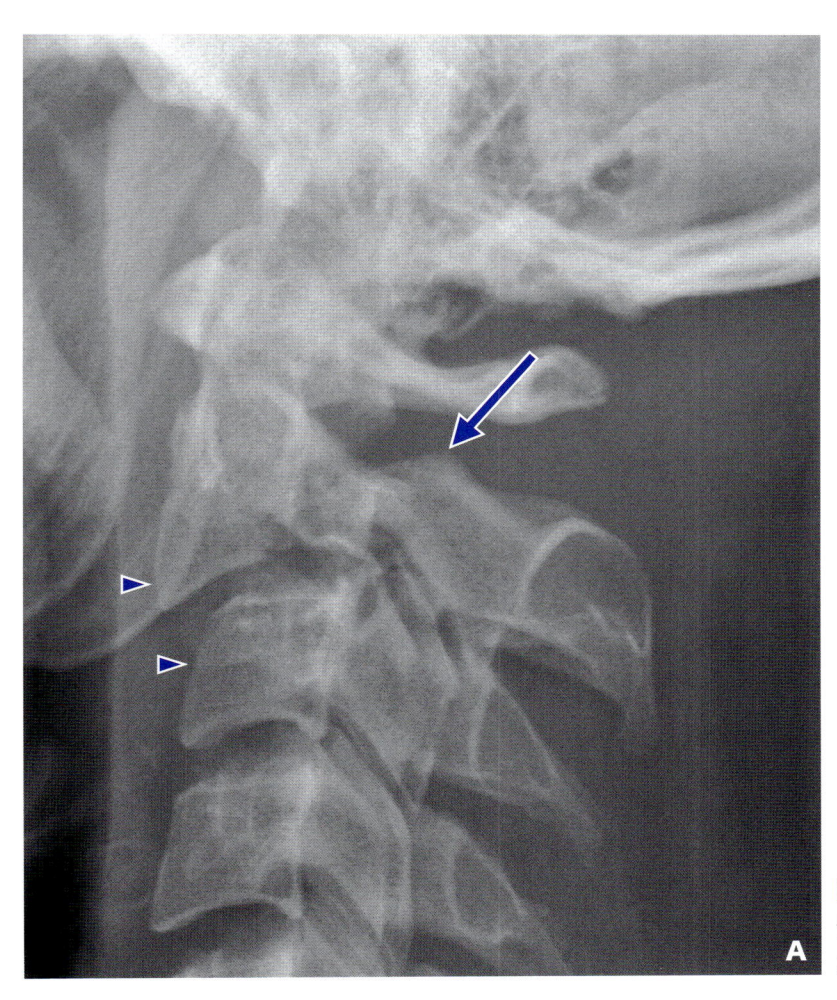

図1-A　頸椎X線側面像（A）
25歳男性，交通外傷．

▍画像所見

　頸椎X線側面像（**図1-A**）にて，軸椎（C2）後弓前方の骨折（矢印）を認める．C2椎体後縁の骨折を伴い，C2椎体の前方転位を認める（矢頭）．ハングマン骨折の所見である．CT血管造影では椎骨動脈の損傷はなく，正中矢状断像，C2レベル横断像（**図1-B，C**）で，上記所見に加えて，C2右横突起から椎体後縁，後弓左側に及ぶ骨折（矢印）が描出されている．

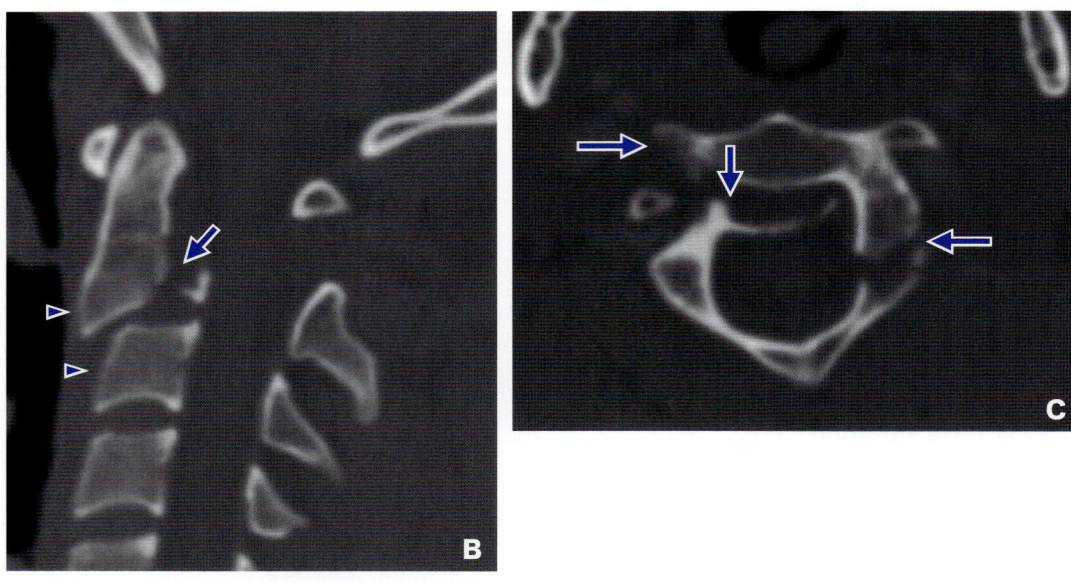

図1-BC 同症例，CT血管造影より再構成した正中矢状断像（B）およびC2レベル横断像（C）

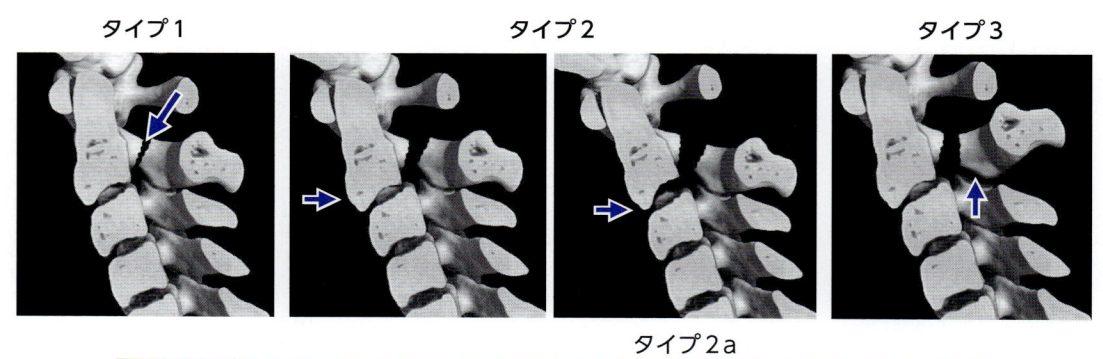

タイプ1	C2後方成分の骨折．角状変形がなく，3mmまでの転位
タイプ2	角状変形と3mmを超える転位を伴う
タイプ2a	C2-C3前縦靱帯を軸とした著明な角状変形を伴う
タイプ3	C2後方成分の骨折およびC2-C3椎間関節脱臼（facet dislocation）

図2 レヴィーン・エドワード（Levine and Edwards）のハングマン骨折分類

［文献2を参考に作成］

臨床的考察

軸椎（C2）の後弓椎体接合部より椎体・C2-C3椎間板腔にほぼ冠状に伸びる骨折・脱臼骨折は，ハングマン骨折（hangman's fracture, traumatic spondylolisthesis of C2）と呼ばれる．絞首刑にみられる過伸展頸椎骨折の単純X線所見に類似するため，絞首刑受刑者（絞首刑者，ハングマン）の骨折と呼ばれるようになったが，急激な過伸展以外の受傷機転（過伸展圧迫，過屈曲圧迫）にも伴って起こる．

ハングマン骨折の骨折パターンは，軸椎（C2）の形態によって，頭蓋からの荷重のほとんどが正常では前方の椎体，C2-C3 椎間板に伝わることに関連している．頭部の過伸展によって外力は C2 後方，椎間関節にかかり，C2 下関節突起の直前で骨折が起こる．さらに，前縦靱帯にストレスがかかり断裂をきたす．しばしば C2 椎体前下縁あるいは C3 椎体前上縁の骨折，C1 後弓の骨折を伴う．

エフェンディ（Effendi）のハングマン骨折の分類が有名であるが，レヴィーンとエドワードが改定したものがよく使われている．

レヴィーン・エドワード（Levine and Edwards）のハングマン骨折の分類（図 2）： ハングマン骨折の大部分は後弓骨折のみで角状変形がなく，転位はないか，3 mm 以内のタイプ 1 骨折である．タイプ 2 骨折では，角状変形および 3 mm を超える転位を伴う．タイプ 2 の亜型であるタイプ 2a では，転位はわずかであるが，C2-C3 前縦靱帯を軸とした著明な角状変形を伴う．著明な角状変形，転位および片側あるいは両側の椎間関節の脱臼（facet dislocation）を伴う脱臼骨折はタイプ 3 に分類される．タイプ 2a およびタイプ 3 損傷では，過伸展，圧迫性外力に続いて，主として屈曲外力が働き，C2 の前方転位・回転をきたすものと考えられている．

軸椎（C2）リングの骨折のほとんどは，ダッシュボードに追突をきたすような交通外傷に伴って起こる．多くは安定な骨折で，致命率は低いが（6.8%），高度の頭部・胸部打撲を合併する頻度が高い．軸椎リングの骨折に伴う神経学的損傷の頻度は比較的低く，あっても一過性とされる．合併する椎体動脈損傷や他の頚椎骨折によって高度の神経学的損傷をきたす頻度の方が高いとされる．

ポイント

軸椎の後弓椎体接合部より椎体・C2–C3 椎間板に冠状方向に生じる骨折・脱臼骨折は，ハングマン骨折と呼ばれる．頭部の過伸展によって外力は C2 後方，椎間関節にかかり，C2 下関節突起の直前で骨折が起こる．ハングマン骨折の多くは安定な病態であるが，合併する椎体動脈損傷や他の頚椎骨折によって，高度の神経学的損傷をきたす頻度が高いとされる．

参考文献

1）Effendi B, et al：Fractures of the ring of the axis. A classification based on the analysis of 131 cases. J Bone Joint Surg Br **63**：319-327, 1981
2）Levine AM, Edwards CC：The management of traumatic spondylolisthesis of the axis. J Bone Joint Surg Am **67**：217-226, 1985

8 屈曲涙滴骨折 **flexion teardrop fracture**

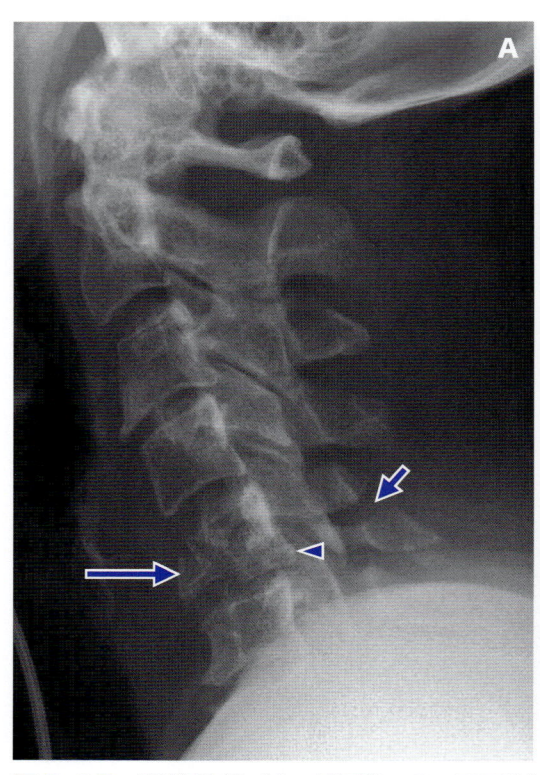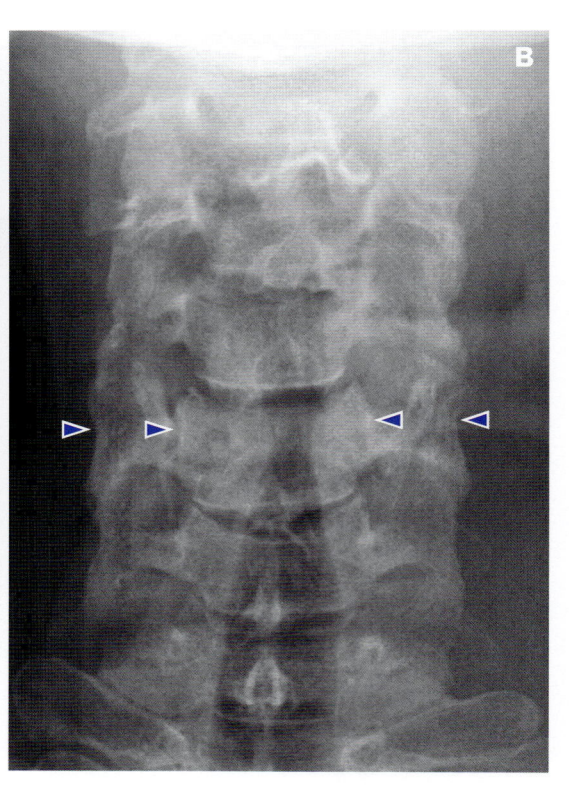

図1-AB 頚椎X線（A：側面像，B：正面像）
46歳女性，交通外傷.

▌画像所見

頚椎X線側面像（**図1-A**）にて，C5椎体の骨折，椎体前方の楔状変形および後方成分の骨折（短い矢印）を認める．椎体前下方の骨片（長い矢印）は涙滴状で前方に転位している．椎体の下後縁の後方転位（矢頭）は破裂骨折（burst fracture）の所見で，後方脊柱管への転位（retropulsion）である．頚椎正面像（**図1-B**）では，C5椎体および外側塊の外側縁は，上下椎体と比べて外側に軽度転位している（矢頭）．これ

らの所見は，C5椎体の矢状面骨折を伴う屈曲涙滴骨折（flexion tear drop fracture）を示唆する所見である．CT検査では，屈曲涙滴骨折の所見に加えて，C5椎体の矢状面骨折（**図1-D**の長い矢印）が確認された．

▌臨床的考察

過屈曲による脊椎外傷は，通常，椎体の前方の楔状変形（anterior wedging）と後方成分の離開（distraction）による骨折，靱帯損傷をきたす．屈曲涙滴骨折は，圧迫による椎体前下縁

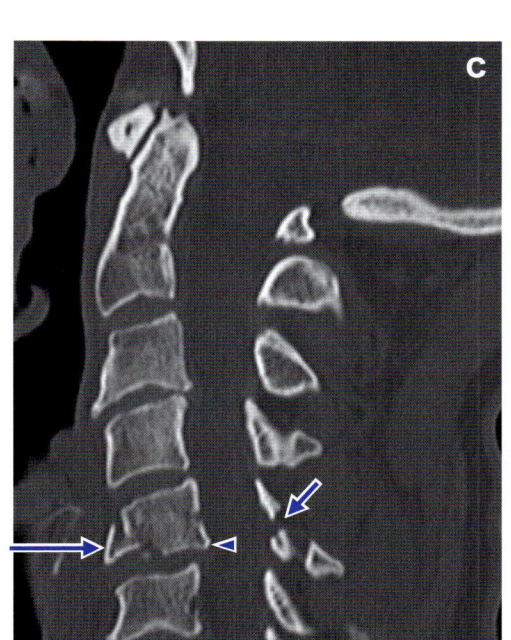

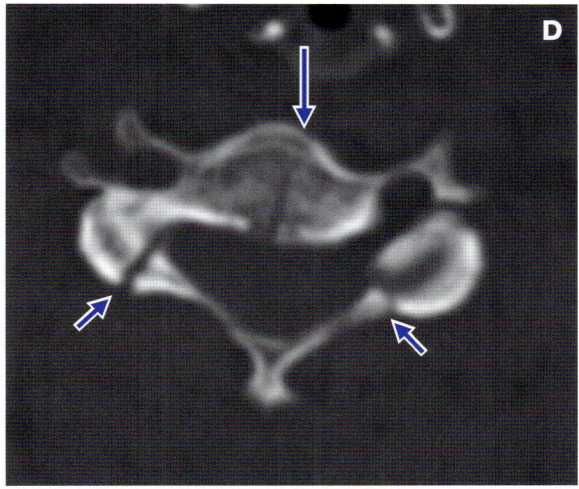

図1-CD 同症例．頚椎CT，正中矢状断像（C）およびC5レベル横断像（D）

の骨片のX線側面像における涙滴状の形態が特徴的であるが，より重要な所見は，椎体骨折に伴う椎体後縁の脊柱管内への後方転位である．

屈曲涙滴骨折は，頚椎下位に起こる重篤な破裂骨折の1つであり，約75%の症例で神経損傷を合併する．また屈曲涙滴骨折の症例では，矢状断に伸びる椎体骨折（sagittal fracture, vertical split）を合併することが多い．

椎体矢状面骨折（sagittal fracture of the vertebral body）：頚椎椎体の矢状面での骨折は稀な骨折であり，屈曲涙滴骨折に伴うことが多い（44%）．著明な圧迫性外力により，椎体がほぼ正中矢状断で2つに分断され，多くは後方成分の骨折を伴う（85%）．この矢状面骨折は圧迫性外力により椎間板ヘルニアによって起こるとされ，9割以上で重篤な脊髄損傷（四肢，下肢麻痺）を合併する．頚椎単純X線前後像において椎体正中の骨折線や椎体外側縁の

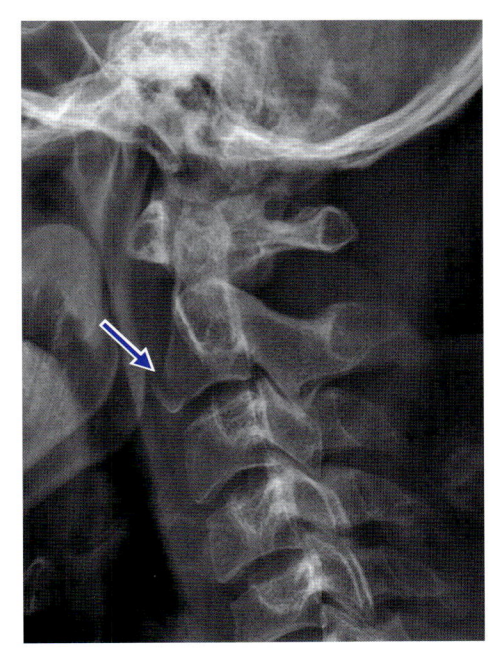

図2 伸展涙滴骨折（C2）

24歳男性，バギーより転落して頚部受傷．頚椎X線側面像において，C2椎体前下縁に小さな骨折（矢印）を認める．骨片は涙滴状で頭尾側に長く（頭尾径＞前後径），伸展涙滴骨折（extension teardrop fracture）の所見である．

外側転位所見によって診断が示唆されることもあるが，CT，MRI により診断され，頚髄損傷，靱帯損傷，外傷性の椎間板ヘルニアの評価を行う．

下位頚椎に起こる屈曲涙滴骨折に対して，上位頚椎の椎体前下方に起こる涙滴骨折は伸展による裂離性の骨折（extension teardrop fracture）であり，合併損傷の頻度は低く，予後は良好である（**図 2**）．しかしながら，高頻度に頚髄損傷を合併する過伸展性脱臼（hyperextension dislocation）に涙滴状の骨折を伴うことがあり，脱臼による偏位の少ない症例では鑑別が重要である．過伸展性脱臼は稀な病態であるが，頚椎単純 X 線側面像において，前後に長い涙滴骨折（頭尾径＜前後径）が特徴的である．また，不安定症を示唆する上下の椎間板腔の開大や，棘突起骨折が観察される．

急性の頚髄損傷は，比較的軽度の外傷に合併することがある．外傷により神経損傷を伴うリスクは，外力の大きさと，脊椎管前後径の狭小度により増加すると考えられている．頚椎 X 線側面像における先天性の頚椎脊椎管狭窄の指標の 1 つとして，トーグ比が用いられる．

トーグ比（Torg-Pavlov ratio；図 3）：先天性の頚椎脊椎管狭窄は，頚椎 X 線側面像において，脊椎管と椎体の前後径の比によって評価される．椎体後縁から棘突起前縁（スピノラミナライン）までの脊柱管の前後径を同レベルの椎体前後径で割った比がトーグ比と呼ばれ，一般的には 0.8 未満で脊柱管狭窄とされる．

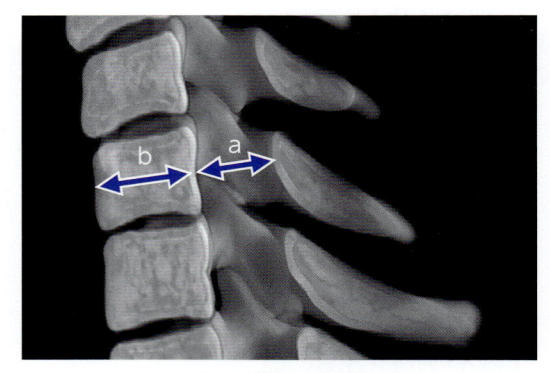

トーグ比 ＝ a/b

図 3　トーグ比（Torg-Pavlov ratio）
脊柱管の前後径（a），椎体後縁より棘突起前縁の最短距離を測定して，椎体前後径（b）との比（a/b）を計算する．

［文献 4 を参考に作成］

より椎体がほぼ正中矢状断で 2 つに分断され，多くは後方成分の骨折を伴う．CT，MRI により診断・評価される．椎体矢状面骨折の症例では，9 割以上で重篤な脊髄損傷（四肢，下肢麻痺）を合併する．

参考文献
1) Kahn EA, Schneider RC：Chronic neurological sequelae of acute trauma to the spine and spinal cord. I. The significance of the acute-flexion or tear-drop fracture-dislocation of the cervical spine. J Bone Joint Surg Am **38**：985-997, 1956
2) Lee C, et al：Sagittal fracture of the cervical vertebral body. Am J Roentgenol **139**：55-60, 1982
3) Edeiken-Monroe B, et al：Hyperextension dislocation of the cervical spine. Am J Roentgenol **146**：803-808, 1986
4) Torg JS, Pavlov H：Cervical spinal stenosis with cord neurapraxia and transient quadriplegia. Clin Sports Med **6**：115-133, 1987

ポイント

屈曲涙滴骨折は，頚椎下位に起こる重篤な破裂骨折である．約 75％の症例で神経損傷を合併し，椎体矢状面骨折（sagittal fracture）を伴うことが多い．強い圧迫性外力に

9 片側性椎間関節脱臼

unilateral facet dislocation

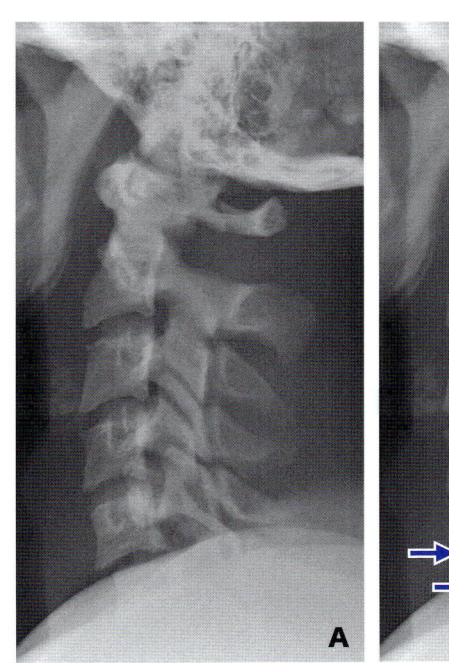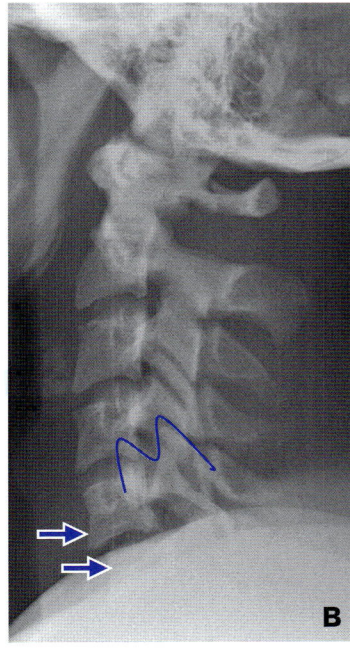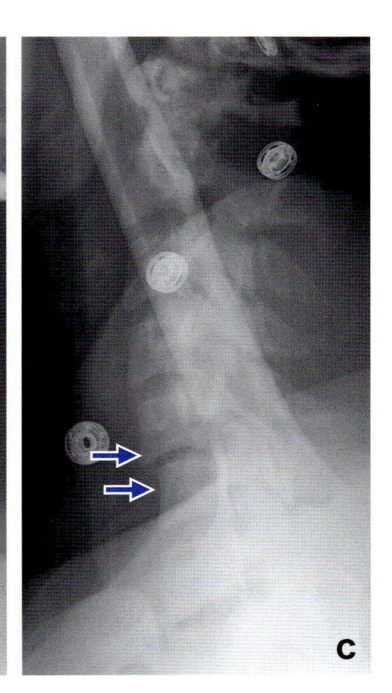

図1-ABC　頚椎X線（A，B：側面像，C：スイマー位）
18歳男性，頭部より転倒後，頚部痛および一過性のしびれが出現した．

┃画像所見

　頚椎X線側面像（**図1-A，B**）では，C1後弓の骨折を認める．C6椎体以下は軟部組織陰影に重なって描出不良であるが，C5椎体がC6椎体に対して軽度（ほぼ25％）前方に転位しており，スイマー位（**図1-C**）にてよく描出されている（矢印）．側面像ではC5の後方成分，椎間関節の整合性が失われ，蝶ネクタイ（bow tie）様の並び（M型：**図1-B**）となっており，回転性変形によるものと考えられる．C5-C6の片側性の椎間関節脱臼の所見である．CTでは，C5右下関節突起の骨折（**図1-D**の矢印）

とともに右側の椎間関節脱臼の所見（＊）が確認された．

┃臨床的考察

　過屈曲，後方伸展（離開）外力，あるいはさらに回転性の外力が加わって，片側あるいは両側の椎間関節の脱臼あるいは脱臼骨折をきたす．外傷性の過屈曲性前方脱臼損傷はC5-C6，C6-C7レベルに最も多い（＞70％）．C7-T1レベルでは4～7％の症例で認められ，頚椎X線側面像において，頚椎胸椎接合部を常に確認することが必要である．

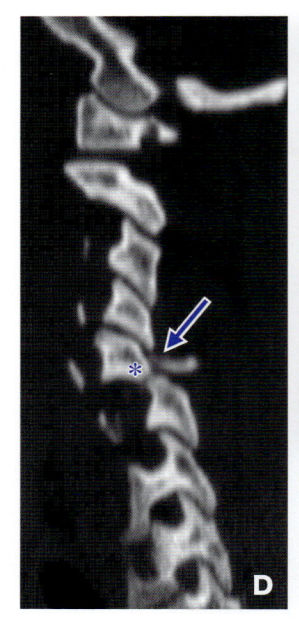
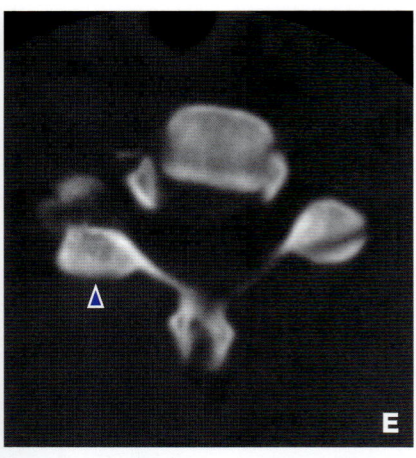

図 1-DE　同症例 CT，右傍正中矢状断像（D），C5-C6 レベル横断像（E）
CT 右傍正中矢状断像（**D**）では，C5 右下関節突起の骨折（矢印）および前方脱臼（＊）を認める．C5-C6 レベル横断像（**E**）では，右 C6 上関節突起の後方に C5 下関節突起を認めず（"bare" facet：矢頭），右椎間関節脱臼の所見である．

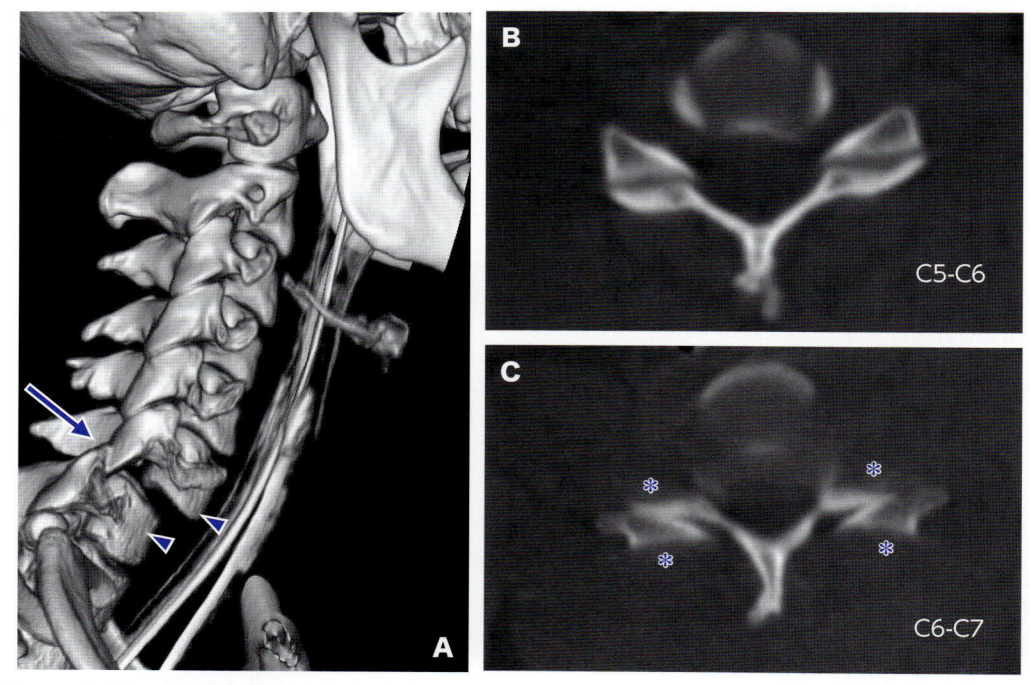

図 2　両側性椎間関節脱臼（C6-C7）
頚椎 3D-CT（**A**）では C6-C7 右椎間関節の前方脱臼（矢印）を認め，C6 椎体の前方転位（ほぼ 50％）を伴っている（矢頭）．CT 横断像，C5-C6（**B**），C6-C7（**C**）を比べると C6-C7 では両側椎間関節の関節面（＊）は相対せず，背中合わせの半月状（back-to-back half-moons）となっている．

片側性の椎間関節脱臼では，椎体の前方偏位は通常 25％前後に対して，両側性では 50％か，それ以上の前方偏位を伴う（**図 2-A**）．関節突起の骨折を伴う症例では，一般的に前方偏位の程度は小さくなる．

片側性の椎間関節脱臼では，下関節突起が 1 つ下の上関節突起の前方に固定される（unilateral locked facet）．頚椎 X 線側面像で特徴的な後方成分の蝶ネクタイ（bow tie）様の所見は，回転性変形に伴って，前方に偏位した後方成分が健常側の後方成分と並んで投影されるものと考えられ，脱臼レベルあるいはその頭側に認められる（**図 1-A，B**）．

CT では，傍正中矢状断像（**図 1-D**）で椎間関節の脱臼，関節突起の骨折がより明確に診断される．横断像では,椎間関節面の消失(bare facet, naked facet；**図 1-E**)，椎間関節面が背中合わせとなることによるサイン（back-to-back half-moons）が特徴的である（**図 2-C**）．

外傷性の椎間関節脱臼は頚椎損傷の 5〜15％と稀であるが，頚髄損傷の合併頻度は高い．片側性ではほぼ 40％，両側性では 90％以上の症例で，発症時に頚髄損傷を伴うとされる．外傷性の頚髄損傷の予後を左右する因子として，年齢と発症時の運動障害の程度を含むいくつかの要因が報告されている．

ポイント

過屈曲,後方伸展（離開）の外力によって，片側あるいは両側の椎間関節の脱臼あるいは脱臼骨折をきたす．典型的には C5-C6 および C6-C7 レベルに起こり，片側性の椎間関節脱臼では，頚椎 X 線側面像において軽度の椎体の前方偏位（約 25％）と，後方成分の特徴的な蝶ネクタイ（bow tie）様所見を呈する．頚髄損傷の合併頻度が高く，片側性では 40〜60％，両側性では 90％以上の症例で，発症時に頚髄損傷を伴うとされる．

参考文献

1）Greg Anderson D, et al：Analysis of patient variables affecting neurologic outcome after traumatic cervical facet dislocation. Spine J **4**：506-512, 2004

2）Wilson JR, et al：The impact of facet dislocation on clinical outcomes after cervical spinal cord injury：results of a multicenter North American prospective cohort study. Spine （Phila Pa 1976）**38**：97-103, 2013

3）Kwon BK, et al：Subaxial cervical spine trauma. J Am Acad Orthop Surg **14**：78-89, 2006

10　胸腰椎損傷　**thoracolumbar injury**

胸腰椎損傷の分類と重症度スコア

　脊椎損傷の約 75 ％は，胸椎腰椎移行部（T10-L2）に起こる．同部位では肋骨により胸郭に固定されていないことなどの解剖学的要因や胸椎後弯，腰椎前弯の変曲部位であることなどバイオメカニカルな要因で損傷が起こりやすいと考えられている．胸腰椎損傷の分類と重症度スコア（Thoracolumbar Injury Classification and Severity Score：TLICS：**表 1**）は，

表 1　胸腰椎損傷の分類と重症度スコア（TLICS）

カテゴリ	ポイント
損傷形態	
圧迫骨折	1
破裂骨折	2
脱臼，回転性損傷（translation or rotation）	3
牽引性損傷（distraction）	4
後方靱帯損傷	
後方靱帯正常	0
損傷疑い，あるいは判定不明	2
損傷	3
神経損傷	
正常	0
神経根損傷	2
脊髄あるいは脊髄円錐（conus medullaris）損傷	
不完全損傷	3
完全損傷	2
馬尾症候群（cauda equina syndrome）	3

［文献 1 を著者が和訳して引用］

胸腰椎損傷の手術適応を考慮するのに有用である．胸腰椎の損傷形態（損傷メカニズム），後方靱帯（posterior ligamentous complex：PLC）の損傷の有無および神経学的所見によりスコア化され，治療方針を決めるガイドラインとなっている．胸腰椎の脊椎損傷の形態学的評価は，かつての前柱・後柱の区分に対して，椎体後縁，後縦靱帯および後方輪状靱帯よりなる中柱（middle column）を加えて 3 つの柱（three column）の概念を提唱したデニスの分類が基本となっている．

胸腰椎の 3 つの柱，デニス（デニー，Denis）の分類

　デニスはそれまでの前柱・後柱の区分に対して，椎体後縁と靱帯よりなる中柱（middle osteoligamentous complex）が脊椎の安定に重要な成分であると考え，3 つの柱の概念を提唱した（**図 1**）．主たる胸腰椎損傷（major spinal

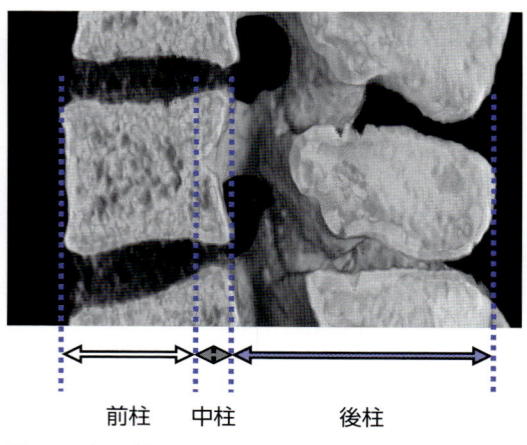

前柱　　中柱　　　後柱

図 1　胸腰椎の 3 つの柱（three column）

injuries）として，圧迫骨折，破裂骨折，シートベルトタイプ損傷，および脱臼骨折の４つが分類され，横突起，関節突起および棘突起の骨折は軽度の胸腰椎損傷（minor spinal injuries）として分類された．

圧迫骨折と破裂骨折：椎体の圧迫性外力による圧迫骨折（compression fracture）は前柱のみの骨折である．前柱に加えて中柱の骨折を伴う骨折は破裂骨折（burst fracture）に分類される．破裂骨折では，強い圧迫性外力により椎体後縁の骨折が後方に突出し（retropulsion），脊柱管の狭窄をきたす．後方成分（後柱）の骨折の有無により，さらに２柱あるいは３柱の破裂骨折に分けられる．単純Ｘ線正面像における椎弓間隙（interpediculate distance）の開大は，後柱骨折を示唆する重要な所見である（**図2-B**）．単純Ｘ線側面像での骨折による椎体後縁の転位（retropulsion）の評価は限定的で，CT検査が適応となる（**図2-C〜E**）．

シートベルトタイプ損傷（seat-belt type injury）：シートベルト着用時の交通事故にみられる前屈，後方牽引性の外力による損傷で，胸腰椎移行部に頻度が高い．前屈の中心は前腹壁であり脊椎前柱の圧迫は比較的軽度で，後方の牽引性外力によって１つの椎体，椎弓を横断する離開性の骨折，チャンス骨折（Chance fracture：**図3**）が代表的である．椎間板・靱帯の離開性損傷を伴うこともある．３つの柱に及び，多くは不安定な骨折に分類される．ほぼ15％に神経学的損傷を合併する．膵臓・十二指腸などの後腹膜臓器や腸間膜損傷の合併頻度が高いため（50％），胸腰椎のCTデータより腹部CTの再構築や腹部CT検査が推奨される．

脱臼骨折（fracture dislocation）：前屈，後屈，回転性，剪断性の様々な外力の組み合わせにより，３柱に及ぶ骨折・脱臼をきたす．前

柱には比較的軽度の圧迫変形をきたすシートベルトタイプ損傷とは異なり，骨折・脱臼による水平方向あるいは回転性の転位が，前柱を含む３つの柱に及ぶことが特徴である．受診時，画像検査時には，受傷時の脱臼骨折が整復されていることも多く，損傷の程度が過小評価される可能性もある．単純Ｘ線，CT検査において，骨折に伴って上下椎体の並びのわずかな不整や椎間板腔の開大がみられる場合は，椎間板損傷，靱帯損傷を疑う．MRIでは，横突起・関節突起などの軽度の損傷（minor spinal injuries）は描出されないことが多いが，椎間板損傷，靱帯損傷の評価に優れている．

TLICSに基づく治療のガイドライン

TLICS（**表1**）の３つのカテゴリである損傷形態（損傷メカニズム），後方靱帯損傷および神経学的所見のそれぞれのポイント（0〜4）の合計は，外科的あるいは保存的治療を決めるガイドラインとなっている．スコア3以下では，保存的治療，スコア5以上では外科的治療が推奨されている（**表2上**）．

外科的治療においては，神経学的所見および後方靱帯損傷の有無により，アプローチ（前方，後方）についてのガイドラインも含まれている（**表2下**）．後方靱帯（PLC）には棘上靱帯（supraspinous ligament），棘間靱帯，椎間関節の関節包，黄色靱帯（ligamentum flavum）が含まれ，脊椎の後方のテンションバンド（tension band）と呼ばれ，屈曲・回転・剪断外力に抗する複合体とされている．後方靱帯損傷のスコアは正常（0），損傷疑い，あるいは判定不明（2），損傷（3）に分類され，単純Ｘ線，CTあるいはMRI検査により評価される（**表1**）．

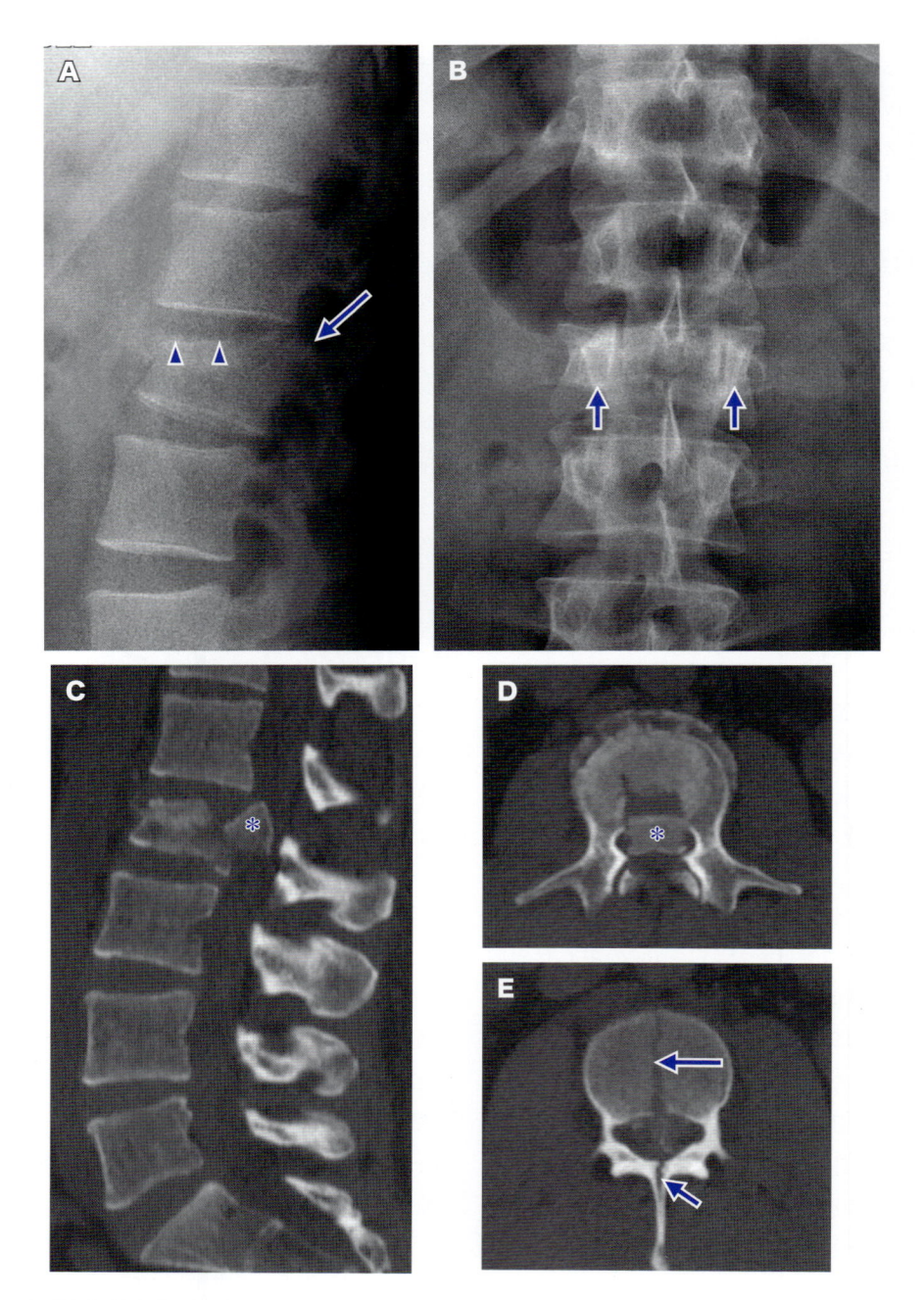

図2　L2 破裂骨折（3 柱破裂骨折，three-column burst fracture）

32 歳男性，脚立（7 m）より転落して受傷．腰椎 X 線側面像（**A**）において，L2 椎体の上終板（superior endplate）の骨折，前方圧迫変形（anterior sagging）を認め，椎体の上後方では骨突出（矢印）を伴っている．正面像（**B**）において，L2 の左右の椎弓の間隔（矢印）は，上下レベルに比べて軽度増大している．CT 正中矢状断像（**C**）および L2 レベル横断像（**D**）では，椎体後上縁の骨折片の著明な後方転位（＊）を認める．やや尾側の横断像（**E**）において，椎体および後弓に及ぶ矢状面骨折（矢印）を認める．

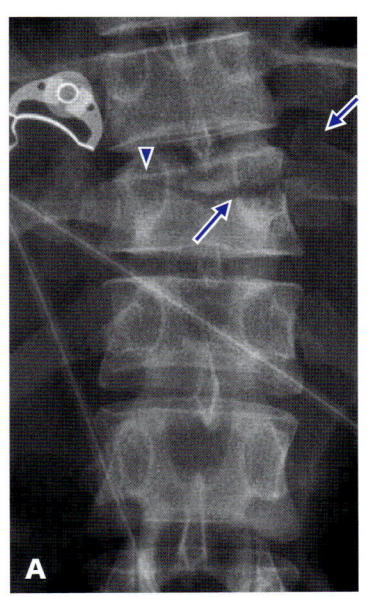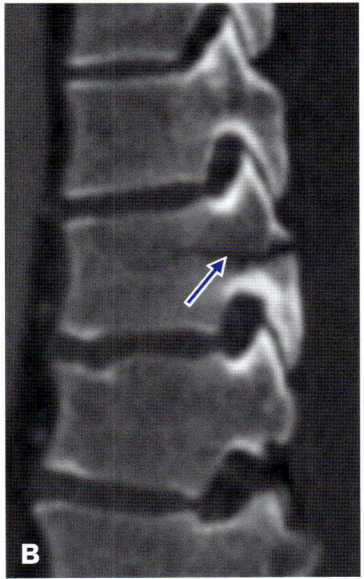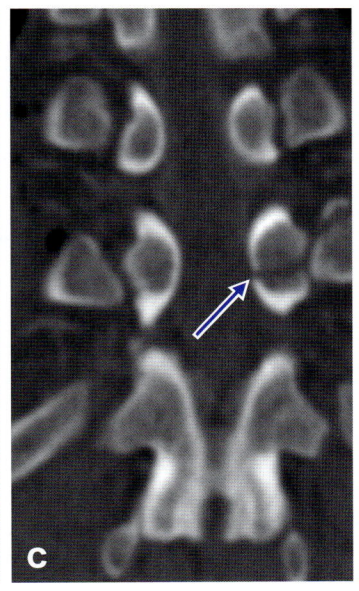

図3 シートベルトタイプ損傷（チャンス骨折）

26歳男性，高速道路での交通外傷．助手席にてシートベルトを着用していた．胸腰椎X線正面像（**A**）において T11 椎体右側の圧迫変形（矢頭）を認め，ほぼ水平に走る骨折線（矢印）は椎弓，左の肋骨に及んでいる．矢状断（**B**）および冠状断（**C**）再構成 CT 画像において，これらの骨折（矢印）が確認された．

ポイント

　脊椎損傷の約75％は，胸腰椎移行部（T10〜L2）に起こる．TLICS は損傷形態（損傷メカニズム），後方靱帯の損傷の有無および神経学的所見によりスコア化され，胸腰椎損傷の重症度を評価し，治療方針を決定するのに有用である．胸腰椎の損傷形態の評価は，デニスの3つの柱の概念に基づいた分類（圧迫骨折，破裂骨折，シートベルトタイプ損傷および脱臼骨折）が基本となっている．

表2 TLICS に基づく治療ガイドライン

TLICS のスコア	推奨される治療
0〜3	保存的治療
4	保存的あるいは外科的治療
≧5	外科的治療

神経損傷	外科的治療のアプローチ	
	後方靱帯損傷なし	後方靱帯損傷あり
神経学的に正常あるいは神経根損傷	後方	後方
神経損傷（不完全）	前方	前方および後方
神経損傷（完全）	前方あるいは後方	前方および後方，あるいは後方

［文献1を著者が和訳して引用］

参考文献

1 ） Khurana B, et al ： Traumatic thoracolumbar spine injuries ： what the spine surgeon wants to know. Radiographics **33** ： 2031-2046, 2013

2 ） Denis F ： The three column spine and its significance in the classification of acute thoracolumbar spinal injuries. Spine（Phila Pa 1976） **8** ： 817-831, 1983

3 ） Vaccaro AR, et al ： A new classification of thoracolumbar injuries ： the importance of injury morphology, the integrity of the posterior ligamentous complex, and neurologic status. Spine（Phila Pa 1976） **30** ： 2325-2333, 2005

4 ） Durel R, et al ： Clinical images - a quarterly column ： chance fracture of the lumbar spine. Ochsner J **14** ： 9-11, 2014

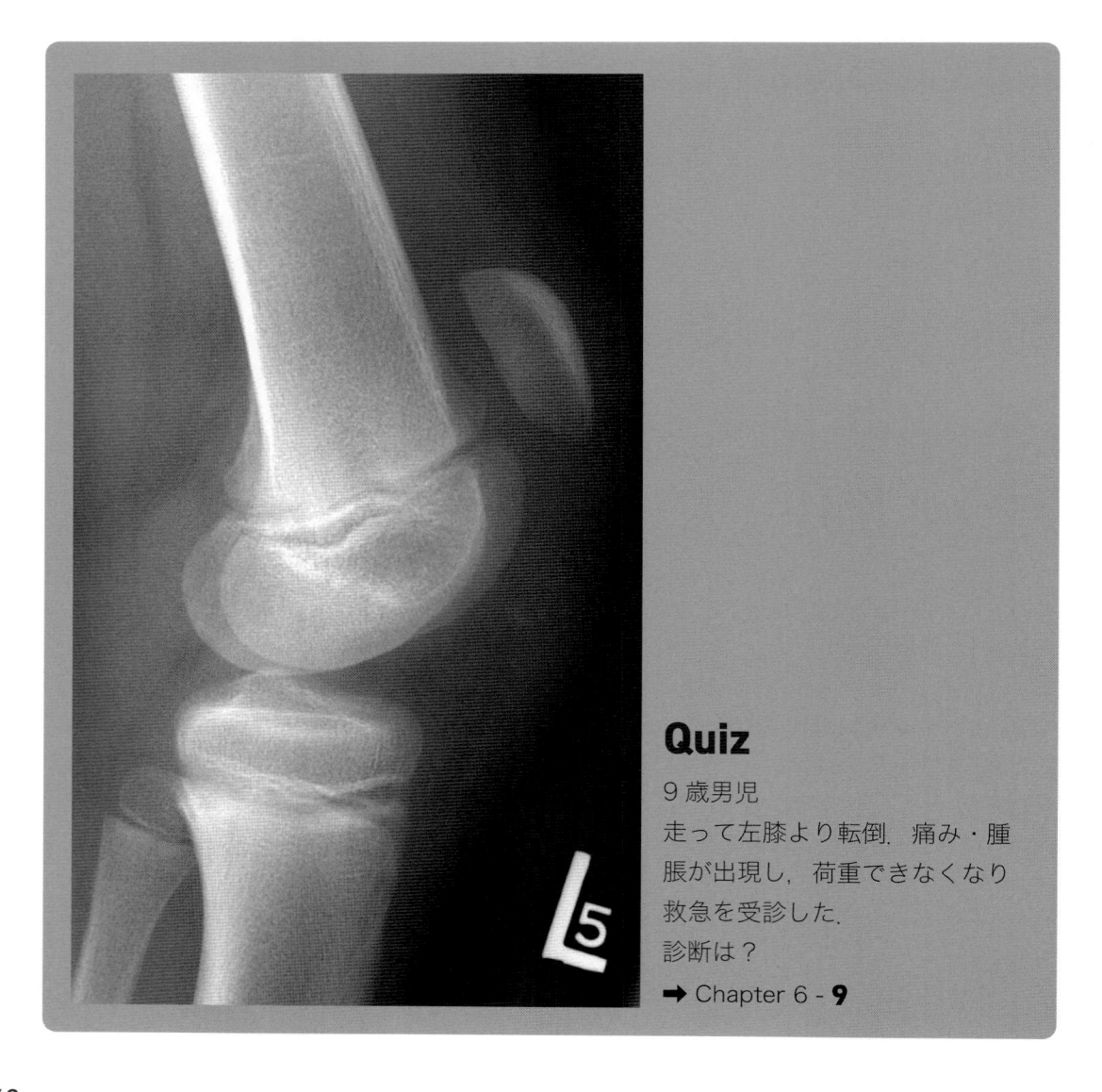

Quiz

9 歳男児
走って左膝より転倒．痛み・腫脹が出現し，荷重できなくなり救急を受診した．
診断は？

➡ Chapter 6 - **9**

11 脊椎すべり症 **spondylolisthesis**

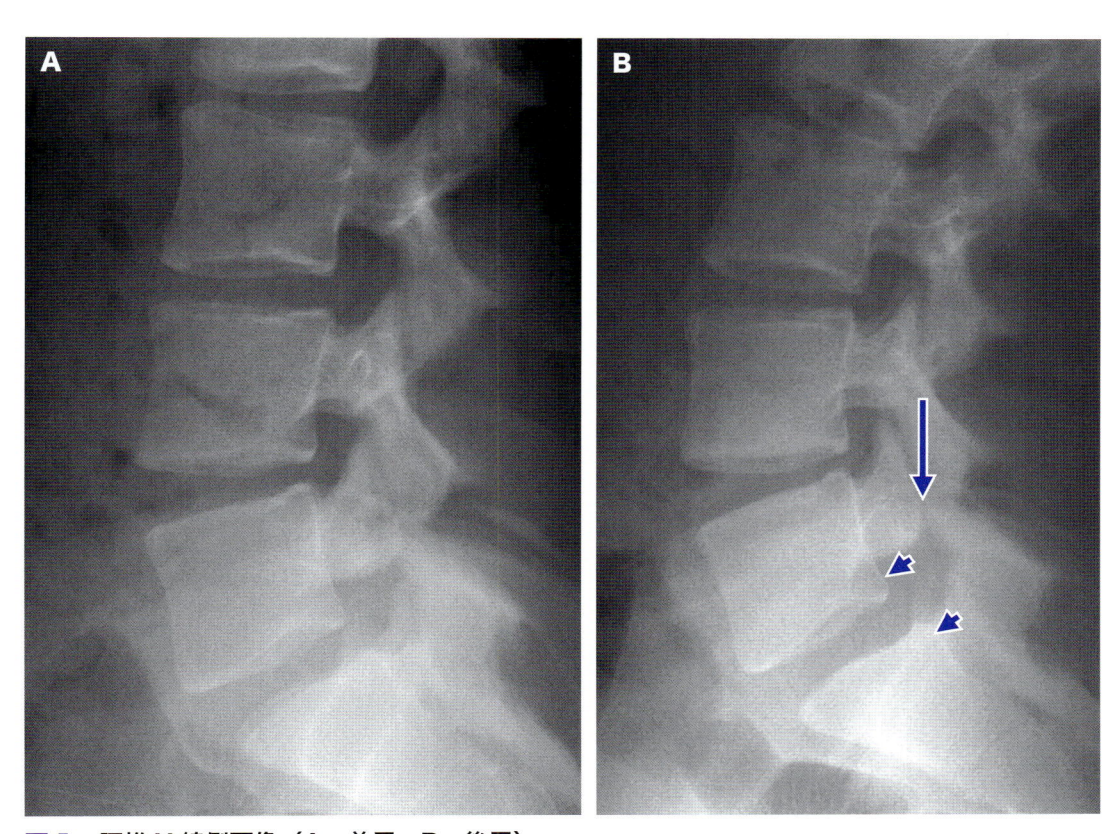

図1　腰椎 X 線側面像（A：前屈，B：後屈）
14 歳女児，慢性的な腰痛．ダンスなどの多種にわたる運動をするが，明らかな外傷歴はない．

▎**画像所見**

　腰椎 X 線側面像（**図1**）では，L5 椎体は仙骨（S1 椎体）に比べて，前方に軽度偏位している（後屈位：**図1-B** の短い矢印）．L5 後方成分，椎間関節間部（pars interarticularis）の骨透亮像（長い矢頭）を認める．分離すべり症（lytic spondylolisthesis, spondylolisthesis with spondylolysis）の所見である．前屈位，後屈位を比較すると偏位の程度は変わらず，不安定症（dynamic instability）の所見を認めない．

▎**臨床的考察**

脊椎すべり症（spondylolisthesis）：椎体の並びの不整（spondylolisthesis）は，尾側の椎体に対して，頭側の椎体の偏位の方向（前方，後方）を記述する．明らかな骨折がない場合は，外傷性のすべり症の可能性は低く，他の合併疾患の所見を探す．主な鑑別疾患として，脊椎分離症（spondylolysis），形成不全性（dysplastic），および変形性脊椎症（spondylosis）が挙げられる．

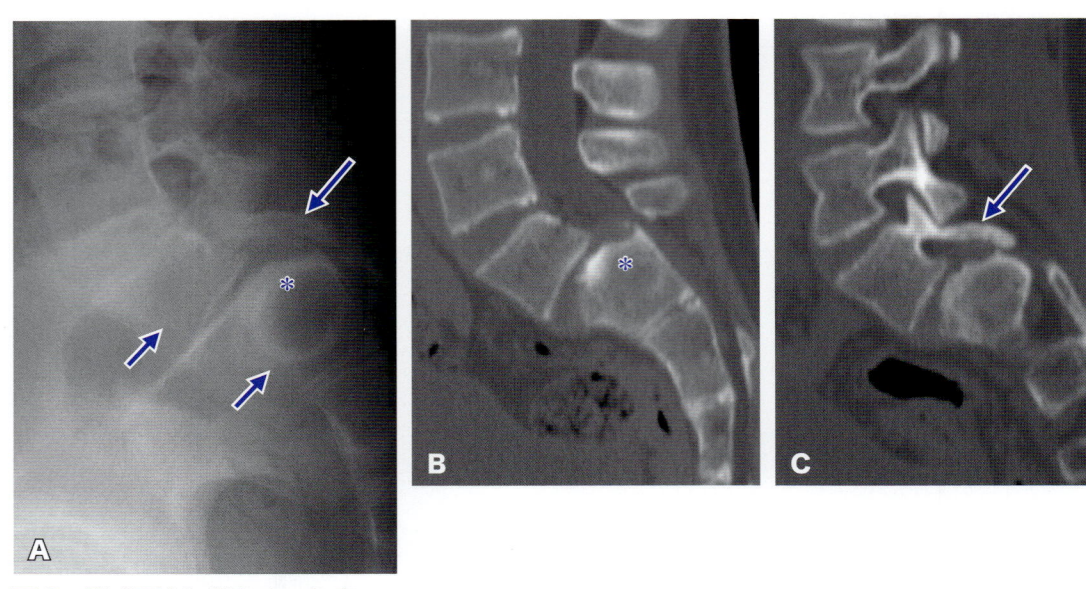

図 2　形成不全に伴うすべり症

14 歳男児，慢性的な腰痛で来院した．腰椎 X 線側面像（**A**）および腰椎 CT 正中矢状断像（**B**）・傍正中矢状断像（**C**）において，L5 後方成分の低形成（長い矢印），S1 椎体上終板の不整・円形化（＊）に伴って L5 椎体の前方すべり（短い矢印）を認める．すべりの程度は立位単純 X 線側面像にて評価する．

脊椎分離症に伴うすべり症（lytic spondy-lolisthesis）：椎間関節間部の骨欠損（pars defect）が脊椎分離症（spondylolysis）である．骨透亮像（lytic defect）は，幼少期の繰り返しの過伸展損傷に伴う後天的な病態と考えられている．投球やバッティングなどの繰り返しの回転性損傷では片側性の骨欠損をきたすこともある．小児スポーツ選手に多く，椎体後方成分のストレス骨折とともに小児，若年者の腰痛の鑑別疾患の 1 つである．L5 に最も多く，ほとんどは単純 X 線側面像で診断される．横突起の骨皮質直下のマック効果（Mach effect）により分離症様の透亮像（pseudodefect）がみえることがあり，注意が必要である．骨成長過程の小児の分離症例では，すべり症の進行に関して経過観察が推奨される．典型的には 9〜14 歳の小児にみられ，骨成長が完了してから進行することは稀である．

形成不全に伴うすべり症（dysplastic spondylolisthesis）：椎体後方成分の低形成に伴うすべり症で，ほとんどは小児の L5-S1 レベルに起こる．単純 X 線側面像において，腰椎仙骨移行部での後方成分の低形成，S1 椎体上終板の不整・円形化がみられる（**図 2**）．典型的には著明な前方偏位をきたし，下垂（spondyloptosis）を伴うこともある．

変形性脊椎症に伴うすべり症（degenera-tive spondylolisthesis）：椎間関節の変形性関節症は，40 歳以上の成人に起こるすべり症では最も頻度が高い．女性に起こる頻度がより高く，大部分は L4-L5 レベルに起こる．椎間関節の著明な変形性変化を認め，ほとんどは軽度の前方すべり（椎体前後径の 1/4 未満）である．立位側面像において，3 mm（あるいは椎体前後径 5%）を超える偏位によって診断される．

ポイント

明らかな骨折を伴わない外傷性の脊椎すべり症は稀である．年齢，合併所見に応じて脊椎分離症，形成不全，変形性脊椎症などの鑑別を行う．

参考文献

1）Sucato DJ, et al：Spine problems in young athletes. Instr Course Lect **61**：499-511, 2012
2）El-Khoury GY, et al：Normal roentgen variant：pseudospondylolysis. Radiology **139**：72, 1981
3）Yoshihara H：Pathomechanisms and predisposing factors for degenerative lumbar spondylolisthesis：a narrative review. JBJS Rev **8**：e2000068, 2020

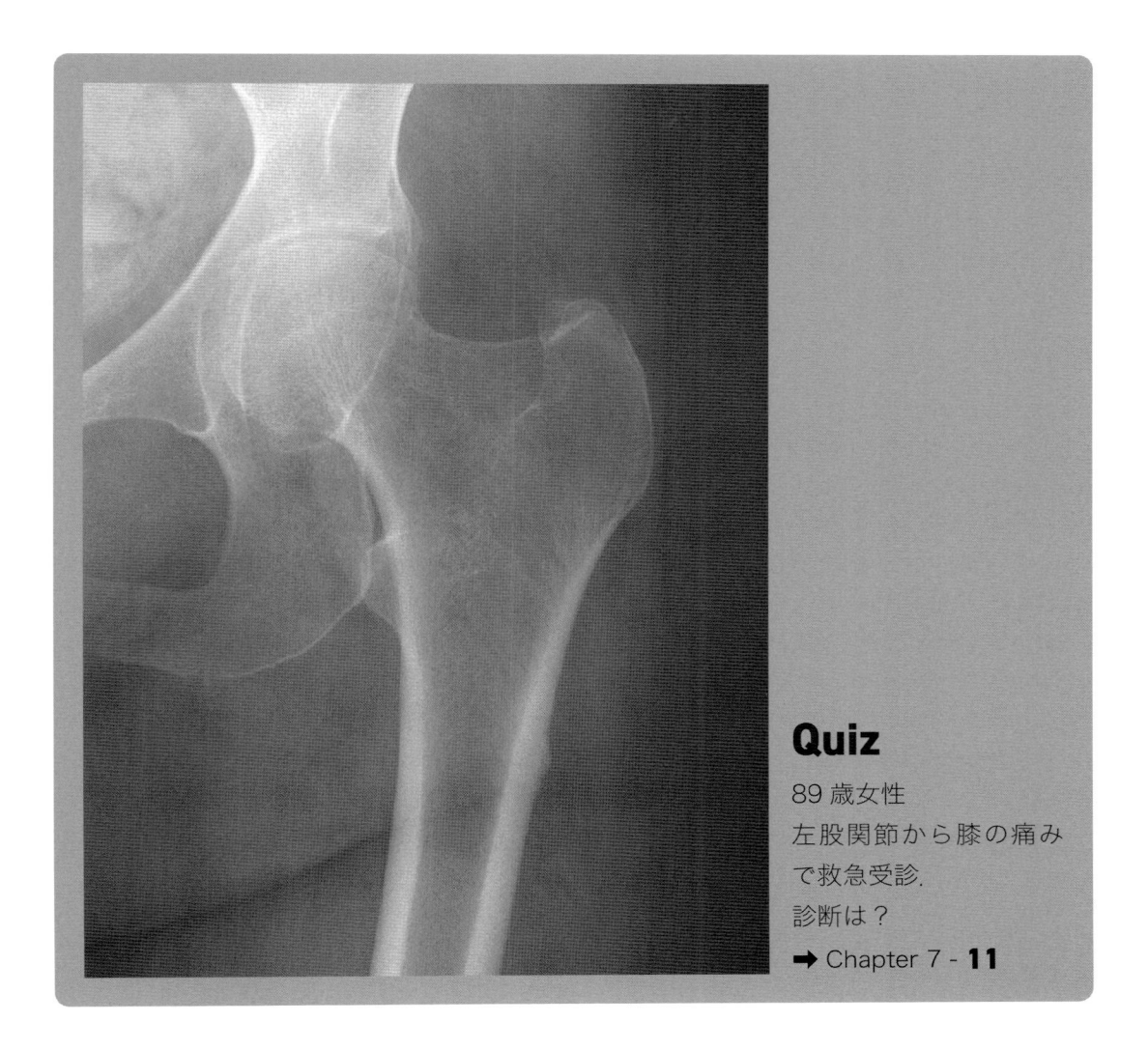

Quiz

89 歳女性
左股関節から膝の痛みで救急受診．
診断は？

➡ Chapter 7 - **11**

Quiz

50 歳女性　2 型糖尿病，神経症，腎症．
車椅子に左の踵をぶつけた後，潰瘍に気づき，来院した．
診断は？

➡ Chapter 9 - **4**

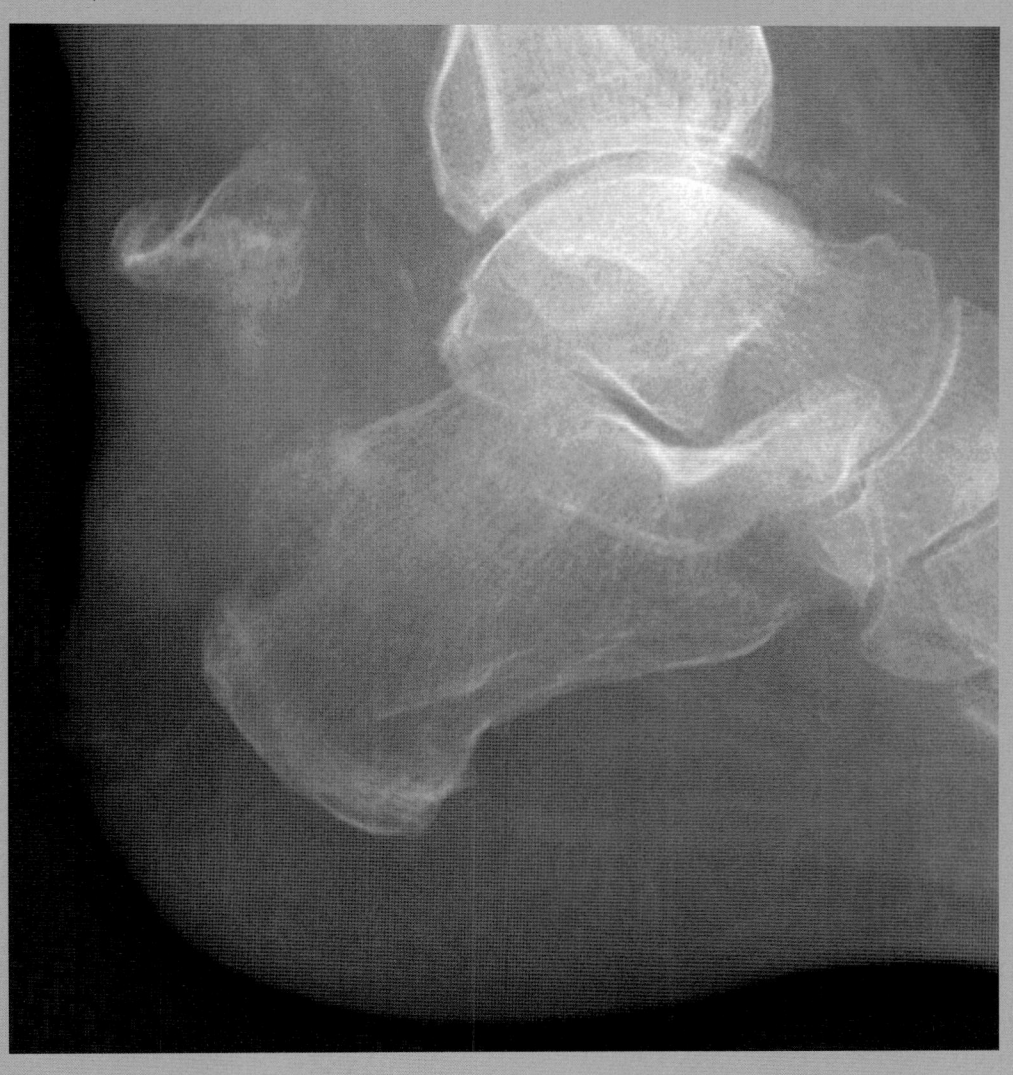

1 感染性関節炎 **septic arthritis**

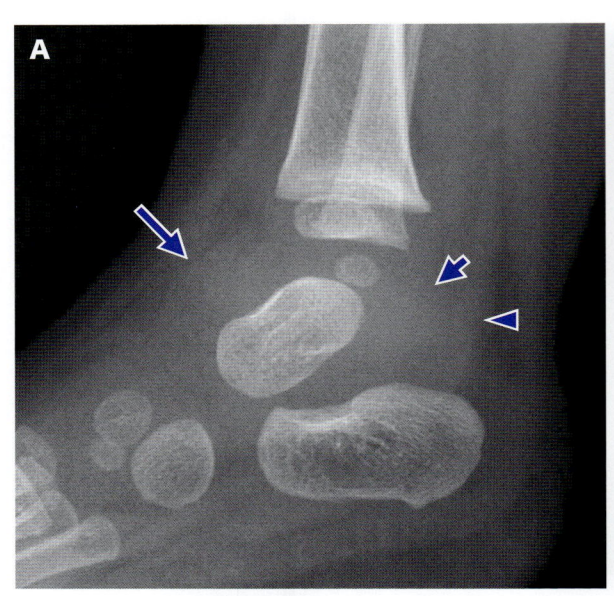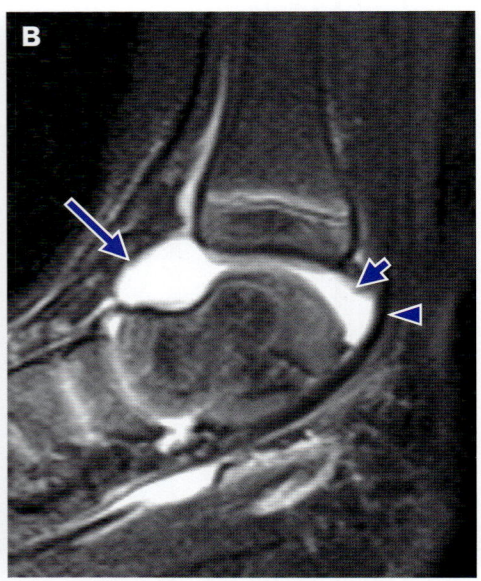

図 1　足関節 X 線側面像（A）および MRI 脂肪抑制 T2 強調矢状断像（B）
1 歳女児, 右足をつかなくなり, 右足関節の腫脹が出現して来院した.

▌画像所見

　足関節 X 線側面像（**図 1-A**）にて距骨の前上方に著明な軟部組織陰影（長い矢印）を認め, 前距骨脂肪層（pretalar fat pad）に突出している. 距骨後方では, 長母趾屈筋腱（矢頭）により軟部組織陰影の境界（短い矢印）は不明瞭であるが, 頭側では前アキレス脂肪層に突出している. 関節包腫脹を示唆する所見（tear drop sign）である. MRI 脂肪抑制 T2 強調矢状断像（**図 1-B**）において関節液貯留が確認された. 他に骨髄炎の所見はみられなかった.

▌臨床的考察

　感染性関節炎は 2 歳未満の小児に多く, 緊急に外科的治療を要する病態である. 特に細菌による場合は, 化膿性関節炎と呼ばれ, ほとんど

の症例で単関節炎であり, 膝関節, 股関節, 足関節に頻度が高い. 臨床的に本疾患が疑われる場合は単純 X 線検査の後, 超音波検査で関節液貯留を確認して, 速やかに外科的に洗浄される. 小児では骨髄炎の合併頻度も高いため, 発症 12 時間以内に可能であれば MRI 検査を推奨するという報告もある. 緊急性の高い病態であり, 手術室における麻酔下での関節穿刺および洗浄の後に MRI 検査をすることもある.

4 歳未満の骨端骨髄炎, 軟骨炎および感染性関節炎: 感染性関節炎は単独あるいは骨髄炎に合併して起こる. 急性骨髄炎は感染性関節炎よりも頻度が高く, 通常は黄色ブドウ球菌（*Staphylococcus aureus*）により小児の長管骨の骨幹端（metaphysis）に起こる. 近年, 通性嫌気性・β 溶血性・グラム陰性桿菌であるキンゲラ・キンゲ（*Kingella kingae*）による骨軟部感染症が

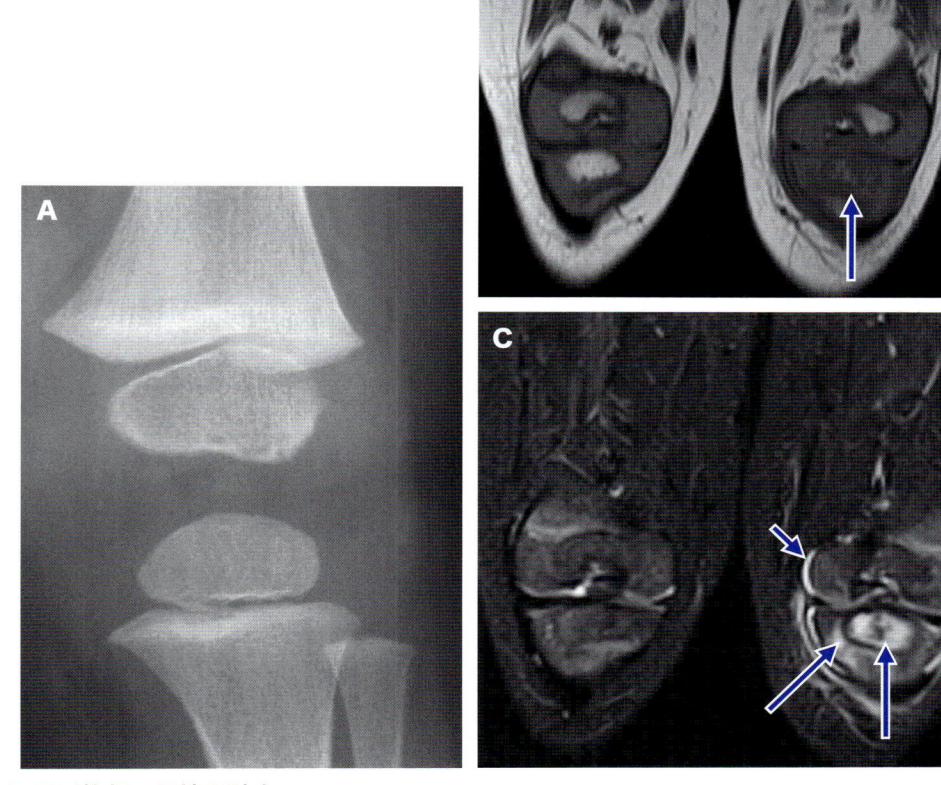

図2　脛骨近位部の骨端骨髄炎
11ヵ月女児，3〜4週にわたる跛行．単純X線正面像（**A**）では異常所見を認めない．MRI T1強調冠状断像（**B**）およびSTIR冠状断像（**C**）において，左脛骨近位骨端の骨化中心およびその周囲の骨端軟骨に浮腫信号を認める（長い矢印）．少量の関節液を伴っている（短い矢印）．外科的に洗浄され，術中標本からはキンゲラ・キンゲは検出されなかったが，臨床的に本感染症が疑われた．

増加しており，地域によっては4歳未満の骨関節感染症の80％がキンゲラ・キンゲ感染症とされる（**図2**）．1〜2歳の健常児の約10％の後咽頭に常在するとされ，骨軟部感染症は比較的軽度の臨床経過をとる．わずか15％に発熱を認め，約40％がC反応性蛋白（CRP）陰性であったいう報告もある．グラム染色，細菌培養での診断が困難で，ポリメラーゼ連鎖反応（polymerase chain reaction）による検査が診断に用いられる．

ポイント

感染性関節炎は2歳未満の小児に多く，臨床的に感染性関節炎が疑われる場合は単純X線検査の後，超音波検査で関節液貯留を確認して，速やかに関節穿刺，洗浄される．小児では骨髄炎の合併頻度も高いため，発症12時間以内に可能であればMRI検査を推奨するという報告もある．

参考文献

1）Monsalve J, et al：Septic arthritis in children：frequency of coexisting unsuspected osteomyelitis and implications on imaging work-up and management. Am J Roentgenol **204**：1289-1295, 2015

2）Jaramillo D, et al：Hematogenous osteomyelitis in infants and children：imaging of a changing disease. Radiology **283**：629-643, 2017

3）Dodwell ER：Osteomyelitis and septic arthritis in children：current concepts. Curr Opin Pediatr **25**：58-63, 2013

神経病性骨関節症に関するよくある三つの思い違い

「糖尿病などによる神経病性骨関節症では，三つの思い違いがある」と私は骨軟部放射線科のフェローのときに，ビル・ダニエル先生（William W. Daniel）から教わった．彼は，SSR（Society of Skeletal Radiology）の president を務めた経歴（4 代目）をもち，当時アイオワ大学のスタッフであった．その三つの思い違いとは，①痛みがない，②神経障害がある，③慢性的に進行する，である．

これらについて，その頻度など，参考文献を調べたことはないが，画像を読影する放射線科医が心得ておくべき事項と理解している．

①の "痛みがない" については，実際に反例を経験することは稀ではなく，病歴に関節痛とあっても，神経病性骨関節症は否定できない．

②の "神経障害がある" を思い違いと呼ぶのは，病名に矛盾するようであるが，神経障害が診断される前に，画像で神経病性骨関節症の所見がみられることがあることを意味している．

③の "神経病性骨関節症が慢性的に進行する" は，いわゆる肥大性タイプ（hypertrophic type）では典型的であるが，萎縮性（atrophic type）の神経病性骨関節症では数週間の単位で急激に進行することが知られており，特徴的な単純 X 線所見で診断が示唆される（**図**）．

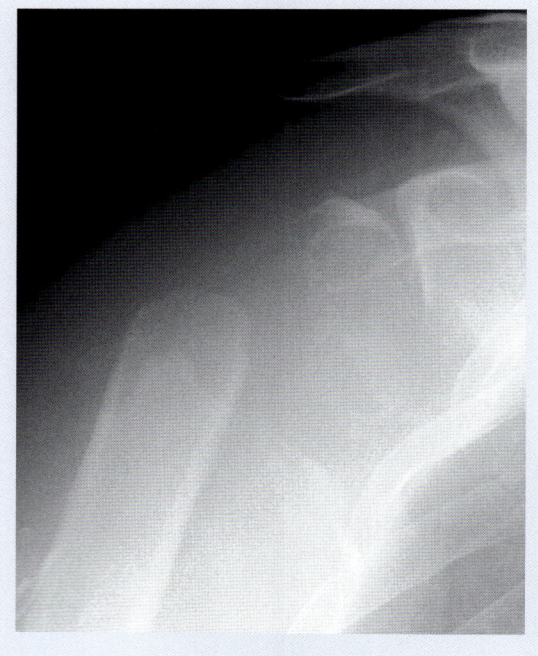

図　右肩関節 X 線右後斜位像
41 歳男性，てんかん発作後，右肩痛み，腫脹により整形外科を受診した．右上腕骨骨折と著明な骨吸収所見を認める．萎縮性の神経病性骨関節症の所見である．

2 　骨髄炎　　　　　　　　　　　　**osteomyelitis**

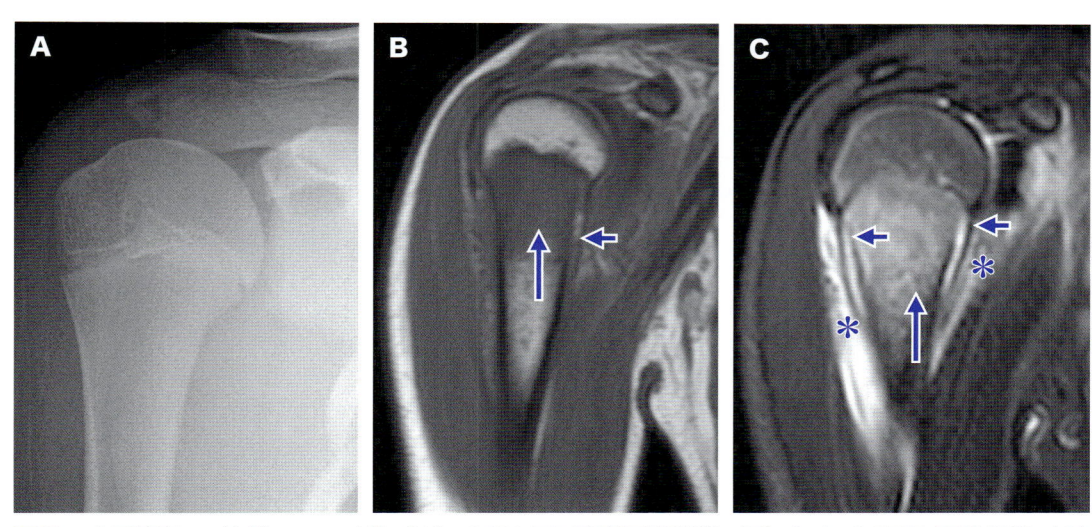

図 1　右肩関節 X 線グラシェイ位（A），MRI T1 強調冠状断像（B）および STIR 冠状断像（C）
11 歳女児，右肩痛，発熱にて来院した．

画像所見

　右肩関節 X 線右後斜位（グラシェイ位：**図
1-A**）では異常所見を認めない．MRI T1 強調
冠状断像（**図 1-B**）では上腕骨近位骨幹端に
均一な低信号（長い矢印），STIR 冠状断像（**図
1-C**）では同部位に高信号（長い矢印）を認め
る．STIR 像では骨幹端皮質の周囲に高信号層
を認め，骨端との境界において逆 V 字（短い
矢印）を形成しており，骨膜下病変の所見であ
る．T1 強調像では同骨膜下は高信号（短い矢印）
であり，脂肪滴（fat globule）の所見である．
STIR 像では周囲の筋肉にも浮腫性の信号変化
（＊）が著明である．上腕骨骨髄炎および骨膜
下膿瘍の所見である．

臨床的考察

　血行性の骨髄炎は，典型的には小児の長管骨
の骨幹端に起こる．発症 2 週間未満では通常，
急性と分類される．ほとんどは黄色ブドウ球菌
（*Staphylococcus aureus*）による骨髄炎である．
2 歳以上の小児では感染性関節炎に比べて骨髄
炎の頻度が高い．小児の感染性関節炎に骨髄炎
を合併する頻度は 17〜33％ と報告されている．
骨髄炎の画像診断：単純 X 線検査の急性期の
骨髄炎の診断感度は低く，MRI 検査が適応と
なる．MRI では，浮腫性信号変化が広範に骨
幹端の骨髄にみられ，骨端線から骨端，骨周囲
の軟部組織に広がる所見が特徴的である．成人
の骨髄炎では，T1 強調像における均一な低信
号（confluent low signal）が特徴的であるが，

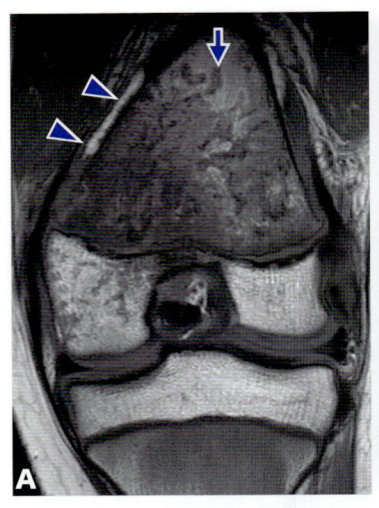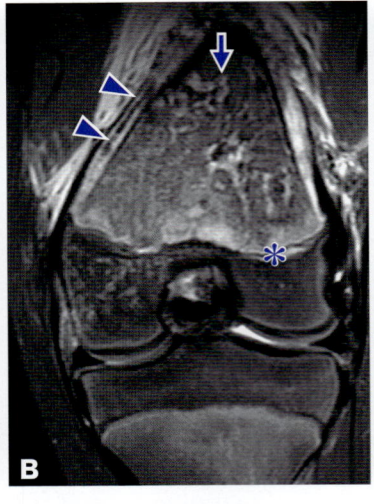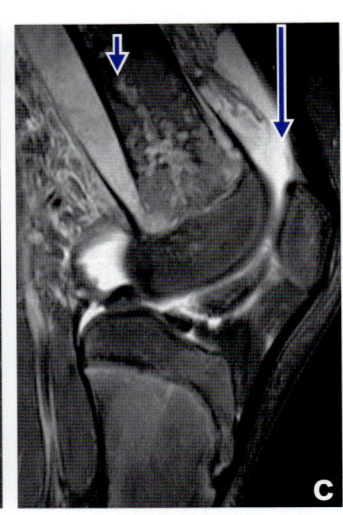

図2   骨梗塞，骨膜下膿瘍を合併した大腿骨遠位部骨髄炎
10 歳女児，左膝の腫脹，痛み，発熱で外来を受診した．左膝関節の MRI T1 強調冠状断像（**A**），脂肪抑制 T2 強調冠状断像（**B**）および矢状断像（**C**）．大腿骨遠位骨幹端の信号変化は，多数の小さな骨梗塞巣（短い矢印）を伴い不均一である．浮腫性の信号変化は大腿骨遠位骨端線（＊）に及び，大腿骨内側顆にも多数の小さな骨梗塞（骨壊死）巣を認める．骨膜下膿瘍を示唆する脂肪滴（矢頭）を認め，関節包の腫脹（長い矢印）を伴っている．骨髄炎からの感染性関節炎の合併を疑う所見である．

小児では認められないことが多い．骨壊死・骨梗塞を合併することも多く，骨髄は著明に不均一な信号変化をきたす（図2）．

骨膜下膿瘍を示唆する V 字形（V configuration）と脂肪滴（fat globule）：骨髄炎に伴う骨膜下膿瘍は，超音波あるいは MRI において，膿瘍により骨皮質から引き離された骨膜の線維層を描出することで同定される．骨膜線維層は骨幹端の軟骨膜（perichondrium）で強く結びついているため，V 字形を呈する（**図1，図2**）．骨膜下膿瘍では，細菌酵素や骨髄炎による虚血性変化により細胞内より放出される脂肪滴あるいは脂肪層（**図1，図2**）がみられることがあり，腫瘍性病変との鑑別に有用である．

骨幹端骨髄炎に合併する感染性関節炎：関節液貯留を認めた場合，反応性あるいは感染性の鑑別は，画像では困難である．しかしながら，骨髄炎に伴って近接する関節液貯留を認めた場合は，他に除外されるまでは感染性と考えて診断・治療を進める．特に骨幹端が関節内となる部位（上腕骨近位部，橈骨近位部，大腿骨近位部，腓骨遠位部）では，ほぼ半数で感染性関節炎を合併するという報告もある．逆に関節腫脹のない場合，特に小児では感染性関節炎はほぼ除外される．

亜急性骨髄炎を疑うペナンブラサイン（penumbra sign）：MRI 画像における亜急性骨髄炎（ブローディ膿瘍，Brodie's abscess）は標的様（target appearance）と記述され，中心の液状信号は膿瘍腔，内層の筋肉と同程度の信号は肉芽組織層，外側の低信号は骨硬化によるものとされ，さらに周囲の骨髄浮腫信号を伴っている．T1 強調像における，肉芽組織によるものとされる膿瘍腔の周りの高信号の輪状の帯（halo）は，ペナンブラサインと呼ばれる（**図3**）．亜急性骨髄炎の診断に関して，高い感度・特異度（75％）が報告されている．

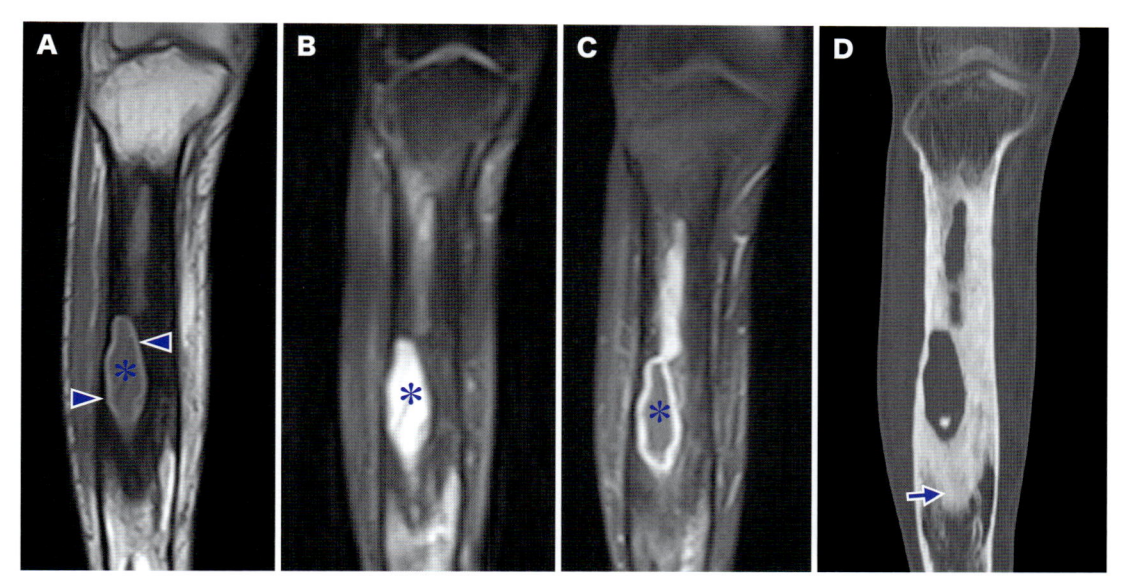

図3　亜急性期の骨髄炎にみられるペナンブラサイン

34 歳男性，既往歴として脛骨骨折後に患部より排液がみられ，脛骨前面の痛みで来院した．右脛骨の MRI T1 強調冠状断像（**A**），STIR 冠状断像（**B**），造影後冠状断像（**C**）において，脛骨骨髄内に楕円形の辺縁が造影される液体信号（＊）を認める．T1 強調像（**A**）では辺縁が高信号（矢頭）となっている（ペナンブラサイン）．CT 冠状断再構成像（**D**）では病変周囲の硬化像は辺縁ほど弱く（矢印），亜急性骨髄炎（ブローディ膿瘍）に特徴的な所見である．病変内に小さな骨化巣（腐骨，sequestrum）を認める．

骨髄炎における MRI 造影検査の役割：MRI 検査においては，造影剤の投与がなくても骨髄炎が診断あるいは除外される．骨髄炎の所見を認めた場合に，造影剤投与により病変が造影されれば，病変への血流が保たれ，抗菌薬が患部に到達すると考えられる．造影剤投与あるいは拡散強調像により軟部組織の膿瘍の描出が容易になる．

　急性骨髄炎では，診断・治療の遅れによって予後が大きく左右され，早期の診断・治療が重要である．血流の保たれている骨髄炎では，抗菌薬治療が選択されることも一般的とされるが，筆者らの施設では，小児の骨髄炎では速やかな外科的洗浄が施行されることが多い．

端に好発し，単純 X 線検査に続いて MRI が適応となる．骨幹端骨髄の信号変化は，骨端線や骨皮質を越えて骨端骨髄や骨膜下，骨周囲軟部組織へ波及するのが特徴的である．

参考文献

1 ）Schallert EK, et al：Metaphyseal osteomyelitis in children：how often does MRI-documented joint effusion or epiphyseal extension of edema indicate coexisting septic arthritis? Pediatr Radiol **45**：1174-1181, 2015

2 ）Jaramillo D, et al：Hematogenous osteomyelitis in infants and children：imaging of a changing disease. Radiology **283**：629-643, 2017

3 ）Davies AM, Grimer R：The penumbra sign in subacute osteomyelitis. Eur Radiol **15**：1268-1270, 2005

ポイント

血行性の急性骨髄炎は小児の長管骨の骨幹

3 脊椎椎間板炎 infectious spondylodiskitis

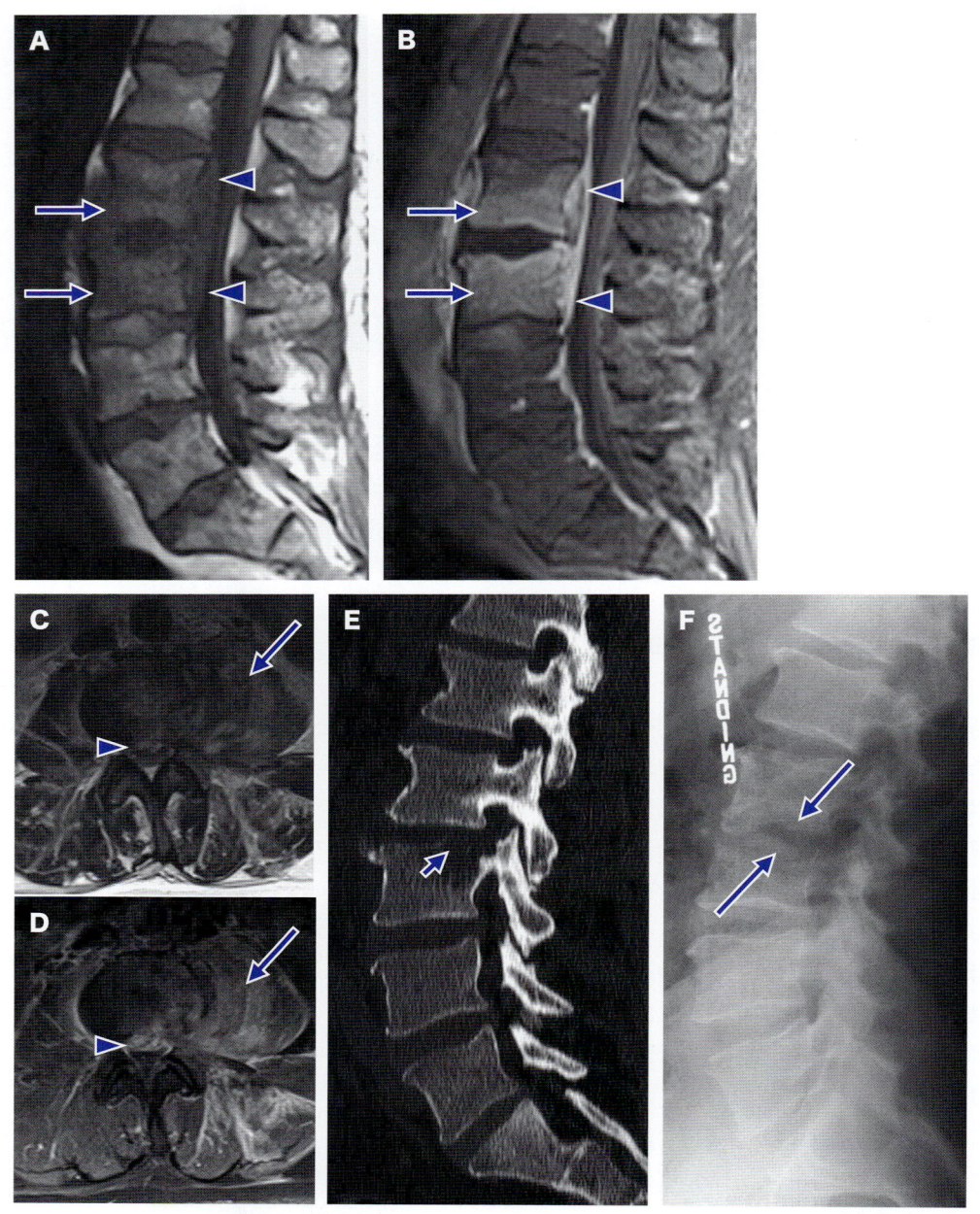

図1　腰椎 MRI，T1 強調矢状断像（A），造影後（B），L2-L3 レベルの T2 強調横断像（C）および造影後（D），同日の CT 左傍正中矢状断像（E），1 ヵ月後の腰椎単純 X 線側面像（F）
50 歳女性，腰痛・悪寒にて来院した.

画像所見

　腰椎 MRI では，T1 強調矢状断像（**図1-A**）において，L2・L3 椎体に低信号（矢印）を認め，低信号は椎体周囲，硬膜外（矢頭）に及んでいる．L2-L3 椎間板レベルでの T2 強調横断像（**図1-C**）では，硬膜外（矢頭）を含む椎体周囲軟部組織の高信号，左腰筋の腫脹（矢印）を認める．造影後，これらの病変はびまん性に造影されている．L2・L3 椎体の骨髄炎から椎間板炎に進行する所見である．同日の CT 画像（**図1-E**）において，椎体終板の骨びらん（短い矢印）がよく描出されている．1ヵ月後の腰椎単純 X 線側面像（**図1-F**）では，L2-L3 椎間板を挟んで，上下の椎体終板の骨びらん（長い矢印）がみられ，椎間板腔の狭小化を認める．感染性（化膿性）脊椎椎間板炎の所見である．

臨床的考察

　血行性の脊椎感染症（脊椎椎間板炎）は，典型的には血流速度が低下する椎体終板近くの椎体の骨髄炎として始まる．骨髄炎は椎体周囲の軟部組織に及び，靱帯に沿って隣接する椎体（骨髄炎）に波及した後に，その間に挟まれた椎間板が侵される（椎間板炎）．成人の椎間板には血流はなく，血行性の感染巣となることはない．血行性の椎間板炎は，椎間板への血流が遺残している乳幼児に起こることがある．

　ほとんどの化膿性脊椎炎は黄色ブドウ球菌（90%）によるもので，腰椎（50%），胸椎（30%）の順に頻度が高い．高齢の糖尿病患者に多く，典型的には徐々に増悪する腰痛で発症する．安静による症状の改善はみられず，発熱や寝汗などの全身症状を伴う．

　発症時の単純 X 線検査では有意な所見を認めないことが多く，後に椎体終板の骨びらんや溶骨像を認める（**図1-F**）．脊椎感染症の診断には，単純 X 線検査の後，MRI 検査が適応と

なり，連続した2つの椎体骨髄に広範な浮腫性信号変化，椎体周囲の軟部組織腫脹，浮腫信号，さらに最終的に椎間板に信号変化が及ぶ．椎体周囲の軟部組織腫脹および信号変化が最も特徴的な所見であり，変形性脊椎症に伴う椎間板性骨髄浮腫との鑑別に有用である．MRI 画像における椎体のみの骨髄浮腫信号は，脊椎感染症としてはごく稀な，非典型的なパターンであり，変形性脊椎症に伴う骨髄浮腫の可能性が明らかに高い．

変形性脊椎症を脊椎椎間板炎と読影しないポイント： 変形性脊椎症による骨髄浮腫に伴う MRI 信号変化が脊椎椎間板炎と診断されて，CT ガイド下生検の依頼を受けることも少なくない（**図2**）．椎体終板に沿った骨髄浮腫信号は，椎間板変性による骨髄変化（discogenic bone marrow signal changes）の頻度が高く，しばし症状を伴っている．T2 強調像や STIR 像での椎間板の高信号は変形性脊椎症に特徴的なバキューム現象（vacuum disc phenomenon）に伴って観察されることが報告されている（**図2-F**）．変形性脊椎症に伴う椎間板骨棘（disc osteophyte complex）が，特に横断像において軟部組織腫脹，浮腫所見と解釈されることが多いが，所見は椎間板レベルに限局性で，T1 強調像では椎体周囲の脂肪の高信号が保たれていることが鑑別点の1つとなる（**図2-D, E**）．また骨髄浮腫や関節包腫脹所見自体は非特異的で，感染症でなくても造影されることに注意する．

脊椎感染症の非典型的なパターン： 前述した脊椎感染症の典型的な画像パターンに習熟することは，感染症としては非典型的なパターンを認識する手助けとなる．1つの椎体のみの骨髄信号変化，あるいは1つの椎体および隣接する椎間板・軟部組織のわずかな信号変化は，早期の感染においてみられることがあるが，非典型的なパターンである（**図3**）．特に周囲軟部組織

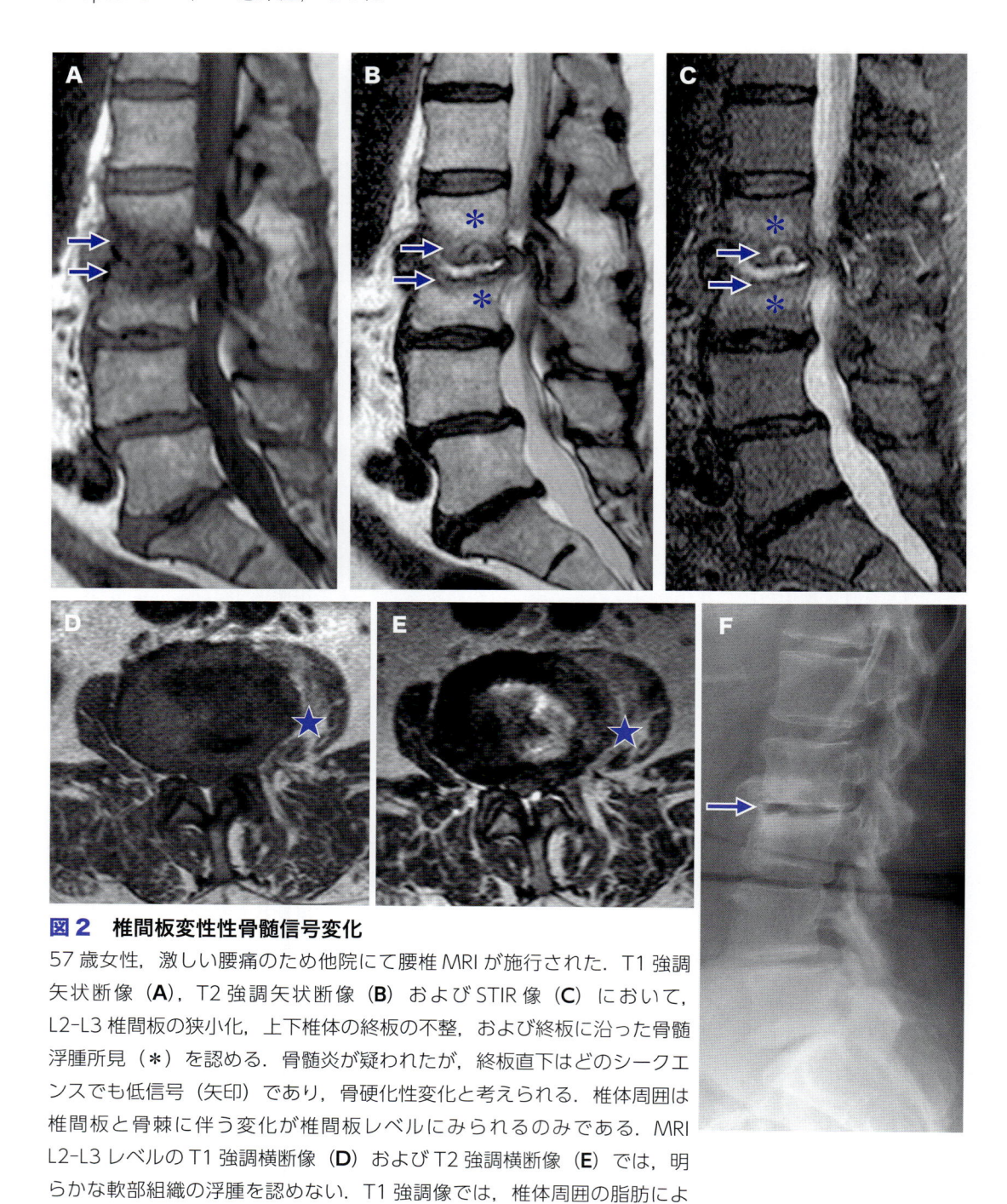

図 2　椎間板変性性骨髄信号変化

57 歳女性，激しい腰痛のため他院にて腰椎 MRI が施行された．T1 強調矢状断像（**A**），T2 強調矢状断像（**B**）および STIR 像（**C**）において，L2-L3 椎間板の狭小化，上下椎体の終板の不整，および終板に沿った骨髄浮腫所見（＊）を認める．骨髄炎が疑われたが，終板直下はどのシークエンスでも低信号（矢印）であり，骨硬化性変化と考えられる．椎体周囲は椎間板と骨棘に伴う変化が椎間板レベルにみられるのみである．MRI L2-L3 レベルの T1 強調横断像（**D**）および T2 強調横断像（**E**）では，明らかな軟部組織の浮腫を認めない．T1 強調像では，椎体周囲の脂肪による高信号は保たれており，左腰筋の形態，信号変化（★）は椎間板，骨棘によるものと考えられる．2 日後の単純 X 線側面像（**F**）では，L2-L3 レベルに著明な骨硬化像，骨棘，バキューム現象（矢印）を認め，変形性脊椎症の所見である．

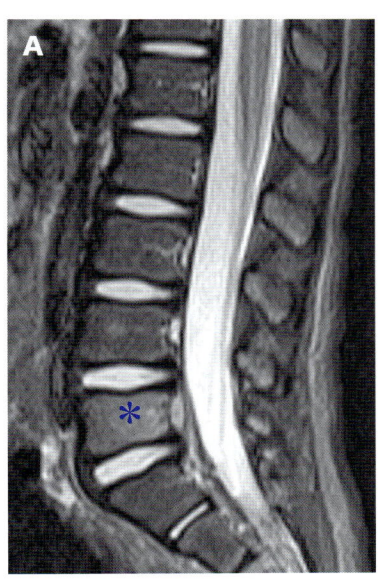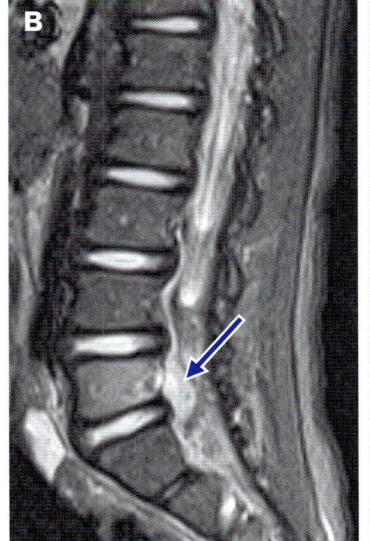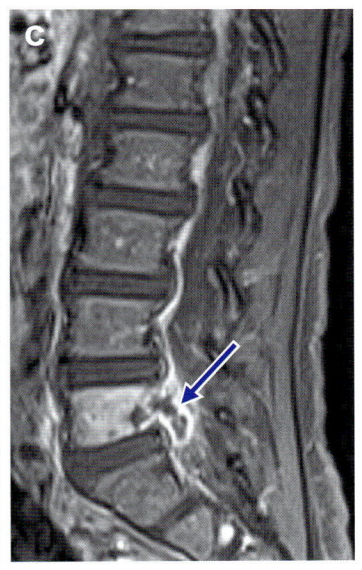

図3　感染性脊椎炎のMRI画像の非典型的なパターン

3歳男児，3週間前に咽頭炎の診断で抗菌薬治療を受けていた．背部痛さらに右足痛が出現したためMRI検査が施行された．MRI正中レベルのSTIR矢状断像（**A**）ではL5椎体のみの骨髄浮腫所見（＊）を認める．右傍正中レベルのSTIR矢状断像（**B**）および造影後像（**C**）ではL5椎体後方の硬膜外に信号変化があり，辺縁に造影所見（矢印）を認める．L5椎体骨髄炎，硬膜外膿瘍の診断で抗菌薬，外科的治療を受けた．

腫脹や終板の溶骨所見（X線，CT）を伴わないのは，感染症としてはごく稀である．結核（**図4**），ブルセラ（*Brucella*），アスペルギルス（*Aspergillus*）などによる脊椎感染症は非典型的なパターンをとることが知られているが，それらの感染症を疑う病歴，血清学的検査に加えて，いくつかの特徴的な画像所見が診断の助けとなる．

　化膿性脊椎炎では約60％（30〜78％）で血液培養が陽性となるが，48時間以内に陽性結果が得られない場合は，CTガイド下生検が推奨される．すでに抗菌薬投与されている場合の休薬期間は長いほどよいが，可能であれば最低12〜24時間とされている．CTガイド下生検の陽性率は過去の報告ほど高くはなく，30％ほどの陽性率と考えられる．液体貯留所見がなくとも椎体周囲軟部組織の腫脹・浮腫所見があれ

ば，同部位からの検体採取であっても，椎間板からの検体採取と比べて陽性率に差はないとされる．

ポイント

　血行性の脊椎椎間板炎は，椎体終板直下の骨髄炎として始まり，椎体周囲の軟部組織から靭帯に沿って隣接する椎体に波及した後に，その間の椎間板が侵される．したがって，椎体周囲の軟部組織の変化を伴うことが特徴である．結核などによる脊椎感染症は非典型的なパターンをとることが知られているが，病歴や血清学的検査，いくつかの特徴的な画像所見が診断の助けとなる．

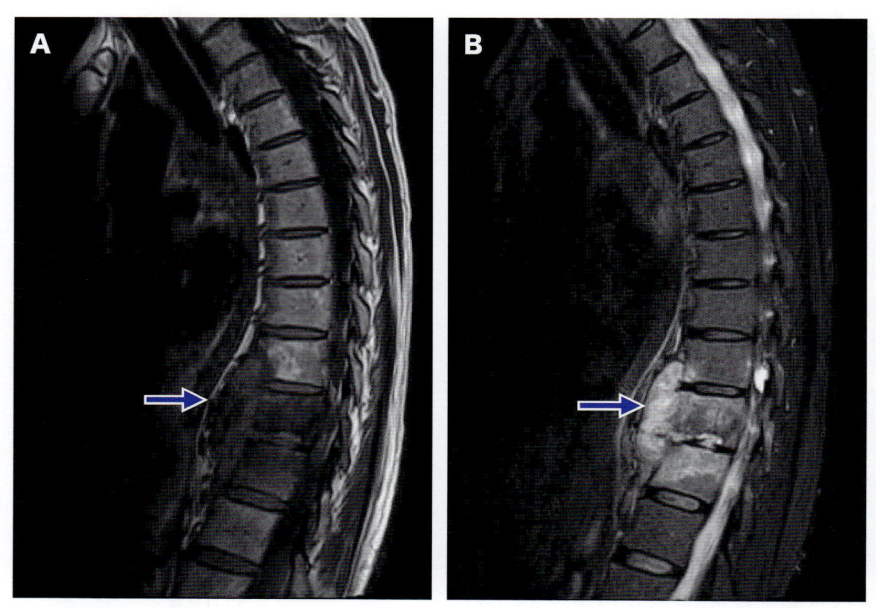

図4 結核性脊椎炎

40 代女性．腰痛にて来院．MRI T1 強調矢状断像（**A**）および STIR 矢状断像（**B**）では下位胸椎 3 椎体にわたる骨髄浮腫性信号変化，椎体前方に同様な信号変化をもった軟部組織腫脹（矢印）を認める．緩徐な臨床経過で，画像では，胸椎の前方軟部組織より後方に波及し多椎体にわたる病変，椎間板は比較的保たれていることなどが特徴的である．

参考文献

1）Hong SH, et al：MR imaging assessment of the spine：infection or an imitation? Radiographics **29**：599-612, 2009
2）Kasalak O, et al：CT-guided biopsy in suspected spondylodiscitis：microbiological yield, impact on antimicrobial treatment, and relationship with outcome. Skeletal Radiol **47**：1383-1391, 2018
3）Chang CY, et al：Is biopsying the paravertebral soft tissue as effective as biopsying the disk or vertebral endplate? 10-year retrospective review of CT-guided biopsy of diskitis-osteomyelitis. Am J Roentgenol **205**：123-129, 2015

4 糖尿病性足病変 **diabetic foot**

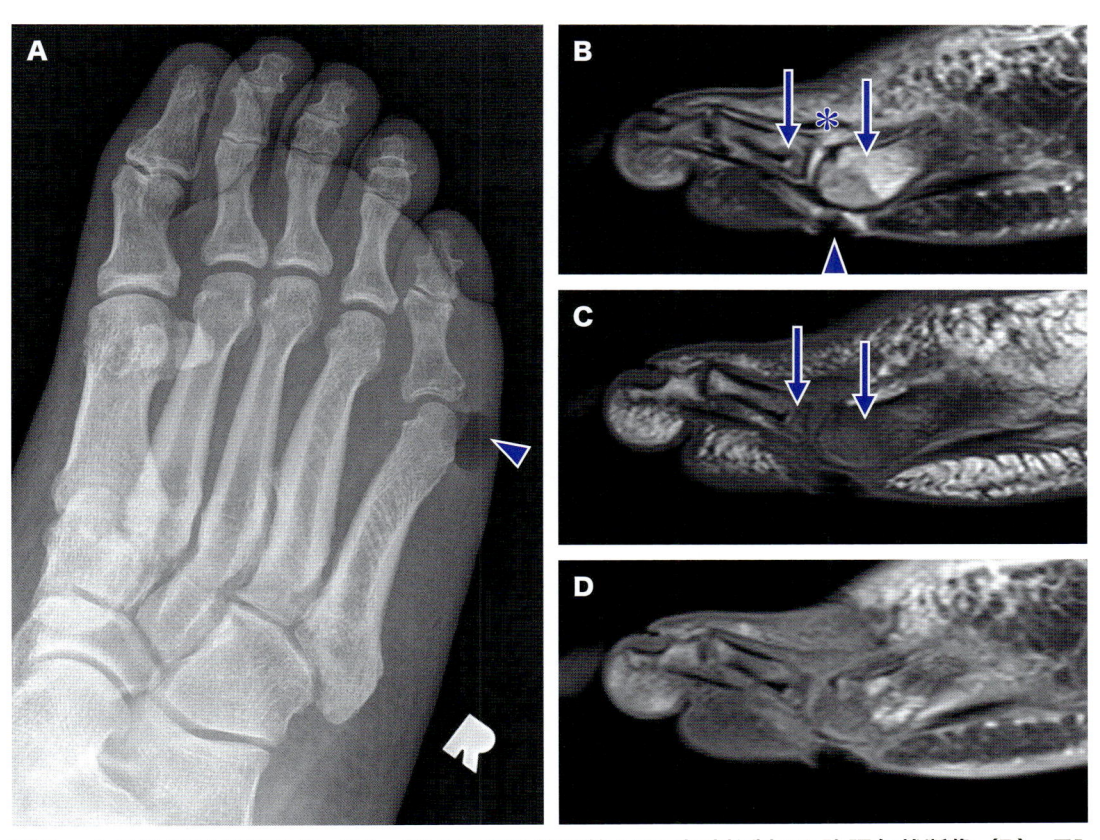

図 1 右足単純 X 線斜位像（A），第 5 中足趾節関節 MRI 脂肪抑制 T2 強調矢状断像（B），T1 強調矢状断像（C）および造影像（D）

48 歳男性，2 型糖尿病，右足潰瘍にて来院した．

画像所見

単純 X 線斜位像（**図 1–A**）では，第 5 中足趾節関節外側の足底部に小さな透亮像，軟部組織欠損，潰瘍所見を認める．第 5 趾の MRI 脂肪抑制 T2 強調矢状断像（**図 1–B**）では，中足骨頭の足底側に軟部組織欠損（矢頭）を認め，中足骨遠位と基節骨近位の骨髄は高信号となっている．同骨髄は T1 強調像（**図 1–C**）で均一な低信号（confluent low signal）であり，骨髄炎の所見である．軽度の関節液の貯留（＊）は感染性関節炎を疑う所見と考えられる．造影後（**図 1–D**），骨髄病変はほとんど造影されず，病変への血流障害の所見である．第 5 中足骨切除術が施行された．

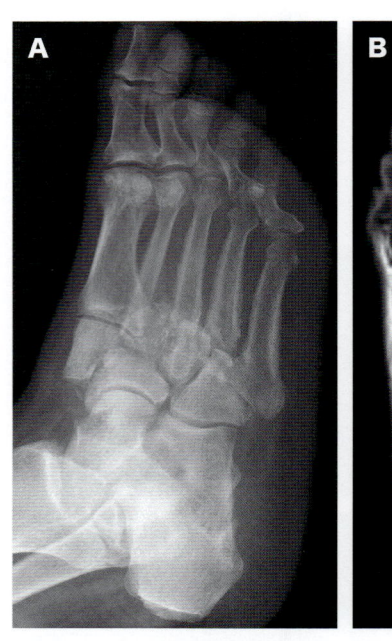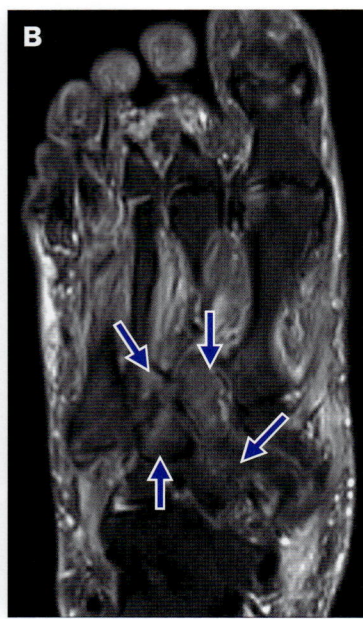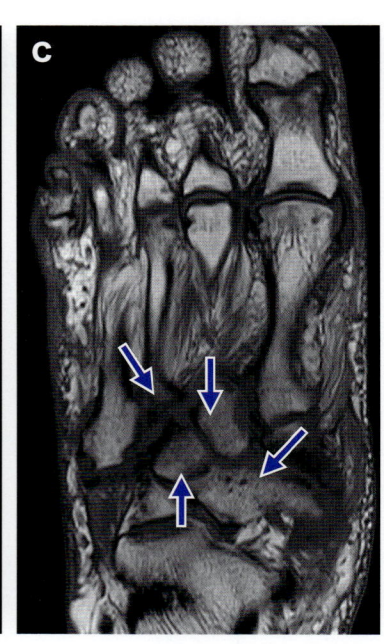

図2　神経病性骨関節症

60歳男性，2型糖尿病．右足の痛みと腫脹．右足の単純X線斜位像（**A**）にて中足部の多関節に及ぶ脱臼，亜脱臼，骨変形，小骨片を認め，神経病性骨関節症の所見である．骨髄炎が疑われて施行されたMRI STIR冠状断像（**B**）では中足骨，足根骨に多発性の骨髄浮腫（矢印）を認めるが，T1強調冠状断像（**C**）では骨髄脂肪信号は保たれている（矢印）．脂肪信号が残る網目状の低信号（hazy reticular signal）は，骨髄炎に特徴的な均一な低信号（confluent low signal）とは区別される．

▍臨床的考察

　糖尿病性足症候群（diabetic foot syndrome）は，神経障害，末梢血管障害に伴って糖尿病患者の足に起こる感染症，潰瘍，あるいは深部組織の破壊（破壊性骨関節症）を含む病態と定義され，非外傷性の四肢切断の原因としては最も頻度が高い．

神経病性骨関節症（neuropathic osteo-arthropathy）：神経梅毒に伴う破壊性の骨関節変化を報告したフランスの神経内科医（Jean-Martin Charcot）の業績により，シャルコー関節（Charcot arthropathy）とも呼ばれる．慢性経過の肥大性（hypertrophic）のタイプと経過の早い萎縮性（atrophic）のタイプがある

が，足の関節ではほとんどが前者で，中足部に好発する．肥大性では著明な関節の不整（脱臼，亜脱臼，離開），多発性骨折，骨破片，大小の骨棘を伴った関節変形により，単純X線で診断される（**図2**）．活動期には浮腫，発赤，体温上昇を伴い，静脈血栓，蜂窩織炎，骨髄炎との鑑別が問題となる．

骨髄炎を示唆するT1強調像での均一な低信号：糖尿病性足病変にみられる骨髄炎は周囲の軟部組織の潰瘍，蜂窩織炎からの接触性伝播による感染であり，潰瘍がみられない骨髄炎は稀である．MRI画像において，骨髄の浮腫信号がみられる場合，T1強調像における骨髄の均一低信号（confluent low signal）が診断に有用な所見であり，高い感度（95％）と特異度

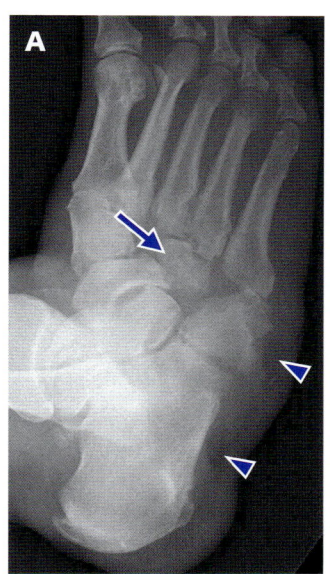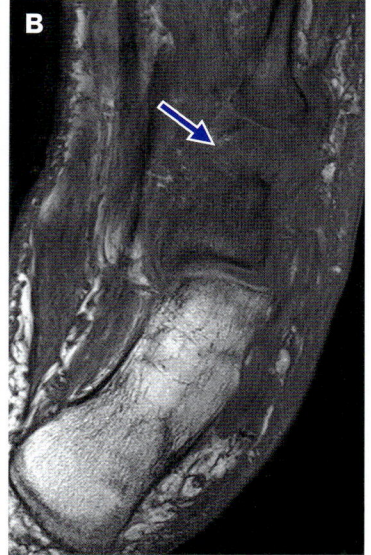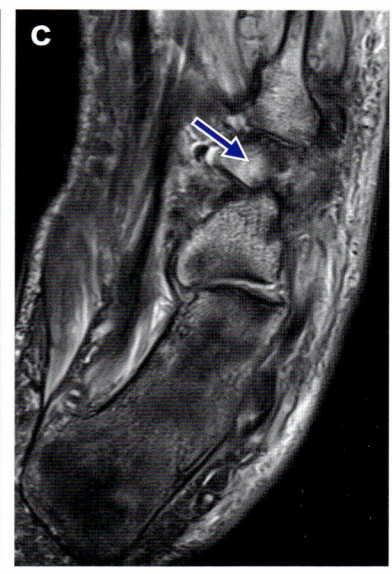

図3　骨髄炎を示唆するゴーストサイン

57歳男性，2型糖尿病，右足の潰瘍．単純X線斜位像（**A**）では立方骨・踵骨の外側足底の軟部組織欠損による透亮像（矢頭）を認める．中足部の著明な骨・関節変形を認め，神経病性骨関節症の所見である．外側楔状骨（矢印）は立方骨と第4趾中足骨の間に介在している．MRI T1強調冠状断像（**B**）では外側楔状骨は均一な低信号で，骨境界の皮質が不明瞭となっている（ゴーストサイン：矢印）．同部位はT2強調冠状断像（**C**）では境界明瞭である（矢印）．骨髄炎を示唆する所見である．

（91％）が報告されている．T2強調像において骨髄の高信号がみられても，T1強調像で脂肪信号が保たれる網目状の低信号（hazy reticular）のパターンは，反応性あるいは神経病性骨関節症によるものと判断される（**図2**）．しかしながら，潰瘍下の骨髄変化が反応性と診断された症例の経過観察では，過半数は臨床的に骨髄炎として治療されているという報告もあり，筆者らは，潰瘍下の著明な骨髄浮腫症例では，早期骨髄炎は除外できないと付記することも多い．

骨髄炎を示唆するゴーストサイン（ghost sign）： T1強調像における骨髄の均一な低信号に加えて，骨皮質の低信号が失われると周囲の浮腫を伴った軟部組織（低信号）との境界が失われ，T1強調像では骨の同定が困難となる

（**図3**）．T2強調像および造影像では同定が容易で，シークエンスの違いによる骨の消失・再出現からゴーストサインと呼ばれ，骨髄炎を示唆する所見である．MRIの読影にあたって，比較の単純X線検査がなかったり，同平面でのT2強調像や造影像との比較を怠ると所見を見逃しやすいため，特に神経病性骨関節症症例では注意が必要である．

踵骨脆弱性裂離（calcaneal insufficiency avulsion：CIA）骨折： 踵骨後結節のアキレス腱付着部の裂離骨折は，糖尿病性足症候群にみられる病変として踵骨脆弱性裂離骨折（CIA fracture）と呼ばれる（**図4**）．通常は5年以上の長期インスリン依存患者で，臨床的にも明らかな神経症を合併した患者に起こる．骨折転位をきたす以前の単純X線検査では踵骨

後結節の後方骨皮質に平行に走る帯状の硬化像，ストレス骨折の所見を伴うことが報告されている．

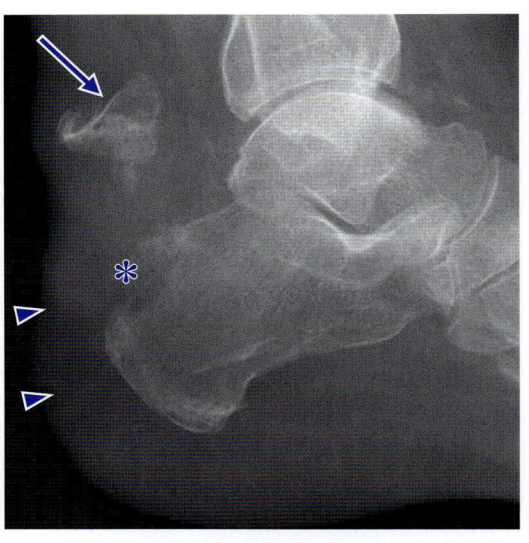

図4 踵骨脆弱性裂離骨折

50歳女性，2型糖尿病，神経症，腎症．車椅子に左の踵をぶつけたのち，潰瘍に気づき，来院した．左足関節X線側面像にて，踵骨後方の軟部組織に透亮像（矢頭），潰瘍所見を認める．踵骨後結節・後方頭側の骨欠損（＊），頭側に転位した骨片（矢印）を認め，踵骨脆弱性裂離骨折の所見である．

> ## ポイント
>
> 糖尿病性足病変は，神経障害，末梢血管障害に伴って糖尿病患者の足に起こる感染症，潰瘍あるいは破壊性骨関節症と定義される．破壊性の骨関節症は神経病性骨関節症，シャルコー関節と呼ばれ，足の関節では肥大性がほとんどで，中足部に好発する．単純X線検査でみられる著明な関節の不整（脱臼，亜脱臼，離開），骨折，骨破片，大小の骨棘を伴った関節変形により診断される．骨髄炎は近傍の軟部組織潰瘍，蜂窩織炎に伴って起こり，早期診断にはMRIが適応となる．

参考文献

1）Mandell JC, et al：Osteomyelitis of the lower extremity：pathophysiology, imaging, and classification, with an emphasis on diabetic foot infection. Emerg Radiol **25**：175-188, 2018
2）Duryea D, et al：Outcomes in diabetic foot ulcer patients with isolated T2 marrow signal abnormality in the underlying bone：should the diagnosis of "osteitis" be changed to "early osteomyelitis"? Skeletal Radiol **46**：1327-1333, 2017
3）Kathol MH, et al：Calcaneal insufficiency avulsion fractures in patients with diabetes mellitus. Radiology **180**：725-729, 1991

5 糖尿病性筋壊死 **diabetic myonecrosis**

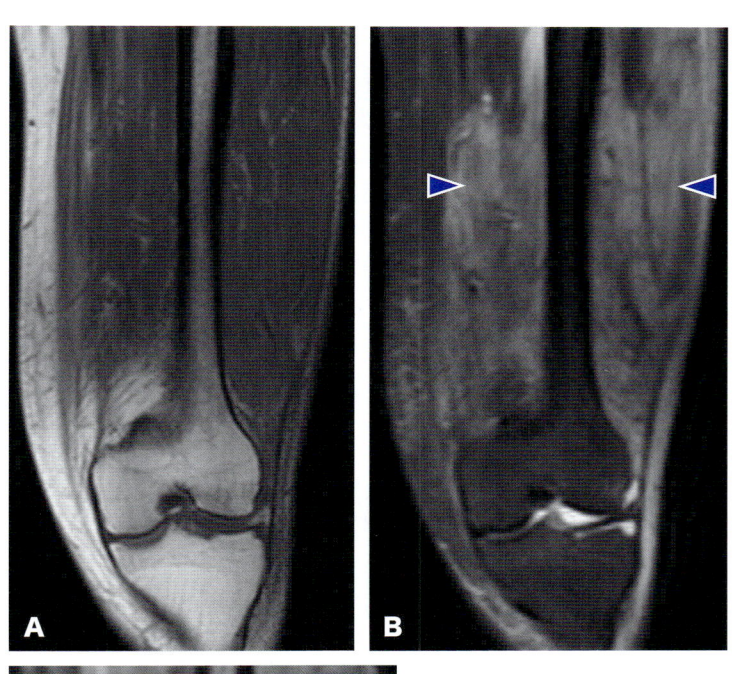

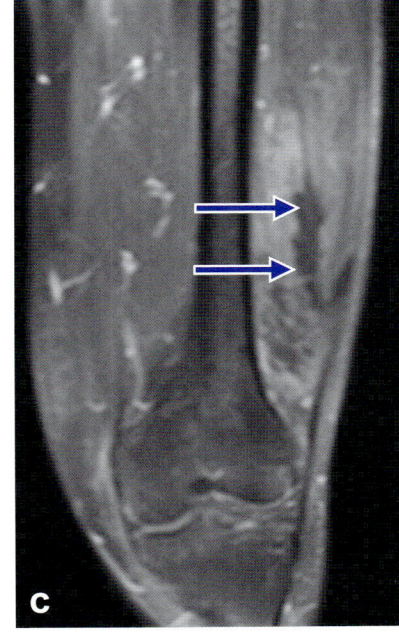

図1-ABC 左大腿部前方，大腿四頭筋を通る MRI T1 強調冠状断像（A），STIR 像（B）および造影像（C）

43 歳男性，血糖コントロール不良の 2 型糖尿病患者で，左大腿部の腫脹と痛みで MRI が施行された．

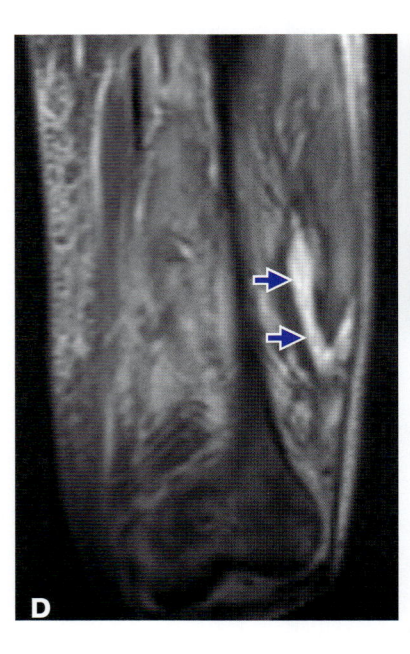
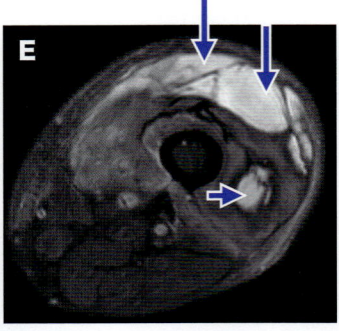
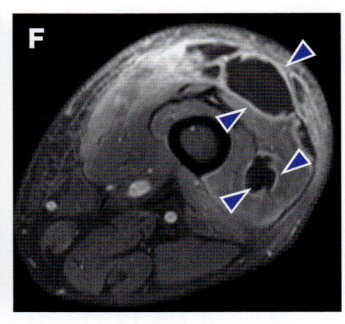

図 1-DEF 同症例，約 2 週間後の MRI

左大腿部前方，大腿四頭筋を通る STIR 冠状断像（D）および大腿中位レベルの脂肪抑制 T2 強調横断像（E）では，前回造影効果がみられなかった筋腱移行部に沿って高信号（短い矢印）となっている．脂肪抑制 T2 強調横断像（E）では，同様の高信号領域は前方の筋膜に沿ってもみられる（長い矢印）．これらの病変は造影像（F）では，辺縁にのみ造影効果（矢頭）を認め，液状変化の所見である．

画像所見

大腿四頭筋を通る MRI STIR 冠状断像（図1-B）において，大腿四頭筋にびまん性に中等度の高信号（矢頭）を認める．T1 強調像（図1-A）では，同部位は正常筋肉と同じか，わずかに信号上昇を認めるのみである．造影像（図1-C）では，STIR 像で信号変化を認めた筋肉の造影は限局的で，主に外側にみられ，筋腱移行部に沿って造影されない領域（長い矢印）を認める．病歴より，比較的早期の糖尿病性筋壊死を疑う所見である．

臨床的考察

糖尿病性の微小血管症などに伴う筋肉の炎症，虚血，梗塞性病変と考えられ，糖尿病性筋梗塞（diabetic muscle infarct），糖尿病性横紋筋融解症（diabetic rhabdomyolysis）などとも呼ばれる．大きなカテゴリーである糖尿病性筋症（diabetic myopathy）として扱われること

もあるが，糖尿病性筋壊死自体は血糖コントロールなどの保存的治療により改善する．早期の診断により，生検などの不必要な検査を避けることが大切である．

大腿四頭筋に最も多い糖尿病性筋壊死：稀な合併症であるが，多くは血糖コントロール不良（HbA1c ＞ 7%）の長期の糖尿病患者（1 型あるいは 2 型糖尿病，平均 14〜15 年の病歴）に起こる．ほとんどは下肢の筋肉に起こり，大腿四頭筋が最も多く侵される．典型的には，片側の大腿四頭筋の急激な痛みと腫脹・腫瘤，歩行困難で発症する．骨盤や下腿の筋にも起こり，両側性・多発性あるいは他の部位に続発することもある．典型的には，発熱はなく，白血球数は正常で，赤沈の軽度上昇と，C 反応性蛋白（CRP）の上昇（50 %）がみられる．発熱が 10%にみられるという報告もある．

MRI では出血性梗塞：糖尿病性筋壊死の画像所見と病理所見を関連づける報告はほとんどないが，典型的な臨床経過をたどった症例では，

MRI 画像において出血性梗塞を疑う所見がみられる．糖尿病性腎症を合併する症例が多く，造影剤投与は慎重に考慮すべきであるが，造影像では筋腱移行部に血流低下，造影欠損の所見がみられ，後に液状変性の所見が認められる（**図1-D〜F**）．造影前の T1 強調像では，時期により筋肉の信号上昇が認められる．大腿直筋（rectus femoris）と薄筋（gracilis）は保たれることが多く，これらの筋は比較的小さくて，側副循環がよいためとされている．

血糖コントロールにより改善するが長期予後は不良：糖尿病性筋壊死は，典型的な病歴と MRI 画像所見により，ほとんどの症例で診断が可能である．安静，抗炎症鎮痛薬，理学療法などの対症療法と血糖コントロールにより保存的に治療される．痛みや腫脹は数週で改善することが多い．しかしながら再発率は高く（約50％），通常，違う筋肉が侵される．糖尿病合併症による長期の予後は不良で，糖尿病性筋壊死発症から 2 年以内の致命率は 10％とする報告があり，心筋梗塞や脳梗塞，壊疽の危険性を示唆する病態とされる．

臨床的には深部静脈血栓症，化膿性筋炎および他の筋炎が鑑別となり，まず深部静脈血栓症の診断・除外のために超音波検査が適応となる．病歴や臨床検査，MRI 画像により糖尿病性筋壊死が示唆される場合は，出血や感染のリスクを考慮し，生検や吸引を避けることが望ましい．

ポイント

糖尿病性筋壊死は血糖コントロール不良の長期の糖尿病患者に起こる稀な合併症で，大腿四頭筋に好発する．片側の大腿四頭筋の急激な痛みと腫脹で発症する．通常，発熱はなく，白血球数は正常で，赤沈の軽度上昇がみられる．血糖コントロールなどにより保存的に治療され，症状は数週で改善することが多い．しかし，糖尿病合併症による長期の予後は不良で，心筋梗塞や脳梗塞，壊疽の危険性を示唆する病態とされる．

参考文献
1）Huang BK, et al：Diabetic myopathy：MRI patterns and current trends. Am J Roentgenol 195：198-204, 2010
2）Mazoch MJ, et al：Diabetic myonecrosis：likely an underrecognized entity. Orthopedics 37：e936-969, 2014
3）Smitaman E, et al：MR imaging of atraumatic muscle disorders. Radiographics 38：500-522, 2018

6　人工関節周囲感染症

peri-prosthetic joint infection（PJI）

■ 画像所見（透視下穿刺吸引手技）

　左人工股関節のX線透視画像（**図1**）では，脊椎穿刺針（18 G）が大腿骨頭・頚部の外側境界にほぼ点状（矢印）に投影され，透視X線とほぼ平行に穿刺されていることが分かる．人工関節より後方（深部）に偽関節包（pseudo-capsule）として液体貯留をきたすため，大腿頚部外側縁より穿刺し，頚部のレベルよりさらに2〜3 cm深く針を進め，スタイレットを除き吸引を試みる．検体液が得られない場合は，数mmごとに穿刺針の引抜き・吸引を，股関節レベルまで繰り返す．検体が得られない場合はさらに穿刺点を大腿頚部外側縁に沿って遠位に移動し，同じ手技を繰り返す．

■ 臨床的考察

　人工関節周囲感染症は関節置換術の最も重篤な合併症である．股関節術後10年では，人工関節周囲感染症は2.2％で，再置換術のほぼ15％の頻度と報告されている．単純X線検査では有意な所見を認めないことが多い．骨，セメント，メタルの境界には，感染症に伴って溶骨像を認めることがあるが，より頻度が高い機械的な弛み（loosening），異物反応（small particle disease）との鑑別は困難である．臨床的に人工関節周囲感染症が疑われる場合は，単純X線検査の後に，透視下の穿刺が適応となる．人工関節置換術後の再置換術においては，感染症を合併している場合は二期的に再置換術が施行されるため，術前に待機的に穿刺が施行されることも多い．

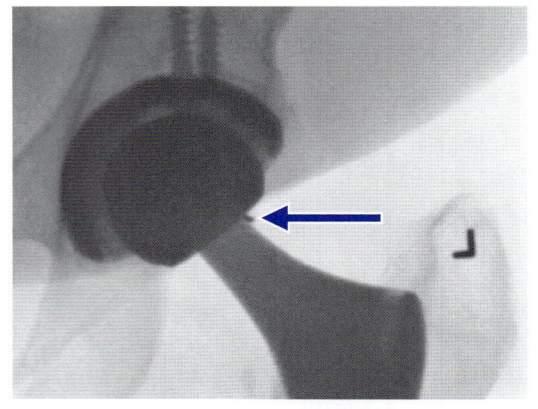

図1　X線透視下，左人工股関節穿刺
43歳女性，数ヵ月前に交通外傷にて左大腿骨頚部骨折後，左人工股関節置換術を施行された．左大腿部軟部組織感染症，創傷離開にて来院し，人工関節周囲感染症を除外するために透視下の穿刺が施行された．

人工股関節穿刺のテクニック：筆者らはブランザー（Brandser）らの報告に基づいて，人工股関節の後方にできる偽関節包のポケット（**図2**）を念頭に置いた透視下穿刺を実践している．18 Gの穿刺針を，人工股関節頚部外側縁で穿刺針がほぼ垂直に人工関節頚部（メタル）に当たるように穿刺し（**図1**），メタルに当たる抵抗感によりその深さを確認し，同部位での吸引を試みる．検体液が得られない場合，ほぼ垂直にさらに2〜3 cm深部に至ることが鍵である．スタイレットを除き陰圧を加えて吸引しながら，検体液が得られる高さまでゆっくり穿刺針を引き抜いていく．人工関節に穿刺針が<u>重</u>なると，穿刺針は通常は透視画像で同定できないため，直近の外側縁より穿刺し，ほぼ垂直か，わ

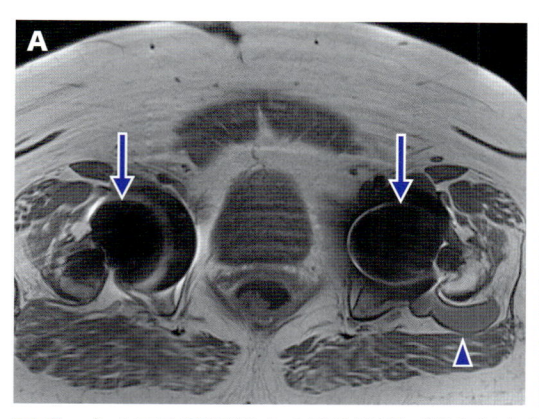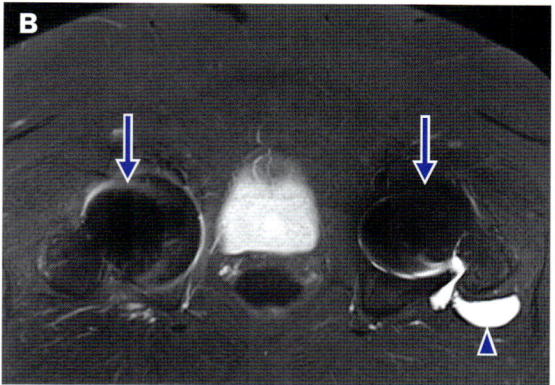

図 2　左人工股関節後方の液体貯留（偽関節包）
56 歳女性，両側股関節のメタルオンメタル人工関節置換術後の MRI T1 強調横断像（**A**）および STIR 像（**B**）．両側股関節置換術による信号消失アーティファクト（矢印）を認める．左側では信号消失領域より後方に連続する高信号（矢頭）を認め，液体貯留の所見である．透視下の穿刺液検体では感染所見を認めなかった．

ずかな角度でメタルに到達するようにする．臨床的に人工関節周囲感染症が疑われた症例において，同テクニックにより検体液が採取できない例（dry tap）は 3%未満と報告されている．

米国骨軟部感染症学会の人工関節周囲感染症の診断基準：人工関節周囲感染症の診断基準を定めた骨軟部感染症学会の基準（Modified Musculoskeletal Infection Society criteria）では，2 つの大基準（major criteria）と，いくつかの術前小基準（minor criteria）によるスコアが定められている（**表 1**）．大基準では，①同一病原体が培養にて 2 回陽性となるか，②瘻孔（sinus tract）が人工関節と交通（あるいは人工関節が曝露されている）所見のどちらかが必要である．術前検査では，血清 C 反応性蛋白（CRP）上昇（＞ 1 mg/dL；スコア 2），赤沈上昇（＞ 30 mm/ 時；スコア 1）を認めた場合，関節液の白血球数上昇（＞ 3,000 cells/mcg/L；スコア 3）あるいはアルファデフェンシン陽性（スコア 3）により感染症と診断される（スコア≧ 6）．これらの術前の感染症診断基準で確定診断されない場合，さらに術中所見のスコアによる診断基準が提示されている．

表 1　人工関節周囲感染症の骨軟部感染症学会の診断基準（Modified Musculoskeletal Infection Society criteria）2018 年

大基準（どれか 1 つ）	診断
①同一病原体が培養にて 2 回陽性 ②瘻孔 (sinus tract) が人工関節と交通，あるいは人工関節が曝露されている	感染

小基準（術前検査）		スコア
血清	CRP>1 mg/dL または D ダイマー >860 ng/mL	2
	赤沈 >30 mm/ 時	1
関節液	白血球数 >3,000 cells/mcg/L または白血球数エステレース LE（＋＋）	3
	アルファデフェンシン陽性	3
	多核白血球> 80%	2
	CRP>6.9 mg/L	1

診断	
≧ 6	感染
2〜5	感染の可能性
≦ 1	非感染性

［文献 2 を著者が和訳して引用］

穿刺検体の検査の優先順位：臨床的に人工関節周囲感染症が疑われる患者の緊急関節液穿刺においては，起炎菌の同定（培養検査）よりも関節液白血球数検査（cell count）がより優先さ

れる（検体液量≧ 1 mL）．近年，人工関節周囲感染症の診断に，より感度と特異度が高い関節液の検査として，アルファデフェンシン（alpha defensin；検体液量≧ 1 mL）が臨床応用されるようになり，筆者らの施設ではより優先的に検査している．アルファデフェンシンは，広域にわたる病原菌に対して宿主の白血球より放出される抗菌ペプタイドである．抗菌薬投与の有無に左右されないが，低病原性の感染症を感知しないという報告もある．多くの報告で，感度よりも高い特異度（平均 92〜95%）が報告され，人工関節周囲感染症の除外よりも診断に有用とされる．局所異物反応（adverse local tissue reaction）の症例では，特異度は低下し（68%），偽陽性が増えるとされる．

人工関節液の通常の培養における陽性率はほぼ 50% で，起炎菌によっては 2 週間まで経過をみる必要がある．起炎菌の DNA 診断である PCR 検査の利用や，アルファデフェンシン以外にも多くのバイオマーカーの臨床診断への利用が研究されている．

ポイント

人工関節周囲感染症は，関節置換術の最も重篤な合併症である．単純 X 線検査では有意な所見を認めないことが多い．骨，セメント，メタルの境界に溶骨像を認めることがあるが，より頻度が高い機械的な弛み（loosening）や異物反応（small particle disease）との鑑別は困難である．臨床的に人工関節周囲感染症が疑われる場合は，単純 X 線検査の後に，透視下の穿刺が適応となる．関節液の白血球数上昇（> 3,000 cells/mcg/L）あるいはアルファデフェンシン陽性所見が診断に寄与する．

参考文献

1）Brandser EA, et al：Modified technique for fluid aspiration from the hip in patients with prosthetic hips. Radiology **204**：580-582, 1997
2）Berns E, et al：Current clinical methods for detection of peri-prosthetic joint infection. Surg Infect（Larchmt）**21**：645-653, 2020
3）Arvieux C, Common H：New diagnostic tools for prosthetic joint infection. Orthop Traumatol Surg Res **105**：S23-S30, 2019

7 肥厚性骨関節症

hypertrophic osteoarthropathy（HOA）

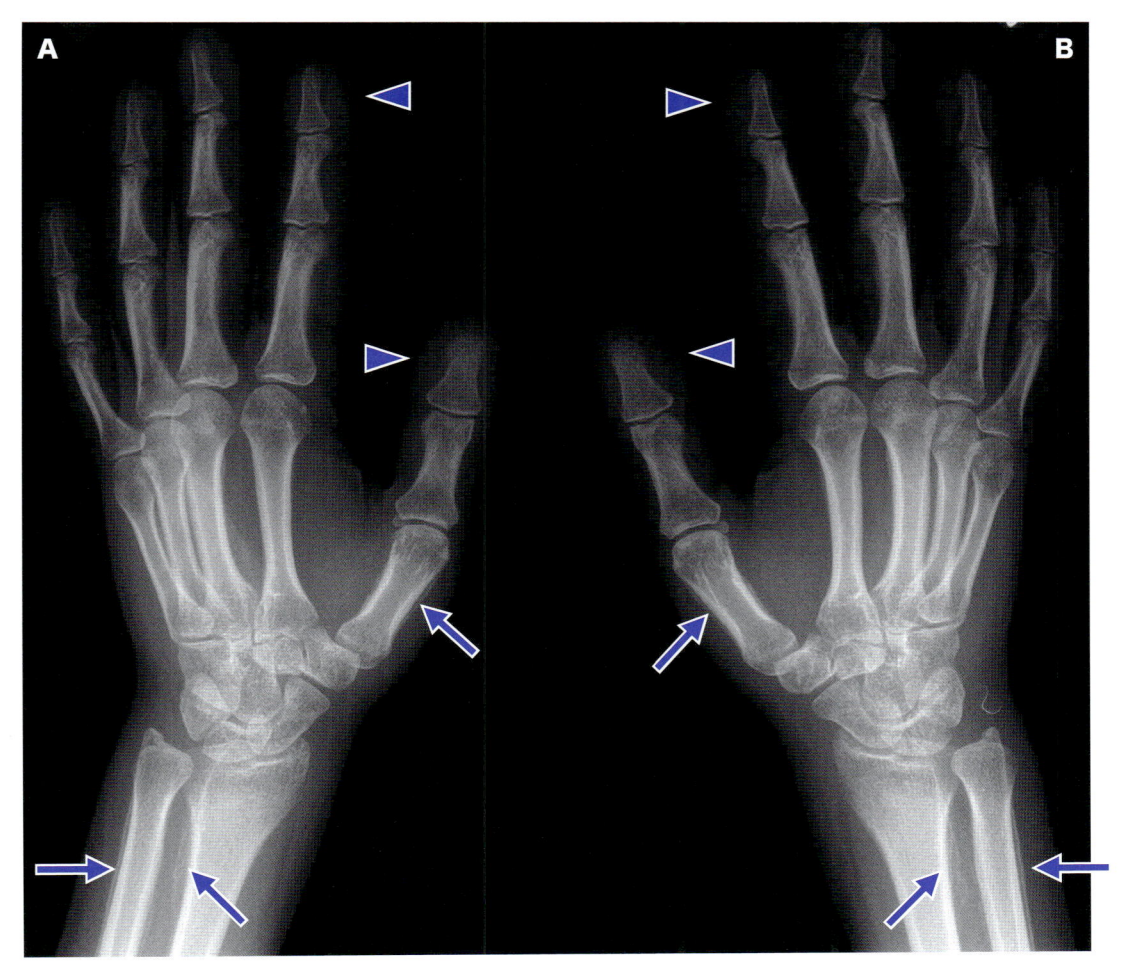

図 1-AB 単純 X 線斜位像，左手（A），右手（B）
24 歳女性，1 ヵ月前より手・膝・足関節の痛み，腫脹が出現し，この数日で増悪したため救急受診した．

▍画像所見

　両手の X 線斜位像（**図 1-A，B**）にて，両側の尺骨，橈骨，母指中手骨の骨幹・骨幹端に連続性の骨膜反応（矢印）を認める．基節骨にもわずかな骨膜反応がみられる．末節骨周囲の軽度の軟部組織腫脹（矢頭）を認める．肥厚性骨関節症を示唆する所見である．

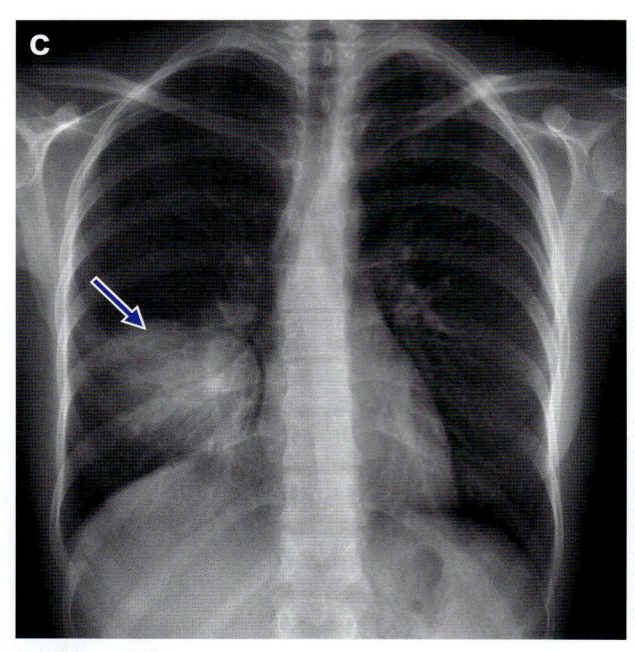

図 1-C　同症例，胸部単純 X 線像
右下肺野に大きな腫瘤陰影（矢印）を認める．気管支鏡下の生検にて肺腺がんの診断を受けた．

▎ 臨床的考察

　肥厚性骨関節症は皮膚の増殖肥厚と四肢遠位の骨膜反応を特徴とし，臨床的にはばち指（drumstick finger, clubbing），骨膜反応（periostosis）および滑膜液貯留を 3 徴とする．原発性と二次性に分類され，原発性肥厚性骨関節症（primary HOA, pachydermoperiostosis）は稀な遺伝性の疾患で男性に多く（7：1），通常は幼少期か青年期に発症する．ほどんどの肥厚性骨関節症は二次性で（＞ 95%），右左シャント疾患，肝硬変，炎症性腸疾患，腫瘍など様々な病態に続発する．肥厚性肺性骨関節症（hypertrophic pulmonary osteoarthropathy）という名称は，肺がんなどの肺疾患に合併する頻度が高いため，かつて用いられた．

二次性肥厚性骨関節症の大部分は胸部悪性腫瘍： 二次性肥厚性骨関節症と悪性腫瘍との関連は 90% までみられ，非小細胞性肺がんの頻度が最も高い（**図 1-C**）．肺がん患者における肥厚性骨関節症の頻度は 4 〜 17% と報告されている．肺がんに伴う肥厚性骨関節症の患者では，指尖部の灼熱感と，下肢への強い荷重で増強する著明な骨痛（深部痛）が特徴的とされる．肥厚性骨関節症は胸膜原発の孤立性線維性腫瘍（solitary fibrous tumor）に合併（22%）する傍腫瘍症候群（paraneoplastic syndrome）としても報告されている．

基礎疾患による発症の違い： 臨床的 3 徴（ばち指，骨膜反応および滑膜液貯留）をすべて伴って発症する肥厚性骨関節症患者はごく稀とされる．多くの症例では，指尖部の浮腫，内皮細胞肥大，コラーゲン線維の沈着を伴うばち指が初発症状とされるが，その頻度は基礎疾患により様々で，チアノーゼを伴う心疾患に続発する肥厚性骨関節症では高く，悪性腫瘍に合併する肥厚性骨関節症では低いとされる．症状あるいは骨膜反応が四肢末梢より中枢に進行することも

よく報告されている.

診断の決め手となる単純 X 線所見：肥厚性骨関節症の診断には，単純 X 線検査が決め手となることが多い．通常は両側性に四肢骨遠位より，初期には骨端（epiphysis）を除いて骨幹・骨幹端（diametaphysis）に 1 層の骨膜反応を認める．後に層状となり，近位に向かって（centripetal）進行する（**図 1-A, B**）．これらの単純 X 線所見とばち指により，肥厚性骨関節症と診断される．ばち指の軟部組織腫脹により，指尖部の溶骨（acro-osteolysis）あるいは骨肥厚をきたすこともある．臨床情報が限られている状況では，肺がんに合併する二次性肥厚性骨関節症を疑って，胸部単純 X 線検査を推奨する（**図 1-C**）．びまん性の骨膜反応の鑑別疾患として，慢性の静脈うっ血，真菌感染治療薬のボリコナゾール投与（voriconazole-induced periostitis），プロスタグランジン投与（新生児），高ビタミン A 血症，カムラティ・エンゲルマン（Camurati-Engelmann）症候群などが挙げられる.

血管内皮増殖因子（vascular endothelial growth factor：VEGF）の関与：近年の研究により局所の血小板・内皮細胞の活性化により VEGF がリリースされることが，肥厚性骨関節症の成因に関与することが示唆されている．VEGF は血小板由来の成長因子の 1 つで，悪性腫瘍によっても増殖をきたす因子として産生される．右左シャント疾患や肺がんなどにより正常な肺循環が損なわれている病態では，正常の断片化をまぬがれた大きな血小板が体循環に入り込み，四肢末梢にて成長因子をリリースする可能性が示唆されている．VEGF は血管増生や骨新生を誘発し，これらは肥厚性骨関節

症の組織的変化に繋がると考えられている.

原発性肥厚性骨関節症は一般的に症状は限定的であり，鎮痛薬などにより対症的に治療される．二次性肥厚性骨関節症の治療は，基礎疾患によって，肺がん切除，肺移植，あるいは心臓シャント疾患の修正術などが施行される．基礎疾患が手術的に治療されると，通常，症状および単純 X 線所見の消失がみられる．対症的には，痛みを伴う骨病変には抗炎症鎮痛薬が多くの場合有効であるとされる．VEGF の阻害薬であるビスホスホネートやオクトレオチドが二次性肥厚性骨関節症の抵抗性の痛みに奏功するという報告もある.

ポイント

両側性の四肢骨のびまん性の骨膜反応は，上記の鑑別疾患（診断の決め手となる単純 X 線所見）とともに肥厚性骨関節症に認められる．原発性肥厚性骨関節症は稀な遺伝性の疾患で男性に多く，通常は幼少期に発症する．ほとんどは二次性の肥厚性骨関節症で，非小細胞性肺がんに伴う頻度が最も高い．同疾患を疑って胸部単純 X 線検査を含め基礎疾患の診断を進める.

参考文献

1）Pineda C, Martinez-Lavin M：Hypertrophic osteoarthropathy：what a rheumatologist should know about this uncommon condition. Rheum Dis Clin North Am 39：383-400, 2013
2）Yap FY, et al：Hypertrophic osteoarthropathy：clinical and imaging features. Radiographics 37：157-195, 2017

8 切迫骨折 impending fracture

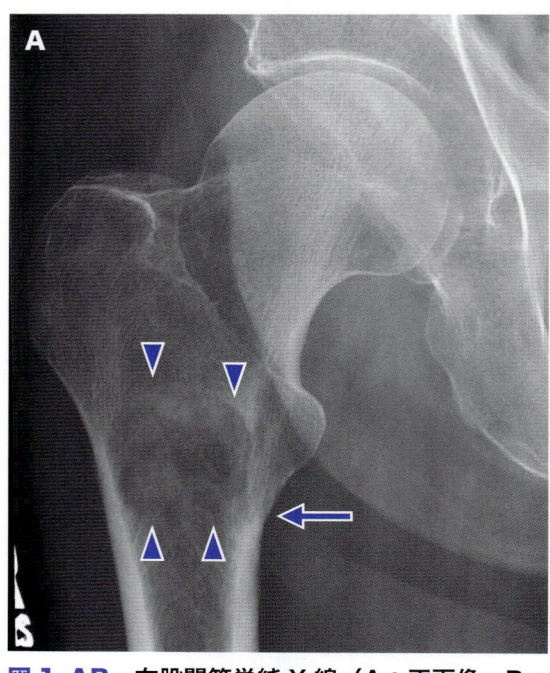
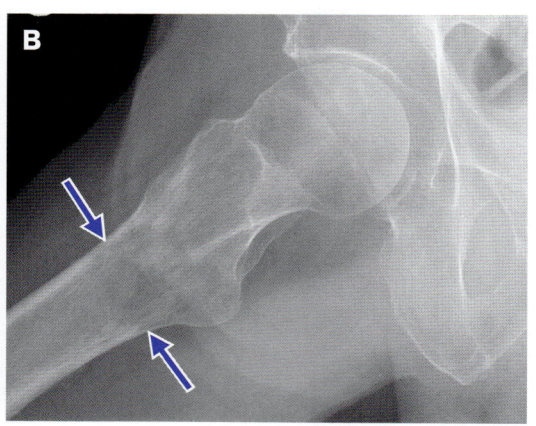

図1-AB 右股関節単純X線（A：正面像，B：側面像）
81歳男性，2週間前より右股関節痛が出現．尿路系がん．

画像所見

右股関節X線正面像（**図1-A**）にて大腿骨近位部の転子間・転子下領域に境界不明瞭な溶骨像（矢頭）を認める．病歴より転移性骨病変が疑われる．骨皮質の菲薄化（endosteal erosion）は，正面像，側面像（**図1-A，B**）にて内側，前方および後方の骨皮質に及び（骨周囲50％以上），病的切迫骨折を示唆する所見である．CTでは骨皮質のびらんがよく描出されている（**図1-C，D**）．

臨床的考察

病的骨折，特に大腿骨病的骨折は予後に大き

な影響を与え，主病変の治療にも悪影響を与える．病的骨折のリスクの高い転移性骨病変では，一般的には予防的固定術が施行される．痛みのある低リスクの骨病変では，放射線治療などの保存的治療が考慮される．転移性骨病変の読影では，病的骨折のリスクを評価し，切迫骨折が疑われる場合には，すみやかに主治医に連絡することが重要である．

骨転移と病的骨折：骨転移は，肺転移，肝転移に次いで頻度が高く，四肢骨格（appendicular skeleton）に比べて，脊椎や骨盤を含む軸骨格（axial skeleton）に多い．しかしながら病的骨折は脊椎では稀で（3％），主に大腿骨（70％），上腕骨（20％）に起こる．早期に切迫骨折を診

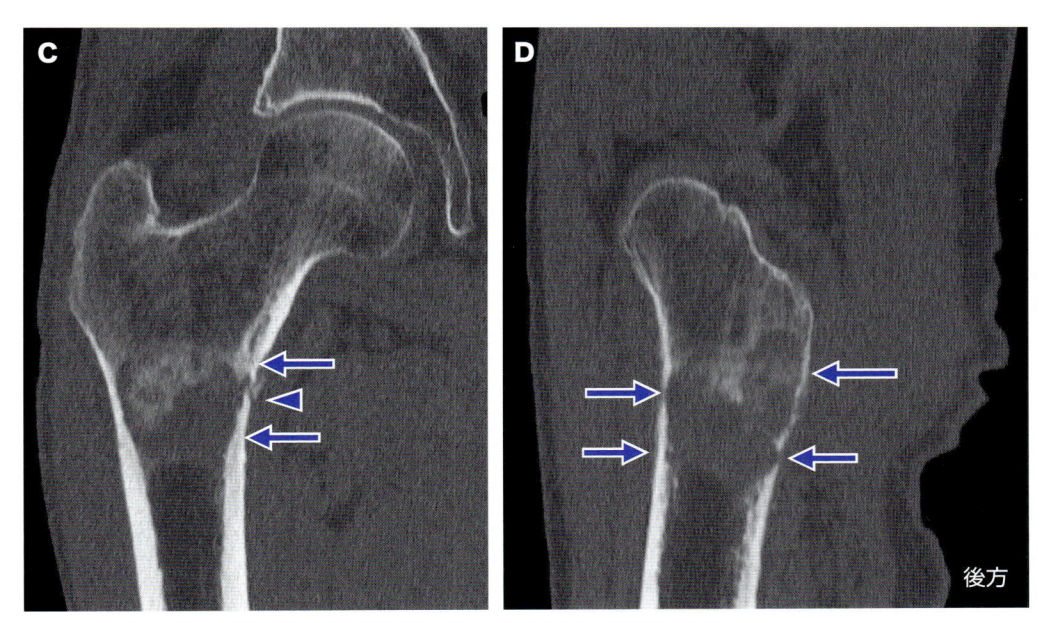

図 1-CD　同症例，CT 再構成冠状断像（C）および矢状断像（D）
CT では骨皮質のびらん（矢印）がより明確に描出されている．冠状断像（C）では，大腿骨内側皮質の断裂（矢頭）を認め，病的骨折の所見である。

断し，予防的外科的固定の適応を示唆することは，病的骨折の合併症を避けるために重要である．単純 X 線上の硬化性・溶骨性の所見や病変の部位，痛みの程度などのスコアから骨折リスクを予想したミロスのスコアがよく知られている．

ミロスの骨折リスクスコア（Mirels scoring system；表 1）：病変の部位（上肢，下肢，大腿骨転子部近傍），単純 X 線所見（硬化性，溶骨性，混在性），骨皮質の骨髄側よりの菲薄化の程度（＜ 1/3，1/3〜2/3，＞ 2/3）および痛み（軽度，中等度，動作性）により，それぞれ 1〜3 のスコアが与えられている．その合計（計 1 × 4〜3 × 4）が 7 以上で病的骨折のリスクが増加し，9 以上では病的骨折のリスクが 30％を超えて，一般的に予防的固定術が考慮される．しかし，このスコア法では病的骨折のリスクを過剰に評価し，不要な手術が増えるという報告もある．大腿骨の病変では，骨皮質びら

表 1　ミロスの骨折リスクスコア（Mirels scoring system）

スコア	1	2	3
部位	上肢	下肢	転子部近傍
単純 X 線所見	硬化性	混在性	溶骨性
骨皮質菲薄化	＜ 1/3	1/3〜2/3	＞2/3
痛みの程度	軽度	中等度	動作に伴う痛み

最大スコアは 12（3 × 4）で，7 以上で病的骨折のリスクが増加し，9 以上では病的骨折のリスクが 30％を超えるとされる．

［文献 4 を著者が和訳して引用］

んが長軸方向に 3 cm，あるいは骨周囲 50％を超える場合に予防的外科的固定術を推奨するという報告があり，筆者らはこれらの所見をリスク評価に用いている．

CT データ有限要素モデル（finite element model）を用いた骨折リスク：例えば同じ大腿骨病変でも，その部位により骨折のリスクは

異なる．CT データを用いた有限要素モデル（finite element model）による骨折リスクの報告では，これまで経験的に知られていたとおり，大腿頸部の内側・後方骨皮質および小転子の内側の溶骨性病変では，骨折のリスクが高まると結論づけている．

ポイント

骨転移は，肺転移，肝転移に次いで頻度が高く，脊椎や骨盤を含む軸骨格に多い．しかし病的骨折は主に大腿骨に起こり，予後を大きく左右する．大腿骨の病変では，病変による骨皮質びらんが長軸方向に 3 cm，あるいは骨周囲 50％を超える場合，病的骨折のリスクが高く，予防的外科的固定術の適応が考慮される．

参考文献

1）Piccioli A, et al：Impending fracture：a difficult diagnosis. Injury **45**（Suppl 6）：S138-S141, 2014
2）Van der Linden YM, et al：Comparative analysis of risk factors for pathological fracture with femoral metastases. J Bone Joint Surg Br **86**：566-573, 2004
3）Shinoda Y, et al：Prediction of the pathological fracture risk during stance and fall-loading configurations for metastases in the proximal femur, using a computed tomography-based finite element method. J Orthop Sci **24**：1074-1080, 2019
4）Bernard S, et al：An approach to the evaluation of incidentally identified bone lesions encountered on imaging studies. Am J Roentgenol **208**：960-970, 2017

9 近親者間暴力

intimate partner violence（IPV）

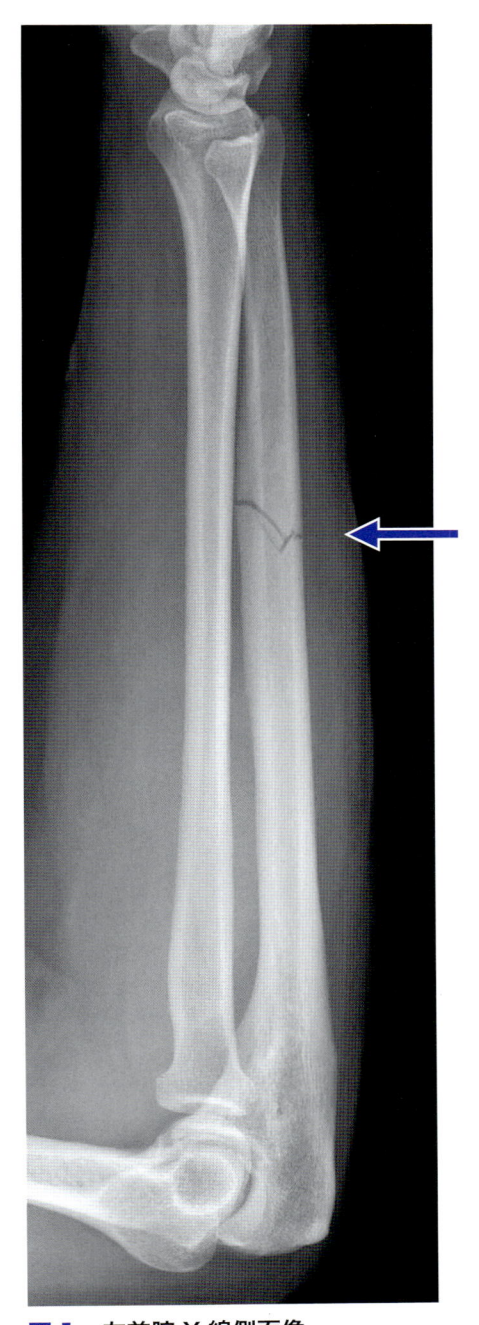

図1　左前腕X線側面像
19歳女性．前腕痛，転倒？

画像所見

　左前腕X線側面像（**図1**）にて，尺骨の遠位骨幹に線状の透亮像（矢印）を認める．多忙な救急外来では，転位のない尺骨骨折として読影・処置される状況が多いと思われるが，頭部をかばうために挙上した前腕を強打されて起こる警棒骨折（nightstick fracture）である．転倒による受傷では，通常は橈骨遠位部の骨折をきたし，尺骨単独の骨折の頻度は低い．病歴や過去の検査歴を照会し，近親者間暴力の可能性について考慮すべき画像所見である．その疑いが強い場合は，患者の安全を確保することが最優先される．

臨床的考察

　近親者間暴力は，現在あるいは以前のパートナー（近親者）の間の，身体的・性的あるいは精神的暴力と定義される．米国では，生涯に4人の女性のうち1人，10人の男性のうち1人が近親者間暴力を訴えるという報告がある．近親者間暴力の被害者の大部分は女性で，非白人女性に頻度が高い．低収入，ホームレスおよび障害（disability）と相関して被害者となる頻度が高まることが報告されている．

　近親者間暴力の被害者は，問診によるスクリーニングを通しても，報復される恐怖や医療提供者に対する信頼の欠如などの理由により，しばしば近親者間暴力の事例を報告しない．そのため，多くの被害者は複数の暴力を被り，数々の身体部位を受傷する．治療にあたる医師も，いくつかの理由により潜在的な被害者を見逃してしまう．これには近親者間暴力に関する質問

により気分を害してしまうのではという恐れや，外来を受診した主訴にまず対処しなければならないという時間的な拘束（tyranny of the urgent）などがある．放射線科医は，画像診断において小児の虐待の診断を手助けしてきたように，近親者間暴力の被害者からさらなる被害を防ぐ責任を担っている．

画像情報による近親者間暴力の診断の可能性：放射線科医は，病院画像情報システムにアクセスでき，通常すべての画像およびその病歴を閲覧できる．近親者間暴力の診断では，受傷による重症度よりも，受傷の頻度がより強い予測因子となり，その可能性は年間の救急外来受診の回数と相関して増加する．受傷のパターンに関しては，近親者間暴力の被害者では，手や上肢などの防御領域（defensive locations）や顔面，頭部,胸部後方などのターゲット領域（targeted areas）に多く受傷する．

近親者間暴力にみられる画像所見：小児虐待の画像診断と同様に，骨折など急性および慢性の所見が混在することや，報告された病歴では説明が困難な画像所見は，近親者間暴力の診断に重要な所見である．近親者間暴力では，骨軟部は頭部・顔面の次に受傷の頻度が高い（**図2**）．被害者が加害者から身を守ろうとして挙上した上肢が受傷し，上肢の骨折部位としては指節骨（phalanges）が最も多く，尺骨，橈骨の順に続く．手の近位部，中基節骨あるいは中手骨に直接外力を被ることによって，線状骨折をきたす．頭部をかばうために挙上した前腕を強打されて起こる尺骨単独の骨折は，警棒骨折（nightstick fracture）と呼ばれる．転倒による受傷では，通常は橈骨遠位部の骨折をきたし，尺骨単独の骨折の頻度は低いので注意が必要である（**図1**）．

小児の非偶発的外傷（nonaccidental trauma：NAT）：小児虐待が疑われる場合，2〜3歳までの小児では，単純X線による骨軟部サーベイ（full radiographic skeletal survey）が施行される．年長小児では，選択的に当該部位の単純X線2方向撮影が適応となる．牽引あるいは回転外力による骨幹端コーナー骨折，バケツ柄骨折（metaphyseal corner fracture, bucket-handle fracture）は，非偶発的外傷を示唆する骨折である（**図3**）．骨軟部の小児非偶発的外傷は，特異度（高，中，低）によって分類されている（**表1**）．特異度の高い外傷には，骨幹端コーナー骨折，特に後方内側の肋骨骨折，および肩甲骨，胸骨，脊椎棘突起（scapular, sternal, spinous process：3つのS）の骨折が含まれる．

ポイント

近 親 者 間 暴 力（intimate partner violence：IPV）は，どの社会にも波及する，頻度の高い，潜在的に致命的な，公衆衛生上の重要な問題である．問診などのスクリーニングにおいても，種々の理由によって，診断率が実際よりも低いことが報告されている．画像診断に関わるものは，近親者間暴力の被害者をみつける手助けをして，さらなる被害を防ぐ責任を担っている．骨軟部は，頭部・顔面の次に受傷の頻度が高い．手や上肢などの防御領域（defensive locations）や顔面，頭部，胸部後方などのターゲット領域（targeted areas）に多く受傷する．

参考文献

1）Alessandrino F, et al：Intimate partner violence：a primer for radiologists to make the "invisible" visible. Radiographics 40：2080-2097, 2020

2）George E, et al：Radiologic findings in intimate partner violence. Radiology 291：62-69, 2019

（次頁に続く）

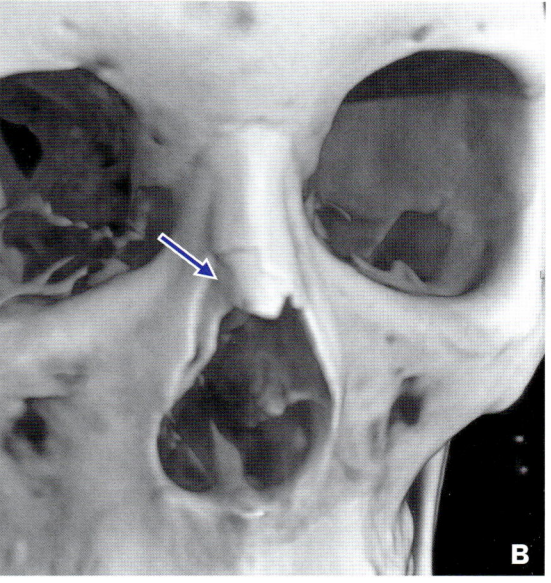

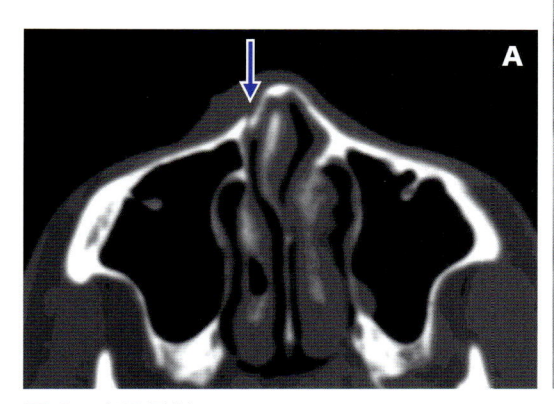

図2　鼻骨骨折
24歳女性，母親より暴行を受けた．頭部CT横断像（**A**）および3D-CT画像（**B**）で右鼻骨の骨折（矢印）を認める．

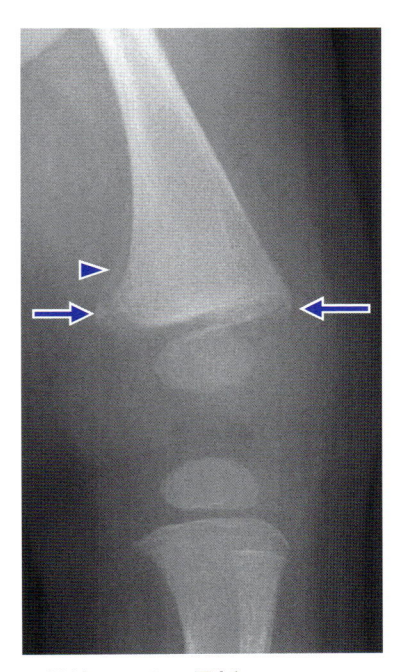

図3　骨幹端コーナー骨折
生後3ヵ月女児．左膝関節X線正面像において，遠位大腿骨の骨幹端コーナー骨折（矢印）を認める．内側骨幹端の骨膜反応（矢頭）を伴っている．非偶発的外傷による骨折と考えられた．

表1　小児の非偶発的外傷の特異度による分類

特異度	損傷
高	骨幹端コーナー骨折 多発性肋骨骨折，特に後方内側 肩甲骨骨折 胸骨骨折 脊椎棘突起骨折 新生児鎖骨骨折
中	多発性骨折 新旧多様な時期の骨折 骨端の分離 椎体の骨折と分離 指趾の骨折 頭蓋骨複雑骨折
低	骨膜下骨形成 長管骨骨幹骨幹端骨折，鎖骨骨折 頭蓋骨線状骨折

［文献3を著者が和訳して引用］

3）Dwek JR：The radiographic approach to child abuse. Clin Orthop Relat Res **469**：776-789, 2011

4）Flores EJ, Narayan AK：The role of radiology in intimate partner violence. Radiology **291**：70-71, 2019

索引

数字

3柱分類（脛骨高原骨折）　150

欧　文

A

acromioclavicular joint injury　89
Anderson and D'Alonzo 分類　224
anterior atlantoaxial dislocation　218
anterior cruciate ligament avulsion fracture　159
anterior humeral line　54
anterior posterior compression injury　172
apophysiolysis　198
arcuate fracture　162
atlantooccipital dislocation　215
atypical subtrochanteric fracture　208

B

Bado 分類　72
Bankart 病変　77
Bennett fracture　33
bifurcate ligament　126
Boehler 角　122
boxer's fracture　25
buckle fracture　50

C

C1 リング骨折　221
C2 body fracture　227
calcaneal insufficiency avulsion 骨折　261
Canadian C-Spine Rule　6
carpometacarpal fracture-dislocation　27
Chopart 関節外反損傷　129
Chopart 関節内反損傷　126
CRITOL　54
CT 血管造影検査　7, 214
CT 検査　5

D

Danis-Weber 分類　98
deep sulcus sign　143
degenerative spondylolisthesis　244

D (続き)

Denis 分類　238
diabetic foot　259
diabetic myonecrosis　263
distal radius fracture　44
dysplastic spondylolisthesis　244

E

Essex-Lopresti injury　49
Essex-Lopresti 分類　122
Evans-Jensen 分類　204

F

fall on outstretched hand（FOOSH）　58
fat C2 sign　227
fat globule　252
Fielding-Hawkins 分類　219
finite element model　273
fleck sign　131
flexion teardrop fracture　232
fracture dislocation（胸腰椎損傷）　239
fragility fracture（骨盤）　182

G

gamekeeper's thumb　29
Garden 分類　202
Gartland 分類　59
Gedda 分類　34
ghost sign（骨髄炎）　261
greater tuberosity fracture　79

H

hangman's fracture　229
Hawkins 分類　118
Herbert 分類　36
Hill-Sachs 変形　77
hypertrophic osteoarthropathy（HOA）　269

I

impending fracture　15, 201, 272
infectious spondylodiskitis　254
inlet view　178
intimate partner violence（IPV）　275
intraarticular calcaneal fracture　121
ischial tuberosity avulsion fracture　196

J

Jefferson fracture   221
jersey finger   22
Jones fracture   136
juvenile Tillaux fracture   104

L

lateral compression injury   174
lateral condylar fracture（上腕骨）   60
Lauge-Hansen classification   98
Leddy 分類   23
lesser trochanter avulsion fracture   200
lesser tuberosity fracture   84
Letournel classification   185
Levine and Edwards 分類   231
Lisfranc fracture dislocation   130
longitudinal linear fracture   64
Low Risk Ankle Rule   2
lunate dislocation   42
lytic spondylolisthesis   244

M

Maisonneuve fracture   108
mallet finger   20
Mason 分類   66
medial epicondyle avulsion fracture   62
metatarsal stress fracture   134
midcarpal dislocation   42
Milch 分類   60
Mirels scoring system   273
Modified Musculoskeletal Infection Society criteria   267
Monteggia 脱臼骨折   71
MRI 検査   11
mushroom cap deformity   204
Myerson 分類   131

N

National Emergency X-Radiography Utilization Study（NEXUS）   4
Neer 分類   87
neuropathic osteoarthropathy   260
nightstick fracture   276
nonaccidental trauma（NAT）   276

O

occult fracture   16

odontoid process fracture   224
O'Driscoll らの分類   70
osteomyelitis   251
os odontoideum   225
Ottawa Ankle Rules   2
Ottawa Knee Rules   3
outlet view   178

P

patellar sleeve fracture   168
Pauwels 分類   202
penumbra sign（骨髄炎）   252
peri-lunate fracture dislocation   41
periosteal sleeve injury（鎖骨）   90
peri-prosthetic joint infection（PJI）   266
physeal plate injuries   16
pilon 骨折（fracture）   99，110
Pipkin 分類   191
plough fracture   223
popliteus tendon avulsion fracture   145
posterior cruciate ligament avulsion fracture   152
posterior wall fracture   188
posterolateral corner   146
pronation-abduction injury   101
pronation-external rotation injury   106
proximal femur fracture   202
proximal femur stress fracture   206
proximal humerus fracture   86

R

radial head capitellar line   55
radial head fracture   66
Regan-Morrey 分類   68
reverse Bankart lesion   82
reverse Hill-Sachs deformity   82
ring of the axis   225
Rockwood 分類   90
Rolando fracture   33
Rommens 分類   183
Russe 分類   36

S

sagittal fracture of the vertebral body   233
Salter and Harris Classification   17
Sanders 分類   122
scaphoid fracture   35
scaphopisocapitate criterion   40
scapulothoracic dissociation   92

Schatzker 分類　**149**
seat-belt type injury　**239**
Segond fracture　**156**
septic arthritis　**248**
sliver sign　**166**
snowboarder's fracture　**116**
SPC クライテリア　**40**
spinal cord injury without radiographic abnormality（SCIWORA）　**11**
spinolaminar line　**212**
spondylolisthesis　**243**
spondylolysis　**243**
spondylosis　**243**
spur sign　**194**
Stener lesion　**30**
superior peroneal retinaculum avulsion fracture　**112**
supination-adduction injury　**99**
supination-external rotation injury　**102**
supracondylar humerus fracture　**58**
swimmer's view　**213**
syndesmotic injury　**103**

T

talar neck fracture　**118**
talus osteochondral lesion　**114**
terrible triad injury　**68**
thoracolumbar injury（肘）　**238**
Thoracolumbar Injury Classification and Severity Score（TLICS）　**238**
three-column classification（脛骨高原骨折）　**150**
tibial plateau fracture　**148**
Torg-Pavlov ratio　**234**
Torg 分類　**137**
transient lateral patellar dislocation　**165**
transolecranon fracture dislocation　**72**
transverse & posterior wall fracture　**192**
triquetral fracture　**38**
trough sign　**82**
T 型骨折（寛骨臼）　**194**

U

ulnar variance　**45**
unilateral facet dislocation　**235**

V

valgus　**14**
varus　**14**

vascular endothelial growth factor（VEGF）　**271**
V configuration　**252**
vertical shear injury　**177**

W

windswept pelvis　**175**

X

X ライン法　**216**

Y

Young-Burgess 分類　**173**

Z

Zelle 分類　**94**

和　文

あ

アーキュエイト骨折　**162**
圧迫骨折　**239**
アポフィジオライシス　**198**
アルナーバリアンス　**45**
アンダーソン分類　**224**

い

一過性外側膝蓋骨脱臼　**165**

う

ウィンドスウェプト骨盤　**175**

え

エセックス・ロプレスティ損傷　**49**
エセックス・ロプレスティ分類　**122**
エバンス・ジェンセン分類　**204**
遠位脛腓靱帯結合損傷　**103**
遠位橈尺関節脱臼　**48**
遠位橈尺関節不安定症　**49**

お

横断性骨折　**13**
オタワ・アンクルルール　**2**

オタワ膝関節ルール　3
オドリスコールらの分類　70

か

回外・外旋損傷　102
回外・内転損傷　99
回内・外旋損傷　106
回内・外転損傷　101
外反　14
開放骨折　13
肩関節　75
　　──（肩甲上腕関節）後方脱臼　81
　　──（肩甲上腕関節）前方脱臼　76
ガーデン分類　202
ガートランド分類　59
カナダ頚椎ルール　4
寛骨臼横断後壁骨折　192
寛骨臼後壁骨折　188
寛骨臼骨折　185
環軸関節前方脱臼　218
環軸椎回旋位固定　219
関節包腫脹　55
感染症　247
感染性関節炎　12
環椎後頭関節脱臼　215
環椎ジェファーソン骨折　221
陥没骨折（脛骨高原）　149

き

逆バンカート病変　82
逆ヒル・サックス変形　82
胸部悪性腫瘍　270
胸腰椎損傷　238
　　──CT 検査　7
　　──CT 再構成像　8
距骨頚部骨折　118
距骨骨軟骨損傷　114
距骨内側・外側骨軟骨病変　114
近親者間暴力（IPV）　275

く

屈曲型顆上骨折　59

け

脛骨近位部後縁の裂離骨折　153
脛骨高原骨折　148
　　──合併損傷　163
経肘頭脱臼骨折　72

頚椎
　　──外傷　212
　　──単純 X 線検査　4，212
　　──CT 検査　5，214
警棒骨折　276
結核性脊椎炎　258
血管内皮増殖因子（VEGF）　271
月状骨周囲脱臼骨折　41
月状骨脱臼　42
ゲッダ分類　34
血糖コントロール　265
ゲームキーパー母指　29
肩甲胸郭解離　92
肩甲骨インデックス　93
肩鎖関節脱臼　89

こ

後十字靱帯裂離骨折　152
股関節　171
　　──脱臼　189
ゴーストサイン（骨髄炎）　261
骨幹端骨髄炎　252
骨髄炎　12
骨折線　13
骨粗鬆症　183
骨端核分離症　198
骨端骨髄炎　249
骨端線損傷　12
骨転移　272
骨盤　171
　　──アウトレット位　178
　　──インレット位　178
　　──損傷　172
　　──左前斜位　187
　　──CT 検査　8
骨盤輪損傷　178
骨片の関節内取り込み（肘）　63
骨膜下膿瘍　252
骨膜スリーブ損傷（鎖骨）　90
コレス骨折　45

さ

再脱臼（肩関節）　76
鎖骨遠位骨端線損傷　90
坐骨結節裂離骨折　196
三角骨骨折　38
サンダース分類　122

し

ジェファーソン骨折　221
軸椎体部骨折　227
軸椎のリング　225
四肢骨折の転位　13
膝蓋骨スリーブ骨折　12，168
膝蓋骨脱臼　165
膝窩筋腱裂離骨折　145
膝関節　141
　　――後外側支持機構　146
　　――後外側支持機構の損傷　162
　　――単純X線検査　2
歯突起骨　225
歯突起骨折　224
シートベルトタイプ損傷　239
脂肪滴（骨膜下膿瘍）　252
ジャージー指　22
シャッカー分類　149
尺骨鉤状突起骨折　68
尺骨縦走骨折　64
舟状骨
　　――結節裂離骨折　128
　　――骨折　35
　　――橈骨動脈支配　36
　　―――豆状骨－有頭骨クライテリア　39
手関節　19
　　――損傷のアーク　42
手根中央関節脱臼　42
手根中手関節脱臼骨折　27
出血性梗塞（糖尿病性筋壊死）　264
踵骨距骨下関節内骨折　121
踵骨骨折　121
踵骨脆弱性裂離骨折　261
踵骨前方突起骨折　125
小児
　　――環軸椎正常変異　222
　　――急性鈍的外傷後の頚椎損傷　7
　　――頚椎　213
　　――股関節脱臼整復後　12
　　――膝蓋骨辺縁　169
　　――肘骨化中心　55
　　――肘頭の骨化形態　65
　　――ティロー骨折　104
　　――不完全骨折　51
上腓骨筋支帯裂離骨折　112
上腕骨
　　――外顆骨折　60
　　――顆上骨折　58
　　――近位骨端離開　95
　　――近位部骨折　86
　　――小結節骨折　84
　　――大結節骨折　79
　　――内顆裂離骨折　62
ショパール関節内反損傷　126
ショパール関節外反損傷　129
ジョーンズ骨折　136
神経病性骨関節症　250，260
人工関節周囲感染症（PJI）　266
人工股関節穿刺　266
深長指屈筋腱の裂離骨折の分類　23

す

垂直剪断型骨盤損傷　177
スイマー位　213
鋤骨折　223
スゴン骨折　156
ステナー病変　30
ストレス骨折　15
スノーボーダー骨折　116
スパーサイン　194
スピノラミナライン　212
スミス骨折　45
スリバーサイン　166
スリーブ骨折（膝蓋骨）　12，168

せ

脆弱性骨折（骨盤）　182
成長軟骨板損傷　16
　　――分類　17
脊椎　211
　　――感染症の非典型的なパターン　255
　　――骨折の転位　14
　　――すべり症　243
　　――損傷のMRI検査　11
　　――椎間板炎　254
　　――分離症　244
切迫骨折　15，201，272
ゼル分類　94
前後圧迫型骨盤損傷　172
潜在骨折　16
前十字靱帯損傷　157
前十字靱帯裂離骨折　159
前上腕骨線　54
仙腸関節靱帯　173
先天性橈骨頭脱臼　18

そ

足関節　97
足部・足関節の単純 X 線検査　2
側方圧迫型骨盤損傷　174

た

第 5 中足骨基部ジョーンズ骨折　136
大腿骨　171
　　——外側顆圧迫骨折　142
　　——近位部骨折　202
　　——頚部骨折　11, 202
　　——頚部潜在骨折　11
　　——小転子裂離骨折　200
　　——ストレス骨折　206
　　——切迫骨折　201, 272
　　——転子間骨折　204
大腿骨頭骨折　189
大腿骨頭ストレス骨折　207
脱臼骨折（胸腰椎損傷）　239
単純 X 線検査　2
単純骨折　13

ち

チャンス骨折　239
肘関節の単純 X 線検査　54
中足骨ストレス骨折　134

つ

椎間関節脱臼　235
椎体（後方成分）形成不全　244
椎体矢状面骨折　233

て

ディープサルカスサイン　143
低リスク・アンクルルール　2
デニス・ウェーバ分類　98
デニス分類　238
テンションバンド　173
デンバー鈍的脳血管損傷スクリーニング基準　7

と

頭蓋頚椎移行部　213
橈骨遠位端骨折　44
橈骨頭骨折　66
　　——・後方外側脱臼　68
橈骨頭小頭位像　54
橈骨頭上腕骨小頭線　55

橈骨膨隆骨折　50
糖尿病性筋壊死　263
糖尿病性足病変　259
トーグ比　234
トーグ分類　137
トローフサイン　82
鈍的外傷後の胸腰椎評価の臨床的判定基準　8

な

ナイキサイン　115
内反　14

に

ニーア分類　87
二分靱帯　126

ね

ネキサス（NEXUS）　4

の

膿瘍　12

は

バキューム現象　255
ハッチンソン骨折　45
バド分類　72
バートン骨折　45
ハーバート分類　36
破裂骨折　239
バンカート病変　77
ハングマン骨折　229

ひ

非偶発的外傷（NAT）　276
肥厚性骨関節症（HOA）　269
腓骨筋腱の脱臼　123
腓骨頭裂離骨折　162
非定型大腿骨骨折　208
ピプキン分類　191
病的骨折　272
ヒル・サックス変形　77
ピロン骨折　99, 110

ふ

ファット C2 サイン　227
フィールディング・ホーキンス分類　219
不完全骨折　51
フレックスサイン　131

粉砕骨折　13

へ

ペナンブラサイン（骨髄炎）　252
ベネット骨折　33
変形　14
変形性脊椎症　244
片側性椎間関節脱臼　235

ほ

ポーウェルズ分類　202
ホーキンス分類　118
ボクサー骨折　25
母指中手骨骨折　32
ボーラー角　122

ま

マッシュルーム変形　204
マレット指　20

み

ミルチ分類　60
ミロスの骨折リスクスコア　273

め

メイソン分類　66
メイヤーソン分類　131
メゾヌーヴ骨折　108

も

モンテジア脱臼骨折　71

や

ヤング・バーゲス複合型骨盤損傷　178
ヤング・バーゲス分類　173

ら

ラッセ分類　36

り

リーガン・モーレイ分類　68
リスフラン関節脱臼骨折　130
立方骨圧迫骨折　128
リトルリーガーズショルダー　95
両柱骨折　194

る

涙滴骨折　232
ルテオネール分類　185

れ

レヴィーン・エドワード分類　231
裂離骨折（骨盤）　196
レディー分類　23

ろ

ローグ・ハンセン分類　98
ロックウッド分類　90
ロメンズ分類　183
ローランド骨折　33

わ

若木骨折　51

あとがき

　この本は，骨折や外傷といった救急領域で扱う骨軟部疾患の単純 X 線画像についてのテキストを作成する目的で企画されました．多くの議論を重ね，本書では単純 X 線写真のみを単に解説するだけではなく，単純 X 線写真の症例を図や最新の 3D-CT を使用して詳細に解説する構成となりました．単純 X 線写真は奥が深い画像検査であり，見える所見と見えない所見があります．しかし，経験と専門知識が豊富な先生には見えていることが多いと思います．そういった部分を図や最新の 3D-CT で解説することで読者がイメージしやすくなり，単純 X 線写真の読影についても理解しやすくなるのではないかと思われます．また，入り口は単純 X 線写真ですが，救急骨軟部画像診断において押さえるべき基本的事項や最新の知見も十分学べるように配慮されています．

　日本の画像診断は CT や MRI が中心ですが，米国では単純 X 線写真も重要視されています．私も日本でも米国（少々）でも骨軟部画像診断について大橋健二郎先生をはじめ多くの先生にご指導賜り，多くの学びを得ました．

　本書の項目，症例は，実際に日米の臨床の現場でご活躍され，アイオワ大学放射線科の教育プログラムディレクターも務められていた大橋健二郎先生が長年の経験から厳選したものであり，教育的かつ学術的にも大変興味深い内容となっています．さらに聖マリアンナ医科大学救命救急センターの松本純一先生も加わり，臨床的な厚みも増しています．まるで臨床の現場で講義を受けているような感覚で学べることと思います．私も執筆に携わらせていただき，単純 X 線写真，救急骨軟部画像診断の奥深さを大橋健二郎先生から現場で直接指導していただいているかのように改めて学ばせていただき，貴重な経験を得ました．日本，米国の差異を感じさせる箇所も多少あると思いますが，そのあたりも興味を持って読んでいただけたらと思います．

　最後に，書籍企画を担当してくださった仲井氏，編集を担当してくださった千田氏をはじめ，南江堂の皆様に深く感謝申し上げます．

　この本が，救急骨軟部画像診断を学ぶ先生方の手元に届き，骨軟部画像診断の魅力が伝わることを心から願っております．

2025 年 4 月

東邦大学医療センター佐倉病院放射線科

稲岡　努

著者 / 執筆協力者紹介

著者

大橋　健二郎　　米国アイオワ大学放射線科 Clinical Professor

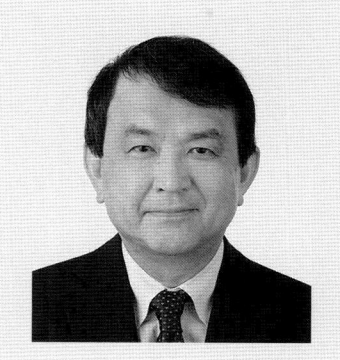

1984 年	横浜市立大学医学部卒，東京女子医科大学循環器内科研修医
1987 年	聖マリアンナ医科大学放射線医学教室病院助手
1988〜1990 年	米国オハイオ州シンシナティ大学核医学研修医
1990 年	聖マリアンナ医科大学放射線医学教室助手
1994〜1995 年	米国アイオワ大学放射線科 Visiting Associate
1996〜1998 年	茅ヶ崎市立病院放射線科医長
2000 年	聖マリアンナ医科大学放射線医学教室講師
2002 年	米国アイオワ大学放射線科 Visiting Associate Professor
2004 年	4 月より Associate Professor
2008 年	7 月より Clinical Professor
2011〜2019 年	骨軟部放射線診断フェローシッププログラムディレクター
2019 年〜	骨軟部放射線診断リサーチディレクター

執筆協力

稲岡　努　　東邦大学医療センター佐倉病院放射線科

1997 年	旭川医科大学医学部卒
2000 年	旭川医科大学放射線科助手
	聖マリアンナ医科大学放射線医学教室研究員
2006 年	米国アイオワ大学放射線科留学
2008 年	旭川医科大学放射線科講師
2012 年〜	東邦大学医療センター佐倉病院放射線科准教授

構成協力

松本　純一　　聖マリアンナ医科大学救急医学

1995 年	聖マリアンナ医科大学医学部卒，聖マリアンナ医科大学放射線医学教室入局
1997 年	国立病院機構災害医療センター放射線科
1999 年	米国メリーランド大学ショック・トラウマセンターおよび米国軍病理学研究所（AFIP）留学
2004 年	米国メリーランド大学ショック・トラウマセンター留学
2005 年	聖マリアンナ医科大学救急医学救急放射線部門
2007 年	同講師
2021 年〜	聖マリアンナ医科大学デジタルヘルス共創センター副センター長

救急症例に学ぶ！ 骨軟部画像診断テキスト

2025 年 4 月 25 日　発行	著　者　大橋健二郎
	発行者　小立健太
	発行所　株式会社 南 江 堂
	〒113-8410 東京都文京区本郷三丁目 42 番 6 号
	☎(出版)03-3811-7198　(営業)03-3811-7239
	ホームページ https://www.nankodo.co.jp/
	印刷・製本 壮光舎印刷
	装丁　花村 広

Musculoskeletal Radiology: ER Case Reviews
© Nankodo Co., Ltd., 2025